精准医学出版工程·精确麻醉系列

丛书主审 罗爱伦 曾因明 **总主编** 于布为

精确麻醉护理

主编 韩文军 华 薇

PRECISION ANESTHESIA CARE

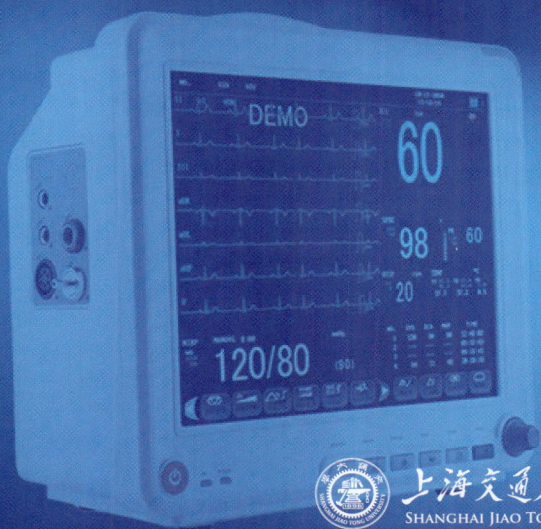

上海交通大学出版社

SHANGHAI JIAO TONG UNIVERSITY PRESS

内容提要

《精确麻醉护理》是一本系统介绍精确麻醉护理理论与实践的书籍，该书以客观、真实、准确、规范、前瞻为核心原则，强调整体观与个体化的融合、科学性与实践性的统一。全书共包含二十二章，主要介绍精确麻醉护理实践、精确麻醉护理规范和培训、精确麻醉护理的热点和前沿。该书注重理论知识与实践经验的结合，较为全面地覆盖精确麻醉护理的理念和方法，是一本对麻醉科护士具有指导性、实用性及前瞻性的参考书籍，对于提高麻醉科护士的专业素养和技能水平具有重要意义。

图书在版编目（CIP）数据

精确麻醉护理 / 韩文军，华薇主编 . -- 上海：上海交通大学出版社，2025.3 -- ISBN 978-7-313-31027-9

Ⅰ. R473.6

中国国家版本馆 CIP 数据核字第 2024YP7743 号

精确麻醉护理
JINGQUE MAZUI HULI

主　编：韩文军　华　薇			
出版发行：上海交通大学出版社	地　　址：上海市番禺路 951 号
邮政编码：200030	电　　话：021-64071208
印　　制：上海万卷印刷股份有限公司	经　　销：全国新华书店
开　　本：787 mm×1092 mm　1/16	印　　张：33.5
字　　数：788 千字	
版　　次：2025 年 3 月第 1 版	印　　次：2025 年 3 月第 1 次印刷
书　　号：ISBN 978-7-313-31027-9	
定　　价：238.00 元	

本书编委会

主　　编　韩文军　华　薇

副 主 编　丁　红　阮　洪　支　慧

编　　委　丁瑞芳　段　娜　方　亮　杨悦来　张　丽

编　　者　陈寒霏　杜园园　龚澄霞　胡崟清　侯　越
　　　　　李　燕　孙海康　施　瑱　吴　苏　翁艳秋
　　　　　许彩彩　肖伦华　张惠怡　张转运

主编助理　孙梦珂　张偌翠

总　序

　　无论中西方，医学发展的早期都基于朴素的自然主义哲学思想。在远古时期，人类的生存主要依赖于狩猎活动。由于生产力低下，那时人类还无法制造高效率的生产工具和武器，只能依赖人海战术去围猎动物，因此受伤乃至死亡都是不可避免的，这就促使人们探索如何去救治这些伤者。人们发现，指压身体某个部位会产生酸麻胀感，以及镇痛作用，因而萌发了经络学说的基础。而在采集野生植物以果腹的同时，人类又对其药用价值有了体会，产生了中医药学的基础。在几乎同一时期，中国出现了扁鹊而古希腊出现了希波克拉底，这显然不是偶然。后来，火的发现以及冶炼技术的发展，使医疗器械的发展迈上了快车道。我在希腊博物馆里看到的据称是希波克拉底用过的手术器械，已与现代手术器械几无二致。这些都说明，在医学发展的早期，东西方走的几乎都是相同的路。

　　然而，在随后的历史岁月中，中医逐渐趋于以针灸、汤药、外敷为主要治疗手段，更加强调调理机体内部各脏腑间的功能平衡以及维持与外界的平衡关系。而西方医学的发展之路，则更加偏重于基于理论指导的所谓科学化的发展之路，如对人体解剖结构的研究，魏尔肖细胞病理学概念的提出，培根科学方法论的建立，基于解剖学的外科手术技术的发展，以及现代医院组织形式的确立及在全世界范围的推广。这些都使得西医这种所谓现代医学，在近代逐渐发展成为医学的主流。而在中华人民共和国成立后，有感于西医人才匮乏和广大农村地区缺医少药的现实，毛泽东特别强调要努力发掘中医药这座宝库，大力培养中医人才，把医疗卫生工作的重点放到农村去。这一系列的指示，使得中医药的发展得到了保证。尽管如此，相较于西医系统而言，中医中药学的发展仍然滞后，特别是在麻醉学领域更是如此。以上对中医和西医这两个大类系统进行了简单的比较。

其实，从医学发展的趋势来看，无论西医还是中医，目前大体上仍然都处于经验医学为主的阶段，处于由经验医学向精准医学转化的进程中。精准医学，就我的理解而言，是一个相对于经验医学的概念；其需要被准确地定义，仍有待发展和完善。仔细回忆，"精准"这个词，在20年前，中国大陆是不太常用的。那时常用的词是什么呢？是精确。随着两岸交流的日益增多，一些来自中国台湾的惯用词开始在大陆流行，精准就是其中之一。特别是在美国前总统奥巴马提出发展"precise medicine"后，大陆的医学专家就将其译为精准医学。相对于以患者的症状体征和主诉为主要诊断依据的经验医学，精准医学更加强调客观证据的获取，这样的进步与循证医学的兴起不无关系。其实，精准医学也有不足的一面，很多问题有待进一步厘清。比如，我们经常需要抽取患者一定量的血液来做检查，将化验结果当作患者当前的状态，殊不知这个化验结果，不过是患者抽血时的状态而已。再比如，我们给患者口服用药，每日口服三次的药物，本应间隔8小时，却分别在白天的早、中、晚用药，这样真的合理吗？但大家很难改变现状。毕竟在半夜叫醒患者服药，对于患者和值班护士都是折磨。千里之行，始于足下，我们应当从最细微之处做起。

长久以来，麻醉界一直以心率、血压是否平稳，或者再加上苏醒是否迅速等，作为评判麻醉好坏的标准。这就导致在麻醉诱导后，使用小剂量血管收缩药来维持血压成为一种普遍的做法。近年来，以美国为代表的

精确麻醉护理

所谓干派麻醉，更是要求麻醉诱导后的整个手术期间都不允许输入较大量的液体，以避免体内液体超负荷，影响术后恢复；随着循证医学的强势崛起，以及国内规范化培训的全面铺开，这种理论和做法成为每一个接受培训的年轻医生都必须掌握的权威。但从结果来看，很多规培毕业生在临床麻醉的实践中"险象环生"，科室不得不对他们进行再培训，甚至强制他们短期脱岗接受再培训。因而，欧美主流麻醉理论在临床科学性方面是有待商榷的。

关于精确麻醉，1999年，我首次提出了"理想麻醉状态"这一中国麻醉的独创理论。理想麻醉状态，是对麻醉过程中所有可监测到的人体指标，都规定它们的正常值范围；在麻醉和手术过程中，只要将这些指标都控制在正常值范围内，就能杜绝患者发生意外的可能性。"理想麻醉状态"理论和欧美主流麻醉理论的最大区别，就在于前者是以人体各脏器的良好灌注为目标，而并非仅以血压这一相对表象的指标为判断标准。在1999年到2009年，我担任中华医学会麻醉学分会第十届委员会主任委员的十年间，就"理想麻醉状态"这一理论进行了全国巡讲，并举办了几十期的县级医院麻醉科主任培训班。约有数千人参加了这些培训，使得中国麻醉的整体安全水平得到迅速改善。在2018年国家卫生健康委新闻发布会上，国家卫生主管部门领导就中国何以能在短短十几年的时间里，将医疗可及性和医疗质量指数排名从110位快速提升到48位做了回答，其中就特别提到麻醉学科的进步所做的贡献。这是卫生主管部门领导对我们努力的高度肯定。在新冠病毒流行期间，应用这一理论指导新冠肺炎危重症患者的救治，也取得了良好的成绩。以上是精确麻醉在临床实际应用方面的贡献。

"精确麻醉系列"是"精准医学出版工程"丛书的一个组成部分。本系列目前已有13个分册，其内容涵盖了产科、儿科、骨科、胸外科、神经外科、整形外科、老年患者、肿瘤患者、手术室外及门诊手术的精确麻醉，以及中西医结合的精确麻醉、疼痛精确管理、精确麻醉护理、精确麻醉中的超声技术等。各分册的主编均为国内各相关麻醉领域的知名专家，均有扎实的理论基础和丰富的临床实践经验，从而保证了本系列具有很高的专业参考价值。本系列可作为临床专科医生工作中的参考书，规培医生和专培医生的自学参考书，对于已经获得高级职称的专业人员，也有望弥补经验方面的某些不足。总体而言，这是一套非常有意义、值得推荐的参考书籍。

精确麻醉今后将走向何方？以我个人之愚见，大概率有两个目标。其一是以人工智能为基础的自动化麻醉，这一突破，可能就在不远的将来。其二则是以遗传药理学为基础、完全个体化的、基于患者自身对药物不同敏感性所做出的给药剂量演算以及反馈控制计算机的给药系统，真正实现全自动的精确麻醉管理。只有完成了这两个目标，我们才真正意义上实现了完整的精确麻醉。

于布为

2024年6月20日

草于沪上寓所

前　言

　　随着医疗技术的不断进步、麻醉医疗的快速发展以及人们对生活质量的要求日益提高，麻醉护理工作的重要性也逐渐凸显。麻醉护理不仅对保障围手术期安全和提高患者术后恢复质量起着关键作用，同时也成了医疗机构中不可或缺的部分。麻醉护理工作要求麻醉科护士具备丰富的理论知识和实践技能，而精确麻醉护理则是麻醉科护士必备的核心能力之一。精确麻醉护理的目的是通过科学的评估，精确的问题分析，合理的计划、措施，以及准确的评价反馈，为患者提供更加安全、舒适、有效、优质的护理服务。因此，《精确麻醉护理》一书的编写旨在满足麻醉科护士对知识更新、技能提升和专业规范的需求。通过学习，有利于麻醉科护士更新自身专业知识及提升专业技能，从而为患者提供更优质的护理服务。

　　本书共22个章节，内容涵盖了麻醉护理的各个领域，包括不同专科手术的麻醉护理等内容。先通过概述进行主题介绍；然后是精确麻醉护理实践，包括精确评估监测、精确问题分析、精确计划措施、精确评价反馈及相关学科交叉与特色等，可以帮助麻醉科护士针对患者的具体情况提供精确护理路径；而精确麻醉护理规范和培训，则包括思维导图和典型案例，为麻醉科护士提供准确和统一的麻醉护理标准，以便其更好地掌握操作流程。精确麻醉护理的热点和前沿部分则涵盖了该领域的最新研究热点和发展前沿，在帮助麻醉科护士及时了解和掌握麻醉护理前沿内容的同时也利于其激发创新思维。

　　本书注重将最新的研究成果与实践经验相结合，以客观、真实、准确、规范、前瞻为原则，强调整体观与个体化的融合、科学性与实践性的统一。我们希望通过这本书，能够为麻醉科护士提供可靠的、全面的指导工具，为麻醉科护士能够准确把握患者的需求和疾病状况、科学制订个性化的麻醉护理计划和措施提供参考。

最后，我们衷心感谢参与本书编写的专家和护理人员的辛勤工作，也感谢所有读者对本书的支持和关注，希望本书能够为麻醉科护士的工作和学习提供有益的指导和帮助。

编　者

2023 年 10 月

目　录

第一章
概 论

1

第一节 麻醉护理学的发展史

麻醉护理学是麻醉学与护理学相结合的交叉学科，是适应麻醉学科和护理学科专科化快速发展应运而生的新兴学科；是一门以麻醉学与护理学专业理论为基础，研究麻醉护理领域内患者救治、护理和科学管理的综合性应用学科，是适应麻醉学科发展而建立的一门新型的护理专科。

一、国外麻醉护理发展概况

（一）美国

现代麻醉学和护理学共同起源于19世纪，在麻醉学发展早期，许多临床麻醉工作是由护士来完成的，到了1861年，麻醉护士开始在美国出现，麻醉护理被认为是最古老的高级护理专业。1931年，美国正式成立美国麻醉护士协会（American Association of Nurse Anesthetists，AANA），并正式发行《麻醉护士杂志》（*Nurse Anesthetists*）。麻醉护士协会致力于开展麻醉护理教育、制订麻醉护理实践标准、建立麻醉护理教育机构水平鉴定标准，为私立和公立的与麻醉护士及其执业活动相关的实体提供咨询。美国麻醉护士协会规定，美国麻醉护士的工作范围覆盖麻醉全过程，包括患者的评估与麻醉前准备、麻醉实施、麻醉维持及监测、麻醉意外的处理、复苏监测、术后随访及其他临床支持等。美国大部分州的法律规定麻醉护士须在麻醉医生的监管下独立进行或参与麻醉操作，但也有部分州的麻醉护士被允许完全独立地实施麻醉。美国的国家医疗保险机构在为患者提供医疗支付时，要求提供临床麻醉服务的团队必须有麻醉医生进行督导，且在麻醉前评估、制订麻醉计划、麻醉诱导、麻醉复苏与拔除气管导管、麻醉中监测、处理紧急情况及麻醉后护理这7个麻醉环节中必须有麻醉医生的监督指导。美国麻醉护士的工作职责具有全面、复杂、专科化、临床自主和独立性较强等特点，因此，护士须具备过硬的专业素质及扎实的专科知识与技能。

（二）英国

英国政府在 20 世纪 70 年代开始将手术室助手（operating department assistants，ODAs）发展为麻醉助手。作为麻醉助手，仅接受过基础麻醉知识的培训，在围麻醉期协助麻醉医生进行各项操作，但自身没有独立执行麻醉操作的实践权力。目前，英国麻醉护士的工作区域除了手术室，还包括日间手术室、特殊区域（心导管实验室、内窥镜检查室、放射科、肿瘤科）、无痛分娩室、疼痛管理服务中心、牙科诊所、精神科等。其临床实践范围包括：术前评估患者（包括其亲属）、手术当日评估收集信息、检查麻醉机及设备、接收患者前完成麻醉前准备、协助麻醉/镇静/镇痛、在复苏室进行持续监护并进行干预与评估。临末技能范围包括：麻醉时协助气管插管、监测及管理气道、建立静脉通路（中心/外周）、协助局部麻醉；外科手术期间协助给予麻醉药物、麻醉维持；复苏期协助液体输注（血液/胶体液）、拔除气管导管或喉罩、进行基础及高级生命支持、液体复苏疗法等。

（三）法国

在法国，麻醉护士被称为认证注册护理麻醉师（infirmier anesthésiste diplméd'etat，IADE），是拥有国家颁发的麻醉护理专科证书的注册护士。法国的 IADE 必须在麻醉医生的监督下从事麻醉工作，IADE 与手术间的比例为 1∶1，麻醉医生与手术间的比例为 1∶（2~3），医生与护士相互配合以保障患者安全。IADE 的主要工作内容为：实施或参与麻醉、麻醉中监测与维持、麻醉复苏室的管理，此外还涉及院前急救、心肺复苏等必备技能。

二、中国麻醉护理发展概况

（一）政策背景下的中国麻醉护理

中国麻醉护理起步较晚，麻醉护理工作大多由麻醉医生或者手术室护士担任或兼顾，目前全国还有部分麻醉科未配备护士，麻醉医生身兼"医、技、护、工"多重角色。随着麻醉事业的飞速发展，其工作领域逐步扩大，加之人民群众日益增长的医疗安全需要及日益增强的无痛化诊疗意识，使得麻醉科的工作量愈发加重，以往麻醉医生承担所有工作的模式已经无法应对当今日益攀升的手术、麻醉需求，从而提出设置麻醉护理单元，创建麻醉科医护协作模式，开展麻醉专科护士的培养。国内许多麻醉学与护理学专家呼吁有必要改变麻醉医生"一肩挑"的工作模式，应该按一级临床科室的标准配备专业的麻醉护士，从而合理分工，提高效率，促进学科发展。目前，国家已三次发文，随着国卫办医函〔2017〕1191 号、国卫医发〔2018〕21 号、国卫办医函〔2019〕884 号文件的出台，明确了我国麻醉专科护士岗位设置的合法性并要求加快建设麻醉医疗服务能力，从而进一步推动麻醉学科护理单元的建设与发展。国家层面多个文件的出台，进一步规范麻醉科护理服务，要求立足护理根本，展现麻醉科护理专科特色，应本着"以患者为中心"的理念，掌握麻醉医疗、护理服务相关流程，提高麻醉医疗、护理服务专业化水平，确保麻醉医生有充足的时间和精力为患者提供精确麻醉。

（二）我国麻醉护理专科发展

20世纪90年代，徐州医学院率先创办三年制麻醉护理教育，进入21世纪后，麻醉护理有了突飞猛进的发展。2004年，徐州医学院组织了麻醉护理专业方向的学术论证会，并于同年率先开展了麻醉护理本科教育。2009年，卫生部医政司护理管理处的郭燕红处长在太原举办的麻醉护理讨论会上提出，一定要把麻醉护理工作纳入麻醉学科的整体发展工作中，可采取"先行试点取得经验、再推广"方式。2011年起，各大高等院校开始招收麻醉护理硕士。

随着麻醉技术的发展及麻醉领域的不断拓展，麻醉护理服务也已经从手术室内走向手术室以外的领域。护理学科的发展备受国家和护理学界的重视，在2011年护理学成为一级学科。《全国护理事业发展规划（2016—2020年）》文件中提出发展专科护士队伍、提高专科护理水平的要求，应选择部分临床急需、相对成熟的专科护理领域，逐步发展专科护士队伍。与此同时，《医药卫生中长期人才发展规划（2011—2020年）》文件中均提出专科护士的教育、培训和规范化是我国护理事业未来发展的方向。麻醉护理作为专科护理的重要组成部分，它的发展实质上推动了护理学科的发展。可见，国家的政策支持推动了麻醉护理专科进一步的发展，这也顺应了临床护理需求的发展趋势。

三、对我国麻醉护理发展的思考

麻醉护理如何在国家政策的鼓励下健康发展，并形成专科护理发展的良好态势，这是需要麻醉护理人员不断思考和努力的课题。

1. 以教育促进临床护士麻醉护理能力的提升

（1）加强毕业后护理继续教育。麻醉服务领域是一个高风险地带，需要从业人员具备扎实的专业知识，能够沉着操作、严谨沟通。目前，无论是大专还是本科毕业的临床护理专业学生，在职前教育阶段对麻醉护理领域的相关知识接触甚少，毕业后如直接进入麻醉科工作，会增加相关护理风险。因此，医院有必要针对麻醉护理的通用知识和专科能力建立相应的培训制度，制订岗位胜任力标准，确立经护理岗位培训合格后使用人才的机制，以满足当下临床对麻醉护理人员的急迫需求，降低临床护理风险。

（2）大力发挥行业学会或协会等机构的培训职能。目前中华护理学会已开展麻醉专科护士临床教学基地工作，希望更多地方的卫生行政机关或护理学（协）会等机构，通过设立麻醉护理培训项目及培训基地，使麻醉科护理人员能较为系统地学习麻醉护理相关知识和技能、麻醉护理管理和跨学科沟通技能，以解决临床麻醉护理人员对麻醉护理学相关知识了解不足的困境。

（3）开展高层次专业护理教育。麻醉护理学是麻醉学与护理学交叉而形成的新兴学科，这就需要护理人员对麻醉护理学相关知识系统掌握后才能做到有效运用。只有社会形成良好的麻醉护理教育生态系统，护理人员具备了一定的麻醉护理知识储备，临床麻醉护理工作及科研才能有序进行，麻醉护理人员的资格认证才能得到有效落实。

2. 以先进管理理念优化麻醉护理管理

临床中应结合实际情况建立麻醉护理管理系统。根据系统理论，麻醉护理管理系统与其他护理管理系统都是护理管理的子系统。护理管理系统又是医院管理系统的子系统，受医院管理体系的制约。在医院管理中，医疗系统中的院、科两级管理是医院责、权、利有效管理的方法之一。受医院要素划分的制约，医院护理管理系统有两种模式：① 院、科两级管理，即护理人员主要由科室管理。护理最高管理机构则可体现其管理职能部门的职责，包括建立科室管理制度、规范相关标准、完善护理流程、制订人力资源开发策略、督导护理质量和患者安全等，形成科室自主运营的管理体制。② 护理部垂直管理，即将护理系统独立于科室外。与科室自主运营模式相比，护理最高管理机构的其他职能依然存在，而将护理人力成本纳入医院大运营的管理体制。就科室微观管理体系而言，麻醉护理与麻醉医疗是两个各自独立又互相依存的学科，当麻醉学科发展迅猛时，就会更期待麻醉护理学科的发展。

3. 以科学思维指导临床麻醉护理实践

麻醉护理作为一门新兴学科，除要求相关人员学习相关专业知识和技能外，在实践中运用科学思维审视麻醉护理的内涵显得尤为重要。国外麻醉护理的研究热点主要包括：麻醉护理教育、术后疼痛的治疗护理与管理、麻醉并发症的控制和护理及患者安全等。从麻醉护理学科发展开始，我国麻醉护理已经过多年的探索，如何发挥护理学和麻醉学的学科交叉特点，在借鉴国外麻醉护理研究的基础上，发展和促进国内麻醉护理实践，更好地运用循证证据指导临床护理，培养出具有本科及以上学历结构、具有中国特色的麻醉护理队伍，使护士重新走进麻醉服务领域，是国内麻醉护理人员需要思考和努力的方向。同时，建立不同层次的麻醉护理学术团体或分支机构也是运用科学思维指导临床麻醉护理实践的有力保障。相关团体或机构可以作为临床麻醉护士思考、总结、再学习和研究的催化平台，促进麻醉护理的持续发展。

（阮　洪　胡鉴清）

第二节 麻醉护士岗位职责与工作内容

一、麻醉护理岗位分类

《麻醉科医疗服务能力建设指南（试行）》（国卫办医函〔2019〕884号）要求，医疗机构需建立麻醉专科护理服务，提高麻醉护理专科化水平。根据麻醉护理工作岗位要求，可将麻醉护士岗位分为护士长、门诊护士、诱导室护士、手术间麻醉护士、恢复室护士、监护室护士、病房护士、总务护士及科研护士等。

（1）护士长：设置独立的麻醉科护士长岗位有利于规范麻醉护理管理体系，通过护士长的科学管理，提升临床麻醉护理服务质量与水平，确保麻醉护理教学、培训等高效落实，推动麻醉护理学科可持续发展。

（2）门诊护士：负责落实各项检查的麻醉前准备，协助麻醉医生实施麻醉，落实麻醉监测、麻醉恢复期护理与健康指导等。

（3）诱导室护士：麻醉诱导的实施、监护等。

（4）手术间麻醉护士：落实围麻醉期患者管理与护理工作，即为患者实施针对性护理并协助麻醉医生实施麻醉，包括麻醉前评估与健康宣教、体位安置、手术间管理、麻醉期监测与护理、患者护送与麻醉后回访等。

（5）恢复室护士：主要负责对麻醉恢复期患者进行监测与护理、用物和药品管理、仪器设备管理、感染管理以及急救配合等。

（6）监护室护士：为患者提供监测与护理服务。

（7）病房护士：根据麻醉专科病房的设置提供相应的护理服务。

（8）总务护士：负责麻醉药品、耗材、文档资料等的管理。

（9）科研护士：开展临床麻醉护理科研，提升临床麻醉护理质量。

二、岗位职责

岗位职责是指各级、各类人员在日常工作中所负责的业务范畴和所承担的责任。

（一）护士长职责

（1）在总护士长和科主任的指导下，根据护理部及科室工作计划，制订本护理单元的具体计划并组织实施。

（2）带领并指导护士严格执行各项规章制度及操作规程，加强医护间的配合，落实环节质量控制，完成护理工作，严防差错事故发生。

（3）负责科室内的临床带教工作，结合科室特点制订带教计划，负责管理和指导实习、进修人员。

（4）组织护理科研工作的开展，提升科室学术影响力。

（5）组织开展护理新技术、新业务。

（6）组织护理人员进行业务学习、护理查房、技能培训及考核等。

（7）参加科室的院内感染管理，监督医护人员执行感染控制管理制度。

（8）协助科室做好仪器设备、药品、物品等的管理工作。

（9）参与科室经济核算，协助科主任做好经济收入与支出等的管理工作。

（10）掌握科室内护理人员的思想动态，维持护理队伍的稳定。

（二）麻醉门诊护士职责

配合麻醉医生做好患者诊疗预约、门诊就诊、健康教育、麻醉准备、麻醉实施、跟踪随访等相关工作。

（三）麻醉诱导室和恢复室护士职责

（1）在诱导室或恢复室负责医生指导下，管理麻醉诱导期或恢复期患者，了解患者的病情及麻醉手术过程，监测其生命体征，观察病情变化，确保患者在麻醉诱导期或恢复期的安全。

（2）配合麻醉医生完成麻醉诱导工作，做好麻醉前核查、体位摆放等，遵医嘱协助给药，监测患者的生命体征。

（3）做好患者在麻醉恢复期的护理。

（4）严格执行医嘱，落实查对制度。

（5）护送经评估后符合出室指征的麻醉恢复期患者回病房，与病房接班护士做好交接班。

（6）做好医疗文书记录及恢复室患者的出入室登记。

（7）每日常规检查诱导室或恢复室的药品、物品、仪器，并做好维护、保养，确保其处于备用状态；仪器出现故障时，注明原因后联系维修。

（8）严格执行各项感染控制管理制度，确保诱导室或恢复室内的感染控制管理制度落实到位。

（9）统计麻醉诱导室或恢复室的患者收治量、收入、耗材支出等。

（四）手术间麻醉护士职责

（1）负责一定数量手术间的麻醉护理及管理工作。

（2）协助麻醉医生做好麻醉前准备。

（3）辅助麻醉医生完成麻醉诱导及气管插管等。

（4）麻醉诱导结束后整理麻醉车，收回喉镜并按医院规定送消毒供应中心进行统一清洗和灭菌处理。

（5）管理手术间的麻醉车，补充、清点并检查保存的麻醉药品、物品和急救用物，确保其功能良好并在有效期内。

（6）术后清理麻醉车，擦拭清洁所有的麻醉设备及物品，确保所有的监护导联线及电源线等干净整齐并将其妥善放置。

（五）日间手术麻醉护士职责

（1）按照手术预约安排，电话联系患者，针对患者的病情做好健康教育，告知患者相关的术前准备和注意事项。

（2）核查患者身份及术前准备的落实情况。

（3）按照麻醉计划做好麻醉前准备，协助麻醉诱导及气管插管等。

（4）根据麻醉手术情况，协调决定患者去向，必要时协助转运患者。

（5）做好术后麻醉恢复期患者的护理工作。

（6）管理手术间的麻醉机、麻醉车等，补充麻醉药品与物品等。

（7）做好出院患者的健康教育。

（8）电话回访患者并做好记录。

（9）做好感染控制管理、总务管理等。

（六）ICU 麻醉护士职责

目前关于 ICU 护士岗位职责，国内已有统一的岗位设置和相关要求，请参考相关规定。

（七）麻醉科护士职责

（1）在护理部、科主任的双重领导下，在护士长的直接指导下开展工作。

（2）严格执行医院、护理部及麻醉科的各项规章制度及技术操作规范，防止差错事故的发生。

（3）严格执行院内感染管理制度，积极预防和控制院内感染。

（4）严格管理麻醉药品、物品和仪器设备，确保处于功能备用状态。

（5）配合麻醉医生完成临床麻醉与围麻醉期的护理工作，包括：健康教育、麻醉药品和物品管理、恢复室患者护理、围麻醉期监测及护理、急救配合、镇痛回访及疼痛诊疗护理等。

（6）参加麻醉护理教学和科研工作，指导学生和进修生等的学习和临床实践，协助医生参与科室临床药理试验与临床科研等工作。

（7）参加业务学习与危重、疑难病例讨论等。

（8）参与科室麻醉计费和经济收支统计工作，协助仪器管理员做好麻醉科门诊、恢复室、手术间内仪器设备与文档资料等的管理。

（八）总务护士职责

（1）每日早晨与值班人员做好药品、物品等使用情况的交接并按需补充，确保处于备用状态。

（2）按照麻醉医生开具的处方领取药品，检查药品的有效期并定点放置，做好登记。

（3）负责麻醉药品、精神药品及高警示药品的请领、清点、保管与登记等工作。

（4）按照领药单，根据实际使用情况落实收费记账等工作。

（5）做好科室一次性耗材的管理、出入库登记与收费等工作。

（6）参与科室经济核算，每月统计收支并做好上报工作。

（九）科研护士

（1）开展麻醉护理科学研究，促进研究成果的推广。

（2）以循证护理为指导，推动麻醉护理实践变革。

（3）指导麻醉护士科研的开展及论文撰写。

（4）参与科室临床药理试验的研究及管理。

三、工作内容

建立独立的麻醉科护理单元，为麻醉、疼痛诊疗及无痛诊疗患者提供护理服务，具体包括：专科门诊护理、围手术期护理、疼痛诊疗护理、专科病房护理。同时，开展麻醉科的总务管理，根据医院功能定位开展教学与科研。

（一）专科门诊护理

依据医院麻醉门诊等专科门诊设置与医疗服务内容，为门诊患者提供麻醉与镇痛相关护理、预约、健康教育、随访等服务。

（二）围手术期护理

依据麻醉医疗服务内容，为接受麻醉的患者提供围手术期护理服务，具体如下。

（1）麻醉前准备：为麻醉前患者提供麻醉相关知识宣教和心理护理；配合麻醉医生做好麻醉相关药品、物品和仪器设备的准备；核查确认患者麻醉手术前准备信息等。

（2）麻醉诱导期护理：在手术室／诱导室协同麻醉医生、手术室医生、手术室护士为患者提供心理护理、麻醉体位摆放和外周静脉通路开放；协助麻醉医生完成麻醉相关操作及文档整理工作等，值得注意的是，麻醉护士不负责建立人工气道、动脉穿刺置管、中心静脉穿刺置管、椎管内穿刺和神经阻滞等麻醉操作。

（3）麻醉维持期护理：在麻醉医生的指导下实施麻醉相关留置管路的护理（人工气道、动静脉置管等）；协助麻醉医生进行麻醉维持期相关操作的准备与配合；准备和核对各类麻醉相关用药，并遵医嘱使用；记录患者的生命体征及其他相关指标，并遵医嘱处理；为非全身麻醉患者提供心理护理；对麻醉中危重患者做好救治工作；协助麻醉相关文档的整理等。

（4）麻醉恢复期护理：在麻醉恢复期为患者提供病情监测与护理服务，直至患者达到转出麻醉恢复室的标准，包括在麻醉科主治医生的指导下拔除气管导管或喉罩等人工气道、识别并协助处理早期麻醉／手术并发症、复苏后患者的转运护送与交接等护理服务。

（5）麻醉后监护治疗病房护理：为患者提供监测与护理服务，包括生命体征的监测、机械通气的护理、管道护理，遵医嘱进行化验、检查及药物治疗，遵医嘱处理早期麻醉／手术并发症，负责患者的转运护送与交接。做好与患者及其家属的沟通工作，为患者及时办理入院、转科、转院等手续，并详细记录护理过程。

（6）麻醉后随访及急性疼痛护理：为麻醉手术后患者提供麻醉后随访，了解患者对麻醉医疗及护理服务的评价并不断改进；协助术后急性疼痛的评估，并协助麻醉医生及时处理严重的急性疼痛及与疼痛治疗相关的并发症；识别麻醉相关并发症并遵医嘱处理。

（三）疼痛诊疗护理

主要包括癌痛、慢性疼痛诊疗及居家疼痛管理等相关的护理服务。

（四）专科病房护理

依据麻醉专科病房的设置与医疗服务内容，为患者提供相应的护理服务，如重症监护治疗病房、疼痛病房、日间手术病房和麻醉治疗病房等的护理服务。

（五）总务管理

承担麻醉科药品、耗材、仪器设备、文档信息与资料等的管理工作。

（六）教学与科研

在有教学与科研任务的医疗机构，麻醉科护士根据实际情况负责临床教学与研究的具体实施、资料管理、整理归档等工作。

参考文献

［1］　刘保江，晁储璋.麻醉护理学［M］.北京：人民卫生出版社，2013.

［2］　阮洪.对中国麻醉护理发展趋势的思考［J］.上海护理，2019，19(1)：1-3.

［3］　韩文军，王树欣，邓小明.新形势下中国特色麻醉科护理队伍建设与管理的意见［J］.国际麻醉学与复苏杂志，2020，41(5)：541-544.

［4］　邓小明，姚尚龙，于布为，等.现代麻醉学［M］.5版.北京：人民卫生出版社，2020.

（韩文军　翁艳秋）

第二章
麻醉护理质量控制与管理

第一节 概 述

一、麻醉护理质量管理的目标

护理质量管理是指对护理行为进行系统的分析和评价，并通过各种手段不断提高护理质量。麻醉护理质量直接影响到手术患者的安全，因此，麻醉护理质量管理的目标是通过建立完善的麻醉护理质量评价体系，提高麻醉护理质量，降低潜在并发症的发生风险，确保围手术期患者的安全。

二、麻醉科护理质量控制的重要性

护理质量是医院质量的重要组成部分，在医院质量中占据重要地位。护理人员提供服务质量的优劣直接关系到患者对医院的满意度。麻醉护理涉及面广、风险性高、操作密集，再加之患者病情变化快，因此，有效的围麻醉期护理是保障患者平稳度过围手术期的关键，是促进患者良好预后的基石。微创手术、机器人手术等高精尖手术的广泛开展，对麻醉护理工作提出了更高的要求，因此，开展麻醉护理质量管理，建立健全麻醉护理质量管理体系，量化麻醉护理质量评价指标，加强建设麻醉护理质量管理队伍，强化麻醉护理风险管理机制，对提升麻醉护理服务质量、保障患者安全、提升患者满意度具有重要意义。

三、麻醉科护理质量管理人员的组成与职责

（一）麻醉科护理质量管理人员的组成

麻醉科护理质量管理人员为护士长和若干质控护士，共同组成护理质量管理小组。护士长

是护理质量管理第一负责人，根据护理质量管理标准和要求，将质控护士细化为临床组、文书组、药品组、耗材组、教学组、感控组等，各小组对照各模块的具体质控要求和考核指标，进行质控自查和整改，护士长负责对护理质量进行检查和考核。

（二）麻醉科护理质量管理人员的职责

（1）在护理部、质量管理科、感控科的指导下，在科主任及护士长的领导下，成立科室护理质量管理小组，负责本科室的护理质控工作。

（2）建立健全麻醉护理质量标准和规范，严格落实各项质量指标的监测，资料的收集、汇总、分析，以及做好整改。

（3）根据医院、质量管理科、感控科及护理部的年度工作计划，制订本科室的年度、季度、月度护理质控督查计划并严格落实。

（4）对进修护士、轮转护士和新聘任护士进行麻醉护理质量管理相关培训，提升其质控意识，规范其护理行为。

（5）提高麻醉护理文书的书写质量，保证麻醉护理文书的准确性、及时性、完整性、整洁性和一致性。

（6）定期召开麻醉护理质量管理小组会议，分析质控督查结果，深入剖析存在的问题与安全隐患，追踪整改的效果，持续进行质量改进。

（7）持续监测麻醉护理质量敏感指标，建立数据库，形成长效质量指标监测机制。

（8）与医疗质控组开展密切合作，营造安全的麻醉医疗护理环境，共同提升麻醉医疗护理质量，确保围麻醉期患者的安全。

第二节　麻醉护理质量管理与控制环节

开展护理质量管理与控制能够规范护理行为，提高服务质量，而护理质量评价指标体系是护理质量管理的有效抓手。Donabedian 的"结构质量（structure quality）– 过程质量（process quality）– 结果质量（outcome quality）"三维质量模式，是经典的质量管理模式，是制订医疗护理质量评价指标的基础。结构质量即护理过程的环境质量，包括护理服务中所需的组织构架、物质资源和人力资源的配备等，是构成质量的基础条件；过程质量即护理服务过程中，护理人员与患者之间的互动和护理服务的实际操作，包括服务的及时性、安全性、有效性等，直接反映护士的专业水平和效率；结果质量即患者通过医疗护理这一整体过程的最终临床结局，主要体现在患者的护理效果、康复情况与生活质量评分等方面，用来判断护理过程是否具有合理性和有效性。

一、麻醉护理质量评价指标

国家卫健委 2019 年颁布的《麻醉科医疗服务能力建设指南（试行）》对麻醉专科护理工作提出了明确的要求。

（一）麻醉护理人员配置要求

医疗机构应当建立麻醉专科护理队伍，配合麻醉医生开展相关工作。麻醉科护理工作岗位可根据科室需求，设立门诊护士、诱导室护士、手术间麻醉护士、恢复室护士、监护室护士、病房护士、总务护士及科研护士等岗位。麻醉科护士的专科业务能力培训及考核由麻醉科主要负责，晋升机制按照医院护理岗位的晋升要求进行。

配合开展围手术期工作的麻醉科护士与麻醉医生的比例原则上 ≥ 0.5 : 1。具体岗位人力配备可参照以下标准：① 诱导室护士与诱导室实际开放床位比 ≥ 1 : 1；② 恢复室护士与恢复室实际开放床位比 ≥ 1 : 1；③ 手术间麻醉护士与实际开放手术台的数量比 ≥ 0.5 : 1；④ 麻醉后监护治疗病房麻醉科护士与实际开放床位比 ≥ 2 : 1；⑤ 专科病房护士与病房实际开放床位比 ≥ 0.4 : 1；⑥ 手术室外麻醉（无痛诊疗）、日间手术麻醉、椎管内分娩镇痛、麻醉科门诊等工作，以及由麻醉科护士承担术后镇痛随访、总务管理、教学与科研等工作的医疗机构，通过测算护理工作量，按需配备麻醉科护士。

（二）设备设施要求

1. 门诊

设立独立诊室，建立完善的信息系统，包括护理系统、麻醉手术管理系统、医院信息系统等。三级医院和有条件的二级医院应设置综合治疗室和观察室。综合治疗室应具备：① 基础设施：电源、高压氧源、吸氧装置、负压吸引装置。② 基本设备：麻醉机、多功能监护仪、除颤仪、血压计、简易人工呼吸器、气管插管器具。

2. 手术操作相关麻醉区域

1）麻醉单元　每个开展麻醉医疗服务的手术间或操作间为 1 个麻醉单元。每个麻醉单元应配备：① 电源、高压氧气、压缩空气、吸氧装置、负压吸引装置、应急照明设施，有条件的医院应安装功能设备带。② 麻醉机、多功能监护仪、简易人工呼吸器、气道管理工具。③ 气管内全身麻醉应配备呼气末二氧化碳监测仪。④ 婴幼儿、高龄患者、危重患者、复杂疑难手术应配备体温监测及保温设备。⑤ 儿童和婴幼儿手术麻醉场所须配备专用的气管插管装置、可用于小儿的麻醉机和监护仪。

2）手术公共区域设备（数个相邻麻醉单元使用）

（1）备用氧气源、纤维支气管镜、处理困难气道的设备。

（2）有创血流动力学监测仪、体温监测及保温设备、自体血回收机。

（3）抢救车及除颤仪。

（4）床旁便携式超声仪、便携式呼吸机和便携式监护仪。

（5）有条件者应配备：① 更全面的监护设备，包括心排出量监测仪、呼吸功能监测仪、肌松监测仪、麻醉深度监测仪、麻醉气体监测仪、脑氧饱和度监测仪等。② 床旁化验检查设备，包括血气分析仪、出凝血功能监测仪、生化分析仪、血红蛋白测定仪、渗透压检测仪和血糖监测仪等。③ 消毒设备，包括麻醉机内部回路、纤维支气管镜等精密器械的消毒设备。④ 超声定位引导装置、经食管心脏超声检查设备、神经刺激器等。

3. 围手术期管理

1）麻醉准备室／诱导室　配备电源、高压氧源、吸氧装置、负压吸引装置、麻醉机或呼吸机、监护仪、气道管理工具、简易人工呼吸器等设备。

2）麻醉后恢复室　建议麻醉后恢复室床位按以下比例设置。① 住院手术室：与手术台数量比 ≥1∶2。② 日间手术室：与手术台数量比 ≥1∶1。③ 无痛诊疗中心：与手术台（诊疗台）数量比 ≥2∶1。每张床位配备电源、吸氧装置和监护仪；每个恢复室区域应配备麻醉机或呼吸机、吸引器、抢救车、除颤仪、血气分析仪、床旁超声仪、便携式监护仪、肌松监测仪、气道管理工具、简易人工呼吸器等。

3）麻醉后监护治疗病房

（1）每床配备完善的功能设备带或功能架，提供电、氧气、压缩空气、负压吸引等功能支持。每张监护病床装配电源插座 12 个以上，氧气接口 2 个以上，压缩空气接口 2 个以上及负压吸引接口 2 个以上。医疗用电和生活照明用电线路分开。每个床位的电源应该是独立的电路供应。

（2）应配备合适的病床，配备防压力性损伤的床垫。

（3）每床应配备呼吸机、床旁监护系统、输液泵及微量注射泵等。

（4）病房应配备急救设备，包括除颤仪、急救车和气管插管用具等。

（5）三级综合医院麻醉后监护治疗病房应配备脑电监测／麻醉深度监测仪、血糖监测仪、血气分析仪、升降温设备、便携式呼吸机及便携式监护仪器等。

（6）有条件的医院可配备：简易生化仪和乳酸分析仪、血流动力学与氧代谢监测设备、经胸／食道心脏超声检查设备、持续血液净化设备、防治下肢静脉血栓的间歇充气加压泵、胸部振荡排痰装置、闭路电视探视系统、层流净化设施、正压／负压隔离病房等。

4）专科病房　床位设置应当与医院功能定位、服务能力及患者需求相适应。

4. 信息系统及远程医疗平台建设

二级及以上医院麻醉科应建立符合国家卫生健康委医院信息化相关要求的麻醉电子信息系统，并以此作为质量控制的技术平台。建设基于网络的麻醉与疼痛评估随访信息系统。

（三）药品管理要求

麻醉药品是指连续使用后容易产生身体依赖性、能形成瘾癖的药品。这类药品具有明显的两重性：一方面有很强的镇痛等作用，是医疗上必不可少的药品；另一方面不规范地连续使用又会产生身体依赖性，若流入非法渠道则会成为毒品，可造成严重的社会危害。除麻醉药品外，麻醉科还有大量高警示药品，即一旦使用不当而发生用药错误，会对患者造成严重伤害，甚至会危及生命的药品。因此对于麻醉科的药品必须遵循相关规定进行严格管制，只限于医疗和科研使用。

麻醉药品管理，需要严格遵循"五专管理"原则，即专人负责、专柜加锁、专用处方、专用账册、专册登记。麻醉护士进行药品管理，核对麻醉药品医嘱、麻醉药品处方、麻醉药品空安瓿、麻醉药品剩余数量等。如有出入，立即查明原因，及时上报。对高警示药品应建立药品目录，根据高警示药品分级建立专用标识、药品标签及警示语。根据高警示药品分级，对风险程度较高的药品实行专区存放、专人管理，确定适合的存储量，保证储存的环境要求。准确执行出入库程序，严格核对品名、剂型、规格、数量、批号、有效期等信息，做到药品流通数据可追溯。专人负责账目管理，严格履行清点、交接规程，保证账物相符。有条件的医院应对高警示药品进行信息化管理，逐步实现信息系统的规范化与数据共享，充分利用信息化管理手段对高警示药品进行标识、风险提示、实时监控、数据分析和信息交流。

（四）麻醉护理质控指标

《麻醉科医疗服务能力建设指南（试行）》中提出了八大项麻醉护理质控指标，分别是：急救物品合格率、无菌物品合格率、手卫生合格率、护理操作合格率、护理服务满意率、护理文书合格率、医嘱执行正确率、护理不良事件（给药错误、非计划性拔管、坠床、皮肤压力性损伤等）发生率。各机构可将其作为参考，进一步细化护理质控指标的监测方法。

二、麻醉护理质量管理新进展

护理质量敏感指标是保证高水平护理的测量手段，是评价护理质量的关键，能客观、真实地反映护理质量的水平。未来还需进一步筛选麻醉护理质量敏感指标，细化指标的标准及评价细则。加强麻醉护理质量管理信息化系统及大数据平台建设，实现麻醉护理质量敏感指标数据的自动抓取、分析、整合及临床解读。护理质量敏感指标信息化系统及大数据平台的有效开发与利用，将会实现临床护理质量指标数据推动真实世界证据的科研应用及转化，最终有效地推动临床护理科研及整个护理学科的共同进步、发展。

第三节　麻醉护理质量的持续改进

持续质量改进（continuous quality improvement，CQI）是现代医院医疗护理质量管理的核心思想，包括"评价标准、评价方式、过程监控、反馈与改进、安全保证"5个环节，而有效的质控信息反馈是保证护理质量持续改进和全面质量提高的关键。

一、常用护理质量管理工具

（一）瑞士奶酪模型

该模型是由英国曼彻斯特大学精神医学教授James Reason于1990年在其心理学专著*Human Error*一书中提出的航空领域飞行安全经典管理理论框架，而后被广泛应用于其他领域。该模型认为，组织中安全事故的发生有4个层面的因素（4片奶酪），即组织影响、不安全的监督、不安全行为的前兆、不安全的操作行为。每一片奶酪代表一层防御体系，奶酪上的空洞代表防御体系中的漏洞或缺陷，这些孔的位置和大小都在不断变化。当每片奶酪上的孔排成一条直线时，就会形成"事故机会弹道"，危险就会穿过所有防御措施上的孔，导致事故发生。在医疗领域，多片瑞士奶酪摞在一起代表着复杂的医疗系统，奶酪的片层结构代表着差错事故防范措施。每个防范屏障上都会有意想不到的失误、缺陷或漏洞，类似于瑞士奶酪上的孔，当奶酪上的孔即缺陷、失误或漏洞碰巧对齐时，危险就会穿过防御屏障对患者造成伤害。

（二）失效模式与效应分析

失效模式与效应分析（failure mode and effect analysis，FMEA）是一种系统性、前瞻性、基于多学科的管理模式，用来确定和预防潜在风险的管理方法，是一种过程评价方法。FMEA由失效模式（failure mode，FM）和效应分析（effect analysis，EA）组成。失效模式是指能被观察到的错误或缺陷，即安全隐患，在护理质量管理中即任何可能发生的护理不良事件；效应分析是指通过分析该失效模式对系统的安全和功能的影响程度，提出可能的预防整改措施，以减少缺陷、提升质量。该质量管理模式强调以患者为中心，以患者和质量评价者双重角度来评价护理质量，评价者把大部分时间用来现场查看护理服务直接提供者，评价相关工作区域工作人员及制度落实情况。FMEA是一个反复评估、改进和更新的过程，强调"事前预防"而非"事后纠正"，从第一道防线就将缺陷消灭在萌芽之中，允许主动确定可能的失效。FMEA成功与否与团队成员的承诺、成员的资质和成员间举行的富有成效的会议密切相关，因此，团队成员的选择、不断激励和有效的培训非常重要。

（三）PDCA 循环

PDCA 循环又称戴明环或质量环，是在质量管理活动中，为提高管理质量和效益所进行计划（Plan）、实施（Do）、检查（Check）和处理（Action）等工作循环过程。现代观点中对 PDCA 赋予了新的含义，即计划职能（Planning），包括目标、实施计划、收支预算；设计（Design），包括设计方案和设计布局；管理（4C），包括检查（Check）、沟通（Communication）、清理（Clean）、控制（Control）；执行（2A），包括执行（Act）、按照目标要求（Aim）。这些是对传统质量环的扩展延伸，本章节主要介绍传统质量环的模式。

PDCA 循环工作模式共有四个阶段，按阶段循环进行质量管理，并周而复始地运转下去。一个循环完了，解决一些问题，或提出新目标，未解决的问题或新目标进入下一个循环，这样阶梯式上升，从而达到质量管理的持续改进。

（1）计划阶段（Plan）：该阶段的任务是分析现状、发现问题，找到主要问题并分析它的各种影响因素，然后找出影响因素中的主要原因。针对主要原因提出解决措施和步骤计划。根据目标及时限的不同，计划可分为定期规划及特殊计划。前者如中长期规划、年度工作计划、人才培养计划、月计划、周安排等。特殊计划主要指各种方案、预案、规定、制度与职责，以及合理的工作流程和各项技术操作规程，它是为了保证计划实现而制订的特定计划。

（2）实施阶段（Do）：这一阶段就像预实验一样，按预定的计划和标准，确定具体的行动方法和方案，按计划对方法和方案组织实施。可以从一个部门进行试点，试行一段时间，除了确保工作能够顺利进行外，还应对过程进行汇总，采集数据，收集该过程的原始记录和数据等项目文档。

（3）检查阶段（Check）：在这一阶段检查计划的实施情况，研究具体进展，纠正出现的偏差。收集改进后的资料，与以前的资料相比较，明确工作流程的改进方向。检查主要有 4 种形式：① 定期检查和不定期检查相结合；② 全面检查和重点抽查相结合；③ 横向检查与纵向检查相结合；④ 自查与督查相结合。

（4）处理阶段（Action）：把成功的经验总结出来，制订相应的标准。巩固已经取得的成果，对这一循环未解决的问题，移至下一个循环进行解决。如果是需要改变或改进行动计划的情况，调整或增加行动计划，然后继续 PDCA 循环。如果不需要改变或改进则直接继续 PDCA。

在此循环下尽量精确和完善计划，其中每个大循环还可以由数个小循环构成，如计划阶段可以包含如下循环：① P，预计划，即现有的一个广泛的、模糊的目标；② D，可行性分析，根据以往的经验和大环执行过程中的经验进行分析；③ C，制订备选方案；④ A，进行局限分析。值得注意的是，小循环之间是没有时间关系的，在完善计划的同时执行大循环可为循环的分析提供经验，小循环的不断完善也能促进大循环的推进。而每个循环也不是格按照此顺序完成一项才能开始一项的过程，而是几个过程相互融合渗透，同时开展，由其质量不断改进。在 PDCA 循环过程中，一旦发现质量偏离了预计轨道，就需要立即再次评估查原因，重新回到 Plan 阶段，增必要的改进措施。质量改进的最终目的是要从工作流程和制度方面进行完善，而不是指望人员不出现错误。

（四）根本原因分析

根本原因分析（root cause analysis，RCA）是一项结构化的问题处理方法，用以逐步找出问题的根本原因并加以解决，并不仅仅关注问题的表象。该质量管理方法是一个系统化的问题处理过程，有利于利益相关者发现问题的症结，并找出根本性的解决方案，具体步骤包括：确定和分析问题的原因、找出解决办法、制订预防措施。即提问为什么会发生当前情况，并对可能的答案进行记录；然后再逐一对每个答案问一个为什么，并记录原因，目的是找出问题的作用因素，并对所有的原因进行分析。通过反复问一个为什么，能够把问题逐渐引向深入分析，直到发现根本原因。找到根本原因后，就要进行下一个步骤，即评估改变根本原因的最佳方法，从而从根本上解决问题。这是另一个独立的过程，一般称之为改正和预防。当我们在寻找根本原因的时候，必须要记住对每一个已找出的原因也要进行评估，给出改正的办法，因为这样做也将有助于整体改善和提高。

二、质量持续改进的实施

（一）数据的收集与评估

"应用数据以改进患者健康"起源于 19 世纪中叶的两位先锋——Florence Nightingale 和 John Snow。Nightingale 应用英国士兵死亡率的数据以指导战地医院环境卫生的改进。同样，Snow 应用霍乱发病率和地理位置的数据发现疾病发病率与来自 Broad 街道水泵的水有关。

1. 收集合适的数据

（1）收集数据的内容：用来评价医疗护理质量的指标即是一种数据，选择和发展有用的指标是具有挑战性的，理想的指标必须全面、经过仔细定义、面向目标群体并且测定负担最小。针对某项医疗护理质量的一组全面的指标应至少包括一项以下内容：① 过程指标：强调提供的医疗护理服务过程，如药品的正确应用、抢救的流程、感染的控制、护理操作的规范等。② 结局指标：接受医疗护理服务过程的患者的结局，如临床结局和服务满意度等。③ 平衡指标：改进过程进行时可能出现的结果，如在做出进程改进以提高效率时，其他结局（如患者满意度）不应该受到不利影响。此外，在恰当的时候，结构性指标（如医护比）也很重要。

（2）收集数据的原则：为了使测定有效，选择评估指标应当有以下原则：① 指标应聚焦于改进团队有权改变的事物，而且一开始应该是简单、小规模的关注过程本身而非人群。② 指标应当可实际操作，寻求可用性（而非完美），并且适应工作环境和成本限制。③ 指标的数据应当易于获取，最好的数据获取方式是在工作完成的同时即时获取数据，使数据收集被植入日常工作中。④ 定性数据（如患者不满意的原因）通常高度信息化且易于获取，同时应当补充定量数据（如患者对治疗满意的百分比）。⑤ 应用指标时，平衡是关键，一组指标的平衡性将有助于回答以下问题：是否以其他部分为代价改善了现有系统的一部分？

（3）收集数据的注意事项：收集数据不应当压倒变化进程，改进团队应当尽可能减少测定的负担。可以通过电子病历系统以及计算机命令的输入减轻负担，但是这些资源可能无法在一个系统或者机构内平衡提供。收集质控数据是一个动态的过程，质控指标的选择也应该是一个动态的过程，由于医疗实践是动态的，因此，如果在质控过程不做更新仅关注数个固定的指标，医务工作者就可能过于关注指标而忽略了医疗的其他方面。例如，如果长期应用过程指标（如"接收到运动计划的糖尿病患者的百分比"）而非结局指标（如"糖尿病管理对患者的改善情况"），临床医生就会把过程而不是结局定位为头等大事。并且质控指标的表现可能与患者对临床医疗的偏好不匹配。如果不将患者偏好纳入考量，可能会导致患者对其医疗卫生执业者和系统的满意度、信任度和信心下降。因此，如前所述，一组指标里应当包含平衡指标。

2. 数据的整理和评估

解读数据、了解过程的变化是质控工作的基础，这些数据将成为我们改进行动的基础。数据的解读应当置于收集过程中，分析数据时应滤除过程中的杂质因素。整理数据就是要从噪声中分离出信息，以指导正确的改进方向。质量持续改进定义了进程中两种类型的变量：随机变量与特异性变量。随机变量又被称为偶然因素变量，来自过程所接受的输入以及过程本身固有因素的不同；特异性变量又称为归因变量，来自一个或多个特定的原因，不是系统的一部分。当特异性变量存在时，过程不稳定，应当努力了解产生这种变异的特殊原因。当特异性变量不再存在时，过程变得稳定。质量持续改进旨在消除每个过程的特异性变量，只剩下随机变量。一个只有"质量保证"而没有"持续改进"过程的系统无法从特异性变量中分辨出随机变量，而试图纠正随机变量的尝试必将失败。当一个过程仅表现出随机变量，那就应该重新修改评估过程，使平均值向期望的方向移动，直至再次评估时又出现特异性变量。持续改进就是在这样一个寻找特异性变量并试图消除它的过程中螺旋前进。

三、麻醉护理质量管理的循证护理实践变革

（一）循证护理实践概述

在如今信息爆炸的时代，人们被淹没在信息的海洋中，却依旧面临着知识的饥荒。如何从信息的海洋中筛选和提取我们所需要的信息是护理工作者必备的技能。循证护理为我们筛选证据、利用证据、转化证据、实施变革、提升质量提供了鲜明的思路和方法。循证护理是护理人员在计划护理活动过程中，审慎、明确、明智地将科研结论与临床经验、患者愿望相结合，获取证据，作为临床护理决策依据的过程，也是循证医学和循证保健必不可少的环节。循证护理实践主要包括 3 个步骤：证据综合、证据传播以及证据应用。

1. 证据综合

证据综合即通过系统评价寻找并确立证据。包括以下 4 个步骤：① 明确问题：明确临床实践中的问题，并将其特定化、结构化；② 系统检索文献：根据所提出的临床问题进行系统的文献检索，以寻找证据；③ 文献质量评价：严格评价所检索研究设计的科学性和严谨性、结果推广的可行性和适宜性，以及研究的临床意义，筛选合适的研究；④ 汇总证据：对筛选后纳入的研究进行汇总，即对具有同质性的同类研究结果进行 meta 分析，对不能进行 meta 分析的同类

研究进行定性总结和分析。

2. 证据传播

证据传播是指将证据通过杂志期刊、电子媒介、教育和培训等方式传递到卫生保健人员、卫生保健机构、卫生保健系统中。证据的传播不仅仅是简单的证据和信息发布，而是通过周密的规划，明确目标人群（例如临床人员、管理者、政策制定者、消费者等），而后设计专门的途径，精心组织证据和信息传播的内容、形式以及传播方式，以容易理解和接受的方式将证据和信息传递给对方，使之被应用于决策过程中。证据传播主要包括以下 4 个步骤：① 标注证据的等级或推荐意见；② 将证据资源组织成相应易于传播并利于临床专业人员理解、应用的形式；③ 详细了解目标人群对证据的需求；④ 以最经济的方式传递证据和信息。

3. 证据应用

证据应用即遵循证据改革护理实践活动，包括以下 3 个步骤：① 引入并引用证据：通过系统／组织变革引入证据，临床护理人员将证据与临床专业知识及患者需求相结合，根据临床情境，制订最合适的护理计划；② 实施计划，改革原有的护理实践活动；③ 证据应用后的效果评价：通过动态评审方法监测证据实施过程，评价证据应用后对卫生保健系统、护理过程以及患者结局的影响。证据应用主要包括将证据应用到具体实践活动中，以实践活动或系统发生变革为标志。

（二）循证护理实践变革案例分享

案例分享：基于循证的麻醉诱导期气管插管术护理方案的实践变革。

1. 证据综合

（1）循证问题：麻醉诱导期气管插管如何护理？

（2）系统检索：根据相关中英文关键词检索 JBI 数据库、The Cochrane Library、Ovid-embase/Ovid MEDLINE®、困难气道协会网站、美国麻醉医师协会网站、SinoMed、中国知网，检索时限为建库至 2019 年 6 月。纳入标准：国内外所有关于气管插管的指南、证据总结及系统评价；排除标准：原始文献及研究对象为小儿的文献。

（3）文献质量评价：由 2 名研究者独立检索，提取有用文献并互相核对，有分歧时请组长协助判断。初检出文献 142 篇，在阅读文题排除明显不相关的文献后，根据与主题的密切关系和证据的等级（采用 JBI 2014 证据等级系统进行证据分级，指南用 AGREE-Ⅱ量表进行评价），由其他 5 名研究人员独立完成质量评价，对难以确定是否纳入本研究或评价意见有冲突的文献，请院内循证护理委员会成员协助裁决。最终纳入文献 13 篇，其中指南 6 篇。

（4）证据汇总：从筛选出的文献中提取证据，并使用 JBI 2014 版预分级系统对证据进行分级，使用 FAME 结构对证据的临床适用性进行评价，最终纳入证据 32 条。

2. 证据传播

将纳入的 32 条证据进行分类归纳，拟定全身麻醉诱导期气管插管术护理方案初稿。邀请 10 名来自护理和麻醉领域的专家召开会议，研究小组依据专家建议对方案初稿进行修订补充，确立《全身麻醉诱导期气管插管术护理方案》，并同步制订了《麻醉诱导期气管插管术配合流程图》《全身麻醉诱导期气管插管术评估与物品准备查检表》《麻醉诱导期气管插管术护理方案执行情况质量审查表》。依据新方案修订科室围麻醉期护理常规，规范麻醉科护士岗位职责，细化工作流程，包括：① 安全核查与宣教；② 插管前评估与准备；③ 插管时配合与观察；④ 插管后观察与护理。

3. 证据应用

对参与科室麻醉诱导室工作的 31 名麻醉科护士进行培训。培训为期一周，培训前后分别采用自制的《气管插管术相关知识测试卷》，调查所有护士对气管插管术护理相关知识的掌握情况。培训结束后，自 2019 年 9 月起，所有麻醉科护士按新方案执行气管插管术护理。

将患者在面罩吸氧（纯氧、2 L/min）下脉搏血氧饱和度＜95% 且持续时间超过 15 s 作为判断患者发生去氧饱和的标准；将收缩压降低＞基础血压 20% 作为发生低血压的标准；将心电监护出现心动过速、心动过缓或心房颤动等统一记作心律失常。新方案经过 3 个月磨合后进入常态化运行，以 31 名麻醉科护士为观察对象，比较其以新方案为自我行为管理策略后气管插管术的护理质量。采用单盲法，由经专门培训的高年资麻醉科护士担任观察员，现场观察并评估诱导室内麻醉科护士的气管插管术护理行为，计算插管前宣教落实率、插管风险评估全面率、插管前准备落实率、插管用物准备正确率和插管操作配合正确率。记录气管插管术操作耗时和诱导期患者异常病情的发生情况。诱导完成后，由麻醉医生按照李克特 5 级评分法对护士和患者在气管插管术中的配合过程进行评价，包括插管前评估一致性、插管前准备正确性、插管操作配合正确性、插管操作配合协调性、插管操作配合整体满意度及患者配合依从性 6 个方面，其中评分标准为：非常满意（5 分）、比较满意（4 分）、满意（3 分）、不太满意（2 分）、不满意（1 分）。

经过方案培训，麻醉科护士的气管插管术护理相关知识考核合格率由 58.06% 上升至 90.32%；气管插管术操作耗时，由方案应用前的（32.59 ± 29.48）s 降低至方案应用后的（23.35 ± 5.39）s，耗时明显缩短，差异具有统计学意义。方案实施后，麻醉科护士在插管前宣教、插管风险评估、插管前准备、插管操作配合等方面的落实率及正确率均有明显提高；患者去血氧饱和发生率明显降低；麻醉医生对于护士配合气管插管术护理质量的评价得分均有明显提升；患者配合插管的依从性评分也由实施前的（4.36 ± 0.78）分上升至实施后的（4.99 ± 0.12）分；差异均具有统计学意义。

基于循证构建了诱导期气管插管术护理方案，相应条目均来自经证据质量评价后值得推荐的管理指南，通过专家会议结合临床实际制作了流程图和查检表等一系列与方案实施配套的管理文本，详细规定了每一个环节护士应该做什么、怎么做，让护士有据可依。麻醉科护士一旦经培训掌握了方案，即可形成自我行为管理策略，达到规范护理行为的目的，有利于配合麻醉医生有序应对诱导室快速运转的工作节奏。方案的实施有利于提高麻醉诱导期的护理安全性及促进麻醉科医护团队的建设，值得推广应用。

参考文献

［1］ 韩文军, 王树欣, 邓小明. 新形势下中国特色麻醉科护理队伍建设与管理的意见［J］. 国际麻醉学与复苏杂志, 2020, 41(5): 541-544.

［2］ 王秀丽, 何苗. 麻醉恢复室病人恢复程度评工具研究进展［J］. 护理研究, 2020, 34(1): 111-114.

［3］ 朱波, 张秀华, 马爽, 等. 围术期手术麻醉安全高效质量管理平台的构建与运转［J］. 中国医院管理, 2019, 39(1): 40-42.

［4］ 曾因明. 麻醉科医疗质量控制工作的常态运行与持续改进［J］. 麻醉安全与质控, 2018, 2(2): 119-121.

［5］ 刘孝文, 赵晶. 医疗质量管理相关概念和工具［J］. 麻醉安全与质控, 2017, 1(3): 148-151.

［6］ 王树欣, 韩文军, 张丽君. 基于循证的气管插管全麻导管拔除管理方案的构建与应用［J］. 护理学杂志, 2017, 32(10): 41-44.

［7］ 王树欣, 韩文军, 张丽君. PACU内经口气管导管拔除最佳循证实践方案的制定和应用研究［J］. 护士进修杂志, 2017, 32(19): 1731-1736.

（韩文军　翁艳秋）

2

第三章
围麻醉期精确护理

围麻醉期护理是麻醉科护士重要的工作内容，美国麻醉护士协会将围麻醉期护理定义为围绕麻醉全过程的护理，包括对患者进行麻醉前评估、麻醉方案的实施、术中麻醉维持、术后麻醉恢复的护理过程。在此过程中，麻醉科护士通过对患者提供专业的评估、诊断、护理措施、评价等，对其实施围麻醉期护理。高质量的围麻醉期护理能促进患者术后快速康复，缩短住院时间，提高其满意度，保障患者安全。

第一节　麻醉前评估与准备

麻醉前评估指麻醉医护人员在术前根据患者病史、体格检查、实验室检查、心理与精神检查等对手术患者整体状况进行评估，进而制订患者围麻醉期管理方案。目前国内麻醉前评估由麻醉医生负责，因工作范畴和责任问题，不建议护士独立评估，但护士可以在医生的指导下开展相关工作。根据评估结果，发现患者围麻醉期相关危险因素，由麻醉科护士对患者进行个体化麻醉前教育，制订患者围麻醉期护理方案，优化术前准备，提高患者围麻醉期护理质量。

一、麻醉前评估

（一）病史

1. 个人史

个人史包括患者的年龄、文化程度、职业等，能否胜任较重的体力劳动和剧烈活动，是否出现心慌、气短；有无饮酒、吸烟、饮用咖啡等嗜好；有无长期咳嗽、咳痰、胸闷气短史；有无药物滥用及成瘾史；有无怀孕等。

2. 既往史

（1）了解既往疾病史，特别注意与麻醉有关的疾病，如癫痫、高血压、脑血管意外、冠心病、肺部疾病、睡眠呼吸暂停综合征、肝肾疾病、脊柱疾病、出血性疾病、青光眼等及对应治疗情况。

（2）了解既往手术麻醉史（如麻醉方式、有无困难气道等）、做过何种手术、有无术后并发症。

（3）了解用药史，包括药品名称、用药时间和用量，有无特殊反应，有无过敏史，有无服用安眠药、抗凝药、降压药、抗癫痫药、糖皮质激素等。

3. 现病史

了解患者此次疾病诊断、实验室检查结果、用药情况及治疗效果。

（二）体格检查

1. 全身状况

观察有无发育不全、营养障碍、贫血、脱水、水肿、发绀、发热、意识障碍等，有无义齿，牙齿有无松动；测量身高、体重，了解近期体重变化。

2. 器官功能

（1）呼吸系统：评估患者呼吸道通畅度，观察呼吸频率、呼吸形式，有无咳嗽、咳痰，每日痰量及痰液性状，有无咯血及咯血量，有无膈肌和辅助呼吸肌异常活动等，有无活动后呼吸困难、夜间憋醒等，听诊双肺呼吸音是否对称，有无干、湿啰音。必要时结合肺功能和影像学检查。气道评估的内容为：评估患者张口度、颞下颌关节活动度、颏甲距离、头颈运动幅度、咽部结构分级等。气道处理困难的体征包括：① 张口困难；② 颈椎活动受限；③ 颏退缩（小颏症）；④ 舌体大（巨舌症）；⑤ 门齿突起；⑥ 颈短，肌肉颈；⑦ 病态肥胖；⑧ 颈椎外伤，带有颈托、牵引装置。

（2）心血管系统：测量患者的血压、脉搏、血氧饱和度，评估心脏功能、皮肤黏膜的颜色和温度，叩诊心界，听诊心音，有无心脏扩大、心律失常等；是否出现过心功能不全症状，如心前区疼痛、心悸、头晕、晕厥。心脏功能的临床评估方法包括：① 体力活动试验：根据患者在日常活动后的表现，评估心脏功能，详见**表3-1**。② 屏气试验：在患者安静 5～10 min 后，嘱其深吸气后做屏气，计算其最长的屏气时间，超过 30 s 者表示心脏功能正常；20 s 以下者表示心脏代偿功能低下，对麻醉耐受力差。

表 3-1　心脏功能评估表

心功能分级	屏气试验	临床表现	心功能
Ⅰ级	30 s 以上	普通体力劳动、负重、快速步行、上下坡不感到心慌气短	正常
Ⅱ级	20～30 s	能胜任正常活动，但不能跑步或进行较用力的工作，否则心慌气短	较差
Ⅲ级	10～20 s	必须静坐或卧床休息，轻度体力活动后即出现心慌气短	心功能不全
Ⅳ级	10 s 以内	不能平卧，端坐呼吸，肺底啰音，任何轻微活动即出现心慌气短	心功能衰竭

（3）四肢与脊柱：拟行椎管内麻醉者，应常规检查脊柱和脊髓功能。① 检查脊柱有无病变、畸形；② 穿刺点邻近组织有无感染；③ 是否存在出血性疾病、出血倾向或正在使用抗凝药；④ 是否有经常头晕、头痛史。

（4）其他：行椎管内麻醉和神经阻滞麻醉前注意评估穿刺部位皮肤状况、有无感染，评估患者的外周血管功能，是否存在静脉穿刺困难。

（三）实验室检查

实验室检查包括血常规、心电图、肝肾功能检查、凝血功能检查、尿液检查、传染病检查、超声心动图、胸部 X 线检查、肺功能检查、镰状细胞检查、妊娠试验等。

二、风险评估和宣教

（一）风险评估

综合分析病史、体格检查和实验室检查结果，对患者全身状况和麻醉耐受力做出比较全面的评估，旨在提高麻醉安全性，减少麻醉意外事件的发生。目前麻醉术前风险评估多采用美国麻醉医师协会（American Society of Anesthesiologists，ASA）颁布的健康状况六级分类法，详见**表 3–2**。

表 3–2　ASA 健康状况评估分级

分级*	评估标准
I 级	无器质性生理或心理疾病的健康人
II 级	有轻度系统性疾病，对日常生活无严重影响，对麻醉手术无影响
III 级	重度系统性疾病，显著影响日常生活，对麻醉手术很可能有影响
IV 级	严重系统性疾病，威胁生命或需要加强治疗，日常活动严重受限，对麻醉手术有重要影响
V 级	危重患者，手术与否都可能在 24 h 内死亡
VI 级	脑死亡的器官捐献者

注：*急症手术在相应级别后加注字母"E"。

（二）健康教育

手术是一种有创的治疗方法，麻醉对患者来说更加陌生，患者在术前多会产生一系列的应激反应，对疾病的预后感到焦虑，甚至悲观、绝望。患者因疾病、住院、麻醉与手术或不明原因的担心而导致不安或紧张，可表现为急性焦虑发作和慢性、广泛性的焦虑情绪等。焦虑状态可增加术中麻醉药用量、加重术后疼痛、增加术后并发症发生风险。因此，术前应做好对患者的心理疏导，在实施护理过程中，耐心解答患者及家属各方面的困惑，从积极心理学的角度帮助患者树立信心，改善患者的心理状态和行为。麻醉护士可从以下方面进行。

（1）建立良好的护患关系，加强与患者的互动，增强患者对自身健康状况的信心。使用相应量表对患者的状态进行评估，如阿姆斯特丹术前焦虑和信息量表是目前临床应用最为广泛的针对手术前患者进行评估的量表，但缺乏针对特定疾病和治疗的评价、基于中国人群编制、用于围手术期患者自评焦虑的术前焦虑量表。

（2）运用奥瑞姆自护理论，鼓励患者参与术前护理方案的制订，并参与到术后的护理工作中，如训练腹式呼吸、咳嗽、翻身等。

（3）结合麻醉前评估和风险评估结果，护士应详细记录患者麻醉的高危因素，分析围麻醉期可能出现的问题，为患者制订详细的护理计划。根据患者的病情有针对性地对患者进行宣教，例如，通过对患者气道进行评估，患者可能存在困难气道或麻醉恢复期呼吸道梗阻的风险，告知患者麻醉时可能使用的插管用具和配合方法；通过对患者病史、实验室检查结果进行分析，患者可能存在皮肤受损、静脉通路建立困难等风险，告知患者皮肤保护措施和配合方法、静脉通路建立的风险和补救措施等。

（4）提供麻醉前护理：① 明确术前的实验室检查、体格检查和诊断是否完善。② 再次明确患者禁饮、禁食的确切时间。③ 提醒患者术前更换医院配备的衣裤、勿佩戴珠宝首饰或其他饰品、取出活动性义齿，不要携带手表等贵重物品去手术室。④ 对加速术后康复过程加以指导。

三、麻醉前常规准备

麻醉前常规准备是根据患者的病情、手术部位、麻醉方式及要求等有目的地进行各方面的准备工作，关注患者及家属的心理变化，减少术后并发症的发生，帮助患者顺利度过围麻醉期。

（一）精神状态准备

目前生物—心理—社会医学模式强调，心理和生理健康是不可分割的整体，心理障碍的存在会影响疾病恢复。麻醉科护士应做好围麻醉期患者的心理评估和护理，了解其社会生活环境，帮助患者建立对抗疾病的信心。运用关怀、解释、鼓励的交流方式，恰当地阐明手术目的、麻醉方式、手术体位、术前注意事项，以及麻醉或手术中可能出现的并发症等情况。针对患者存在的顾虑和疑问给予详细解答，以缓解其恐惧、焦虑的情绪。对过度紧张而不能自控的患者，告知麻醉医生，遵医嘱进行干预治疗。

（二）胃肠道准备

正常人的胃排空时间为 4～6 h。情绪激动、恐惧、焦虑或疼痛不适等可致胃排空显著减慢。择期手术中，除局部浸润麻醉外，其他麻醉方式均需常规进行术前胃肠道准备，向患者本人或患者家属解释该操作是为了防止术中或术后出现反流、呕吐，避免发生误吸、肺部感染或窒息等。成人一般术前禁食 6～8 h，禁饮 2～4 h；小儿术前禁食时间详见**表 3-3**，在执行时应根据患者/患儿进食的性质、量和手术部位进行安全评估。糖尿病患者在禁食期间应严格监测血糖变化，防止发生低血糖反应。

表 3-3　小儿术前禁食时间（h）

年龄	固体食物、牛奶	糖水、果汁
<6个月	4	2
6~36个月	6	3
>36个月	8	3

（三）膀胱准备

嘱患者入手术室前排空膀胱，以防止术中排尿造成无菌区污染或术后尿潴留。对盆腔或疝手术，排空膀胱更有利于术野显露和预防膀胱损伤。全身麻醉或复杂大手术时，均需留置导尿管，以利于观察患者的出入量。

（四）口腔卫生准备

生理条件下，口腔内寄存着 10 余种细菌，麻醉气管内插管时，上呼吸道的细菌容易被带入下呼吸道，在术后抵抗力低下的情况下，可能引起肺部感染等严重并发症。因此，对住院患者应嘱其早晚刷牙、饭后漱口等，保持口腔卫生；对患有松动龋齿或牙周炎症者，需经口腔科诊治。入手术室前应摘下活动性义齿，以防麻醉时脱落而误吸入气管或嵌顿于食管。

（五）术后适应性训练

告知患者关于术后饮食、体位、大小便、切口疼痛等方面的注意事项，以及可能需要较长时间输液、吸氧、胃肠减压、胸腔引流、导尿及各种引流等情况，术前可酌情讲解其临床意义，以取得患者的配合。多数患者不习惯在床上大小便，可嘱其术前进行适当训练。向患者讲解术后深呼吸、咳嗽、咳痰的重要性，并指导患者正确练习的方法。

（六）输血与输液准备

由于部分患者在手术中需要输注血液制品，因而在术前应向患者及家属说明输血的目的、自体输血和异体输血的优缺点、可能经血液传播的疾病及可能发生的输血不良反应，征得患者及家属的同意并签订输血知情同意书。对于不能行自体输血者，常规做交叉配血试验，并为手术准备足够的红细胞和其他血制品。凡有水、电解质或酸碱失衡者，术前均应常规补充循环血量，避免或减少术中并发症的发生。

（七）手术前晚复查

手术前一晚应对全部的准备工作进行复查。如发现患者突发呼吸道感染、发热、月经来潮等情况时，除急诊手术外，其他手术均应推迟进行，避免患者术中发生严重并发症。在手术前一晚睡前宜酌情给患者服用镇静催眠药，以保证其有充足的睡眠和休息，利于患者术后康复。

第二节　麻醉前护理

一、患者入室安全核查

手术患者入室前的安全核查是一个收集信息并确认的连续过程。2021年美国患者安全目标指出医院应当确保每一项治疗都是患者需要的，且治疗对象是正确的患者。其执行要点包括确保在正确患者的正确部位上施行正确的治疗，患者要尽可能参与到安全核查中；识别治疗的必备要素，并使用标准列表核查这些要素的可用性，至少要包括相关的文档（如病史和身体检查资料、签署的知情同意书、护理评估资料和麻醉前评估资料等），做过标记且正确显示的诊断和放射检查结果（如放射图像、病理和活检报告等），任何需要的血液制品、植入物、器械以及治疗用的特殊设备等。

不管任何麻醉方式，麻醉医生均需与手术医生、手术护士共同执行患者身份核查制度。核对患者的基本信息、拟实施手术名称及手术部位，确定患者及其病历无误。麻醉科护士可协助麻醉医生对患者进行术前再次评估，询问患者手术前一夜睡眠情况，有无发热、是否有月经来潮等可能需取消或推迟手术的特殊情况发生；核对患者最后一次进食时间；检查胃管、导尿管等管路是否通畅；检查患者的贵重饰物、手表等物品是否均已取下；检查患者的牙齿是否松动、有无活动性义齿。对女性患者要注意确认指甲染色和唇膏是否已揩拭干净（或是否做过"纹唇"）。同时要确保患者安全用药，如使用抗凝药物，由于其剂量复杂、监控不足、患者依从性不一致等，会比其他药物更有可能造成伤害。入室前应询问患者所使用抗凝药物的名称、剂量、使用频次、途径和目的；对于使用华法林治疗的患者，还应询问其国际标准化比率等。

二、不同麻醉方式的麻醉前准备及配合

（一）全身麻醉

全身麻醉是指麻醉药通过吸入、静脉或肌内注射等方式进入患者体内，使中枢神经系统受到抑制、患者意识消失而无疼痛感觉的一种病理生理状态。全身麻醉的准备及配合如下。

（1）检查电源、气源和负压吸引装置等。

（2）准备麻醉机、心电监护仪、加温仪、肌松监测仪，必要时备困难气道处理车、转运呼吸机，并检查吸引器是否已连接备用。

（3）连接麻醉机呼吸管路，检查管路是否密闭，有无漏气。

（4）进行麻醉机自检及参数设置：麻醉机运行异常，或在使用中突发功能异常或失去功能通常会危及患者安全，使用麻醉机前进行必要的功能检查是必不可少的工作。麻醉机使用前的检查程序必须在麻醉给药开始之前完成，一般检查程序为：气源、流量控制系统、蒸发器、麻

醉主机低压系统、麻醉回路、麻醉废气清除系统、模拟肺通气试验。麻醉护士需要做好麻醉机自检工作，确保麻醉机处于安全使用状态。

（5）根据术前访视评估结果设置麻醉机参数。机械通气状态下，关于潮气量的设置，成人推荐使用 6 ~ 8 ml/kg，小儿推荐使用 10 ~ 15 ml/kg；关于呼吸频率的设置，成人推荐 12 次/min，小儿根据其年龄段选择合适的呼吸频率；关于吸呼比（I∶E）的设置，成人推荐使用 1∶2，小儿推荐使用 1∶1.5（新生儿可调至 1∶1）。如患者有合并其他基础疾病，根据其自身疾病特点个性化调整呼吸机参数。

（6）检查气管插管用具：不同型号的气管导管、喉罩、吸痰管、喉镜、喉镜片、牙垫、胶布。如评估患者为困难气道，准备可视喉镜、纤支镜、光棒等，必要时备环甲膜穿刺包。

（7）药品准备：全身麻醉诱导药、全身麻醉维持药、拮抗药、抢救物品和药品。

（8）必要时备中心静脉穿刺套件、有创动脉穿刺套件等。

（二）椎管内麻醉

椎管内麻醉包括蛛网膜下隙阻滞和硬脊膜外阻滞。蛛网膜下隙阻滞是指将局部麻醉药注入蛛网膜下隙，暂时使脊神经前后根阻滞的麻醉方法。硬脊膜外阻滞是指将局部麻醉药注入硬脊膜外间隙，阻滞脊神经根部，使其支配的区域产生暂时性麻痹。在进行椎管内麻醉时，全身麻醉仪器、物品及抢救药品等应处于备用状态。椎管内麻醉前需要做好以下准备：① 仪器准备：心电监护仪、吸氧装置；② 物品准备：椎管内麻醉穿刺包、消毒液；③ 药品准备：局部麻醉药。

（三）局部麻醉

局部麻醉是在患者神志清醒状态下，将局部麻醉药应用于身体局部，使机体某一部分的感觉神经传导功能暂时被阻断，运动神经传导保持完好或同时有程度不等的被阻滞状态。在进行局部麻醉时，全身麻醉仪器、物品及抢救药品等应处于备用状态。局部麻醉前需要做好以下准备：① 仪器准备：心电监护仪、神经刺激仪、吸氧装置；② 物品准备：消毒液、注射器；③ 药品准备：局部麻醉药。

（四）神经阻滞麻醉

神经阻滞麻醉是将局部麻醉药注射至神经干（丛）旁，暂时阻滞神经的传导功能，使该神经分布的区域产生麻醉作用。在进行神经阻滞麻醉时，全身麻醉仪器、物品及抢救药品等应处于备用状态。神经阻滞麻醉前需要做好以下准备：① 仪器准备：神经刺激仪、心电监护仪、吸氧装置，必要时备超声诊断仪；② 物品准备：神经阻滞针、神经阻滞包、消毒液、注射器；③ 药品准备：局部麻醉药。

第三节　麻醉期监测与护理

患者在麻醉、手术期间，由于受既往存在的疾病、麻醉药、手术创伤、失液、失血或体位改变等影响，会造成患者的呼吸、循环、神经系统等出现异常表现或生理功能的变化。麻醉期间麻醉护士应严密监测患者各项生命体征的数值及变化，及早发现问题，协助麻醉医生解决问题，避免发生严重后果，确保患者围麻醉期安全。

一、生命体征监测

（一）心率和脉搏

心率可反映患者的基本情况、麻醉和手术刺激对患者的影响。心动过速常见于疼痛、浅麻醉、缺氧早期、血容量不足等；心动过缓常见于深麻醉、内脏牵拉如胆心反射或眼心反射等。心电图可持续动态监测心率和心律，麻醉护士应了解并识别常见心律失常、心肌梗死等的心电图异常波形，及时汇报麻醉医生，配合麻醉医生进行治疗处理。

正常情况下，脉搏和心率一致，可通过手指触摸桡动脉、颈动脉、股动脉、颞浅动脉等了解脉搏强度、频率和节律。某些疾病会导致脉搏异常，如出现间歇脉、脉搏短绌、水冲脉等，麻醉护士应了解异常脉搏的临床表现和发生的原因，以便更好地配合麻醉医生进行病情监测，保障手术患者围麻醉期安全。

（二）呼吸

呼吸幅度、呼吸节律和呼吸音是观察全身麻醉患者呼吸的重要指标。呼吸幅度可粗略反映通气量的大小，通过直接目测胸廓起伏幅度或非控制呼吸时气囊活动情况进行观察了解。观察全身麻醉患者保留自主呼吸时呼吸节律的变化，发现异常呼吸类型时，可提示病变部位。术中听诊是了解肺部病变和气道的基本方法。术中勤听诊，先听诊左右双肺的肺尖呼吸音，由上而下，再听诊下肺的呼吸音，双侧对称，呼吸音清。干/湿啰音、哮鸣音等均提示相应肺部的病变；呼吸音不对称，在气管内插管者中提示导管位置过深并进入一侧主支气管（通常为右侧），在非气管内插管者中提示一侧肺不张、炎症、气胸或胸腔积液。

（三）血压

无创血压（non-invasive blood pressure，NIBP）监测应选择宽度适当的袖带并以适当的间隔时间进行测量（通常至少每 5min 测量 1 次，如患者循环不稳定时可缩短间隔时间）。对于因失血、体液转移或严重心肺疾病导致预期血流动力学不稳定的患者，可进行有创动脉血压持续监测，并显示动脉压波形（**详见图 3-1**）。血压升高的常见原因：麻醉过浅、颅内压增高、外部刺激、术前合并高血压、肾功能不全、心率加快、升压药作用等。血压降低的常见原因：麻醉过深、心功能不全、循环抑制、失血过多、有效循环血容量不足、降压药作用等。

（四）脉搏血氧饱和度（pulse oxygen saturation，SpO$_2$）

组织氧合和灌注情况可通过临床观察和 SpO$_2$ 进行持续监测。SpO$_2$ 监测能及时发现低氧血症，指导机械通气模式和吸入氧浓度的调整。影响 SpO$_2$ 准确性的因素有：① 低温（< 35 ℃）、低血压（收缩压 < 50 mmHg）或应用血管收缩药使脉搏搏动减弱；② 搏动性血液中存在与氧合血红蛋白和还原血红蛋白可吸收光一致的物质，如亚甲蓝、高铁血红蛋白、碳氧血红蛋白；③ 不同测定部位、外部光源干扰等也影响其结果。④ 其他因素：如仪器探头接触不良或脱落，SpO$_2$ 导联线松动等。因此，在临床应用时应注意排除干扰因素影响。

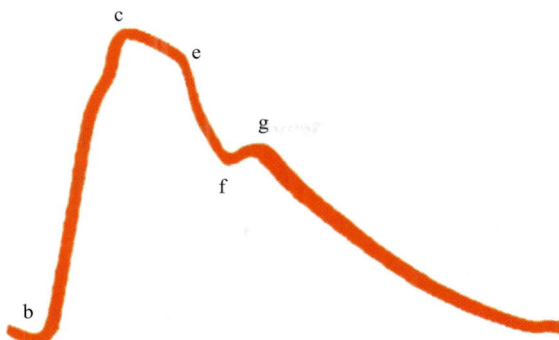

图 3-1　有创动脉血压正常波形

注：b 点，整个脉搏波波谷最低点，对应血压值为舒张压，快速射血期的开始。c 点，整个脉搏波波峰最高点，对应血压值为收缩压，一般是脉搏波的第一收缩峰，快速射血期结束，减慢射血期开始。e 点，又称反射点，一般位于主波之后，低于主波波峰，一般是脉搏波的第二收缩峰。f 点，降中峡，又称重搏波波谷，此时主动脉瓣关闭，是心室收缩和舒张的分界点。g 点，重搏波波峰，对应心动周期的舒张期波峰，可反映主动脉瓣关闭所致折返波，为脉搏波第三收缩峰。

（五）体温

麻醉期间，患者的行为性体温调节能力丧失，其生理特点、疾病、药物、外界环境温度、各类操作等因素均可影响体温调节中枢，对机体代谢和药物的体内过程具有明显影响。高龄、体外循环手术、手术室温湿度、手术时间长、术野面积大且长时间暴露、药物因素、输入血制品和低温液体、使用低温冲洗液、自身基础疾病等是影响患者术中体温的常见因素，护士应为手术患者做好保温措施，可以借助加温床垫、加压空气加热（暖风机）或循环水毯加温系统、输血输液加温装置等维持患者的体温不低于 36 ℃。建议常规使用电子连续式体温监测，动态掌握患者的体温，及时发现患者术中的体温变化，分析原因，并采取预防和护理措施。

二、临床观察护理

持续的临床观察如手指触诊脉搏、直接观察患者、听诊等，是监测麻醉患者的重要组成部分。临床观察可能较设备监测更早发现临床状况的变化，因此，麻醉护士不能仅依靠监测设备进行临床分析，应熟练掌握传统的临床观察技能，排除相关干扰，做出正确判断，在围麻醉期为患者提供持续专业的护理。

三、气道管理

气道管理是术中患者麻醉管理的重中之重。麻醉护士应熟练掌握麻醉机的使用方法、及时发现和识别术中出现的紧急状况、遵医嘱实施气道护理，协助麻醉医生做好患者麻醉期气道管理。

（一）麻醉机参数临床观察

1. 潮气量

潮气量（tidal volume，V_T）是指在平静呼吸时，一次吸入或呼出的气体量。它反映人体静息状态下的通气功能。V_T 是全身麻醉患者术中观察的重要指标，患者控制呼吸时护士应密切观察 V_T 波形和数值，波形和数值变化提示患者存在自主呼吸或呼吸回路存在漏气。

2. 气道压力

气道压力是机械通气的常规监测项目。在其他因素不变的前提下，气道压力可以间接反映气道阻力和肺顺应性的变化。成人气道压力一般维持在 15～20 cmH_2O，儿童为 12～15 cmH_2O。气道低压报警一般提示呼吸管路漏气或脱落，须仔细检查并核实气管导管是否移位或滑出，导管气囊是否漏气以及呼吸管路各接口连接是否松动，以明确气道压力下降的原因。气道高压报警一般提示导管分泌物阻塞或者导管扭曲等因素引起的导管阻力增高，或者由于患者呛咳或人机对抗引起的吸气峰压增高，同时需明确患者是否存在能够增加气道阻力或者降低胸肺顺应性的各类疾病（如气道异物、支气管哮喘或者张力性气胸等）。气道峰压是指呼吸周期中气道内达到的最高压力。在肺顺应性正常的患者中应低于 20 cmH_2O。气道峰压过高可导致气压伤，导致肺泡、气道损伤，甚至气胸和纵隔气肿，一般限制峰压在 35 cmH_2O 以下。

3. 气道阻力

气道阻力在生理状态下的正常值为 1～3 $cmH_2O/（L \cdot s）$，麻醉状态下可增至 9 $cmH_2O/（L \cdot s）$。机械通气时，气道阻力包括患者呼吸道阻力和气管导管、呼吸机管道阻力总和。气道阻力直接反映气道的阻塞情况。气道阻力增加可见于气道分泌物增多、气管黏膜水肿（如哮喘、支气管炎、肺水肿）、支气管痉挛、气道异物和气管内肿瘤等，还见于人工气道或呼吸机管道障碍，如气管插管过深、气管导管套囊疝出至导管尖端、人工气道内形成痰痂和呼吸机管道内积水等。气道阻力监测的临床意义在于评价气道病变的程度，指导机械通气的撤机和呼吸治疗，评价支气管扩张药物的疗效等。

4. 呼气末二氧化碳分压

常规机械通气呼气末二氧化碳分压（partial pressure of end-tidal carbon dioxide，$PetCO_2$）需维持在 35～45 mmHg。$PetCO_2$ 增高时，可能的原因有：CO_2 生成和肺转运增加（如代谢率增加）、肺泡通气不足（如低通气、慢性阻塞性肺疾病等）、设备故障（如重复吸入、二氧化碳吸收不足、回路漏气导致通气不足、活瓣故障等）。$PetCO_2$ 降低时，可能的原因有 CO_2 生成和肺转运降低（如低体温、麻醉过深、大量失血、心搏骤停和肺栓塞等导致肺循环低灌注情况）、过度通气、设备故障（如呼吸回路断开、气管导管套囊周围漏气、导管异位、回路梗阻、采样管采样不足等）。

（1）呼气 CO_2 波形图意义：正常呼气 CO_2 波形图如图 3-2 所示：① 波形高度代表肺泡气 CO_2 浓度，即 $PetCO_2$。② 基线代表吸入气 CO_2 浓度，正常应为零。③ 形态，只有出现正常形态的图像时，特别是肺泡气平台出现时，$PetCO_2$ 才能代表 $PaCO_2$。④ 频率，反映自主呼吸或机械通气的频率。⑤ 节律，反映患者呼吸中枢或通气机的工作状态。

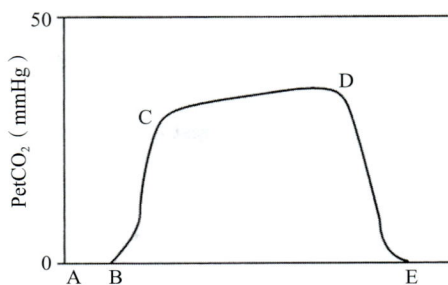

图 3-2　正常呼气 CO_2 波形图

在图 3-2 中，A、B 部分表示呼气开始，呼出的气体为不含 CO_2 的无效腔气体。随肺泡气体的排出，CO_2 浓度急剧上升，形成曲线的 B、C 段。C、D 段称为肺泡平台期，代表肺泡内是富含 CO_2 的气体，这一期持续的时间最长。D、E 段的开始表示进入吸气相，下次吸气时，由于吸入不含 CO_2 的新鲜气体，CO_2 快速下降到零水平。

（2）常见异常呼气 CO_2 波形图如图 3-3 所示。波幅增高常见于：① 在波形不变的情况下，波幅逐渐升高可能与每分通气量不足、CO_2 产量增加或 CO_2 气腹时 CO_2 吸收有关。恶性高热时，因骨骼肌强烈持续收缩导致 CO_2 产量急剧增加，$PetCO_2$ 可高达正常的 3～4 倍。② 如同时伴有基线抬高，提示有 CO_2 重复吸入，见于呼吸环路中活瓣失灵、CO_2 吸收剂耗竭、无效腔量增加等。③ 波幅突然增高可能由于静脉注射碳酸氢钠或松解肢体止血带引起。

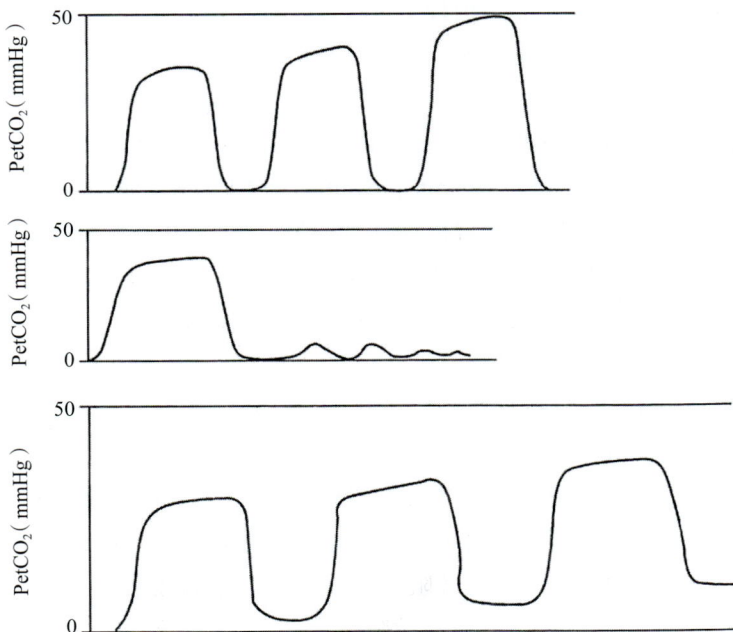

图 3-3　常见异常呼气 CO_2 波形图

波幅降低常见于：① 突然降低为零，可见于呼吸环路断开、气管导管脱出或采样管阻塞等。② 波幅呈指数形式降低，见于短时间内循环血容量快速减少致肺血流减少、肺栓塞及心搏骤停等。如果 $PetCO_2$ 逐渐回升，表示心肺复苏措施有效。③ 突然降低但不为零，可能是气管导管扭折、回路部分脱落等。

（二）气道护理

1. 保持呼吸道通畅

麻醉护士配合麻醉医生置入气管导管／喉罩后，连接麻醉机呼吸回路，确定气管导管／喉罩的位置是否正确，判断方法：① 气管内插管时，直视下气管导管过声门；② 观察患者胸廓有起伏，双侧均匀一致，气管导管／喉罩内壁有雾气，上腹部无隆起；③ 听诊双肺有呼吸音，完全一致；④ 呼气 CO_2 波形图正常。确认位置无误，使用胶布固定管道，避免粘贴患者嘴唇。协助摆放体位，再次听诊检查患者双肺呼吸音，及时清理呼吸道分泌物。

2. 预防呼吸回路漏气或管道脱落

气管插管或置入喉罩后，听诊双侧肺部呼吸音，评估气管插管位置和深度并记录。妥善固定气管导管／喉罩，防止因手术因素或人为因素导致气管导管或喉罩脱出。再次确认呼吸回路各连接处是否连接紧密，防止管路脱落，呼吸回路灵活固定，防止打折。患者头部被遮挡时，麻醉护士应定期检查气管导管／喉罩，防止管道脱出。患者翻身或过床时，断开麻醉机连接，防止气管导管／喉罩移位。简易呼吸球囊处于紧急备用状态。

3. 肺保护性通气

肺保护性通气策略是一种以保护和改善肺功能、减少肺部并发症、降低病死率为目的的呼吸支持策略，即在维持基础氧供的前提下，联合应用小潮气量、呼气末正压通气、肺复张手法、允许高碳酸血症及低吸入氧浓度等通气方案，使萎陷肺泡开放的同时避免肺泡过度膨胀，防止气道压过高、减少肺泡活动产生的剪切力，从而保护肺泡表面活性物质，降低肺部乃至全身的炎症反应，以此预防或减轻肺组织损伤，最终起到肺保护的作用。肺复张手法包括控制性肺膨胀、呼气末正压（positive end-expiratory pressure，PEEP）递增法、压力控制法。麻醉护士应了解和掌握肺复张手法，参与实施肺保护性通气策略时，遵医嘱进行配合操作。

四、中心静脉压（central venous pressure，CVP）

临床 CVP 监测是用来评估循环血容量（右心室前负荷，静脉回心血量）及右心射血功能（回心血量的排出能力），用于术中调控与右心功能相匹配的血管内容量。CVP 小于 $2\sim5\ cmH_2O$，提示可能存在右心房充盈欠佳或血容量不足；CVP 大于 $15\sim20\ cmH_2O$，提示可能存在右心功能不全或血容量超负荷。临床中引起 CVP 变化的原因及处理原则详见**表 3–4**。

表 3-4　引起中心静脉压变化的原因及处理原则

CVP	动脉压	临床判断	处理原则
低	低	血容量不足	补充血容量
低	正常	心功能良好，血容量轻度不足	适当补充血容量
高	低	心功能差，心排出量减少	强心、供氧、利尿、纠正酸中毒、适当控制补液或谨慎选用血管扩张药
高	正常	容量血管过度收缩	舒张血管
正常	低	心功能减低、血容量不足或正常	强心、补液试验、容量不足时适当补液

五、血气分析

动脉血气分析是判断机体是否存在酸碱失衡以及缺氧程度的可靠指标，可为临床麻醉患者的治疗提供客观依据，常见动脉血气分析指标的参考值详见**表 3-5**。

表 3-5　常见动脉血气分析指标的参考值

项目	参考值
pH	7.35 ~ 7.45
动脉血二氧化碳分压（$PaCO_2$）	35 ~ 45 mmHg
碳酸氢（HCO_3^-）	22 ~ 27 mmol/L
动脉血氧分压（PaO_2）	80 ~ 100 mmHg
动脉氧含量（CaO_2）	8.55 ~ 9.45 mmol/L
动脉血氧饱和度（SaO_2）	96% ~ 100%
混合静脉血氧饱和度（SvO_2）	70% ~ 80%
肺泡-动脉氧分压差（$A\text{-}aDO_2$）	15 ~ 20 mmHg
缓冲碱（BB）	45 ~ 55 mmol/L
剩余碱（BE）	初生儿（-10）~（-2）mmol/L
	婴儿（-7）~（-1）mmol/L
	儿童（-4）~（+2）mmol/L
	成人（-3）~（+3）mmol/L
血浆 CO_2 总量（$T\text{-}CO_2$）	25.4 mmol/L
阴离子隙（AG）	8 ~ 16 mmol/L

六、麻醉深度监测与护理

麻醉深度（意识消失的程度）可通过临床观察进行常规评价，建议使用电子设备监测脑功能，尤其是全身麻醉术中知晓高危患者或术后谵妄高危患者，但不推荐在所有患者中使用。脑电双频指数（bispectral index，BIS）是目前脑电图监测中最准确的意识深度数量化参数，能较好判断镇静或意识水平，防止术中知晓的发生。BIS 为 0～100，数值越小代表麻醉程度越深，0 代表完全无脑电活动状态，100 代表完全意识状态，85～100 为清醒状态，65～85 为镇静状态，40～65 为麻醉抑制状态，＜40 可能呈现爆发抑制。麻醉护士应了解 BIS 使用方法，正确安放电极，掌握不同参数的含义，密切观察患者的意识变化，更好地配合麻醉医生的工作，做好患者麻醉期护理。

七、输液、输血与用药护理

麻醉期间护士应严密观察患者的静脉通路，确保输液、输血通路通畅，严格执行无菌技术操作，遵医嘱更换液体、血液制品或药物干预治疗，及时准确记录，正确执行口头医嘱。严格执行"三查八对"制度，确保患者输液、输血和用药安全，必要时采用输液泵、加压带等进行输注。密切观察患者有无发生输液或输血不良反应、尿量变化，及时识别过敏反应。血液制品输注时使用血液过滤器，不能加入其他药物，应通过单独通路输注。

八、尿量监测与护理

心脏手术、长时间手术过程或预期大量静脉输液、输血等情况下建议留置导尿管。护士应关注患者的液体出入量，观察尿液的量、颜色、性状等。对未留置导尿管的患者应定期评估膀胱充盈程度，如膀胱过度充盈应给予一次性导尿护理。

九、皮肤护理

小儿、高龄、危重患者等容易发生皮肤完整性受损，护士应评估术中相关危险因素，做好预见性护理。如：采取保护性措施保护患者的皮肤；合理固定呼吸管路，防止患者头部受压；对手术时间长的患者定期观察和评估皮肤受压部位；尤其应注意观察胶布固定的气管导管位置的皮肤，拔管时动作轻柔，撕扯胶布时应避免损伤患者面部皮肤。

十、牙齿护理

术前应询问患者有无义齿，牙齿有无松动、缺如，并仔细检查。对于牙齿有松动、缺如的手术患者，麻醉插管前应向患者做好解释并记录，气管导管拔除后再次检查，避免牙齿脱落堵塞气道。

十一、感染防控管理

麻醉相关有创操作均需严格执行手卫生和无菌技术操作原则，麻醉护士在做好自身工作的基础上应对麻醉医生的各项操作进行监督提醒，降低患者术中感染和医护职业暴露的发生。

十二、心理护理

椎管内麻醉患者、局部麻醉患者和神经阻滞麻醉患者是在意识清醒状态下进行麻醉及手术相关操作，在基本监测的基础上，麻醉护士要认真履行对手术患者的心理护理，及时、耐心地解答患者的问题，协助其平稳度过围麻醉期。

第四节　麻醉后监测与护理

随着麻醉学科快速发展，合并症患者、急危重症患者、老年患者、低龄患儿、高危产妇等在各科手术量中占比越来越高，如何安全、科学地管理术后患者对麻醉医生和护士提出了更高要求。目前，术后患者麻醉恢复场所主要有麻醉恢复室（post-anesthesia care unit，PACU）、麻醉重症监护病房（anesthesia intensive care unit，AICU）、手术间，科室根据岗位设置和患者的病情将患者安排至不同场所进行恢复。麻醉护士需要做好术后患者的入室交接护理、麻醉恢复期护理、出室护理，确保术后患者安全、舒适、平稳地度过恢复期。

一、患者入室交接护理

手术医护团队应与 PACU 医护团队详细交接手术患者病情、管道、物品等，手术间麻醉医生与 PACU 麻醉医生交接，巡回护士与 PACU 护士交接。

（一）手术间麻醉医生与 PACU 麻醉医生交接

（1）一般情况：患者的姓名、年龄、术前简要相关病史、麻醉方式、麻醉中情况、手术方法、手术中特殊情况等。

（2）围麻醉期用药：麻醉前用药、麻醉诱导和维持用药、肌肉松弛药和逆转药、术后镇痛药配方以及血管活性药等。

（3）术中情况：术中生命体征（心率、脉搏、血压、呼吸）、心电图、脉搏氧饱和度和尿量等情况，有无重大病情变化（如困难气道、血流动力学不稳定或心电图有异常变化等）。

（4）治疗后效果：治疗时间和效果。

（5）液体平衡情况：术中输液量和种类、尿量、出血量与输血量等。

（6）各类导管，如外周动静脉穿刺导管、中心静脉导管、气管导管等。

（7）评估手术麻醉后可能发生的并发症以及其他有必要交接的内容。

（二）巡回护士与 PACU 护士交接

（1）入室后监护：患者入室后，PACU 护士第一时间需协助手术间麻醉医生连接监护仪器，确保心电监护仪、麻醉机各参数调节正确、工作正常。

（2）一般情况：患者姓名、年龄、术前情况、手术名称、手术时长、术中特殊情况等。

（3）管路交接：患者手术部位及切口情况、导管、引流管情况，如携带的各类引流管、胃肠减压管、导尿管等。

（4）输液、输血交接：静脉通路是否通畅、有无标识、贴膜固定是否妥当，液体名称等；

患者如携带血液制品入室，双人核对血液制品，查对输血记录单是否签字，询问输血时间，是否发生输血不良反应等。

（5）皮肤情况交接：患者手术体位、皮肤温度、皮肤受压情况等。

（6）物品交接：患者携带的特殊物品、药品、病历、影像资料、病员服等。

二、患者恢复期护理

麻醉恢复期是围麻醉期的重要组成部分。由于麻醉和手术对机体的影响，患者机体各系统、器官的功能在短时间内仍处于不稳定状态，各项保护性反射尚未恢复，在麻醉恢复期仍存在较高潜在风险。麻醉恢复室护士应熟练掌握麻醉恢复期护理常规及各专科护理要点，严密观察患者病情，及时发现潜在风险，配合麻醉医生治疗抢救，使患者平稳度过恢复期，安全返回病房。

（一）气道护理

无论患者是自主呼吸还是麻醉机辅助呼吸，护士都需严密观察患者的胸廓起伏、口唇颜色，听诊双肺呼吸音，确保患者有效通气；根据患者的呼吸指征遵医嘱为患者采取正确的氧疗方式；及时清除患者气道和口腔分泌物、血块，防止患者误吸；如患者出现呼吸道梗阻，应立即采取托下颌，麻醉机加压面罩给氧，同时通知麻醉医生，配合进一步处理。

（二）安全护理

躁动是恢复期常见并发症之一，尤其多见于低龄小儿患者。患者入恢复室后常规使用约束带固定；对小儿患者需要采用小儿约束带妥善固定四肢，注意保护患儿皮肤。对于因术后疼痛而引发躁动的患者，应及时遵医嘱给予镇痛治疗；对于因导尿管、气管插管等管路刺激引发躁动者，应向患者做好解释工作；因分离性焦虑引发患儿躁动时，如科室设置合理，可允许家属陪伴患儿。患者发生躁动期间应严密监护，防止发生坠床、导管脱落等各类护理不良事件。

（三）管道护理

各专科手术后患者有不同类型的管道，麻醉恢复室护士需要熟练掌握各种管道的护理，如气管导管、胃管、甲状腺引流管、胸腔引流管、腹腔引流管、尿管、膀胱冲洗管路、关节引流管、输液管路、有创动/静脉压监测管路等。患者入恢复室后，护士应常规检查各管路数量、标识、名称、标注日期；保持管道通畅并妥善固定，严密观察引流液的颜色、性质、量，发现异常及时向麻醉医生汇报。

（四）皮肤护理

PACU护士与巡回护士交接班时需要仔细检查患者的皮肤，如皮肤有压红应及时解除局部受压，并涂抹赛肤润；若有水疱则及时抽吸疱液、消毒包扎。同时在交接单中详细记录，送患者回病房后，与病房护士详细交接班，并定期访视。

（五）体位护理

PACU护士遵医嘱为患者采取恰当的体位。患者麻醉恢复期如无特殊体位要求，应常规采取垫枕并抬高床头15°～30°的低半卧位体位，有助于患者舒适，减轻疼痛。另有些专科手术应采取相应的专科体位，例如，小儿扁桃体切除术拔管后取侧卧位或俯卧位有利于分泌物排出；胸科手术拔管后取床头抬高30°～45°的半卧位有利于呼吸和引流；腹部手术拔管后取半斜坡卧位有助于减轻腹壁张力，利于引流等。

（六）保温护理

术后患者在麻醉恢复期发生低温寒战十分常见。交接班时，如患者体温较低，应及时为患者使用保温设备或棉被进行保暖；恢复室环境室温建议调至22～26 ℃；为患者治疗或护理时尽量避免长时间暴露；输注加温后的液体；必要时遵医嘱给予患者抗寒战药物进行治疗，并及时评估治疗后效果。

（七）疼痛护理

随着麻醉药物作用的逐渐消失，麻醉恢复期患者会感觉到不同程度的疼痛。如患者苏醒后发生疼痛，PACU护士利用疼痛评估工具评估患者的疼痛程度，并根据评分结果采取不同的护理措施。疼痛评分达不到用药标准时，可通过解释安慰、分散注意力、更换舒适卧位等护理措施减轻患者疼痛；疼痛评分达到用药标准时，需要告知麻醉医生并遵医嘱给予镇痛药物等相应处理，并观察患者用药后反应。

（八）密切观察麻醉恢复指征

观察患者的呼吸、意识、肌力、皮肤颜色、出入量情况，同时需要观察患者的瞳孔、神经反射、脉搏等，以评估麻醉深度和苏醒时间，使患者安全、舒适地度过苏醒期。

（九）心理护理

与患者沟通时需要耐心、态度和蔼。在言语和行动上对患者进行积极引导，缓解其焦虑情绪；对于不能表达或听力有问题者，护士应采用合适方式与其沟通交流。及时擦除患者头面部的血迹和污迹，注意保护患者隐私。

（十）拔除气管导管的护理

熟练掌握患者拔管指征，评估患者达到拔管指征后汇报麻醉医生，遵医嘱拔除气管导管或喉罩。拔管方法为：吸净气管及口腔内分泌物，用简易呼吸器为患者膨肺，将气管导管套囊内气体抽净，嘱患者张口，将气管导管拔除，拔管后立即观察患者的牙齿、口腔黏膜和舌体情况，嘱患者有效咳嗽、排痰、清洁口腔。需要注意吸痰时要彻底，防止患者误吸。

（十一）文书书写

护理记录作为可被复印的客观病历材料，已成为医疗诉讼的重要证据，也是处理医疗事故的法律文件。护士应严格按照文书书写规范进行记录，定期专人检查督导，及时查漏补缺，完善各项护理记录。

（十二）麻醉恢复期并发症

麻醉恢复期患者随时都有发生并发症的危险，特别是拔除气管导管时，PACU护士在交接班时应做好病情评估，采取预见性护理措施，床旁备好抢救物品，以便及时处理并发症、有效配合抢救。

1. 上呼吸道梗阻

轻者可闻及鼾声，喉部可有痰鸣音。严重者可出现明显的吸气性呼吸困难和三凹征。发生喉痉挛时，典型表现为吸气时伴有高调的喉鸣音，声似"鸡鸣"。处理：防止颈部敷料包扎过紧，清理气道分泌物和异物，托起下颌并放置口咽、鼻咽通气道，行面罩加压给氧。咽喉部水肿者可雾化吸入糖皮质激素（如布地奈德）。若喉痉挛者面罩加压通气失败，可镇静状态下给予肌松剂并配合麻醉医生行紧急气管插管。

2. 下呼吸道梗阻

表现为呼吸困难，闻及干、湿啰音和哮鸣音。常见原因：呼吸道分泌物、血液和脓液等阻塞气道；支气管痉挛也可引起下呼吸道梗阻，好发于哮喘患者；或由误吸、炎性刺激等引起。处理原则：去除诱因，清理气道，监测呼吸和血气情况，解除痉挛。

3. 低氧血症

表现为吸空气时，$SpO_2 < 90\%$，$PaO_2 < 60$ mmHg；呼吸急促，发绀；神志改变，躁动不安，迟钝；心动过速，心律失常，血压升高。常见原因及处理：① 上呼吸道梗阻：常见于肥胖和睡眠呼吸暂停综合征患者，可采取托下颌或者放置口咽通气道等方式来解除。② 弥散性缺氧：多见于 N_2O 吸入麻醉，停止吸入 N_2O 后应吸纯氧 $5 \sim 10$ min。③ 肺不张、通气不足：全身麻醉引起功能残气量下降及肺泡萎陷导致的低血氧，可鼓励患者深吸气、咳嗽及胸部物理治疗。④ 误吸：轻者对氧治疗有效，严重者应支气管镜下清除异物，必要时应用抗生素，甚至行机械通气治疗。⑤ 肺栓塞：多由下肢深静脉血栓所致，主要采取对症支持治疗，包括溶栓治疗和机械通气治疗。⑥ 肺水肿：可发生于急性左心衰竭或肺毛细血管通透性增加时，治疗包括强心、利尿、扩血管、吸氧以及 PEEP 机械通气治疗。⑦ 气胸：是手术及一些有创操作的并发症，听诊或胸部X线片可以确诊。面积小者可吸氧观察，当血流动力学不稳定时，应立即行胸腔闭式引流。在PACU内当患者出现低氧血症时，应立即寻找原因，给予针对性处理，通过畅通呼吸道、增加吸氧浓度等措施纠正缺氧。

4. 呼吸遗忘

表现为患者已清醒但会忘记呼吸；多与术中使用阿片类镇痛药有关。处理：在PACU内，应严密观察患者的呼吸和意识状态，注意呼吸频率与幅度，发现呼吸频率过低时应立即向患者发出呼吸指令，主动询问患者有无不适，通过嘱患者做一些简单动作来判断患者是否清醒，必要时可遵医嘱给予拮抗药。

5. 苏醒延迟

常见原因为麻醉药物（吸入麻醉剂、静脉麻醉药、苯二氮䓬类药物、肌肉松弛药）的影响。检测血气分析、血糖、血清电解质和血红蛋白浓度等可以排除代谢原因。因麻醉药物引起的苏醒延迟可以使用某些药物逆转。① 拮抗苯二氮䓬类药物作用：氟马西尼通过竞争性抑制苯二氮䓬受体而阻断苯二氮䓬类药物的中枢神经系统作用。② 拮抗阿片类镇痛药作用：纳洛酮可用于阿片类药物引起的呼吸抑制，应从最小剂量开始，注意其可能导致的疼痛、高血压、心动过速和急性肺水肿等不良反应（不推荐常规使用氟马西尼或纳洛酮，但可用于咪达唑仑或阿片类药物引起的呼吸抑制）。③ 拮抗肌肉松弛药作用：常用新斯的明拮抗肌肉松弛药残留阻滞，同时使用阿托品；如有需要，可以使用舒更葡糖钠逆转罗库溴铵和维库溴铵的肌松作用。原因不明时应进行头部 CT 扫描以分辨是否颅内疾患引起的苏醒延迟。

6. 术后急性高血压

表现为收缩压、舒张压高于基线 20% 或以上，为麻醉清醒期较多见的并发症。术后急性高血压的发生率为 4%～35%，需要及时治疗。常见原因：疼痛、躁动不安、低氧血症、高碳酸血症、颅内压升高、尿潴留、高血压患者术前停用抗高血压药等。处理原则：积极寻找并处理可能引起术后急性高血压的各种原因，如镇痛、纠正低氧血症和高碳酸血症、降颅压等。

7. 术后低血压

常见原因：体循环容量不足、椎管内麻醉或术中出血；其他原因有感染性休克、过敏反应、急性肺水肿或心肌梗死引起的心源性休克等。处理原则：应针对病因采取治疗措施，如容量不足时补充晶体液或胶体液、过敏性休克使用肾上腺素治疗等。

8. 术后恶心呕吐

术后恶心呕吐（postoperative nausea and vomiting，PONV）的常见原因：患者因素、麻醉药物、手术类型、术后镇痛等。PONV 的高危因素：女性、有晕动史、非吸烟者、上腹部手术等。处理原则：临床观察发现，通过规范术前用药、合理应用镇吐药、优化全身麻醉用药及PACU 管理，可降低 PONV 的发生率。

9. 术后躁动与谵妄

常见原因：低氧血症、低血压、低血糖、疼痛、膀胱膨胀、电解质和酸碱紊乱等。处理原则：首先应针对原因采用相应的处理措施，如适时拔除气管导管、充分给氧、镇静镇痛等。

10. 术后疼痛

应对每位患者进行疼痛评估并进行个体化的治疗。术后镇痛首选多模式镇痛，采取静脉使用阿片类镇痛药、非甾体抗炎药（nonsteroidal anti-inflammatory drug，NSAID）或对乙酰氨基酚、局部浸润和神经阻滞等方法。对镇痛不足的患者应及时采取补救镇痛措施。

11. 寒战

低体温是寒战的首要原因，对寒战患者应采取加温措施，提高患者的舒适度。必要时可使用曲马多、哌替啶、右美托咪定和多沙普仑等药物治疗寒战，注意这些药物可能导致的呼吸抑制、恶心呕吐、意识淡漠等不良反应。

12. 局部麻醉药毒性反应和处理

局部麻醉药可阻滞机体电压门控钠通道，影响动作电位的传导，因此，局部麻醉药具有全身毒性，主要累及中枢神经系统和心血管系统，严重者可致死。

（1）局部麻醉药毒性反应症状及体征：① 耳鸣、口中金属味或口周有麻木；② 精神状态出现改变；③ 癫痫；④ 低血压；⑤ 心动过缓；⑥ 室性心律失常；⑦ 心血管性虚脱。

（2）局部麻醉药毒性反应预防：① 重视麻醉前准备，对患者进行充分的术前评估，低蛋白血症患者易发生局部麻醉药的毒性反应。尽管心血管功能衰竭发生之前并不是总伴有心电图改变，但仍应常规连续监测心电图变化。准备好抢救设备与药物。② 控制局部麻醉药剂量和注意操作技术，使用安全剂量，避免血管内意外给药。注射局部麻醉药时采取间隔时间够长、剂量逐步递增的方法，并警惕毒性反应的先兆体征。

（3）局部麻醉药毒性反应治疗：① 若患者发生局部麻醉药毒性反应，护士应立即呼叫其责任麻醉医生及分区主任，同时报告护士长，根据患者的具体情况进行紧急处理；② 立即停止局部麻醉药物注射或滴注，严密观察患者的生命体征；③ 如果脉搏消失，开始心肺复苏；④ 准备好解救剂，如脂肪乳剂；⑤ 协助麻醉医生建立气道，确保足够的通气和氧合，必要时辅助医生行气管插管；⑥ 如果症状持续存在或患者癫痫发作，遵医嘱用药；⑦ 监测血流动力学；⑧ 加强病情观察，做好抢救记录；⑨ 协助麻醉医生治疗各种不同的心律失常；如果治疗效果不明显，通知相关人员预备体外循环。

三、患者出室护理

术后患者通过恢复治疗，经 PACU 麻醉医生评估达到出室标准，遵医嘱将患者转出。如患者转入 AICU 或 ICU，应提前和相应区域医护人员联系，使其做好接收患者的准备。

在患者出室前，PACU 护士应评估转运床的安全性，再次全面评估患者，确保患者意识和肌力恢复、生命体征平稳、各引流管道在位通畅、液体输注正常、文书完整、物品齐全、无隐私暴露等，携带便携式监护仪监测心电图、SpO_2 和 BP，备好抢救药物和设备。转运途中应严密观察患者，如意识、胸廓起伏、口唇颜色等，认真听取患者的主诉，及时安慰患者，一旦出现意外情况，按照相应应急预案进行处理，确保患者转运途中安全。

患者转入病房后，搬运患者前，PACU 护士和病房护士需要评估搬运者的能力，详细告知搬运要点，保护好各管道；评估搬运过程中潜在的风险，采取预见性处理措施；指导搬运者安全实施术后患者搬运。与病房值班护士详细交接患者病情，移交病历和患者物品；向患者家属详细讲解术后注意事项。

第五节　围麻醉期的健康指导

1997 年，丹麦哥本哈根大学 Henrik Kehlet 教授提出快速康复外科（enhanced recovery after surgery，ERAS）理念，其中，围麻醉期管理是 ERAS 的重要组成部分。健康指导贯穿围麻醉期整个过程，对患者实施健康指导可以显著减少患者的焦虑和恐惧、加速患者术后康复。因此，麻醉科护士应掌握如何运用自己的专科知识对患者实施正确、有效的健康指导，协助患者安全舒适地度过围麻醉期，体现自己的专业价值。

一、健康指导形式

健康指导可采用语言宣教、手册宣教、视频宣教、网络宣教等形式，多种形式相结合更易达到健康指导效果。

1. 语言宣教

语言是健康指导最主要的形式。麻醉科护士针对麻醉前评估、麻醉方法、麻醉实施过程、麻醉恢复期注意事项等对患者进行个性化宣教。在宣教时，应考虑患者的年龄、文化程度、职业、家庭状况等一般资料，态度温和、语句通俗易懂，耐心解答患者提出的疑问。

2. 手册宣教

根据不同的麻醉方式制作各类麻醉宣教手册。宣教手册要求图文并茂、通俗易懂，可放置于病房供手术患者浏览。

3. 视频宣教

在病房和手术等待区的电子屏幕循环播放围麻醉期宣教视频，缓解患者对手术室环境、麻醉操作的恐惧情绪，使患者对手术室、麻醉科有直观的认识，提高患者对健康指导的接收度和理解。

4. 网络宣教

在病房的适当位置展示麻醉科健康指导的微信公众号，便于患者扫码关注，通过网络随时随地让患者了解健康指导内容。

二、健康指导时机和内容

（一）全身麻醉

1. 术前注意事项

术前禁饮、禁食依具体情况而定，首先应排除发生反流误吸的高风险因素。对于儿童术前 2 h 可以喝清饮料，但总量不超过 5 ml/kg，清饮料 ≠ 液体饮料，主要有清水、糖水、无渣果汁、碳酸类饮料，不包括牛奶、汤、菜汁等；进食淀粉类固体食物（粥、米饭、面条）后 6 h 方可手术；进食油炸类食物、脂肪食物或肉类后 8 h 方可手术。术晨清洁口腔、摘除活动义齿。术前排空膀胱（特殊情况除外）。合并基础病患者需要遵医嘱用药，如降压药、降糖药、抗凝药等，不要私自使用或停用药物。女性患者勿化妆，勿涂指甲油，以免影响病情观察。指导患者练习深呼吸、咳嗽活动，鼻腔手术患者需要练习张口呼吸。

2. 介绍全身麻醉的主要流程

采用多种宣教形式向患者及家属介绍全身麻醉相关知识、流程和配合要点。患者入手术室后，医护人员共同核对患者身份，连接监护设备。告知患者可能进行的麻醉前准备操作：外周静脉穿刺、中心静脉置管、有创动脉穿刺、神经阻滞等。全身麻醉时配合麻醉医生口令，如：深呼吸、眼睛睁开等。麻醉诱导药从静脉给药，部分药物会导致一过性刺激痛，诱导后会行气管插管，必要时会清醒插管、经鼻插管。

3. 麻醉中相关知识

随着麻醉加深，患者感觉眩晕是正常的，有睡意即可安心入睡。患者入睡后，麻醉医生和护士在旁严密监测生命体征，保障患者围手术期安全。

4. 麻醉后宣教指导

手术结束后，患者在麻醉恢复室或麻醉重症监护病房苏醒，听到呼唤名字时，根据麻醉医生或护士口令予以配合，如睁眼、握手、抬头、张口等动作。苏醒后，患者可能有头晕、恶心、疼痛的感觉，医生会给予相应处理措施。手术结束后，患者身上可能会有各种管路，告知患者不能因为管路刺激躁动而自行拔管，醒来如有刺激，可主动示意医护人员。麻醉医生评估患者拔管后的恢复情况，达到出室指征时，由医护人员转运患者返回病房。

（二）椎管内麻醉

1. 术前宣教

内容同全身麻醉。

2. 介绍椎管内麻醉的主要流程

检查患者背部穿刺点皮肤周围有无感染灶，脊柱有无外伤畸形。指导患者椎管内麻醉体位的摆放及配合要点，在病床上练习"弓"形穿刺体位，包括侧卧蜷缩，后背与床面垂直，双下肢贴近腹部，双臂抱膝，下颏尽量向胸部屈曲。告知患者在穿刺过程中，不可做憋气、咳嗽等增加腹压的动作，如有不适及时与麻醉医生交流。穿刺过程中应保持体位不变直至穿刺结束。告知患者测试麻醉平面的方法：皮肤试痛或冷盐水棉棒。椎管内麻醉患者在术中处于清醒状态，但痛觉会消失（需要镇静的患者除外）。介绍术后不同的镇痛方法，根据患者意愿决定是否安装镇痛泵。

3. 麻醉中宣教指导

麻醉护士面向患者，协助患者摆放体位并固定，注意保障患者安全。告知患者随着麻醉操作的进行可能会出现的感觉，如臀部或腿部出现麻木、发热等。术中监测生命体征，及时询问患者感觉。

4. 麻醉后宣教指导

指导患者家属正确配合护士将患者从平车搬至病床的方法。告知患者和家属生命体征监测的注意事项。根据麻醉方式及患者情况选择适宜体位。患者术后感觉、运动的恢复时间与局部麻醉药种类、浓度、患者自身情况等有关。并发嗜睡、恶心、呕吐的患者头偏向一侧。

（三）局部麻醉

术前访视患者，通过翻阅病历，详细了解术前检查和准备完成情况；向患者介绍术前访视的内容和必要性。进一步了解患者目前合并症的用药和控制情况；关注既往麻醉史。

评估患者目前的心理状态，给予适当安抚和鼓励，缓解其紧张、焦虑的情绪；向患者介绍局部麻醉方法和风险，以及麻醉时需要配合的体位和注意事项等。向患者介绍麻醉药的药效，如使用利多卡因进行局部麻醉后可在 15 min 内局部痛觉消失，减轻患者对皮肤及肢体感觉异常的担忧。

（四）神经阻滞麻醉

术前 1 天到病房访视评估患者。通过查看病历，了解术前检查和准备的完成情况，查看患者有无严重心血管系统、呼吸系统或其他系统合并症及目前的治疗情况等。到床旁进一步了解患者的生理、心理状态，合作程度，拟穿刺部位的皮肤情况等。

向患者适当解释神经阻滞麻醉的原理、操作方法、操作体位、需配合的步骤，消除患者的疑虑，减轻心理负担。对于长期服用抗凝剂的患者，须对停用抗凝剂的风险与外周阻滞的益处之间的关系进行评估。指导患者摆放体位，如半坐位（沙滩椅）适用于肩部手术，可防止肩部过度牵引并降低神经丛牵拉受损的风险。

积极预防潜在的并发症，操作前向患者解释可能出现的并发症及其可预见的演变、可能的后遗症等，提高患者对检查的依从性。

（五）镇痛宣教指导

针对手术患者围麻醉期疼痛管理，国内大部分医院采用以急性疼痛服务管理小组为中心、多学科团队合作的方式。目前以麻醉科护士为主体，麻醉医生督导管理的急性疼痛服务管理小组模式被普遍应用。麻醉护士在进行麻醉前访视时，应正确评估患者的疼痛认知与镇痛需求，借助多种宣教形式向患者详细讲解镇痛相关知识、疼痛评估方法、镇痛泵使用方法；麻醉期间配合麻醉医生对患者实施镇痛管理，双人核对配置镇痛泵、准确填写患者信息和药物信息；麻醉恢复期实施患者术后疼痛评分，配合麻醉医生治疗发生疼痛的患者；在患者返回病房后，麻醉护士对患者实施术后镇痛随访工作，对患者实施疼痛评分、检查镇痛泵的运行状态、认真听取患者的主诉、细致解答患者的疑惑，及时向麻醉医生反馈镇痛效果、报告患者发生的不良反应并遵医嘱进行处理。

三、健康指导效果评价

麻醉护士对患者实施健康指导前，一定要明确健康指导的目的，从患者的立场和角度开展健康教育。在健康指导实施过程中要穿插合适的方法来评价实施的效果，如：反问式询问（采用提问的方式反问患者，让患者表达自己的理解，确定患者和家属是否准确接收信息）、动作展示（围麻醉期需要配合的动作，如深呼吸、有效咳嗽、麻醉体位等，患者能否正确展示）、患者复述（有目的地询问，检验患者是否能正确理解和复述）。

第六节　围麻醉期护理规范和培训

一、思维导图

1. 麻醉前评估与准备

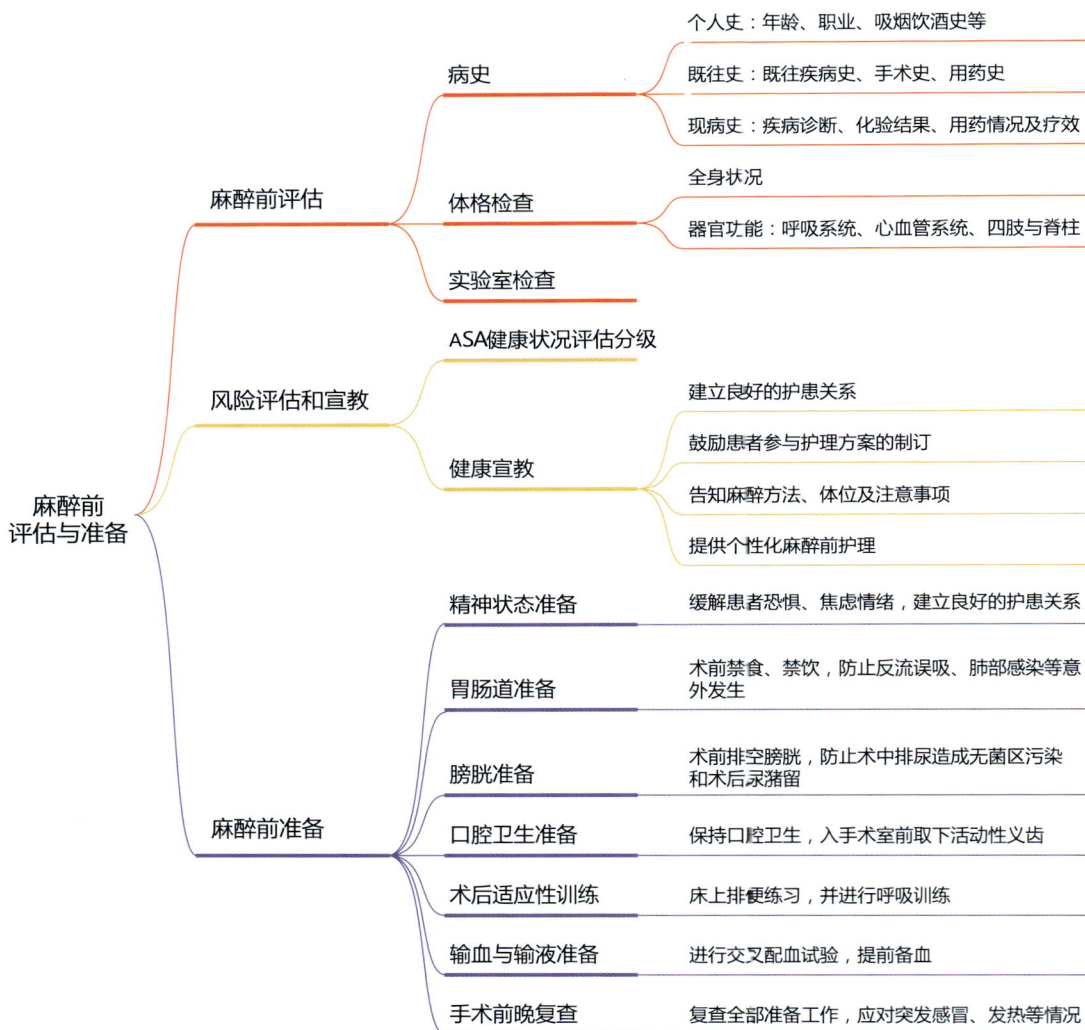

病史
- 个人史：年龄、职业、吸烟饮酒史等
- 既往史：既往疾病史、手术史、用药史
- 现病史：疾病诊断、化验结果、用药情况及疗效

体格检查
- 全身状况
- 器官功能：呼吸系统、心血管系统、四肢与脊柱

实验室检查

麻醉前评估

ASA健康状况评估分级

健康宣教
- 建立良好的护患关系
- 鼓励患者参与护理方案的制订
- 告知麻醉方法、体位及注意事项
- 提供个性化麻醉前护理

风险评估和宣教

麻醉前评估与准备

精神状态准备——缓解患者恐惧、焦虑情绪，建立良好的护患关系

胃肠道准备——术前禁食、禁饮，防止反流误吸、肺部感染等意外发生

膀胱准备——术前排空膀胱，防止术中排尿造成无菌区污染和术后潴留

口腔卫生准备——保持口腔卫生，入手术室前取下活动性义齿

术后适应性训练——床上排便练习，并进行呼吸训练

输血与输液准备——进行交叉配血试验，提前备血

手术前晚复查——复查全部准备工作，应对突发感冒、发热等情况

麻醉前准备

2. 麻醉前护理

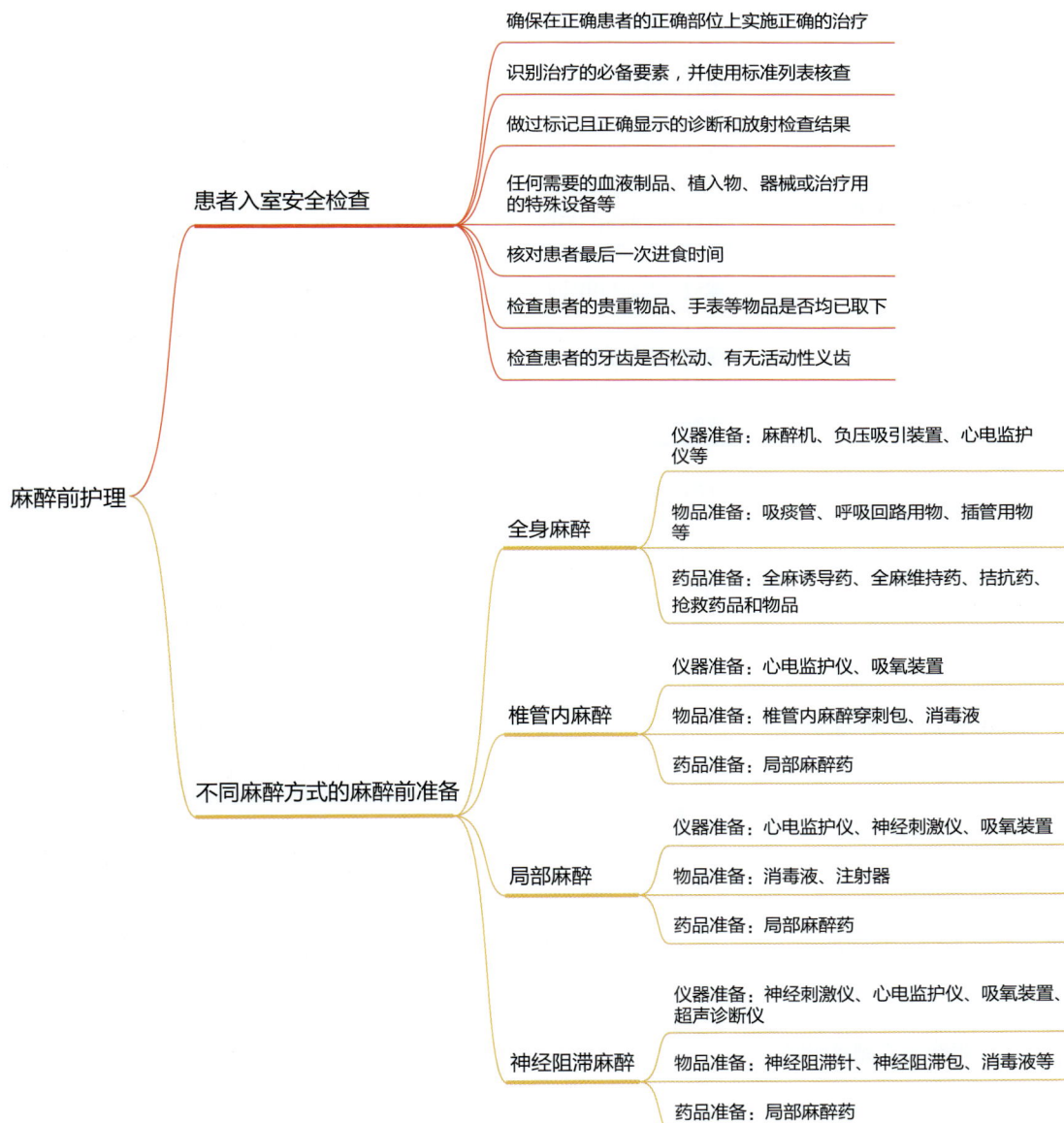

麻醉前护理
- 患者入室安全检查
  - 确保在正确患者的正确部位上实施正确的治疗
  - 识别治疗的必备要素，并使用标准列表核查
  - 做过标记且正确显示的诊断和放射检查结果
  - 任何需要的血液制品、植入物、器械或治疗用的特殊设备等
  - 核对患者最后一次进食时间
  - 检查患者的贵重物品、手表等物品是否均已取下
  - 检查患者的牙齿是否松动、有无活动性义齿
- 不同麻醉方式的麻醉前准备
  - 全身麻醉
    - 仪器准备：麻醉机、负压吸引装置、心电监护仪等
    - 物品准备：吸痰管、呼吸回路用物、插管用物等
    - 药品准备：全麻诱导药、全麻维持药、拮抗药、抢救药品和物品
  - 椎管内麻醉
    - 仪器准备：心电监护仪、吸氧装置
    - 物品准备：椎管内麻醉穿刺包、消毒液
    - 药品准备：局部麻醉药
  - 局部麻醉
    - 仪器准备：心电监护仪、神经刺激仪、吸氧装置
    - 物品准备：消毒液、注射器
    - 药品准备：局部麻醉药
  - 神经阻滞麻醉
    - 仪器准备：神经刺激仪、心电监护仪、吸氧装置、超声诊断仪
    - 物品准备：神经阻滞针、神经阻滞包、消毒液等
    - 药品准备：局部麻醉药

3. 麻醉期监测与护理

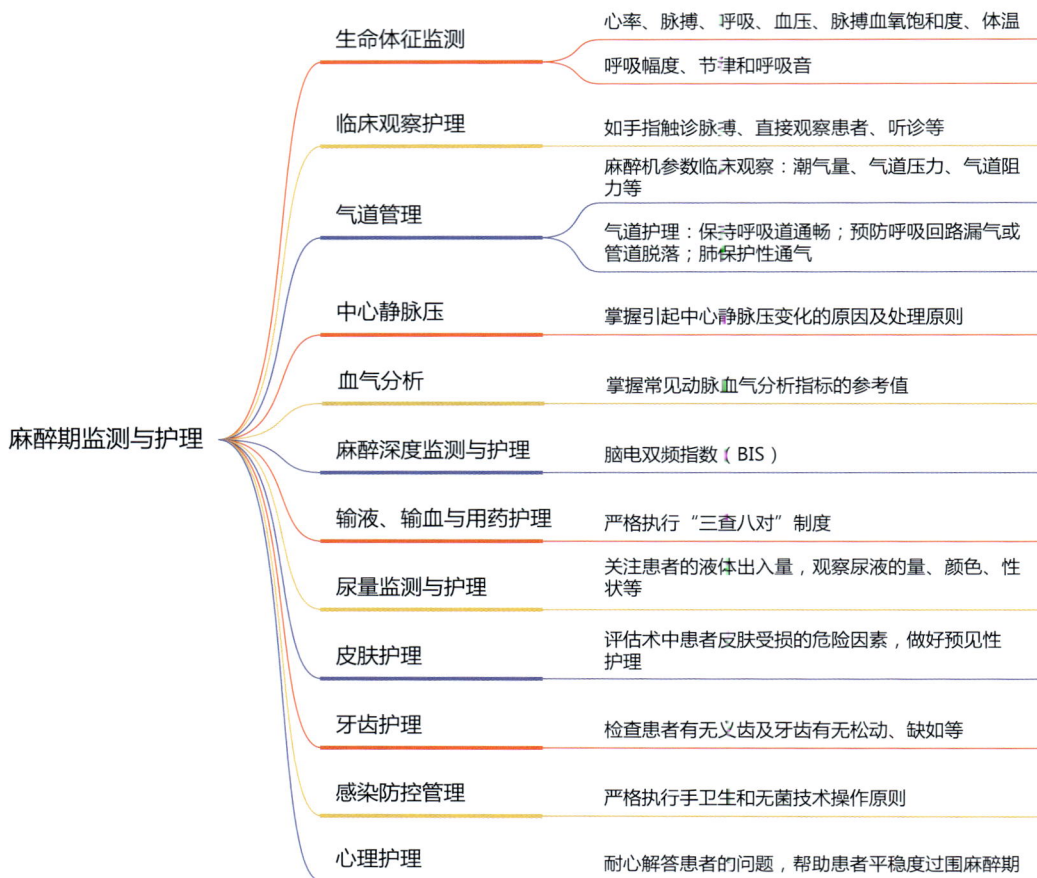

麻醉期监测与护理

- 生命体征监测
  - 心率、脉搏、呼吸、血压、脉搏血氧饱和度、体温
  - 呼吸幅度、节律和呼吸音
- 临床观察护理
  - 如手指触诊脉搏、直接观察患者、听诊等
- 气道管理
  - 麻醉机参数临床观察：潮气量、气道压力、气道阻力等
  - 气道护理：保持呼吸道通畅；预防呼吸回路漏气或管道脱落；肺保护性通气
- 中心静脉压
  - 掌握引起中心静脉压变化的原因及处理原则
- 血气分析
  - 掌握常见动脉血气分析指标的参考值
- 麻醉深度监测与护理
  - 脑电双频指数（BIS）
- 输液、输血与用药护理
  - 严格执行"三查八对"制度
- 尿量监测与护理
  - 关注患者的液体出入量，观察尿液的量、颜色、性状等
- 皮肤护理
  - 评估术中患者皮肤受损的危险因素，做好预见性护理
- 牙齿护理
  - 检查患者有无义齿及牙齿有无松动、缺如等
- 感染防控管理
  - 严格执行手卫生和无菌技术操作原则
- 心理护理
  - 耐心解答患者的问题，帮助患者平稳度过围麻醉期

4. 麻醉后监测与护理

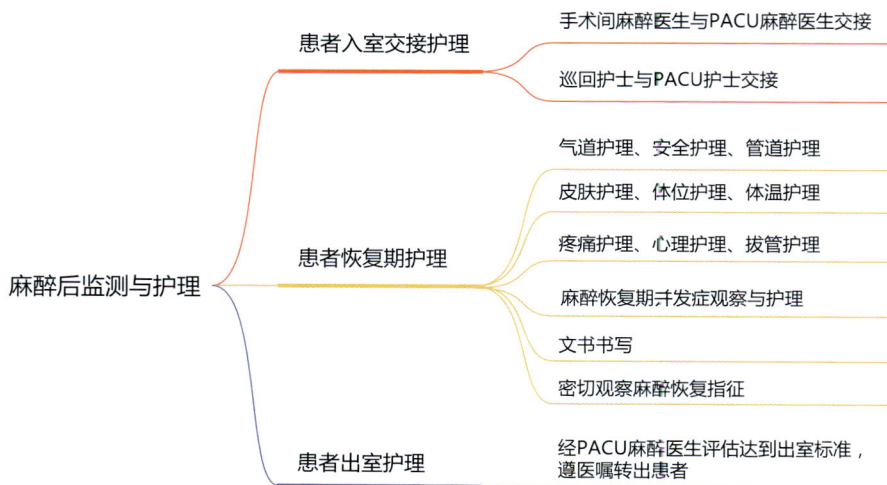

麻醉后监测与护理

- 患者入室交接护理
  - 手术间麻醉医生与PACU麻醉医生交接
  - 巡回护士与PACU护士交接
- 患者恢复期护理
  - 气道护理、安全护理、管道护理
  - 皮肤护理、体位护理、体温护理
  - 疼痛护理、心理护理、拔管护理
  - 麻醉恢复期并发症观察与护理
  - 文书书写
  - 密切观察麻醉恢复指征
- 患者出室护理
  - 经PACU麻醉医生评估达到出室标准，遵医嘱转出患者

5. 围麻醉期的健康指导

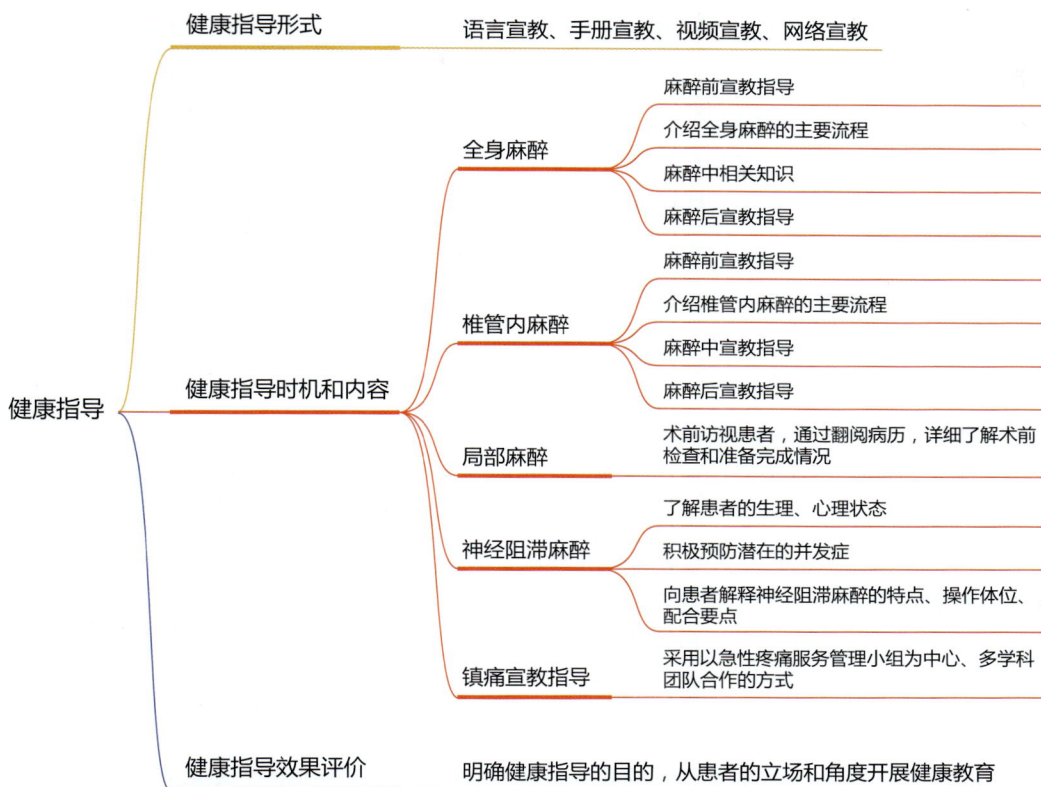

```
                          健康指导形式 ──── 语言宣教、手册宣教、视频宣教、网络宣教

                                                       麻醉前宣教指导
                                                       介绍全身麻醉的主要流程
                                         全身麻醉       麻醉中相关知识
                                                       麻醉后宣教指导

                                                       麻醉前宣教指导
                                                       介绍椎管内麻醉的主要流程
                                         椎管内麻醉     麻醉中宣教指导
                                                       麻醉后宣教指导
  健康指导 ──── 健康指导时机和内容
                                         局部麻醉       术前访视患者，通过翻阅病历，详细了解术前
                                                       检查和准备完成情况

                                                       了解患者的生理、心理状态
                                         神经阻滞麻醉     积极预防潜在的并发症
                                                       向患者解释神经阻滞麻醉的特点、操作体位、
                                                       配合要点

                                         镇痛宣教指导     采用以急性疼痛服务管理小组为中心、多学科
                                                       团队合作的方式

                          健康指导效果评价 ──── 明确健康指导的目的，从患者的立场和角度开展健康教育
```

二、典型案例

案例： 患者，女，78 岁，体重 83 kg，小学学历，配偶子女均体健。高血压病史 10 余年（每日一次口服吲达帕胺片 2.5 mg，硝苯地平 10 mg），控制可。无心脏病、糖尿病、脑血管疾病等病史，无吸烟、饮酒史。5 年前因"右膝骨性关节炎"行右侧人工全膝关节置换术，术后恢复可。今因左膝关节骨性关节炎就诊，患者神志清，饮食、睡眠可，择期在全身麻醉下行左侧人工膝关节表面置换术。

讨论：

1. 如何对该患者进行麻醉前评估？

麻醉前评估可帮助分析患者潜在的护理风险因素，制订预见性护理措施。麻醉科护士对该患者实施麻醉前评估的主要步骤为：① 浏览电子病历，了解患者的疾病基本情况、实验室检查结果等；② 床旁核对患者的信息，采集病史，特别是高血压病史和手术麻醉史，并评估患者的心理状态；③ 对患者实施体格检查，评估机体各系统功能，特别是患者气道、循环和神经系统，分析患者目前存在的风险因素和阳性指标；④ 综合分析评估结果，根据患者潜在风险实施针对性的健康指导；⑤根据综合分析评估结果与麻醉医生共同拟定麻醉及镇痛方案。

2.如何对该患者进行麻醉期间管理？

（1）手术应激相关的生理变化及炎症反应会诱导并发症的发生，因此，需要采取一系列措施控制应激及炎症反应。麻醉前的合理用药可以控制应激、缓解焦虑、维持术中血流动力学稳定、有效减少术后不良反应的发生。

（2）术中应严密监测患者的生命体征及意识变化，观察患者是否发生骨水泥反应、气压止血带引发的不良反应，做好体温管理和液体管理。

骨水泥反应主要表现为一过性低血压、低氧血症、心律失常、心搏骤停、心肺功能障碍，甚至死亡等。麻醉护理要点包括：准备使用骨水泥前，密切观察生命体征；灌注骨水泥前必须有效补充血容量，维持正常的血压和心率；出现低血压、低氧血症、心律不齐时要及时救治；心跳、呼吸骤停时，立即进行紧急心肺脑复苏。

气压止血带引发的不良反应：术中严密观察患者的呼吸和血压变化，气压止血带放松时压力突然下降，可能会导致患者的血压变化，严重时甚至会导致患者发生止血带休克。在气压止血带的压力下降前，麻醉医护人员应该给患者输注适量的液体，有效地增加患者的循环血量，并提醒巡回护士缓慢放松止血带，必要时准备血管活性药备用。

体温管理：为避免低体温的发生，应积极采取预防措施，如术前将变温水毯打开；术中加强覆盖，避免不必要的暴露，应用暖风机等对患者肩颈部及下肢进行保温；加强体温监测；对静脉输注的液体或血液进行加温等。

液体管理：液体种类和输液量的不同会直接影响患者的水、电解质、酸碱平衡，凝血功能及肝肾功能状态，从而影响手术患者的康复过程和预后；临床液体治疗输液量的判定应根据病因、病程及临床表现，监测患者容量等多项指标，遵医嘱动态调整补液量和补液速度。

（3）观察患者伤口的渗血、渗液情况，以及引流液的量和性贡，必要时行血气分析以监测血红蛋白值的变化，一旦发现活动性出血情况，立即报告麻醉医生和手术医生进行处理。

（4）密切观察患者肢体的血供、感觉及运动情况，观察患肢末梢循环和感觉，如有异常，及时报告麻醉医生。

（5）体位护理：遵医嘱协助患者采取合适的体位。膝关节置换术后患者平卧 6~8 h，抬高患肢。

（6）伤口引流管护理：妥善固定，确保装置密闭和通畅。准确记录引流液的性质、颜色及量。如术后持续引流量超过 200 ml 以上，应警惕发生继发性大出血的可能，需要立即通知手术医生给予处理。

3.对该患者在麻醉恢复期的观察要点有哪些？

（1）呼吸道管理：保持呼吸道通畅，维持患者有效通气。

（2）生命体征监测：重点关注患者的血压，特别是气管插管拔管期间，防止血压过高。

（3）安全管理：使用约束带、固定床挡，防止患者发生坠床。

（4）保温护理：老年患者易发生低体温，应对其采用多种方式实施保温护理。

（5）疼痛管理：如患者发生疼痛，遵医嘱进行处理并评估效果。

（6）评估患者意识：高龄患者易发生谵妄，在拔管后应定期观察瞳孔，评估意识状态。

（7）液体管理：评估患者的液体出入量，特别是未留置导尿管的患者。

（8）管道护理：妥善固定各类管道，防止脱管，定期观察引流液的颜色和量。

（9）心理护理：遵循"以患者为中心"的照护理念，实施个体化心理护理。

第七节　围麻醉期护理的热点和前沿

一、开展围麻醉期患者心理护理相关研究

结合心理护理相关理论构建围麻醉期患者心理护理实施模式，细化各项指标，通过建立标准流程与规范，提高麻醉科护士对患者实施心理护理的临床效果，践行"以患者为中心"的护理理念。

二、构建围麻醉期患者疼痛管理模式

围绕麻醉科护士在围麻醉期疼痛管理中的角色构建多学科疼痛管理模式，开展疼痛管理护士岗位胜任力的研究，借助信息化技术加强患者疼痛各环节的信息收集、质控管理、效果反馈、持续提升。

三、开展围麻醉期患者安全管理相关研究

基于互联网创建围麻醉期患者信息化安全管理平台，借鉴发达国家专科护士培养理念，结合国情探索国内麻醉科专科护士培养模式，分析围麻醉期护理的风险因素，研究各环节质量控制和感染控制管理新模式，建立围麻醉期护理安全管理文化。

参考文献

［1］　邓小明，姚尚龙，于布为，等.现代麻醉学［M］.4版.北京：人民卫生出版社，2014.
［2］　刘保江，晁储璋.麻醉护理学［M］.北京：人民卫生出版社，2013.
［3］　李文志，姚尚龙.麻醉学［M］.北京：人民卫生出版社，2018.
［4］　马涛洪，韩文军.麻醉护理工作手册［M］.北京：人民卫生出版社，2017.
［5］　ADRIAN W，WAYNE W，WALTER J，等.世界卫生组织-世界麻醉医师学会联盟(WHO-WFSA)：麻醉安全国际标准［J］.中华麻醉学杂志，2018，38(10)：1153-1160.
［6］　中华医学会麻醉学分会.麻醉后监测治疗专家共识［J］.临床麻醉学杂志，2021，37(1)：89-94.
［7］　多学科围手术期气道管理中国专家共识(2018版)专家组.多学科围手术期气道管理中国专家共识(2018版)［J］.中国胸心血管外科临床杂志，2018，25(7)：545-549.
［8］　中华医学会外科学分会，中华医学会麻醉学分会.加速康复外科中国专家共识暨路径管理指南(2018)［J］.中华麻醉学杂志，2018，38(1)：8-13.

（支　慧　张惠怡）

第四章
气道管理精确护理

第一节　概　述

全身麻醉简称全麻，是指麻醉药经呼吸道吸入、静脉或肌内注射进入体内，产生中枢神经系统的暂时抑制，临床表现为神志消失、全身痛觉消失、遗忘、反射抑制和骨骼肌松弛。按照全身麻醉实施过程分为诱导期、维持期和苏醒期。麻醉药物会影响呼吸功能，部分麻醉药物依靠呼吸系统排出，围麻醉期医疗不良事件的发生与呼吸功能失调密切相关。掌握呼吸系统的解剖结构，做好围麻醉期患者的气道管理，有利于维持患者的通换气功能处于正常状态，确保患者的生命安全与医疗质量。

一、呼吸系统相关解剖

呼吸系统由气道和肺两部分组成。气道分为上呼吸道和下呼吸道，是气体通过的重要通道。临床上将口、鼻、咽和喉称为上呼吸道（**图 4-1**），将气管、主支气管及肺内的各级支气管称为下呼吸道。

（一）上呼吸道解剖结构

1. 鼻腔

固有鼻腔外侧壁上有三条纵行排列的长条形骨片，自下而上分别称为

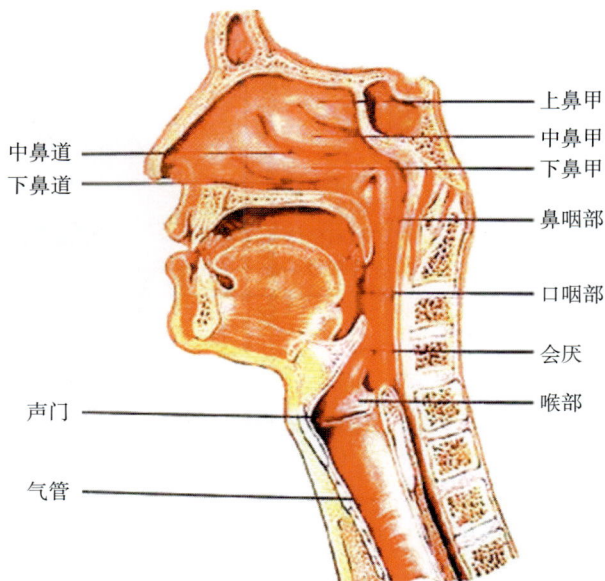

上鼻甲
中鼻甲
下鼻甲
鼻咽部
口咽部
会厌
喉部
中鼻道
下鼻道
声门
气管

图 4-1　上呼吸道剖面示意图

下鼻甲、中鼻甲和上鼻甲，其中下鼻甲的体积最大，影响鼻腔的通气（**图 4-2**）；内侧壁为鼻中隔，可因外伤、发育等多种因素，形成不同程度的偏曲，从而影响鼻腔的通气。

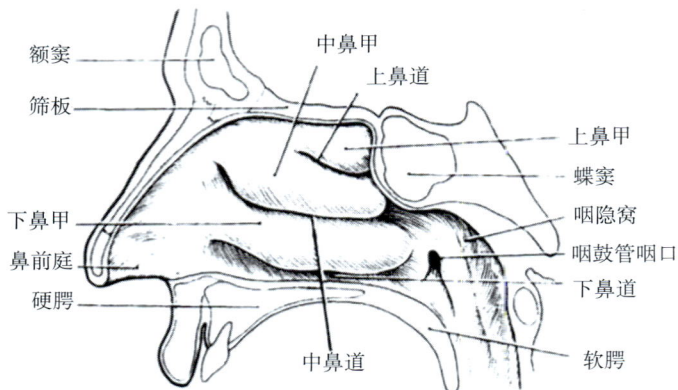

图 4-2　鼻腔外侧壁的结构

2. 咽部

咽分为三部分，即鼻咽部、口咽部与喉咽部。鼻咽部前方接后鼻孔与鼻腔相通，其顶后壁交界处有腺样体组织，14 岁以前腺样体组织多较肥大、明显，可堵塞后鼻孔与鼻咽部。口咽部前方经咽峡与口腔相通，咽峡由悬雍垂、软腭游离缘、两侧的腭舌弓与腭咽弓及下方的舌根部组成（**图 4-3**）。在腭舌弓与腭咽弓之间有腭扁桃体，舌根的后下方与会厌相连，在舌根与会厌之间形成会厌谷（epiglottic vallecula）。

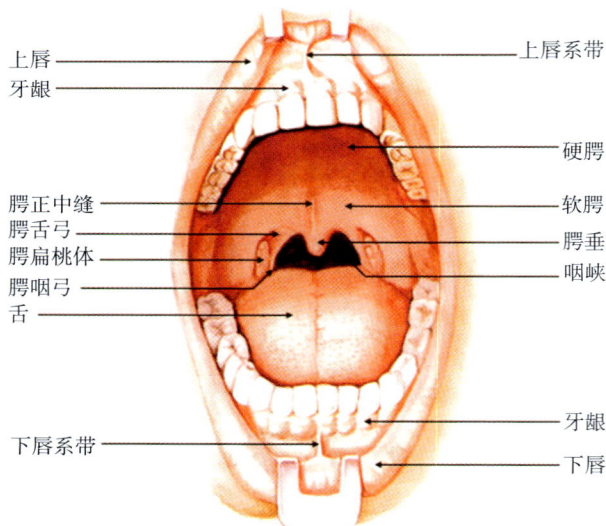

图 4-3　咽峡的结构

3. 喉部

喉的上端为会厌的游离缘，是一呈"叶状"并可向后倾倒的软骨，吞咽时喉上提，会厌向后倾倒遮盖喉口，防止食物误入气管。会厌受发育影响，形状可有较大的差异。另外，喉的软骨——甲状软骨、环状软骨、杓状软骨在维持正常喉功能中均起到重要的作用。甲状软骨是喉部最大的软骨，由两侧对称的四边形软骨板在喉前方正中融合而成，其中喉结是喉前的重要体表标志，在插管过程中，常向后压迫甲状软骨板，以利于杓状软骨及声门的暴露。环状软骨是一环形软骨，在保持呼吸道通畅时起重要的作用。甲状软骨下缘与环状软骨上缘之间由弹性圆锥覆盖，形成膜性结构，即环甲膜。环甲膜是麻醉插管过程中气管内表面麻醉的穿刺部位（**图 4-4、图 4-5**）。

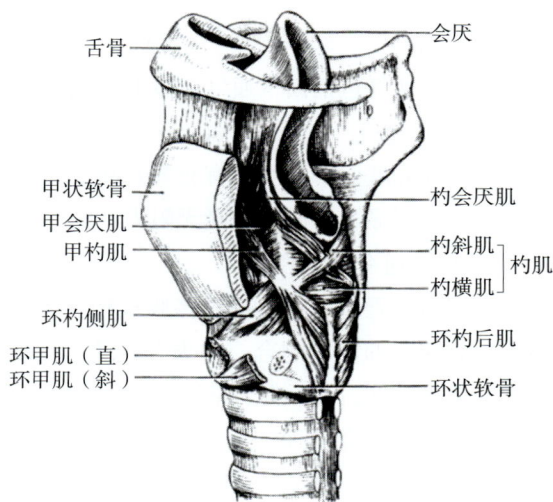

图 4-4　喉的斜剖观

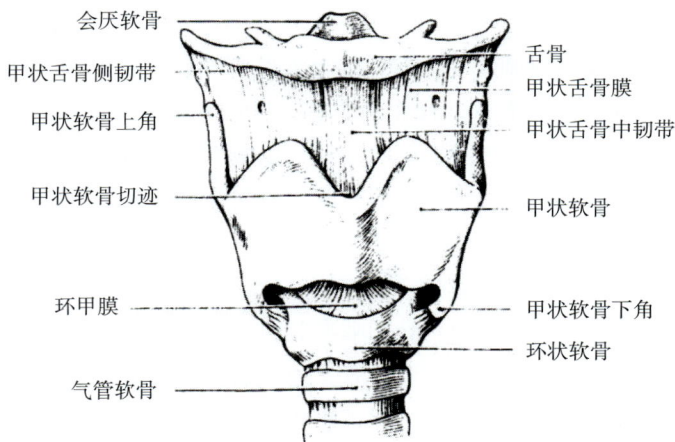

图 4-5　喉的前面观

（二）下呼吸道解剖结构

甲状软骨的下端与颈段气管相延续，经胸段气管、气管隆嵴到左、右主支气管，成人气管的长度为 10～12 cm，左右径 2～2.5 cm，前后径 1.5～2 cm。颈段气管下端达胸骨上窝有 7～8 个气管环。胸段气管的下段在气管腔内形成一矢状嵴突，是左右主支气管的分界，称之为气管隆嵴（carina of trachea）。其中左主支气管在解剖学上具有"细、长、斜"的特点，而右主支气管则相对"粗、短、直"，麻醉插管时可根据其解剖特点，调整置管的方向。

二、气道辅助通气方式

（一）声门上通气

声门上通气包括面罩通气、口咽通气管通气、鼻咽通气管通气、喉罩通气四种方式。

1. 面罩通气

一次性麻醉面罩的类型有充气式和脱卸式，型号从小到大有 1～5 号之分，有效的通气指征是胸廓起伏明显、挤压呼吸囊无阻力。面罩通气效果不明显时，可置入口咽或鼻咽通气道。

2. 口咽通气管通气

口咽通气管是一种由弹性橡胶或塑料制成的硬质扁管开口人工气道，呈弯曲状，其弯曲度与舌及软腭弯曲度相吻合，中央有空腔，具有方便吸痰和改善通气的功能。选择合适的口咽通气管，放平头部，头后仰，清除口腔内的分泌物，保持气道畅通，置管。

置管的方法有两种，一种为直接插入法，选择合适的口咽通气管，将通气道的咽弯曲沿舌面顺势送至咽部，将舌根与口咽后壁分开；另一种为反向插入法，将通气管的凹面朝向头侧，反向插入口腔，当其内口接近口咽后壁时，即将其旋转 180°，推进通气管直到咽腔，此时口咽通气管的弯曲弧度恰好与患者舌体的自然弧度相吻合。此方法可避免在推送通气管的过程中将舌体推向口腔深部，造成置管困难。

3. 鼻咽通气管通气

鼻咽通气管常用橡胶或塑料制成，质软，外形如气管导管，长约 15 cm，适用于插入口咽通气管时出现恶心反射或要进行面颊部操作的患者。操作方法为：选择通畅的一侧鼻孔插入。插入前润滑通气管，在鼻腔内滴入黏膜血管收缩药，以减少鼻腔出血。通气管插入方向必须保持与面部完全垂直，插入动作应轻巧缓慢，遇有阻力时勿强行插入，可旋转通气管至无阻力后再继续推进。有颅底骨折患者严禁插入鼻咽通气管。

4. 喉罩通气

喉罩是安置于咽喉腔、用气囊封闭食管和咽喉腔、经喉腔通气的人工呼吸道。由通气导管和通气罩两部分组成，通气导管类似于气管导管，通气罩呈椭圆形隆起。适用于麻醉或药物镇静的患者以及急救和复苏时保持气道通畅，保证患者的通气和氧合。目前使用的喉罩分为充气式和免充气式喉罩，充气式喉罩有经典喉罩、插管型喉罩和双管喉罩。

（二）声门下通气

声门下通气分为气管内插管和支气管内插管两类，利用喉镜显露声门，在明视下把气管导管插入气管内，维持声门下气道通畅，是最基本的治疗和急救手段之一。气管导管种类繁多、材质各异、功能不同，有常规型气管导管、异型气管导管（经口异型、经鼻异型）、加强型气管导管、新生儿气管导管、双腔支气管导管、气管造口导管等。使用时需要根据导管特性、功能及患者特点等综合选择最合适的气管导管。

第二节　气道管理精确护理实践

一、精确评估与监测

（一）一般评估

气管插管前需要详细评估患者病史、外貌体形、头颈活动度、鼻腔与咽喉情况、辅助检查等，初步判断在麻醉诱导前，是否需要做好困难插管的准备。

1. 病史评估

评估患者有无先天性疾病史、睡眠呼吸暂停综合征、病态肥胖、手术史、气管插管困难史、类风湿关节炎、颈部感染肿胀、气道肿瘤等。

2. 外貌体形

评估患者的外貌、体形、下颌、牙齿。肥胖、颈前短粗且肌肉发达、下颌骨退缩伴下颌角圆钝、颞颌关节和寰枕关节活动不良、长而高拱的腭骨和牙颏部间距增加等情况下需要注意有插管困难可能。检查牙齿情况，是否有上门齿外露过多、上下齿列错位、义齿等，固定义齿和松动牙齿易受喉镜片操作而脱落，除应给予必要的解释外，还应用牙托或纱布保护牙齿。取下活动义齿，防止误入食管和气管。正常人张口度为 3 横指，舌-颌间距在正常人中不少于 3 横指，甲状软骨在舌骨下 2 横指，即 3-3-2 法则。正常成人最大张口时，上下门齿间距应为 3.5～5.5 cm，如果小于 2.5 cm（2 横指），常妨碍喉镜置入。

3. 头颈活动度

寰枕关节和颈椎的活动度直接影响头颈的前屈与后伸，对插管所需的口、咽、喉三轴线接近重叠的操作至关重要。如头后伸不足 80°，即可使插管操作困难。

（1）甲颏距离（thyromental distance）：即头在伸展位时，测量自甲状软骨切迹至下颏尖端的距离，正常成人在 6.5 cm 以上。如果此距离小于 6 cm 或小于三横指的宽度，可能会遇到窥喉困难。

（2）胸颏间距：即胸骨上窝到颏突的距离。正常人的胸颏间距＞12.5 cm，如小于此值，可能会遇到插管困难。

（3）下颌骨的水平长度：即下颌角到颏的距离，＜9 cm 时气管插管操作困难的概率增加。

4. 鼻腔与咽喉的情况

患者可因外伤、发育等多种因素，形成不同程度的鼻中隔偏曲，从而影响鼻腔的通气。插管过程中，气管导管需经鼻中隔和下鼻道鼻底之间经过，可选择鼻腔宽大的一侧进行经鼻气管插管。

（1）Mallampati 气道分级：是最常用的判断咽部暴露程度的分级方法。评估方法为：患者坐在评估者面前，最大限度张口、伸舌，评估者观察患者的口咽部，能看到咽内壁提示插管困难的可能性极小。分级越高，困难气道程度越重。本试验受患者张口度、舌的体积和活动度及其他口腔内结构和头颈运动的影响（**表 4-1**、**图 4-6**）。

表 4-1　咽部结构分级

分级	暴露程度
Ⅰ级	腭咽弓、软腭和悬雍垂
Ⅱ级	软腭、腭咽弓
Ⅲ级	软腭
Ⅳ级	硬腭

注：等级越高提示喉镜暴露和气管插管的难度越大

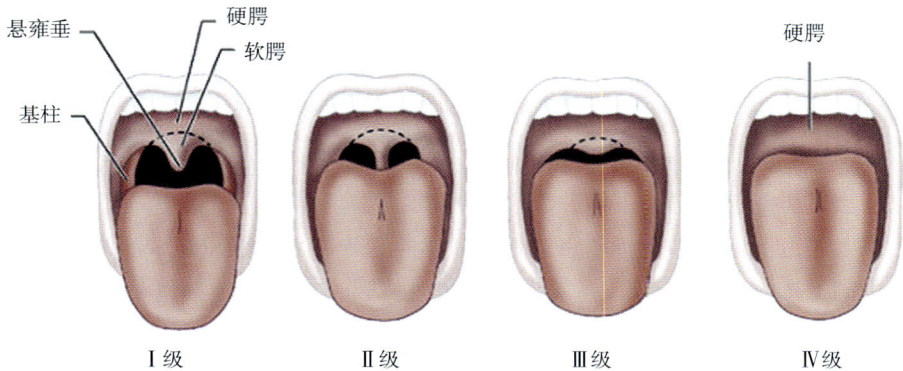

图 4-6　咽部结构分级（Mallampati 气道分级）

（2）喉镜暴露分级：Cormach-Lehane 分级是最常用的喉镜直视分级法，可作为判断插管是否存在困难的参考指标，Ⅲ级以上提示插管困难（**表 4-2**、**图 4-7**）。

表 4-2　喉镜暴露分级

分级	暴露程度
Ⅰ级	完全暴露声门
Ⅱ级	杓状软骨和后半部分的声门
Ⅲ级	会厌
Ⅳ级	看不到会厌

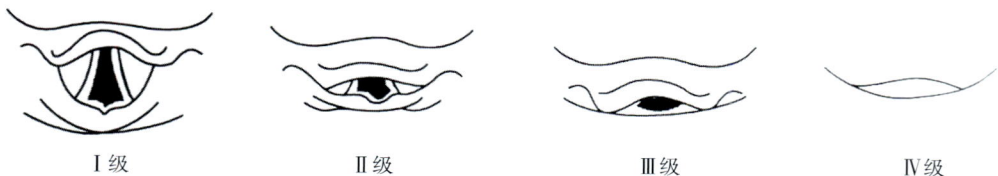

图 4-7　喉镜暴露分级

5. 辅助检查

结合患者 CT、MRI 等影像学检查资料进一步评估，如患者患有颈部间隙感染或气道肿瘤，要结合 CT 等影像学检查或纤维喉镜等检查，评估是否存在气管偏移及偏移的程度、气管插管的困难程度，是否需选择使用纤支镜在清醒状态下完成气管插管术。

（二）呼吸状况评估

呼吸频率随年龄、性别和生理状态而异，成人平静时的呼吸频率为 16～20 次/min；儿童约为 20 次/min；一般女性比男性快 1～2 次。呼吸与脉搏比为 1:4，潮气量为 8～12 ml/kg。呼吸大于 24 次/min，称为呼吸过速，见于发热、缺氧、甲亢等；呼吸小于 12 次/min，称为呼吸过缓，见于镇静剂使用过量、颅内压增高等；呼吸深快多见于过度通气、剧烈运动、情绪激动或过度紧张等情况；呼吸深大也称 Kussmaul 呼吸，常与尿毒症、糖尿病等引起的代谢性酸中毒有关；呼吸浅快常见于肺部受到压迫、呼吸中枢或肺实质性病变，如呼吸肌麻痹、严重腹水、胸腔积液、肺炎等。

可通过视诊、触诊、叩诊、听诊来评估患者的呼吸功能。观察患者胸廓形态有无扁平胸、桶状胸等畸形；观察呼吸运动方式，胸式/腹式呼吸，呼吸频率、节律、幅度、对称度等；观察患者颜面部有无发绀、呼吸困难等。触诊患者呼吸的深浅度。叩诊判断患者有无胸腔积液、气胸等。听诊患者呼吸音强度、音调、时相、性质变化，有无痰鸣音等。对外伤患者需要特别注意是否有反常呼吸。

1. 咳嗽、咳痰评估

咳嗽作为一种反射性防御动作，是呼吸系统最常见的症状，是一种呈突然、爆发性的呼气运动，以清除气道分泌物，分为干性咳嗽和湿性咳嗽两类。干性咳嗽是指咳嗽无痰或痰量甚少；湿性咳嗽是指伴有咳痰的咳嗽。

评估要点为：咳嗽发作时间、性质、程度、频率、伴随症状、既往史、过敏史、职业史、吸烟史等。手术麻醉中由于呼吸道原有病变或其他因素对呼吸道的刺激，使分泌物增多，引起咳嗽和咳痰。如改变仰卧位为侧卧位或坐位时，可诱发咳嗽并有痰咳出，说明气管内有分泌物或有支气管炎存在；如做深呼吸或吸入冷空气时有刺激性咳嗽发生，说明气道的反应性增强。麻醉过程发生咳嗽、咳痰，应分析发生原因，除患者呼吸系统病变外，还与麻醉过浅、吸入药物刺激、误吸、呼吸道出血、脱落的瘤块等异物刺激有关。需要评估痰液的颜色、性状、量，必要时做痰培养。

2. 氧合状态评估

可通过观察患者手指末端、口唇发绀程度，以及检测脉搏血氧饱和度和动脉血气分析等生化检验结果来判断。正常情况下，动脉血氧饱和度（SaO_2）95%～98%，静脉血氧饱和度（SvO_2）60%～85%，动脉血氧含量（CaO_2）6.7～9.8 mmol/L，静脉血氧含量（CvO_2）4.9～7.1 mmol/L，SpO_2 正常应不低于 94%，在 94% 以下为供氧不足。当体温＜35 ℃、收缩压＜50 mmHg 或应用血管收缩药使脉搏搏动减弱时，可影响 SpO_2 的正确性。不同的测定部位、外部光源干扰等会影响其结果，当搏动性血液中存在与氧合血红蛋白和还原血红蛋白吸收光谱一致的物质如亚甲蓝等，也会影响其结果。血气分析的最佳标本是动脉血。

氧合指数（PaO_2/FiO_2）是呼吸治疗中的一个目标，是使器官组织可以得到足够的氧气，以便进行氧合作用获得能源的一个重要指数。氧合指数为 PaO_2/FiO_2，其中 PaO_2 为动脉血氧分压，FiO_2 为吸入氧浓度百分比。氧合指数正常值为 430～560 mmHg，如果 PaO_2 明显下降，加大吸入气中氧浓度将无助于进一步提高 PaO_2；氧合指数小于 300 mmHg，则提示肺呼吸功能障碍。在急性呼吸窘迫综合征（acute respiratory distress syndrome，ARDS）的诊断标准中，急性肺损伤的诊断标准为氧合指数 ≤ 300 mmHg，ARDS 的诊断标准为氧合指数 ≤ 200 mmHg。

对呼吸的气体进行二氧化碳含量监测，可以为影响正常通气的生理或机械的故障提供早期的警报。呼气末二氧化碳分压（$PetCO_2$）是指患者呼气终末部分气体中的二氧化碳分压，是反映通气功能的常用指标，临床常用于评价患者通气量是否足够，指导机械通气；正常值为 35～45 mmHg。

3. 呼吸困难评估

呼吸困难是指患者主观感觉为空气不足，表现为呼吸费力，严重时张口呼吸，甚至辅助呼吸肌亦参与呼吸运动。评估要点为：既往史、发作时间、诱因、有无伴随症状、频率、节律、深度，有无"三凹征"，呼吸音的改变等。

4. 简易肺功能试验

简易肺功能试验包括屏气试验、胸围测量、吹气试验和吹火柴试验。① 屏气试验：正常人可以持续屏气 30 s 以上；能持续屏气 20～30 s 者麻醉危险性较小；＜10 s 者，提示患者心肺代偿功能很差，麻醉手术风险很高。② 胸围测量：深吸气与深呼气胸围差＞4 cm。③ 吹气试验：患者深吸气后，将手掌心对准患者的口，让患者尽快将气呼出，如感觉吹出气体有力、流速快，且能在大约 3 s 内呼尽则肺功能正常。④ 吹火柴试验：深吸气后快速吹气，能将 15 cm 远的火柴吹熄灭者，提示肺储备功能良好。

根据以上评估结果，选择最适宜的插管方式，确认气道类型，做好物品准备。为患者连接心电监护，开放静脉通道，预充氧：纯氧高流量（6～8 L/min）面罩吸入 3～5 min，或深呼吸 8 次以上。对于饱胃患者，放置胃管。与麻醉医生确认麻醉药、镇静药、镇痛药、肌松药、血管活性药等是否齐全、剂量是否准确。协助进行气管插管，确认导管位置并妥善固定导管。值得注意的是，无论是何种插管方式，在插管过程中均有可能遇到意想不到的困难，因此，插管前应备好困难气管插管处置车。

（三）麻醉恢复期呼吸系统评估

1. 入 PACU 后气道评估

患者进入 PACU 后，需评估气道类型（自主或人工气道），气道通畅情况，有无气道梗阻。如患者是人工气道，还需评估人工气道的种类、深度是否适宜、固定是否确切、体位安置是否合适，气管导管套囊情况。评估是否实施了镇静镇痛，观察痰液性状、量与颜色等。

2. 入 PACU 后气体交换影响因素评估

评估要点包括是否需控制呼吸、是否合并致肺氧气交换异常的情况，如高龄、肥胖、脊柱畸形、肺实变等，有无急性或潜在的上呼吸道梗阻，是否合并哮喘或支气管炎病史，是否合并气胸、肺大疱等，是否为胸部手术或可能损伤胸膜的外科操作等。

3. 入PACU后呼吸功能评估

患者进入PACU后，护士进行呼吸功能评估的第一步是肺部听诊，评估是否有呼吸音、异常呼吸音、干/湿啰音、哮鸣音。如患者呼吸音不对称，可能为一侧肺不张、炎症或气胸、胸腔积液，警惕插管通气患者可能导管位置过深并进入一侧主支气管。目前，CO_2分析仪越来越多应用于PACU，能持续监测患者呼吸道的CO_2水平，评估肺泡通气量是否足够、心肺系统功能、呼吸回路的完整性。可早期发现潜在的灾难性情况，如恶性高热的开始、气管导管插入食管、肺换气不足、部分或者完全呼吸道阻塞、呼吸回路泄露或断开、肺栓塞和心脏停搏等。$PetCO_2$呈指数下降通常意味着有显著的无效腔通气增加，威胁到生命的心肺问题出现，突然的低血压、肺部栓塞、呼吸循环系统阻塞等；若$PetCO_2$逐步升高而CO_2监测保留正常形状，通常提示通气不足以排出产生的CO_2；$PetCO_2$快速提升可能为恶性高热最早的信号；$PetCO_2$逐步下降通常发生在患者被麻醉、过度换气或者低体温的情况下。

此外，还要加强呼吸形态观察。如患者出现三凹征、辅助呼吸肌费力、潮式呼吸等，通常提示麻醉药残余作用抑制呼吸中枢，或肌松恢复差及可能有神经系统并发症，应立即报告医生，开放气道，必要时辅助通气或气管插管。

二、精确问题分析

（一）气管内插管并发症

一般可分为三类：① 因喉镜和插管操作直接引起的并发症；② 导管存留气管期间的并发症；③ 拔管后即刻或延迟性并发症。如能正确地执行操作规程，积极地采取预防措施，则有些并发症不会发生或症状减轻。

1. 插管即时并发症

1）牙齿及口腔软组织损伤　当喉镜片置入口腔时，应当注意上下唇体或舌体等软组织勿被挤压到喉镜片与牙齿之间造成损伤出血。找到会厌暴露声门时，应当向前向上用力，而操作者如果以上门齿作为支点，"撬"起会厌暴露声门，常会损伤牙齿而发生门齿松动或脱落，具体表现为：① 下颌关节脱臼：见于托下颌用力过猛；② 门齿松动、脱落或断裂；③ 唇、鼻腔、软腭、咽喉部黏膜损伤；④ 插管频繁导致严重喉水肿；⑤ 经鼻插管小血管破裂导致出血，引起上呼吸道梗阻；⑥ 声门、声带损伤；⑦ 气管壁损伤。处理：插管时禁忌使用暴力，尤其见于初学者。

2）心血管反应　又称为插管应激反应，在置入喉镜抬起会厌时最为显著。伴有血压升高和窦性心动过速等交感神经反应，并可诱发其他严重的心律失常。处理：保证麻醉深度；插管前适量应用麻醉性镇痛药；尽量缩短插管操作时间；做好呼吸道黏膜表面麻醉。

3）颅内压升高　置入喉镜和气管插管操作的刺激即可引起颅内压升高，对正常颅内压患者影响不大，但对颅内占位性病变的患者，插管引起的颅内压升高可诱发脑疝。对眼部开放伤、颅内压增高及颅内血管病变的患者要特别注意。处理：静脉注射利多卡因 1 mg/kg，中等程度的过度通气，有助于预防颅内压升高。

4）气管导管误入食管　听诊胸廓无呼吸音，控制呼吸时胃区呈连续不断的隆起，听到气过水声，脉搏血氧饱和度持续下降，挤压呼吸囊阻力大。$PetCO_2$ 监测无波形。处理：拔出重新插入，需要时再次正压通气吸入氧气，明视下气管插管，插管后可靠的定位方法有监测 $PetCO_2$ 波形、纤支镜定位。

5）误吸　指胃内容物受重力作用，或因腹内压增高，胃内容物逆流入咽喉腔和气管内。常见于部分呼吸道梗阻，面罩通气时大量气体挤压入胃内引起胃胀气，麻醉药物的作用、术前饱胃、胃肠道梗阻、拔管时喉防御反射未恢复，均是诱发误吸的危险因素。处理：快速诱导、清醒插管可防止患者误吸，当导管插入正确位置后，先向套囊内注气，可大大降低误吸的概率。

2. 留置气管导管期间并发症

1）气管导管梗阻　常见导管的斜口被堵塞，造成导管阻塞的原因很多，如肿物、脊柱畸形、套囊畸形膨胀、痰液、血块、导管受压、折曲等。表现为气道压升高。处理：一旦出现完全或不完全阻塞，要分析原因，对症处理，可用吸痰管插入试探梗阻部位或套囊放气、移动导管等措施予以纠正。

2）导管脱出　属于术中导管管理不当所致，如导管固定不牢、麻醉过浅患者呛咳、变换体位或头位、口腔内手术器械带出气管导管等原因，尤其是小儿导管脱出危险性更大。处理：密切监测麻醉深度、气道压、$PetCO_2$ 波形，变换体位后再次检查导管深度，听诊呼吸音。注意外科医生在手术台上的操作，导管脱出后立即重新插入。

3）导管误入一侧支气管　导管插入过深，或改变体位后导管误入一侧支气管，在小儿中尤其容易出现这种情况。处理：听诊双肺呼吸音是否一致；体位改变后，应再次听诊确认。如发生导管误入一侧支气管，须及时将导管退至气管内。

4）呛咳动作　麻醉过浅或未用肌松药进行气管插管，出现剧烈的、变相的咳嗽，称为呛咳动作。气管黏膜表面麻醉不完善，全身麻醉过浅或导管触及气管隆嵴部等，可在导管插入声门和气管期间表现呛咳反应。轻微呛咳只引起短暂的血压和心动过速；剧烈呛咳则可引起胸壁肌肉强直和支气管痉挛。处理：静脉注射小剂量的利多卡因或肌松药，并实施控制呼吸，即可迅速解除胸壁肌肉强直。如果是由于导管触及隆嵴引起的，则将气管导管退出至气管的中段部位。

5）支气管痉挛　由于在麻醉状态下，气管插管使气道受到导管的刺激，发生反射性的支气管痉挛，尤其见于浅麻醉下、呼吸道炎症反应、哮喘病史等气道反应高的情况下，更容易发生支气管痉挛。处理：对有气道痉挛倾向的患者，预先给予抗胆碱药、吸入 β 受体激动剂、利多卡因、阿片类药物减轻支气管痉挛。插管后发生支气管痉挛需加深麻醉，静脉或吸入 β 受体激动剂有助于缓解症状。

3. 拔管即时并发症

1）喉痉挛　浅麻醉下拔管偶尔并发喉痉挛，导致拔管困难。处理：加深麻醉，充分给氧或肌松后拔管。也有拔管后发生喉痉挛的情况，多见于吸引咽喉腔分泌物、血液刺激，或套囊内空气未抽尽时拔管引起。处理：立即托起下颌，用麻醉面罩密闭加压给氧，使用解除痉挛药物，多能自行缓解。

2）误吸　见于术前饱胃或肠梗阻患者，或插管前面罩给氧，气体入胃导致胃内压力增高，拔管时胃内容物反流入咽喉腔并进入气管内，造成误吸。处理：以预防为主。① 对于术前饱胃或肠梗阻患者，充分吸引胃内容物，清醒下插管和拔管；② 在插管前面罩给氧时畅通气道，避免大量气体入胃；③ 拔管时体位应采用侧卧位或头偏向一侧；④ 准备好吸引器；⑤ 检查并吸尽口腔内分泌物、血液、痰块等；⑥ 一旦发生误吸，迅速采取头低足高位及右侧卧位，插入气管导管充分吸引，必要时进行肺灌洗。

3）呼吸道梗阻

（1）舌后坠：拔管后，由于重力作用，导致舌根下坠，堵塞咽喉腔，气体无法通过咽喉腔进入下呼吸道。多见于术前困难插管、肌松药未完全代谢或鼾症患者等。处理：托起下颌，畅通气道，麻醉面罩给氧，或采取侧卧位。

（2）喉或声门下水肿：是小儿最常见的气管插管并发症，因小儿气管细，常因插管刺激或反复插管致声门下水肿。表现为吸气性呼吸困难并产生喘鸣音，喘鸣音减弱或消失有时表示气道完全梗阻。常见原因有：① 导管过粗；② 插管过程中引起损伤；③ 在插管和手术过程中颈部活动过多，导管摩擦气管黏膜；④ 导管存留过程中剧烈咳嗽；⑤ 存在上呼吸道感染。处理：预防性使用类固醇药物，吸入湿化氧、雾化等，如水肿严重持续存在，考虑再次插管。

4. 拔管后并发症

1）咽喉痛　常见原因有：气管导管与气管壁的接触面积大，插管前未做好气管黏膜表面麻醉，气管导管前端未使用水溶性润滑剂等。处理：① 选择合适的气管导管，避免过粗；② 做好充分的气管黏膜表面麻醉；③ 气管导管前端使用水溶性润滑剂；④ 患者清醒，能进行正常吞咽动作后，可少量饮水（5 ml），湿化咽喉部，或雾化吸入。

2）声带麻痹　常因手术损伤喉返神经或导管套囊压迫声带引起。表现为声音嘶哑，或说话困难，间接喉镜可确诊。处理：一般 7～8 周可恢复声带功能或为对侧声带所代偿。

3）环杓关节脱位　较为罕见。多为喉镜片置入过深达环状软骨后上提喉镜用力过猛所致。拔管后声嘶或不能发声，间接喉镜下可诊断。环杓关节脱位，受损声带外展、内收受限，声带不能正常震颤发声。处理：及早行脱臼整复或环杓关节固定术。

4）喉溃疡　插管后在声带或杓间区形成溃疡及肉芽肿，多因插管伤及声带或杓间区黏膜，留置导管时间过长，局部受压缺血或感染，插管固定不稳，使导管上下活动摩擦所致，影响通气。

（二）PACU 内常见异常情况

1. 低氧血症

低氧血症的诊断标准为：动脉血气分析 $PaO_2 < 60$ mmHg 或吸空气状态下 $SpO_2 < 90\%$。危险因素主要包括：慢性肺部疾患、高龄、ASA Ⅲ 级及以上、急诊手术、手术时间较长（≥3 h）、肥胖、吸烟等。早期表现：高血压、心动过速、呼吸急促（呼吸频率 >30 次 /min）、易激惹。晚期表现：低血压、心动过缓、呼吸浅慢、迟钝，甚至呼吸、心搏骤停。

2. 高碳酸血症

高碳酸血症诊断标准为：动脉血气分析 $PaCO_2 > 50$ mmHg 且 pH < 7.30。危险因素主要有：

麻醉药物引起的中枢性呼吸抑制、肌松残余作用引起的呼吸肌力减弱、手术切口疼痛引起的制动导致术后通气不足等。早期表现：潮气量不足、呼吸频率变慢。晚期表现：高碳酸血症和低氧血症，最终可发展为呼吸、心搏骤停。

3. 舌后坠

舌后坠的危险因素主要包括：麻醉药物残留导致的下颌骨及舌肌松弛，肥胖及颈部短粗。通常表现为吸气性呼吸困难、吸气性喘鸣音、打鼾、憋气等。

4. 喉痉挛

喉痉挛的危险因素包括患者因素、手术因素和麻醉因素三大类。患者因素：小儿、上呼吸道感染、活动性哮喘、长期吸烟等。手术因素：扁桃体或腺样体切除术等。麻醉因素：缺氧、拔管时麻醉过浅、分泌物对气道的刺激、气道操作如吸痰等。轻度喉痉挛患者仅吸气时出现喉鸣；中度喉痉挛患者在呼气和吸气时都会出现喉鸣；重度喉痉挛患者声门紧闭，气道完全阻塞。

5. 喉水肿

喉水肿与咽喉部手术或插管损伤气道等有关。长时间插管、气管导管型号过大、气囊压力过大、困难插管、过敏反应、血管性水肿可引起继发性喉水肿。表现为喘鸣、辅助肌呼吸（鼻翼扇动、胸骨回缩、气管牵引）、呼吸窘迫、金属声样咳嗽、声音嘶哑、低氧血症、心动过缓，甚至心搏骤停等。

6. 误吸

常因胃、食管疾病引发的解剖及病理生理变异，手术操作、体位等使胃内压增加，麻醉正压通气及麻醉药物对胃肠道的影响等而发生。误吸胃酸可引起化学性肺炎，进而发展为 ARDS；颗粒误吸可引起肺不张；细菌感染可引起肺炎。

7. 呼吸遗忘 / 呼吸抑制

呼吸遗忘多与术中、术后使用阿片类镇痛药物有关，表现为患者已清醒但会忘记呼吸。呼吸抑制最先可能为轻微的通气障碍、呼吸变慢，最终出现中枢性呼吸暂停，也可能出现周期性的抑制和呼吸道梗阻。

三、精确计划措施

气管导管拔除过程中，尤其要注意对老年、肥胖、口腔颌面部手术、颈部手术等特殊患者的管理，选择适宜的脉搏氧饱和度、呼吸末二氧化碳监测、呼吸容量监测方式，气管导管拔除的前后，均应严密监测患者的自主呼吸情况，确保气道通畅，警惕呼吸系统并发症征象（舌后坠、呼吸抑制、气道梗阻等）。术前给予适量抗胆碱药预防术后气道分泌物过多，必要时戒烟。术中和术后及时按需吸痰，对于机械辅助呼吸的患者，吸净痰液后给予 100% 纯氧吸入 2 min，以确保呼吸道通畅和氧供。从患者、手术及麻醉三方面，加强对并发症发生风险的评估，甄别高危患者，制订针对性的气管导管拔除管理方案。加强交接班，确保患者得到全程化、规范化管理。结合拔管全程，按照拔管前评估、拔管前准备、拔管实施与拔管后观察与护理对患者实施程序化管理，及时发现并处置并发症。

（一）气管导管拔除前评估

为有效防范呼吸系统风险事件，最大限度保障患者安全，在气管导管拔出前要全面识别相关影响因素。患者因素：是否存在病态肥胖、阻塞性睡眠呼吸暂停综合征、颈部活动受限、气道出血及水肿；手术因素：是否为颈部手术或口腔颌面部手术、颈部活动是否受限、是否与外科共用气道、是否出现术后呛咳/躁动；麻醉因素：肌松拮抗、自主呼吸恢复、咳嗽反射恢复、握手有力，抬头、呼唤睁眼、眼球运动情况；生命体征：血压波动基础值 20%、心率波动基础值 20%，无心律失常、氧饱和度 ≥ 95%、呼吸正常。

（二）气管导管拔除前准备

在气管导管拔除前做好患者、物品、药品、医护人员的全面准备工作。向患者提供充分氧储备，安置合适体位，清除患者气道及口咽部的分泌物，必要时分离气管导管及牙垫；确保监护设备、氧气、吸引装置在位且处于备用状态；备齐再插管所需物品及急救药品；确保至少一名麻醉主治医生和能熟练配合的助手/麻醉护士在位。

（三）掌握气管导管拔除时机

拔管指征：呼吸频率 < 30 次/min，吸入气峰压 < −20 cmH$_2$O，肺活量 > 15 ml/kg，潮气量 > 6 ml/kg，血流动力学稳定不需要额外支持，气体交换充足（脉搏氧饱和度 ≥ 93%，有条件时测动脉血气无酸中毒）、肌松恢复良好（抬头超过 5 s）。

（四）规范气管导管拔除操作

在双人配合下，严格遵照气管导管拔除规范进行拔管操作，分离牙垫—准备吸痰—抽出气囊气体—拔除气管导管—吸氧。

四、精确评价反馈

（一）困难气道的处置

对于术前已预料到的困难气道患者，宜采用保留自主呼吸气管插管；已麻醉诱导无自主呼吸的患者插管困难时，应在面罩有效通气的情况下选择各种插管技术；对极端困难气道的患者应紧急采取应急措施，目前常使用各种可视喉镜或可视纤维支气管镜，解决了大部分困难气管插管。困难气道的处理需要团队合作，麻醉科护士应当详细了解困难气道的处理流程，以便与医生密切配合，及时挽救患者的生命。

（二）机械通气辅助呼吸

机械通气是通过呼吸机预置的压力或容量给患者通气，帮助患者完成通气的一种呼吸支持疗法，是内外科重症监护领域的重要治疗手段。临床应用机械通气的目的在于改善患者的通气与换气功能，为治疗赢得时间，帮助患者顺利渡过危重期。机械通气的模式很多，选择时主要参照各种通气模式的特点和患者的具体病情，如缺氧纠正的情况、患者的肺功能状况、是否准备撤机等综合考虑。有时在呼吸机使用过程中还需要根据患者的病情变化，不断地调整和改变通气模式。

1. 机械控制通气

机械控制通气也称间歇正压通气（intermittent positive pressure ventilation，IPPV），是目前治疗中最常用的通气方式，主要适用于各种以通气功能障碍为主的呼吸衰竭患者，尤其是存在 COPD 或中枢、神经-肌肉系统疾病的患者。少数弥散功能障碍的疾病，通过 IPPV 模式提高 FiO_2，也可以得到一定程度的缓解。但那些严重换气障碍的疾病，只能通过特殊的通气方式才能缓解。

2. 间歇正、负压通气

间歇正、负压通气是一种吸气相正压、呼气相转为负压的机械通气方式。呼吸机在吸气相产生正压，将气体压入肺内；呼气相转为负压，帮助呼气。应用间歇正、负压通气方式时，通气机在吸气相和呼气相均进行辅助呼吸。间歇正、负压通气方式在临床应用并不普遍，虽然呼气相负压有助于静脉回流，可以减轻气道正压对呼吸和心脏的影响，但负压呼气易引起气道和肺泡萎陷，造成医源性肺不张，故已不主张使用。

3. 持续气道正压通气

持续气道正压通气（continuous positive airway pressure，CPAP）是指在患者有自主呼吸的条件下，整个呼吸周期内，均人为地施以一定程度的气道内正压（高于大气压）。主要用于有自主呼吸的患者，故也可以理解为自主呼吸状态下的呼气末正压。在 CPAP 通气方式时，呼吸机通过一定的吸气压力，在吸气相产生持续的正压气流；呼气相时，呼气的活瓣系统对呼出气也给予一定的阻力，以使吸气相和呼气相的气道压均高于大气压。患者则是通过按需活瓣或伺服系统，借助持续的正压气流（正压气流＞吸气气流）系统，进行自主呼吸。CPAP 通气模式的主要优点是吸气时恒定的持续的正压气流＞吸气气流，使潮气量增加，故可能会使患者感到吸气省力，呼气做功减少。此外，增加功能残气量，防止气道闭合和肺泡萎陷的作用可能较 PEEP 明显。由于 CPAP 通气方式对患者自主呼吸规则与否的要求较高，肺功能障碍明显的患者很难适应，故 CPAP 模式在临床应用十分局限。

4. 间歇指令通气和同步间歇指令通气

间歇指令通气（intermittent mandatory ventilation，IMV）是在自主呼吸的基础上，给患者规律性、间歇性的触发指令潮气量，将气体强制送入肺内，提供患者所需的通气量，以保持动脉血气正常。主要用于呼吸运动不稳定和通气量有变动者，使撤机过程更为安全。由于 IMV 与自主呼吸不同步可能出现人机对抗，故 IMV 已不常应用。

同步间歇指令通气（synchronized intermittent mandatory ventilation，SIMV）为 IMV 的改良方式，指呼吸机在每分钟内，按预先设置的呼吸参数（频率、流速、容量、吸/呼比等），给予患者指令性呼吸。患者可以有自主呼吸，且自主呼吸的频率、流速、容量、吸/呼比等不受呼吸机的影响。应用 SIMV 时，呼吸机的供气则由患者的自主呼吸触发，即使是指令性通气，也与辅助性机械通气相同。

IMV / SIMV 的优点是：① 在应用 IMV / SIMV 时，患者在脱机过程中可以发挥自身调节呼吸的能力，故可在一定程度上避免过度通气和通气不足，降低呼吸性碱中毒和呼吸性酸中毒的发生率。② 较一般的 IPPV 更能减少机械通气对循环及肺组织的不利影响。③ 撤离呼吸机时，IMV / SIMV 较过去间断停用呼吸机的方法更符合生理要求，也更安全。IMV / SIMV 能在逐渐降低呼吸机控制和辅助呼吸频率的过程中，逐渐增加患者自主呼吸的能力，不但有助于锻炼患者的自主呼吸，维持呼吸肌的功能，减少呼吸肌发生失用性萎缩的可能性，而且也有助于逐渐撤离呼吸机，使从机械通气到自主呼吸的过渡更自然、更符合生理要求，也更安全。④ 在一定程度上减少镇静剂和肌松剂的应用。⑤ 患者在 IMV / SIMV 状态下，进行间歇性自主呼吸时，同样可以通过呼吸机对气道内气体加温和湿化，并能得到适当的 FiO_2。IMV / SIMV 主要用于脱机前的训练和过渡，也可用于一般的常规通气，如部分呼吸情况相当平稳或正常的情况下。在进行脱机前准备时，可将 IMV / SIMV 的呼吸次数由正常水平逐渐减少，直至完全脱机。

5. 压力支持通气

压力支持通气（pressure support ventilation，PSV）是一种辅助通气方式，即在有自主呼吸的前提下，每次吸气都接受一定水平的压力支持，以辅助和增强患者的吸气能力，增加患者的吸气深度和吸入气量。应用 PSV 时，需设定吸气压力（又称支持压力），故这种支持压力是可以自行设置和任意调节的。吸气压力随患者的吸气动作开始，并随吸气流速减小到一定程度或患者有呼气努力而结束。它与 IPPV 有类似之处，但支持压力恒定，受吸气流速的反馈调节。应用此模式时事先只需设定吸气压力和触发敏感度，患者可独立控制吸、呼气时间，并与压力支持共同调节吸气流量和潮气量。PSV 适用于自主呼吸能力不足但神经调节无明显异常的患者。PSV 时，机体可在一定水平的压力支持下，克服疾病造成的呼吸道阻力增加和肺顺应性下降，得到较充足的潮气量。此外，还可根据机体代谢的需要，自行调节呼吸频率。随着病情的恢复，压力支持水平可逐渐降低，直至完全撤除。通常用于呼吸机治疗撤除的过程中、危重哮喘、COPD、胸部外伤和手术后需长期呼吸机支持者。

PSV 的应用方式一般有三种：

（1）IMV / SIMV+PSV：主要用于脱机前的准备，较单独应用 IMV / SIMV 的优点是可以减少呼吸做功和氧耗量。

（2）单独应用 PSV，此时除吸气压力受所设置的压力控制外，患者的呼吸频率、潮气量、吸 / 呼比、吸气流量等，完全靠患者自己调节。优点是患者能自我控制呼吸周期，可以使自主呼吸更接近生理状态。

（3）定压型 SIMV+PSV 和定容型 SIMV+PSV。即将 SIMV+PSV 的通气模式分为 SIMV（压力控制）+PSV 和 SIMV（容量控制）+PSV。两者的不同点在于指令性通气时吸、呼气相的切换方式，改变了 SIMV 均是容量切换方式的状况，在一定程度上扩大了 SIMV+PSV 通气模式的应用范围。

6. 反比通气

反比通气（inverse ratio ventilation，IRV）是一种特殊的通气方式。在应用 IRV 方式时，呼吸的吸气时间大于呼气时间，吸/呼比值由 1：1.5～2.5：5 改为 1：1～4：1。此模式的优点是由于吸气时间大于呼气时间，使吸气峰压降低，且呼气时间短，致使部分气体保留于肺内，增加了肺的功能残气量，使气道产生自发的 PEEP，改善气体的弥散。缺点是对于有自主呼吸的患者，需用肌松剂抑制患者的自主呼吸，同时对心血管有抑制作用。反比通气主要用于肺硬化或肺纤维化的患者。

第三节 气道管理精确护理规范和培训

一、思维导图

1.常见通气方式

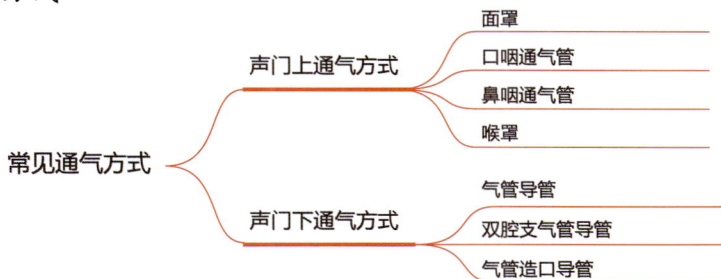

```
                              ┌─ 面罩
                  声门上通气方式 ├─ 口咽通气管
                              ├─ 鼻咽通气管
                              └─ 喉罩
常见通气方式 ─┤
                              ┌─ 气管导管
                  声门下通气方式 ├─ 双腔支气管导管
                              └─ 气管造口导管
```

2.气管内插管护理

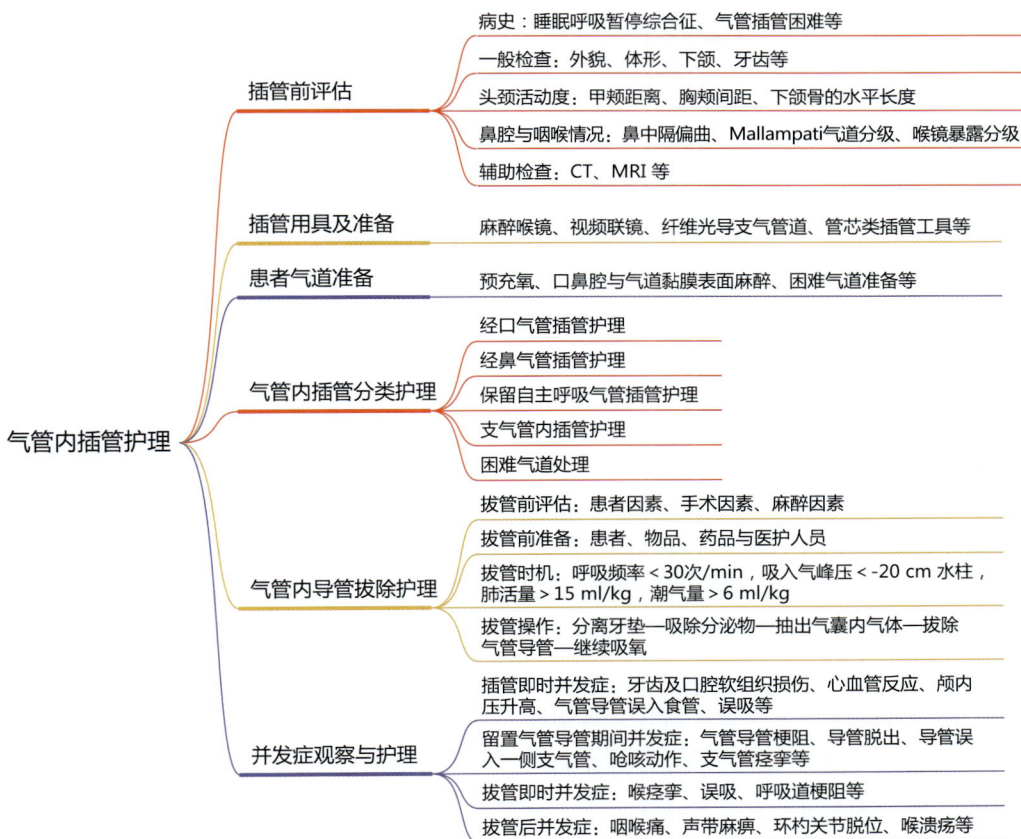

```
              ┌─ 插管前评估 ──┬─ 病史：睡眠呼吸暂停综合征、气管插管困难等
              │              ├─ 一般检查：外貌、体形、下颌、牙齿等
              │              ├─ 头颈活动度：甲颏距离、胸颏间距、下颌骨的水平长度
              │              ├─ 鼻咽与咽喉情况：鼻中隔偏曲、Mallampati气道分级、喉镜暴露分级
              │              └─ 辅助检查：CT、MRI 等
              │
              ├─ 插管用具及准备 ── 麻醉喉镜、视频联镜、纤维光导支气管道、管芯类插管工具等
              │
              ├─ 患者气道准备 ── 预充氧、口鼻腔与气道黏膜表面麻醉、困难气道准备等
              │
              │                ┌─ 经口气管插管护理
              │                ├─ 经鼻气管插管护理
气管内插管护理 ─┤ 气管内插管分类护理 ├─ 保留自主呼吸气管插管护理
              │                ├─ 支气管内插管护理
              │                └─ 困难气道处理
              │
              │                ┌─ 拔管前评估：患者因素、手术因素、麻醉因素
              │                ├─ 拔管前准备：患者、物品、药品与医护人员
              │ 气管内导管拔除护理 ├─ 拔管时机：呼吸频率<30次/min，吸入气峰压<-20 cm 水柱，
              │                │   肺活量>15 ml/kg，潮气量>6 ml/kg
              │                └─ 拔管操作：分离牙垫—吸除分泌物—抽出气囊内气体—拔除
              │                    气管导管—继续吸氧
              │
              │                ┌─ 插管即时并发症：牙齿及口腔软组织损伤、心血管反应、颅内
              │                │   压升高、气管导管误入食管、误吸等
              │                ├─ 留置气管导管期间并发症：气管导管梗阻、导管脱出、导管误
              └─ 并发症观察与护理 ├─ 入一侧支气管、呛咳动作、支气管痉挛等
                               ├─ 拔管即时并发症：喉痉挛、误吸、呼吸道梗阻等
                               └─ 拔管后并发症：咽喉痛、声带麻痹、环杓关节脱位、喉溃疡等
```

3. 机械通气的临床应用与护理

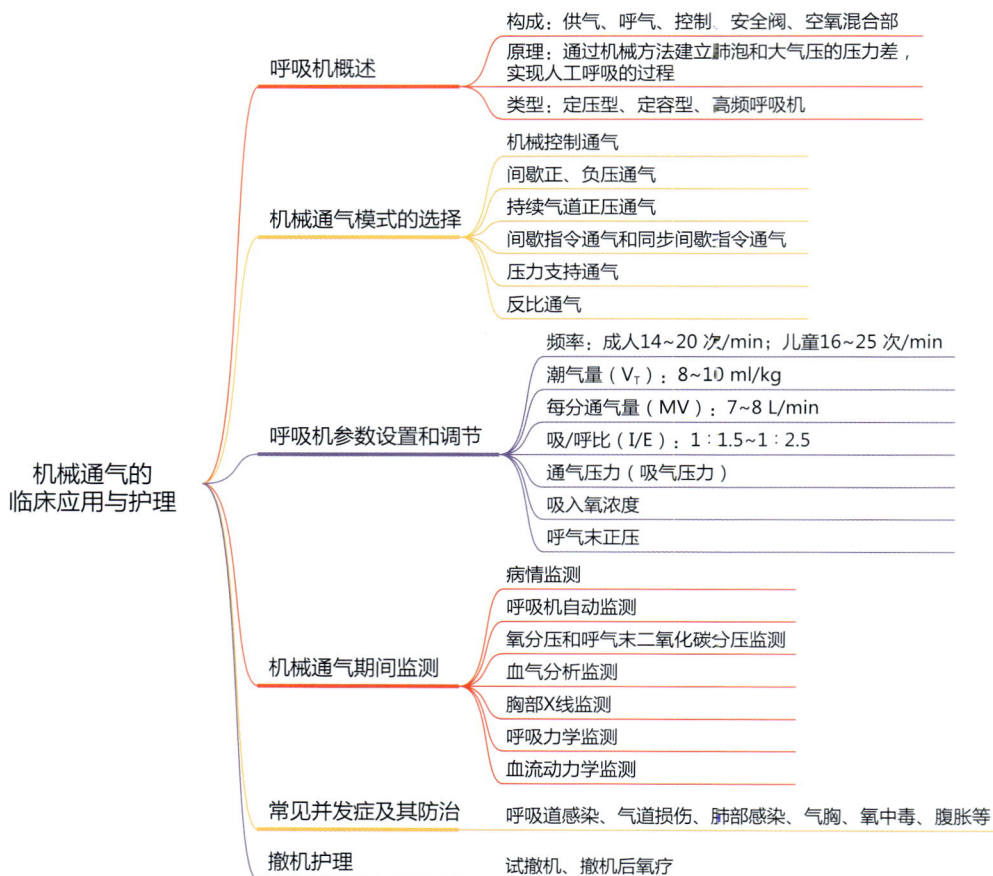

机械通气的临床应用与护理
- 呼吸机概述
  - 构成：供气、呼气、控制、安全阀、空氧混合部
  - 原理：通过机械方法建立肺泡和大气压的压力差，实现人工呼吸的过程
  - 类型：定压型、定容型、高频呼吸机
- 机械通气模式的选择
  - 机械控制通气
  - 间歇正、负压通气
  - 持续气道正压通气
  - 间歇指令通气和同步间歇指令通气
  - 压力支持通气
  - 反比通气
- 呼吸机参数设置和调节
  - 频率：成人14~20次/min；儿童16~25次/min
  - 潮气量（V_T）：8~10 ml/kg
  - 每分通气量（MV）：7~8 L/min
  - 吸/呼比（I/E）：1:1.5~1:2.5
  - 通气压力（吸气压力）
  - 吸入氧浓度
  - 呼气末正压
- 机械通气期间监测
  - 病情监测
  - 呼吸机自动监测
  - 氧分压和呼气末二氧化碳分压监测
  - 血气分析监测
  - 胸部X线监测
  - 呼吸力学监测
  - 血流动力学监测
- 常见并发症及其防治
  - 呼吸道感染、气道损伤、肺部感染、气胸、氧中毒、腹胀等
- 撤机护理
  - 试撤机、撤机后氧疗

二、典型案例

案例一： 患者，男，73岁，体重82 kg。因乙状结肠癌择期在全身麻醉下行乙状结肠癌根治术，术后7天并发双下肺感染。血气分析：pH 7.331，$PaCO_2$ 50.2 mmHg，PaO_2 65.2 mmHg，BE-5；查体：患者不能平卧，轻度发绀，腹部明显膨隆；呼吸32次/min，听诊双肺可闻及干、湿性啰音，布满明显弥漫性哮鸣音。经抗感染、扩张支气管、持续低流量吸氧无明显好转。当日午夜2:00患者突然呕吐并大量胃内容物反流误吸；出现神志恍惚、躁动不安、大汗，呼吸频率达44次/min，心率145次/min，SpO_2 80%左右。立即行经鼻气管插管（导管内径为7.0 mm）、纤维支气管镜冲洗吸痰；行胃肠减压；呼吸机正压通气（参数：V_T 450 ml、f 15次/min、FiO_2 100%、I:E为1:1.5），患者SpO_2维持在86%。考虑有ARDS可能，加用PEEP 8 cmH_2O 并将FiO_2降至50%，SpO_2维持在95%左右。次日患者神志清楚，但两肺呼吸音弱，胸廓活动度差，痰液黏稠不易吸出；血气分析提示：pH 7.354，$PaCO_2$ 58.4 mmHg，PaO_2 67.9 mmHg，BE -7；调

整 V_T 至 650 ml。3 天后呼吸机监测系统提示低压报警，经检查分析确定系气管导管气囊漏气；因患者不能耐受经鼻气管插管，且鼻前庭有少许脓性分泌物，怀疑有鼻窦感染，遂行气管切开造口置管并继续行呼吸机正压通气。经过一周的抗感染、祛痰、全身支持，患者病情逐渐稳定，肺部体征及 X 线胸片提示好转，FiO_2 从 50% 逐渐降至 35%；将呼吸模式由控制呼吸调至 SIMV 并逐步减少支持的次数；患者血气分析基本正常。10 天后试暂停呼吸机 4 h，患者自主呼吸 V_T 达 620 ml，呼吸频率 16 次 /min，最大吸气负压大于 25 cmH_2O，血气分析各项指标均在正常范围内，于是撤离呼吸机。3 天后转普通病房行后续治疗，一周后拔除气管切开造口置管。

讨论：

1. 该患者有无建立人工气道的指征？

有。理由为：① 患者严重缺氧；② 大量胃内容物反流误吸，需要立即进行清除。

2. 首次进行的呼吸机参数的调节有哪些不合理？

插管进行呼吸机通气后 30 min 至 1 h，应复查血气分析，根据血气分析结果调整呼吸机参数；呼吸机参数的首次调节 V_T 应根据患者的千克体重进行计算（该患者 82 kg，按标准 6 ~ 8 ml/kg 计算应该是 492 ~ 656 ml），说明对该患者若按 450 ml 潮气量给予通气则产生通气不足，最后导致动脉血中二氧化碳分压升高。

3. 为何该患者开始时 FiO_2 100% 而 SPO_2 只维持在 86%？

因该患者有误吸史，有误吸综合征；肺内有大量渗出使肺泡失去了功能性肺泡扩张功能，必须通过 PEEP 来增加功能残气量、提高血氧浓度。

4. 该患者在治疗中出现痰液黏稠不易吸出，应如何处理？

因该患者有肺部感染，有大量脓性分泌物出现，且长时间的脱水治疗使痰液干燥；治疗上应加强气道湿化及雾化，碱化痰液；吸痰前可给予低渗碳酸氢钠（1.25%）使痰液稀释。

5. 三天后患者有无气管切开的指征？

因该患者气道内有大量分泌物，气管切开造口置管有利于吸痰、保持气道通畅及减少呼吸道无效腔。另外，因患者肺部感染未能很快缓解，估计需要长时间进行机械通气。患者不能耐受气管插管且已有鼻窦感染，不能再保留经鼻气管插管。

6. 机械通气过程中出现低压报警时应该如何处理？

（1）检查人工气道和呼吸机管道系统连接是否漏气，如是否人工气道完全脱出、管道系统完全脱落；管道连接处是否密闭，管道有无老化导致漏气；气管导管气囊是否充盈、有无漏气等。

（2）呼吸机工作压力是否降低或气源压力是否下降。

（3）呼吸机是否因故障停止工作或传感器异常，查看气道压力表。

（4）如发现呼吸机低压力报警，要迅速采用简易呼吸器维持呼吸，排除故障或更换呼吸机。

7. 该患者在呼吸机治疗初加用 PEEP 后曾出现低血压，应如何处理？

低血压的出现可能因为患者术后 1 周禁食及消耗引起血容量相对不足；加用 PEEP 及呼吸机的正压通气导致回心血量减少、心搏出量减少而产生低血压。主要处理是应该注意在机械通气前尽可能补足血容量，并注意应该逐步调节 PEEP 上升以利于循环适应，必要时可适当使用升压药。对该患者后来主要通过使用多巴胺维持循环稳定。

案例二： 王某，男，62 岁，因胃间质瘤在全身麻醉腹腔镜下行胃间质瘤切除术，术后以麻醉未醒状态转入 PACU。10:00 am：患者入 PACU，生命体征正常，T 35.8℃。10:35 am：患者全身麻醉苏醒，符合气管插管拔除指征，经 PACU 内麻醉主治医生同意后拔管，予鼻导管吸氧 3 L/min，呼吸频率 12 次/min，SpO_2 99% 左右。10:40 am：患者 SpO_2 出现下降，由 98% 降至 85%，持续 2 min；护士立即呼唤患者，患者可以唤醒并遵指令深呼吸，SpO_2 恢复至 98%。10:49 am：患者 SpO_2 再次下降，最低至 84%，继续呼唤并嘱患者行深呼吸，不断呼唤指令下呼吸 SpO_2 可恢复正常。10:53 am：遵医嘱给予纳美芬 20 μg iv。

1. 患者出现了什么病情变化？有何危险？

患者发生了呼吸遗忘，患者表现为虽然清醒已拔管，但会忘记呼吸，导致通气不足和低氧血症。

2. 对该患者应如何进行紧急处置？

严密观察患者的呼吸和意识状态，注意呼吸的频率，发现呼吸频率过低时应立即发出呼吸指令，并主动询问患者有无不适。通过指示患者做一些简单的动作来判断患者是否清醒，必要时可给予纳美芬等拮抗药，悬挂"拔管高危"警示牌。

案例三： 中年男性患者，61 kg，162 cm，因摔倒后 2 周，左髋部疼痛加重 12 h，急诊以"左髋关节置换术后部件脱出"入院。入院后经充分准备择期在全身麻醉（喉罩）下行计算机辅助左侧髋关节异物取出术，术后患者自主呼吸未恢复，需呼吸机辅助呼吸，戴喉罩入 PACU 继续监护苏醒。9:30 am：患者入 PACU，SpO_2 95%，$PetCO_2$ 39 mmHg，HR 82 次/min，BP 133/92 mmHg，给予半坐卧位，持续心电监护，予喉罩接呼吸机辅助呼吸，经评估发现，患者喉罩有漏气，改简易呼吸器辅助呼吸；10:00 左右患者 SpO_2 95% 但有下降趋势，$PetCO_2$ 50 mmHg，HR 105 次/min 并呈逐渐增快趋势，最快达 130 次/min，BP（130～140）/（90～95）mmHg 逐渐增高，最高达 200/100mmHg；汇报上级医生，嘱拔除喉罩，改气管插管辅助呼吸。

问题：该患者为什么出现该病情变化？如何避免？

喉罩属于不稳定气道，容易因移位而出现漏气。判断喉罩漏气的方法："一听"漏气声，"二看"呼吸机的实际潮气量、$PetCO_2$ 波形，"三摸"患者腹部是否膨隆、喉部是否有震颤感等。对于怀疑有喉罩漏气的患者，应严密观察有无 CO_2 蓄积，关注监护仪的 $PetCO_2$ 数值（正常值 30～40 mmHg）、动脉血气中 $PaCO_2$ 数值（正常值 35～45 mmHg）。确定有 CO_2 蓄积时，应积极调整喉罩位置，重新放气、充气，更换喉罩型号，促使患者自主呼吸恢复等，以改善通气，如效果不佳，则应拔除喉罩，更换气管插管。

第四节　气道管理精确护理的热点和前沿

一、领域热点

1.开展基于专科指标的气道护理质量控制

建立并细化麻醉护理气道管理专科指标，如气道湿化达标率、低氧血症发生率等，通过建立标准流程与规范，提高护士对于指标的认识和执行力，收集数据，分析评价，达到持续质量改进的效果。

2.开展气道管理循证护理相关研究

运用循证理论，开展基于临床实践的证据变革，促进气道护理管理理念和技能推陈出新，改善临床实践，提高管理质量，推动学科发展。

3.加强麻醉气道相关亚专科护士培养

借鉴发达国家高级实践护理理论和实践经验，结合我国实际情况，探索具有中国特色的麻醉专科护士尤其是气道管理亚专科护士培养方案，培养一批批活跃在临床实践及科研一线的麻醉专科护士，为患者提供更加优质的服务。

二、发展前沿

重视麻醉护理职业生涯规范，探索麻醉护士的职业发展路径，开辟独具特色的麻醉护士职业发展与晋升阶梯。拓展麻醉专科包括亚专科护士的发展前景，使麻醉专科护士在麻醉护理领域内具有较高水平和专长，具备博深的理论知识、丰富的临床经验以及精湛的临床技能，具备直接护理实践能力、专家层次的指导和培训能力、提供咨询的能力、研究能力、临床和专业的领导力、合作能力和伦理决策能力。麻醉专科护士能有效弥补麻醉科医疗服务领域的护理缺失，确保为围手术期患者提供安全、专业的全流程优质护理服务。

参考文献

[1] 多学科围手术期气道管理中国专家共识(2018版)专家组.多学科围手术期气道管理中国专家共识(2018版)[J].中国胸心血管外科临床杂志, 2018, 25(7): 545-549.

[2] 于布为, 吴新民, 左明章, 等.困难气道管理指南[J].临床麻醉学杂志, 2013, 29(1): 93-98.

[3] LAW JA, DUGGAN LV, ASSELIN M, et al. Canadian Airway Focus Group. Canadian Airway Focus Group updated consensus-based recommendations for management of the difficult airway: part 2. Planning and implementing safe management of the patient with an anticipated difficult airway[J]. Can J Anaesth, 2021, 68(9): 1405-1436.

[4] TOMAR GS. Difficult airway society 2015 guidelines for management of unanticipated difficult intubation in adults: Need to be revisited?[J]. Br J Anaesth, 2016, 117(4): 529.

（韩文军　孙梦珂）

第五章
容量管理精确护理

第一节　概　述

　　容量护理是围麻醉期护理的重要组成部分。容量在此处指体液量，其占体重的比例因患者的性别和年龄而异，男性较女性所占比例大，年轻较年老者所占比例大，婴幼儿体液量可高达体重的80%。健康成人总体液量约占体重的60%。总体液又分成细胞内液和细胞外液。因渗透压（特别是胶体渗透压）和细胞膜生理（如细胞膜上Na^+/K^+ATP泵）的调节，体液在细胞内外的分布比例不同。细胞内液约占体重的40%，细胞外液约占体重的20%。细胞外液又分成组织间液和血浆两部分。组织间液（包括脑脊液、心包液、关节腔液等）约占体重的15%，血浆约占体重的5%，故血管内输入等张晶体液，其分布在组织间液与血浆间的比例是3∶1。主要离子的分布在细胞内外也不同，细胞内液以钾离子为主，细胞外液则以钠离子为主。Na^+是形成细胞外液渗透压的主要物质，对维持正常的细胞外液容量，尤其是有效循环血量，有极其重要的作用。

　　血液是由约60%的血浆和40%的血细胞（红细胞、白细胞和血小板等）组成，其中约15%分布于动脉系统，85%分布于静脉系统。血浆中含有无机离子（主要是Na^+、Cl^-等）和溶于水的大分子有机物（主要是白蛋白、球蛋白、葡萄糖和尿素等），白蛋白是维持细胞外液胶体渗透压和血管内血浆容量的主要物质。组织间液分布于血管与细胞之间，机体代谢产物可在其间进行交换，过多的组织间液将通过淋巴管汇流入血管内。正常血管内皮允许水分子和小分子物质（如Na^+和Cl^-）自由通过，但限制大分子物质（如白蛋白或人工合成胶体）通过。

　　水是机体中含量最多的组成成分，是维持人体正常生理活动的重要营养物质之一。水的生理功能主要有：促进物质代谢，调节体温，润滑作用。正常人一般每天摄入和排出的水处于动态平衡之中。每日液体摄入量：成人约为2 000 ml。每日常规液体损失量包括：① 显性失水量：尿量800～1 500 ml；② 隐性失水量：肺呼吸蒸发250～450 ml；皮肤蒸发250～450 ml。

正常机体可自行调节水的摄入和排出，保持体液平衡。

除此之外还要考虑特殊情况，例如，发热可使机体隐性失水量增加，增加量一般为：37 ℃以上每增加1℃，失水量增加 2.0～2.5 ml/（kg·d）。对于机械通气患者来说，机械通气量越大，通过肺的失水量也会越大。

机体的电解质分为有机电解质和无机电解质两部分。形成无机盐的金属阳离子主要为 K^+、Na^+、Ca^{2+} 和 Mg^{2+}，主要阴离子则为 Cl^-、HCO_3^-、HPO_4^{2-} 等。无机电解质的主要生理功能为：维持体液的渗透压平衡和酸碱平衡；维持神经和心肌细胞的静息电位并参与其动作电位的形成；参与新陈代谢和生理功能活动。

第二节　容量管理精确护理实践

一、精确评估与监测

（一）静脉通路的选择

满意的静脉通路是术中进行快速补充血容量的先决条件。应根据治疗方案、预期治疗时间、血管特征、患者年龄、病情、药物性质等选择最适当的血管通路装置。

1. 静脉输液通路的选择原则

（1）根据患者的年龄、病情、过敏史、静脉治疗方案、药物性质等，选择合适的静脉输液通路。

（2）评估穿刺部位的皮肤情况和静脉条件，一般是在满足治疗方案的前提下选择管径最细、管腔数量最少、创伤性最小的导管。对于手术麻醉患者则需考虑手术特殊情况下静脉补液或药物推注时的血管通路保证。

（3）外周静脉留置针宜用于短期静脉输液治疗，不宜用于腐蚀性药物等的持续性静脉输注。

（4）中心静脉置管宜用于中长期静脉治疗。中心静脉置管包括：经外周静脉穿刺的中心静脉导管（peripherally inserted central venous catheter，PICC）、中心静脉导管（central venous catheter，CVC）、完全植入式静脉输液港（totally implantable venous access port，TIVAP），均可用于任何性质的药物输注，但不应用于高压注射泵注射造影剂（耐高压导管除外）。

2. 血管通路的选择

1）外周静脉置管

（1）外周静脉导管（peripheral venous catheter，PVC）适用于短期静脉输液治疗。对于大部分输液治疗选择 20～24 G 的导管。管径超过 20 G 的外周静脉留置针更容易引起静脉炎。在手术患者中一般成人选择 20 G 的导管，新生儿和儿童选择 24 G 的导管。当需要快速补液，如患者有外伤，或在造影剂射线照相研究中需要使用有孔导管时，则考虑使用一个更大管径的导管（14～20 G）。输血时应选择管径较大的血管和血管导管。PVC 不适用于持续腐蚀性药物治疗、胃肠外营养、渗透压超过 900 mOsm/L 的液体药物治疗。

表 5-1　各型号外周静脉留置针的最大流速

留置针型号	允许的最大流速(ml/min)
14 G	340～360
16 G	200～210
18 G	98～100
20 G	50～60

（2）中线导管是经贵要静脉、头静脉或肱静脉穿刺置入上臂，导管尖端位于或接近腋窝平面或肩部远端平面的外周输液装置。适用于不超过 2 周的静脉治疗。可用于药物和溶液的输注，如抗菌药物、一般液体和对外周静脉刺激性小的镇痛剂。不适用于输注连续发疱剂、肠外营养或渗透压大于 900 mOsm/L 的药物。

2）中心静脉置管

（1）经外周静脉置入中心静脉导管是经上肢贵要静脉、肘正中静脉、头静脉、肱静脉、颈外静脉等外周静脉（新生儿还可通过下肢大隐静脉、头部颞静脉、耳后静脉等）穿刺置管，尖端位于上腔静脉或下腔静脉的导管。适用于中长期（超过 3 个月）静脉治疗或化疗用药等，一般静脉留置导管可在血管内保留 7 天~1 年。可用于任何药物的长期间歇性及连续性输液治疗。不应用于高压注射泵注射造影剂和血流动力学监测（耐高压导管除外）。

（2）中心静脉导管经锁骨下静脉、颈内静脉、股静脉置管，尖端位于上腔静脉或下腔静脉的导管。适用于需长期输液而周围静脉不宜穿刺者。可用于任何性质的药物输注、中心静脉压的测量以及血液标本采集等，但不应用于高压注射泵注射造影剂（耐高压导管除外）。

（3）输液港是为需要反复血管穿刺进行静脉治疗患者设计的完全植入人体内的闭合输液装置。可用于任何性质的药物输注，如化疗药、抗生素药物、长期肠外营养等，不应用于高压注射泵注射造影剂（耐高压导管除外）。

3. 穿刺部位的选择

穿刺部位的选择应与医嘱的治疗要求以及所选择的血管通路装置的外径和长度相匹配；并结合相关因素来评估，如：患者身体状况、年龄、诊断和并发症，置管部位血管的条件，穿刺部位周围的情况，预期穿刺部位皮肤的条件，静脉穿刺和置管史，输液治疗的类型、持续时间和患者对血管通路装置部位选择的意愿等。对于手术麻醉患者，除需考虑以上选择原则外，还应将手术限制相关条件如手术部位、手术体位等纳入考虑范围。当选择一个部位进行输液治疗时，还应考虑外周静脉保护。

1）外周静脉置管

（1）外周静脉导管。

在满足患者手术要求的前提下尽量尊重患者的意愿，选择非惯用手臂并避开手腕的内侧面、肢体关节、疼痛部位、受损区域及其远端部位、渗出或外渗的部位、静脉瓣的位置、发生感染的区域以及计划进行手术的区域。

成年患者一般选择上肢的背侧和内侧面，包括掌背静脉、头静脉、贵要静脉和正中静脉，不宜选择下肢静脉。接受乳腺癌根治术和腋下淋巴结清扫术的患者应选择健侧肢体血管，有血栓史和血管手术史及放射治疗后或脑血管意外后的患肢静脉不宜进行置管。

儿童患者一般考虑手部、前臂和腋以下的血管，避免肘区。小儿不宜首选头皮静脉，幼儿和学步期小儿可以考虑头皮位置的静脉；如果尚未行走，可以选择足部血管；避开手部、手指或者被用来吮吸的拇指。在治疗先天性心脏缺陷的手术程序完成之后，由于可能会减少锁骨下动脉的血流，应避免使用患儿的右臂血管。

（2）中线导管。首选贵要静脉，其次选择头静脉、肘正中静脉和肱静脉。对于新生儿及儿童患者，还可选择腿部（尖端位于腹股沟下）和头皮大静脉（尖端在颈部，胸部以上）。当患者

精确麻醉护理

有上肢水肿、活动受限、血管移植（如动静脉瘘）、出凝血时间延长、血栓病史、肢体血流减少或终末期肾病需要静脉保护时，避免使用中线导管。特殊的先天性心脏缺陷手术治疗之后的婴儿和儿童的右臂静脉也应避免使用。

2）中心静脉置管

（1）经外周静脉置入中心静脉导管。一般选择肘正中静脉、头静脉、贵要静脉和肱静脉，建议使用非优势手。对于成年人，建议选择导管-静脉比例 ≤ 45% 的静脉位置。对于新生儿和儿童患者，其他可选择的部位还包括：腋静脉、颞静脉、头部的耳后静脉、下肢大隐静脉。穿刺部位的选择应该避开触诊疼痛区域或有创伤的部位；也应该避开受损血管。接受乳腺癌根治术或腋下淋巴结清扫的术侧肢体、锁骨下淋巴结肿大或有肿块侧、安装起搏器侧不宜进行同侧置管，放疗部位不宜进行置管。

（2）中心静脉导管。首选右侧颈内静脉置管。股静脉穿刺置管，由于导管固定和敷料的密闭性难以维持，存在较高的感染风险，应尽可能避免。同时，避免在有触痛、开放性的伤口和受损的静脉进行置管。

4.血管通路使用的注意事项

（1）通过 PVC 输注药物前宜通过输入生理盐水确定导管在静脉内；经 PICC、CVC、TIVAP 输注药物前宜通过回抽血液来确定导管在静脉内。

（2）PICC、CVC、TIVAP 的冲管和封管应使用 10ml 及以上注射器或一次性专用冲洗装置。

（3）给药前后宜用生理盐水脉冲式冲洗导管，如果遇到阻力或者抽吸无回血，应进一步确定导管的通畅性，不应强行冲洗导管。

（4）输液完毕应用导管容积加延长管容积 2 倍的生理盐水或肝素盐水正压封管。肝素盐水的浓度：TIVAP 可用 100 U/ml，PICC 及 CVC 可用 0 ~ 10 U/ml。

（5）用于输注血液制品的输血器每 4 h 更换一次。

（6）输液器应 24 h 更换 1 次，如怀疑被污染或完整性受到破坏时，应立即更换。

（7）外周静脉留置针附加的肝素帽或无针接头宜随外周留置针一起更换；PICC、CVC、TIVAP 附加的肝素帽或无针接头应至少每 7 天更换 1 次；肝素帽或无针接头内有血液残留、完整性受损或取下后，应立即更换。

（二）液体的选择

1.晶体液

晶体液是含水和电解质的液体，可及时补充人体的生理需要量及电解质，但扩容效果差，维持时间短，大量输注可致组织间隙水肿及肺水肿等不良反应。

1）盐溶液

（1）0.9%NaCl 溶液：又称生理盐水，其 Cl^- 的浓度高于血浆，大量输注时导致高氯性酸中毒，故不作为液体复苏的常规选择。

（2）高张盐溶液：高张盐溶液（是指 3.0% ~ 7.5% 的 NaCl 溶液）的 Na^+ 浓度范围为 250 ~ 1200 mmol/L，广泛应用于创伤或失血性休克复苏中，具有用量少、起效快等优点。输入高张盐溶液后，血清中 Na^+ 浓度增高，使得血管内、外及细胞内、外产生渗透压梯度，并由此出现各间隙液体迅速重新分布，在休克早期的治疗中起到了积极的作用。其较高的渗透梯度可使水分从血管外间隙向血管内移动，减少细胞内水分，可减轻水肿、兴奋钠离子敏感系统和延髓心血管中枢，适用于烧伤和水中毒等患者。高张盐溶液发挥作用的主要机制在于快速扩容及促进内部液体再分布，但其作用短暂，故多与胶体同时应用。但在一般择期手术患者中，很少将高张盐溶液作为晶体补充。由于高渗盐水对外周血管有较强的刺激性，可致溶血和中枢脑桥脱髓鞘，故输注速度不宜过快，使用量一般不宜＞ 4 ml/kg，总量不宜＞ 400 ml。

2）平衡晶体溶液

（1）乳酸林格液：又称平衡盐溶液，晶体液中最常用，由于所含成分与细胞外液相似，输注时可恢复细胞外液容量，有利于维持细胞的正常功能。还具有血液稀释、降低血液黏稠度、改善微循环灌注、补充电解质和纠正酸血症的作用，一定的血液稀释（血细胞比容 30% 左右）能改善氧的运送，达到保护重要脏器功能、防止发生肾衰等并发症的目的。平衡盐溶液具有较多优点，在失血性休克而暂无血液时尤为适用，实践证明每失血 1 ml 可输入 3 ml 平衡盐溶液补偿。在广泛创伤、肠梗阻、腹泻或者烧伤等情况下，用平衡盐溶液效果更佳。

乳酸林格液中的电解质含量与血浆相近，含有生理浓度的 Cl^- 和乳酸盐，后者可代谢为碳酸氢盐，增强体内对酸中毒的缓冲作用。乳酸的代谢有赖于正常的肝脏功能，大量输注和肝脏功能受损时可致高乳酸血症，对合并有高乳酸血症及肝肾功能不全的患者不宜选用。此外，乳酸林格液相对于血浆为低渗液（血浆渗透浓度为 295 mOsm/L，乳酸林格液为 273 mOsm/L），对严重脑外伤、休克等患者禁用。

（2）醋酸林格液：也属于平衡盐溶液，其溶液中 Cl^- 和 Na^+ 浓度接近血浆，K^+ 和 Mg^{2+} 浓度接近细胞外液，其渗透浓度为 294 mOsm/L。该溶液的醋酸含量是正常血浆值的 2 倍，醋酸在肌肉和外周组织代谢为碳酸氢根，最后转化为二氧化碳和水，具有较强的抗酸缓冲能力，可有效防止高氯性酸中毒和乳酸血症，适用于肝功能不良、肝移植及肝脏手术的患者，也可用于糖尿病和酸中毒患者的治疗。与乳酸林格液比较，醋酸林格液更适于在输血前后使用，因其成分中不含 Ca^{2+}，可避免 Ca^{2+} 过量导致的凝集级联反应的活化和凝血的发生。

（3）葡萄糖溶液：常用的不含电解质的晶体液。5% 葡萄糖溶液经静脉输入后仅有 1/14 可保留在血管内，术中除新生儿和 1 岁以内婴儿以外的患儿和成人都很少出现低血糖，一般由于紧张和手术应激，患者血糖通常会有所升高，而高血糖对缺血性神经系统的不利影响会限制术中使用葡萄糖溶液。由于葡萄糖最终被机体代谢，生成二氧化碳和水，故其被视为无张液体。一般适用于补充机体水分以及配置各种低张液，没有容量效应。

2. 胶体液

胶体液是高分子物质溶液（分子量至少为 10 000），不易透过毛细血管膜弥散，理想的胶体液应具备以下特性：溶液稳定且能长时间保存；无致热源、抗原和毒性物质；能达到一定的胶体渗透压，而且半衰期为几个小时；代谢排泄完全，对机体不产生有害或不良反应。不引起凝血障碍、溶血、血细胞凝聚或影响交叉配血试验。目前胶体溶液主要适用于：① 患者血管容量严重不足（如失血性休克）的补充治疗；② 麻醉期间增加血容量的液体治疗；③ 严重低蛋白血症或大量蛋白丢失（如烧伤）补充治疗。常用的胶体液有人工合成胶体和天然胶体。前者包括明胶、羟乙基淀粉、右旋糖酐等，后者主要有人血白蛋白、新鲜血浆等。

1）人工合成胶体

（1）明胶：由牛胶原水解而制成，改良明胶具有较好的补充血容量效能。国内常用4%明胶，分为琥珀明胶和尿联明胶，血浆半衰期为2～3 h，不影响凝血的级联反应。琥珀明胶在体外实验显示有抗血小板作用，尿联明胶不影响血小板的聚集功能。明胶对肾功能影响较小，但应注意可能引起的过敏反应。最大日剂量尚无限制。

（2）羟乙基淀粉（hydroxyethylstarch，HES）：是支链淀粉经部分水解后，在其葡萄糖分子环的C2、C3、C6位点进行羟乙基化后的产物。体外平均分子量（70～450 kDa）、羟乙基取代水平和羟乙基化的模式（C2/C6比率）决定其容量效能、作用时间和不良反应。HES主要用于补充血浆容量。应根据失血量和速度、血流动力学状态以及血液稀释度决定给予的剂量和速度，HES（200/0.5）每日用量在成人中不应超过33 ml/kg；HES（130/0.4）每日用量在成人中不应超过50 ml/kg，是目前唯一能够用于儿童的人工胶体液，但在2岁以下儿童中不应超过16 ml/kg，在2～12岁儿童中不应超过36 ml/kg，在12岁以上儿童中的剂量与成人相同。输注后能够维持相同容量的循环血容量至少达6 h，输注的HES分子量小于60 kDa则直接经肾脏排出，大分子量HES经α-淀粉酶分解成小分子量后逐渐经肾脏排出。72 h内65%的HES经肾脏排出。研究显示，羟乙基淀粉能够抑制白细胞被激活，抑制肥大细胞脱颗粒，减轻内毒素引起的炎性反应，防止毛细血管内皮功能恶化。

（3）右旋糖酐：右旋糖酐是一种单链的细菌性多糖，产品的平均分子量是它的一种重要特征。各种右旋糖酐溶液的胶体膨胀力非常高，1 g右旋糖酐40可保留30 ml的水。静脉给药后，右旋糖酐通过三条途径消除：① 肾脏是主要消除途径；② 较小的成分进入组织间隙，经淋巴循环回到血流，或经某一器官被代谢；③ 更多的成分经胃肠道消除。

2）天然胶体

（1）人血白蛋白：临床使用的白蛋白浓度有5%、20%和25%三种。5%的人血白蛋白为等渗，其他两种为高渗。人血白蛋白是由简单氨基酸所组成的一种蛋白质，带有一个4价螺旋样结构，分子中心由疏水基组成，是许多配体的结合位点，分子外部由亲水基组成。体内白蛋白贮量为35～55 g/L，分布在血管内和组织间隙中。白蛋白是维持血浆胶体渗透压的主要物质，输入的人血白蛋白主要保留在血管内。1 g人血白蛋白在血管内吸附水为14～15 ml。

（2）新鲜血浆：临床上常用的是新鲜冰冻血浆（fresh frozen plasma，FFP），保存了血浆中的不稳定蛋白成分，即含有正常人血浆蛋白的所有成分，包括全部凝血因子，特别是不稳定的凝血因子。在目前血源紧张的情况下，FFP很少单独作为胶体液使用，而主要用于治疗存在凝血功能障碍的患者。围手术期患者如有肝功能不全伴获得性凝血功能障碍，FFP是最佳的选择。

（三）血制品的选择

1. 全血

（1）用于急性大量血液丢失可能出现低血容量休克的患者，或患者存在持续活动性出血，估计失血量超过自身血容量的 30%。

（2）回输自体全血不受体征限制，根据患者血容量决定。

红细胞的主要功能是携带氧到机体的组织细胞。贫血和血容量不足都会影响机体氧输送，但这两者的生理影响不同。失血达总血容量的 30% 才会有明显的低血容量表现，年轻体健的患者补充足够液体（晶体液或胶体液）即可完全纠正其失血造成的血容量不足。全血或血浆不宜用作扩容剂。血容量补足之后，输血的目的是提高血液的携氧能力，首选红细胞。晶体液并用胶体液扩容，结合红细胞输注，也适用于大量输血。

无器官器质性病变的患者，只要血容量正常，血细胞比容达 0.20（血红蛋白 > 60 g/L）的贫血不会影响组织氧合。急性贫血患者，动脉血氧含量的降低可以被心排血量的增加及氧解离曲线右移而代偿；当然，心肺功能不全和代谢率增高的患者应保持血红蛋白浓度 > 100 g/L 以保证足够的氧输送。

手术患者在血小板 > 50×10^9/L 时，一般不会发生出血增多。血小板功能低下（如继发于术前阿司匹林治疗）对出血的影响比血小板计数更重要。手术类型和范围、出血速率、控制出血的能力、出血所致后果的大小以及影响血小板功能的相关因素（如体外循环、肾衰、严重肝病用药）等，都是决定是否输血小板的指征。分娩妇女的血小板可能会低于 50×10^9/L（妊娠性血小板减少）而不一定输血小板。因输血小板后的峰值决定其效果，缓慢输入的效果较差，所以输血小板时应快速输注，并一次性足量使用。

只要纤维蛋白原浓度大于 0.8 g/L，即使凝血因子只有正常的 30%，凝血功能仍可维持正常。即使患者血液置换量达全身血液总量，实际上还会有三分之一的自体成分（包括凝血因子）保留在体内，仍然有足够的凝血功能。应当注意，休克若未得到及时纠正，可导致消耗性凝血障碍。FFP 的使用，必须达到 10 ~ 15 ml/kg，才能有效。禁止用 FFP 作为扩容剂，禁止用 FFP 促进伤口愈合。

2. 红细胞

（1）浓缩红细胞：用于需要提高血液携氧能力，血容量基本正常或低血容量已被纠正的患者。低血容量患者可配晶体液或胶体液应用。适用于各种急性失血的输血；各种慢性贫血，高钾血症，肝、肾、心功能障碍者输血；小儿、老年人输血。① 血红蛋白 > 100 g/L，可以不输。② 血红蛋白 < 70 g/L，应考虑输。③ 血红蛋白在 70 ~ 100 g/L，根据患者的贫血程度、心肺代偿功能、有无代谢率增高以及年龄等因素决定。

（2）少白细胞红细胞：适用于因输血产生白细胞抗体，引起发热等输血不良反应的患者，以及用于防止产生白细胞抗体的输血（如器官移植的患者）。

（3）红细胞悬液（适用情况同浓缩红细胞）。

（4）洗涤红细胞：增强运氧能力。适用于对血浆蛋白有过敏反应的贫血患者；自身免疫性溶血性贫血患者；阵发性睡眠性血红蛋白尿症；高钾血症及肝肾功能障碍需要输血者。

（5）冰冻红细胞：增强运氧能力。适用情况同洗涤红细胞，可用于稀有血型患者输血、新生儿溶血病换血及自身输血。

3. 血小板

适用于患者血小板数量减少或功能异常伴有出血倾向或表现。包括手工分离浓缩血小板和机器单采浓缩血小板。① 血小板计数 > $100 \times 10^9/L$，可以不输。② 血小板计数 < $50 \times 10^9/L$，应考虑输。③ 血小板计数为（$50 \sim 100$）$\times 10^9/L$，应根据是否自发性出血或伤口渗血情况决定。④ 如术中出现不可控渗血，确定血小板功能低下，输血小板不受上述限制。

4. 血浆

（1）新鲜液体血浆：补充凝血因子，扩充血容量。适用于补充全部凝血因子（包括不稳定的凝血因子 Ⅴ、Ⅷ）；大面积烧伤、创伤。

（2）新鲜冰冻血浆：扩充血容量，补充凝血因子。用于凝血因子缺乏的患者，大面积烧伤、创伤患者。① 凝血酶原时间（prothrombin time，PT）或活化部分凝血活酶时间（activated partial thromboplastin time，APTT）> 正常值的 1.5 倍，创面弥漫性渗血。② 患者急性大出血时输入大量库存全血或浓缩红细胞后（出血量或输血量相当于患者自身血容量）。③ 病史或临床表现有先天性或获得性凝血功能障碍。④ 紧急对抗华法林的抗凝作用（FFP：$5 \sim 8$ ml/kg）。

（3）普通冰冻血浆：补充稳定的凝血因子和血浆蛋白。主要用于补充稳定的凝血因子；手术、外伤、烧伤、肠梗阻等大出血或血浆大量丢失。

5. 冷沉淀

用于患有甲型血友病，血管性血友病，纤维蛋白原缺乏病的患者。

6. 白细胞

机器单采浓缩白细胞悬液，提高机体抗感染能力。适用于中性粒细胞低于 $0.5 \times 10^9/L$，并发细菌感染，抗生素治疗 48 h 无效者。

（四）麻醉手术中的评估与监测（详见第三章）

目前临床上尚无直接、准确监测血容量的方法，因此，需要对手术患者进行多项监测，通过综合评估，以做出正确的判断。

（1）基本监测：① 心电图监测；② 脉搏血氧饱和度监测；③ 无创血压监测；④ 尿量监测；⑤ 失血量监测；⑥ 体温监测。

（2）扩展监测：① 有创动脉血压监测；② 动脉血气分析；③ 中心静脉压监测；④ 心排血量监测；⑤ 每搏输出量变异度（stroke volume variation，SVV）、脉压变异度（pulse pressure variation，PPV）和容积变异指数（pleth variability index，PVI）监测；⑥ 肺动脉楔压（pulmonary artery wedge pressure，PAWP）监测。

（五）实验室检查

（1）动脉血气、电解质、pH、血糖、血乳酸。围手术期定期监测患者的动脉血气，了解患者的水、电解质及酸碱平衡，从而间接反映组织细胞所处的内环境状态，评估患者的生理状况，为临床治疗提供参考。

（2）红细胞、血红蛋白及血细胞比容。监测患者血象，评估患者有无贫血及其严重程度，为临床输血提供指导。

（3）凝血功能监测。当患者术中失血量较多时，应及时监测患者的凝血功能。对于体外循环、冠脉搭桥等手术，应动态监测激活凝血时间、凝血酶时间等。有条件者可进行血栓弹力图监测，以了解患者的机体凝血、纤溶及抗凝系统，为成分输血提供依据。

二、精确问题分析

围手术期患者的体液改变包括术前、术中、术后三个阶段。

（一）麻醉手术前患者的体液改变

为了避免麻醉手术期间发生胃内容物的反流、误吸或呕吐，及其导致的窒息和吸入性肺炎，择期手术前常规需要禁食、禁饮以促进胃排空，由此导致的患者本液在一定程度上会存在缺失量，而这种缺失量可以根据术前禁饮、禁食的时间来估算。部分患者存在非正常的体液丢失，如术前呕吐、利尿、腹泻等。还应注意一些不显性失液，如过度通气、发热、出汗。

（二）麻醉手术中患者的体液改变

麻醉手术期间患者体内的液体再分布，如部分体液进入第三间隙，血管内部体液转移，可导致血管内容量明显减少。如烧伤、严重创伤、手术分离、腹膜炎患者，常继发引起大量液体渗出浆膜表面（形成腹水等）或进入肠腔内；麻醉药物、麻醉方法及血管活性药物等也可引起血管显著扩张，导致有效血容量减少；除此之外，术中出血是麻醉手术期间患者体液改变的另一个重要原因，因此，手术期间要重点监测患者的出血情况。

（三）麻醉手术后患者的体液改变

麻醉手术后患者不能进食，因此也存在生理需要量的缺失；术后患者胃肠减压、引流、瘘管等管道的存在会导致体液继续丢失；细胞外液转移到创伤或感染的部位时，也可造成细胞外液的减少；另外，术后高热也会引起患者体液的丢失，应注意观察。

三、精确计划措施

（一）一般患者的容量管理

为了维持血容量，保持充足的氧供和正常的水、电解质平衡，基于手术麻醉患者因禁食、禁饮以及疾病因素（如呕吐、腹泻）等存在一定程度的体液丢失，加上手术麻醉期间因失血、麻醉方法、特殊药物等使用而引起的患者体液的变化，手术麻醉期间的液体需要量包括：每日正常基础生理需要量＋手术前禁食所导致的液体缺失量＋液体再分布＋麻醉药物导致血管扩张所需补充量＋手术期间失血量。

1. 每日正常基础生理需要量

也称维持液需求量，是为了满足患者对水、电解质的基础需求。一般采用晶体液补充。每日正常基础生理需要量应从患者进入手术室开始计算，直至手术结束送返病房。人体的每日正常生理需要量计算方法有两种，见**表 5-2**。第一种是按小时补充的方法，简称 4-2-1 法；第二种是按日补充的方法，两者间有微小差异。适用于成人和小儿。

表 5-2 人体每日生理需要量

体重	输入速率 [ml/(kg·h)]	输入速率 [ml/(kg·d)]
第 1 个 10 kg	4	100
第 2 个 10 kg	2	50
20 kg 以上	1	20

如体重为 70 kg 的患者，每日正常需要量为 2 500 ml（100 ml/kg × 10 kg+50 ml/kg × 10 kg+20 ml/kg × 50 kg），每小时补充量为 110 ml（4 ml/kg × 10 kg+2 ml/kg × 10 kg+1 ml/kg × 50 kg）。

2. 手术前禁食所导致的液体缺失量

手术前禁食所导致的液体缺失量等于每小时维持液需求量 × 时间（h）。此部分缺失一般也用晶体液进行补充。如 70 kg 的患者，禁食 8 h，手术时间 4 h，则手术前禁食所导致的液体缺失量为 880 ml [（4 × 10+2 × 10+1 × 50）ml/h × 8 h]

3. 液体再分布

液体再分布，即所谓的第三腔隙丢失，主要原因是组织和细胞水肿。这类液体功能上不同于血管腔内液体。第三腔隙丢失的液体成分相当于细胞外电解质浓度加上少量的蛋白质，因而平衡盐溶液是最合适的替补液。再分布容积大小与组织损伤的程度有关，详见**表 5-3**。

表 5-3 不同手术创伤的体液再分布和蒸发丧失液

组织创伤程度	小手术创伤	中手术创伤	大手术创伤
额外液体需要量 [ml/(kg · h)]	0～2	2～4	4～6

4. 麻醉药物导致血管扩张所需补充量

麻醉药物导致血管扩张所需补充量是补偿麻醉所引起的静脉舒张和因心脏抑制所产生的容量扩张，重要目的是保持与氧耗相应的氧供。全身麻醉和局部麻醉多数情况下都会引起血管扩张，静脉容量扩大，后者降低了外周静脉压以及静脉回心血量和心排血量。因此，输液应补偿容量血管的扩张，另外也考虑到全身麻醉药对心脏的抑制作用。静脉输液可提高心排血量，有利于心肌的 Starling 机制，使每搏量回归到可接受的范围。手术完毕全身麻醉药停止使用后，血管舒张和心肌抑制迅速消退，这时心、肾功能损害的患者可出现急性容量过高症状，应加以注意。一般在麻醉前或者麻醉开始时，以 5～7 ml/kg 平衡盐溶液扩容。

5. 手术期间失血量

补充手术期间失血量的目的是维持正常的血容量和正常的细胞外液成分。每毫升失血补充平衡盐溶液 3 ml。如果全部以晶体液补充只能一过性地提高充盈压、动脉血压和心率，出现这种情况需补充相应容积的胶体液。必要时应输血，每 2 ml 失血约需补充 1 ml 浓缩红细胞加上述相应的晶体液和胶体液。

对于有胸腹腔引流的患者，胸、腹腔引流的速率变化很大，其中电解质的组成与细胞外液相同。腹水的蛋白质浓度为血浆的 30% ~ 100%，平衡盐溶液是最合适的基础液体，但当患者的胶体渗透压稀释至 2.0 ~ 2.3 kPa（15 ~ 17 mmHg）或更低时，此时晶体液表现再分布速率开始升高，则需加输胶体液。

（二）输液观察及护理

1. 静脉输液前

（1）根据患者的术前评估、液体的性质、患者手术的情况来选择合适的静脉通路装置。如一般身体状况良好的成年人拟行腹腔镜下胆囊切除术可选择 20 G 外周静脉通路。而对于伴有多种合并症的老年人进行肝脏部分切除术时，则需在建立 18 ~ 20 G 的外周静脉通路的同时建立中心静脉，来保证术中特殊情况下液体的输注。

（2）严格执行无菌操作及查对制度。

（3）输液前要排尽输液管及针头内的空气，药液滴尽前要及时更换输液瓶或针，严防造成空气栓塞。

2. 输液过程中

（1）要严密观察患者的静脉输液通路是否通畅，针头和输液管路及三通有无漏液，针头有无脱出、阻塞或移位，输液管有无受压、打折或扭曲等状况。

（2）根据患者的病情、所需的输液流速、液体种类、药液的性质等调节输液速度。对于有心肺疾病的患者、老年患者、婴幼儿及输注高渗、含钾或升压药等的患者，要适当减慢输液速度；对严重脱水、心肺功能良好者可适当加快输液速度，必要时可选择合适的输液设备。

（3）观察各项仪器的监测指标，评估患者的机体状态。当患者体温较低时，可选择合适的升温措施，如运用加温仪给予患者升温。

（4）注意药物的配伍禁忌，对于刺激性药物或特殊药物，应先确认留置针在静脉内出以后再进行输注。当患者血钾低需要补钾时，应严格遵循补钾原则：不宜过浓（浓度不超过 40 mmol/L）、不宜过快（速度不超过 20 mmol/h）、不宜过多（限制补钾总量，日补钾量不超过 60 ~ 80 mmol，即 4.5 ~ 5.8 g 氯化钾）、不宜过早（见尿补钾：一般尿量超过 30 ml/h 方可补钾）。当患者血压高需给予硝普钠降压时，注意药物避光以保证降压效果。

（5）密切观察患者有无输液并发症的发生。① 静脉炎：拔除 PVC，暂留 PICC；抬高患肢、制动，避免受压，必要时，应停止在患肢静脉输液；观察患者局部与全身情况的变化并记录；及时通知医生，对症处理。② 药物渗出与外渗：立即停止原部位的输液，抬高患肢，及时通知医生，对症处理；严密观察渗出或外渗部位的皮肤颜色、温度、感觉等变化及关节活动和患肢远端的血运情况并记录。③ 导管相关性血栓形成：可疑血栓形成时，应抬高患肢并制动，不应热敷、按摩、压迫，立即通知医生对症处理并记录。观察置管侧肢体、肩部、颈部及胸部肿胀、疼痛、皮肤温度及颜色、出血倾向及功能活动情况。④ 导管堵塞：首先应分析原因，不应强行推注生理盐水。确认导管堵塞时，应立即拔除 PVC，PICC、CVC、TIVAP 暂留，遵医嘱给予抽取血液培养等处理并记录。⑤ 输液反应：发生输液反应时，应停止输液，更换药液及输液器，

精确麻醉护理

通知医生，给予对症处理，并保留原有药液及输液器。

3. 效果观察

（1）观察患者的生命体征及皮肤、黏膜状况，评价容量的补给情况。若患者出现球结膜水肿，可能是补液过多引起；对于清醒患者主诉口渴，可能是补液不足所致。

（2）密切观察患者的术中情况、尿量、引流量、失血量等，为临床补液提供指导。

4. 记录

每次观察巡视后，应做好记录。记录患者的生命体征、监测指标及治疗效果。

（三）输血观察及护理

严格掌握输血指征。手术室内的自身输血包括急性等容性血液稀释、术野自身血回输。

1. 输血前

（1）输血前，由两名医护人员带病历共同核对患者姓名、性别、年龄、病案号、门急诊/病室、床号、血型等，确认与交叉配血报告单相符。

（2）执行输血操作前由两名医护人员核对交叉配血报告单及血袋标签各项内容，检查血袋有无破损渗漏，血液颜色是否正常。确认准确无误后，方可执行输血操作，并用符合标准的输血器进行输血。

（3）取回的血应尽快输用，最长不超过4 h，不得自行贮血。输用前将血袋内的成分轻轻混匀，避免剧烈振荡。血液内不得加入其他药物，如需稀释只能用静脉注射生理盐水。

（4）输血前后用静脉注射生理盐水冲洗输血管道。连续输用不同供血者的血液时，前一袋输尽后，用静脉注射生理盐水冲洗输血器，再接下一袋血继续输注。

2. 输血过程中

1）注意事项　输血过程中应先慢后快，再根据病情和年龄调整输注速度，并严密观察受血者有无出现输血不良反应，如出现异常情况应及时处理：减慢或停止输血，用静脉注射生理盐水维持静脉通路；立即通知值班医生和输血科（血库）值班人员，及时检查、治疗和抢救，并查找原因，做好记录。

2）核对检查　疑为溶血性或细菌污染性输血反应时，应立即停止输血，用静脉注射生理盐水维持静脉通路，及时报告上级医生，在积极治疗抢救的同时，做以下核对检查：

（1）核对用血申请单、血袋标签、交叉配血试验记录。

（2）核对受血者及供血者 ABO 血型、Rh（D）血型。用保存于冰箱中的受血者与供血者血样、新采集的受血者血样、血袋中血样，重测 ABO 血型、Rh（D）血型、不规则抗体筛选及交叉配血试验（包括盐水相和非盐水相试验）。

（3）立即抽取受血者血液并加肝素抗凝剂，分离血浆，观察血浆颜色，测定血浆游离血红蛋白含量。

（4）立即抽取受血者血液，检测血清胆红素含量、血浆游离血红蛋白含量、血浆结合珠蛋白测定、直接抗人球蛋白试验并监测相关抗体效价，如发现特殊抗体，应做进一步鉴定。

（5）如怀疑为细菌污染性输血反应，抽取血袋中血液做细菌学检验。

（6）尽早检测血常规、尿常规及尿血红蛋白。

（7）必要时，在溶血反应发生后 5～7 h 检测血清胆红素含量。

3）常见输血反应及处理

（1）输血传播性感染。输血前无相应病原体感染病史，无临床症状，血清标志物检测阴性。但输血后出现相应病原体感染症状，且从受血者体内分离出病原体与献血者体内的病原体具有高度的同源性。

① 输血传播病毒感染。a. 病毒性肝炎：由肝炎病毒引起，主要涉及乙型、丙型、丁型和戊型等肝炎病毒。b. 获得性免疫缺陷综合征：由人类免疫缺陷病毒引起，可并发各种机会性感染及肿瘤，严重者可导致死亡。c. 其他病毒感染：巨细胞病毒感染、EB 病毒感染、成人 T 细胞白血病/淋巴瘤、西尼罗病毒感染。

② 输血传播细菌感染。a. 革兰氏阳性球菌感染：常见于金黄色葡萄球菌、表皮葡萄球菌、肠球菌和链球菌等。b. 革兰氏阴性杆菌感染：常见于大肠杆菌、肺炎克雷伯菌、铜绿假单胞菌、变形杆菌、耶尔森菌、黏质沙雷菌等。c. 厌氧菌感染：常见于拟杆菌、梭状芽孢杆菌、产气荚膜梭菌等。

③ 输血传播寄生虫感染。a. 疟疾：由疟原虫感染引起，以反复发作的间歇性寒战、高热、随后出汗热退为特点，可引起脾肿大、贫血等表现。b. 巴贝西虫病：由巴贝西虫通过蜱类媒介感染引起的人兽共染性疾病。发病初期症状轻重悬殊。急性发病时颇似疟疾，具有间歇热、脾肿大、黄疸及溶血等特征。慢性发病患者的原虫血症可持续数月至数年不等。c. 克氏锥虫病：由克氏锥虫引起。急性期可出现发热、全身淋巴结肿大、心脏增大等表现；慢性期可出现心肌炎、心脏增大、食管或结肠扩张等表现。

④ 输血传播其他病原体感染。a. 梅毒：由梅毒螺旋体引起，通常除侵犯皮肤黏膜外，还可累及内脏器官出现相应临床表现。b. 克-雅氏病变异型：由朊病毒感染引起人畜共患的中枢神经系统退化性病变。朊病毒是蛋白质病毒，是一种蛋白质侵染颗粒，也是唯一不以 DNA、RNA 作为遗传物质的病毒。c. 真菌感染：白色念珠菌占绝大多数，也可见于热带念珠菌、毛霉菌等。

（2）输血非感染性反应。

① 过敏反应（anaphylaxis）：过敏原与体内已有的抗体间相互作用所致。在一些情况下，输入来自具有遗传性过敏体质献血者的抗体也会发生过敏反应。部分可见于先天性 IgA 缺乏的患者。多数发生在输血后期或即将结束时，也可在输血刚开始时发生。其表现轻重不一，轻者表现为皮肤瘙痒，局部或全身出现荨麻疹。重者可表现为面色潮红、腹痛、腹泻、血管神经性水肿（多见于颜面，表现为眼睑、口唇高度水肿）、喉头水肿、支气管痉挛，严重者可发生过敏性休克，危及生命。根据临床表现可分为局部性与全身性过敏反应。

防治：既往有输血过敏史者应尽量避免输血，若因病情需要确需输血时，输血前半小时口服抗过敏药。选用无过敏史的供血者，供血者在采血前 4 h 内不宜吃富含高蛋白和高脂肪的食物，宜饮糖水或清淡饮食，以免血中含有致敏物质。出现轻度过敏反应时，应减慢输血速度，给予抗过敏药物，如苯海拉明、异丙嗪或地塞米松，继续观察患者反应及皮肤情况；出现重度过敏反应时，应立即停止输血，保持静脉通路通畅，遵医嘱皮下或静脉注射 1:1 000 肾上腺素 0.5～1.0 ml；严密观察

精确麻醉护理

患者的生命体征及皮肤情况。抗过敏治疗，遵医嘱使用抗过敏药物如苯海拉明、氯苯那敏、氢化可的松和地塞米松。如有循环衰竭时予抗休克治疗。喉头水肿伴有严重呼吸困难者，需做气管切开。

② 溶血性输血反应（hemolytic transfusion reaction，HTR）。a. 急性/速发型溶血性输血反应：常发生在输血过程中、输血后即刻或输血后 24 h 内。由于输入血液与患者间的免疫不相容性，导致红细胞裂解或清除加速。常由 IgM 抗体引起，多为血管内溶血，最常见于 ABO 血型不相容输血。b. 慢性/迟发型溶血性输血反应：常发生在输血结束后 24 h 至 28 d。患者输血后体内产生针对红细胞血型抗原的意外抗体，当再次输血时，体内意外抗体可与输入红细胞相互作用，导致红细胞裂解或清除加速。常由 IgG 抗体引起，多为血管外溶血，最常见于 Rh 血型不相容输血。

临床表现过程：a. 开始阶段：由于红细胞凝集成团，阻塞部分小血管，从而引起四肢麻木、头胀痛、胸闷、心前区压迫感、腰背剧痛、恶心呕吐等。b. 中间阶段：由于红细胞发生溶解，大量血红蛋白散布到血浆中，则出现黄疸和血红蛋白尿（尿呈酱油色）。同时，伴有寒战、发热、呼吸困难、血压下降等症状。c. 最后阶段：一方面，由于大量的血红蛋白从血浆进入肾小管，遇酸性物质而变成结晶体阻塞肾小管。另一方面，由于抗原、抗体的相互作用，又可引起肾小管内皮缺血、缺氧而坏死脱落，进一步加重肾小管阻塞。临床出现少尿、无尿、蛋白尿和管型尿等急性肾功能衰竭症状，同时伴有高血钾症、酸中毒，严重时可致死亡。

防治：认真做好血型鉴定、交叉配血试验及输血前的核对工作，避免发生差错，严格执行血液保存要求；一旦怀疑发生溶血，应立即停止输血，维持静脉通路，给予氧气吸入，并通知医生；核对受血者与供血者的姓名、ABO 血型、Rh 血型；遵医嘱行皮下或肌内注射升压药或其他药物治疗（紧急情况可静脉注射）；将剩余血、患者血标本和尿标本送检；如评估后明确存在血管内溶血，应立即输注生理盐水以降低低血压和肾损伤的风险。输注速度通常为 100～200 ml/h 以保证尿量高于 1 ml/(kg·h) 或 100～200 ml/h，以降低急性少尿性肾衰竭的发生概率；使用血管加压药来维持血流动力学稳定，治疗低血压；保护肾脏；为解除肾血管痉挛，可行双侧腰部封闭或肾区热敷，同时行尿血红蛋白测定；碱化尿液，静脉注射碳酸氢钠，增加血红蛋白在尿液中的溶解度，减少沉淀，避免阻塞肾小管；密切观察病情，尤其是血压、尿量、尿色的变化并记录，对尿少、尿闭者，按急性肾功能衰竭处理。如出现休克症状，给予抗休克治疗；迟发型溶血反应的治疗，关键在于及时明确诊断。一旦明确诊断，症状轻者可对症处理，重者可按急性溶血性输血反应处理；为患者提供心理护理，缓解其紧张、恐惧心理。

③ 迟发型血清学输血反应：患者输血后体内出现具有临床意义的红细胞血型的意外抗体，常可维持数月至数年，外周血的血红蛋白值变化可不明显。

④ 非溶血性发热反应：在输血中或输血结束后 4 h 内，患者基础体温升高 1℃以上或伴有寒战，无原发病、过敏、溶血与细菌污染等所致发热证据。主要是由于输注了含有白细胞的血液成分与患者体内已有的抗体发生免疫反应，或血液储存过程中白细胞释放的可溶性细胞因子等所致。

防治：严格管理采血和输血器材，有效预防致热原，严格执行无菌操作。反应轻者在减慢输血速度后症状即可自行缓解，严重者应立即停止输血，密切观察患者生命体征。寒战时注意保暖；高热时给予物理降温；必要时遵医嘱给予解热镇痛药和抗过敏药（如阿司匹林、异丙嗪）等对症治疗；必要时给予肾上腺皮质激素。将输血器、剩余血液连同储血袋一并送检。

⑤ 输血后紫癜：多见于输血后 5～10 d，主要是由于患者体内血小板特异性抗体与献血者血小板上相应抗原结合形成抗原抗体复合物，导致患者血小板被破坏。可出现外周血中的血小板数量明显减少、皮肤瘀点或瘀斑，是一种自限性疾病。

⑥ 输血相关移植物抗宿主病：将具有免疫活性的淋巴细胞输注给免疫功能缺陷或免疫功能抑制的患者，其在机体内存活、增殖，并攻击宿主组织细胞。可出现发热、皮疹、肝功能损害、全血细胞减少、骨髓增生低下、造血细胞减少及淋巴细胞增多等。

⑦ 输血相关急性肺损伤：输血中或输血后 6 h 内出现急性呼吸困难伴进行性低氧血症，氧合指数（PaO_2/FiO_2）≤ 300 mmHg，胸部 X 线示双侧肺浸润，且无输血相关性循环超负荷及输血引起的严重过敏反应和细菌污染反应等表现。可予复苏、吸氧、机械通气和血管加压药物支持。

⑧ 输血相关呼吸困难：输血结束后 24 h 内发生呼吸窘迫，不符合输血相关性急性肺损伤、输血相关循环超负荷或过敏反应等诊断依据，且不能用患者潜在或已有疾病解释。

⑨ 输血相关循环超负荷：由于输血速度过快、输血量过大或患者潜在心肺疾病不能有效接受血液输注容量等所致急性心功能衰竭。可出现发绀、气急、心悸、听诊闻及湿性啰音或水泡音等表现。

防治：严格控制输血速度和短时间内输血量。对心肺疾病患者或老年人、儿童尤应注意；出现肺水肿症状时，应立即停止输血，及时通知医生，配合抢救。协助患者取端坐位，两腿下垂，以减少回心血量，减轻心脏负担；加压给氧，可使肺泡内压力增高，肺泡内毛细血管渗出液的产生减少。同时给予 20%～30% 乙醇湿化吸氧，乙醇可降低肺泡内泡沫的表面张力，使泡沫破裂消散，从而改善肺部气体交换，减轻缺氧症状；遵医嘱予以镇静、镇痛、利尿、强心、扩血管等药物治疗以减轻心脏负荷。同时应严密观察病情变化并记录；清除呼吸道分泌物，保持呼吸通畅，定时给患者拍背，协助排痰，并指导患者进行有效咳嗽；必要时用止血带进行四肢轮扎，即用止血带或血压计袖带做适当加压，以阻断静脉血流，但动脉血流仍流通。每隔 5～10 min 轮流放松一侧肢体的止血带，可有效地减少静脉回心血量，待症状缓解后，逐步解除止血带。心理护理，耐心向患者解释检查和治疗的目的，以减轻患者的焦虑和恐惧。

⑩ 其他。如输血相关性低血压、铁超负荷、肺血管微栓塞、空气栓塞等。

（3）大量输血相关并发症。

① 凝血功能障碍：由于患者在出凝血过程中会丢失或消耗大量血小板及凝血因子，或血液成分中血小板及不稳定凝血因子含量随着保存期延长而下降，或以具有抗凝作用枸橼酸盐为主要成分的血液制剂大量输注，或抗休克扩容时静脉输注大量晶体液使患者机体残存的血小板与凝血因子含量更低所致。

② 枸橼酸盐中毒：全血及血液成分大多采用以枸橼酸盐为主要成分的抗凝剂。大量输血或实施血液成分置换时，可导致患者血浆中枸橼酸盐浓度达到 1 g/L 及以上，易引起中毒。患者出现手足抽搐、血压下降、心率减慢。心电图显示 Q-T 间期延长，甚至心搏骤停。防治方法：遵医嘱每输注库存血 1 000 ml，静脉注射 10% 葡萄糖酸钙 10 ml，预防发生低血钙。

③ 出血倾向：由于稀释性血小板减少，库存血超过 3 h 后，血小板存活指数仅为正常的 60%；凝血因子减少，在库存血液中，血浆中第 V、Ⅷ、Ⅺ 因子都会减少；枸橼酸钠输入过多，枸橼酸钠与钙离子结合，使钙离子下降，从而导致凝血功能障碍。

临床表现：皮肤黏膜瘀斑，穿刺部位大块淤血或手术伤口渗血。

防治方法：短时间内输入大量库存血时，应严密观察患者意识、血压、脉搏等的变化，注意皮肤、黏膜或手术伤口有无出血，严格掌握输血量。当输注红细胞 5 U 以上时，应考虑及时补充血小板或凝血因子。根据凝血因子缺乏情况补充有关成分。

④ 高钾血症（hyperkalemia）：全血和红细胞成分中血钾离子浓度随保存时间延长而逐渐增高。大量输注保存期相对较长的全血和红细胞成分时，可导致患者机体内血钾离子浓度明显增高。处理：避免输注含钾液体。静脉给予葡萄糖酸钙、胰岛素来纠正。

⑤ 低钙血症（hypocalcemia）：全血及血液成分大多采用以枸橼酸盐为主要成分的抗凝剂。大量输血或实施血液成分置换时，易引起患者血钙离子浓度明显降低。可以经静脉补钙。

⑥ 高氨血症（hyperammonemia）：全血和红细胞成分中血氨随保存时间延长而逐渐增高。大量输注保存期较长的全血和红细胞成分时，可导致患者机体内血氨浓度明显增高。

⑦ 酸碱平衡失调：全血和红细胞成分保存液中含有枸橼酸盐等。随保存时间延长则乳酸生成增加。大量输注时，可导致患者机体酸碱平衡失调。

⑧ 低体温（hypothermia）：由于快速大量输注温度低于患者体温的全血和血液成分，患者体温 ≤ 36 ℃，使血红蛋白与氧亲和力增加，从而影响氧在器官与组织中释放，最终导致器官与组织的缺氧状况。低体温会降低枸橼酸盐代谢，降低肝脏代谢，降低药物清除率，减少急性时相产物，减少凝血因子的合成。

防治方法：大量输血前将库存血放在温度适宜的环境中，待其温度自然升至室温再输入；也可以用热水袋加温输血的肢体，输血过程中可用温热的生理盐水冲管；大量快速输血时维持房间温度在 24 ~ 25 ℃为宜；给患者保暖，避免不必要的躯体暴露，向低体温者给予热水袋、加温毯保暖，注意防止烫伤；密切观察并记录患者的体温变化直至体温恢复正常且稳定；如有需要可使用血液加温器加热血液制品。

3. 效果观察

密切观察患者的面色、眼睑、口唇的变化。动态监测患者的血气分析、血栓弹力图等。

4. 记录

输血完毕后，医护人员将输血记录单（交叉配血报告单）存于病历中，并详细记录患者的生命体征、监测指标等，同时将血袋保存至少 24 h。出现输血反应时，医护人员逐项填写患者输血反应回报单，并返还输血科（血库）保存。

5. 回收式自身输血

血液回收是指用血液回收装置，将患者体腔积血、手术中失血及术后引流血液进行回收、抗凝、滤过、洗涤等处理，然后回输给患者。血液回收必须采用合格的设备，回收处理的血液必须达到一定的质量标准，体外循环后的机器余血应尽可能回输给患者。

（1）手术中红细胞的回收、储存和回输原则：① 用于预计用血量较大的手术，如心脏、大血管和骨科手术等。② 从无菌手术区间回收的血液，通过收集装置用生理盐水洗涤处理后应尽快回输并做适当标记，标签至少包括患者姓名、住院号、采集和过期的时间，以及用途，如"仅为自体输血"。③ 回收血储存在室温环境下，应在 6 h 内进行回输，以保证红细胞活性并减少细菌感染的机会。

（2）回收血禁忌证：① 血液流出血管外超过 6 h；② 怀疑流出的血液被细菌、粪便、羊水或消毒液等污染；③ 怀疑流出的血液含有癌细胞；④ 流出的血液严重溶血。

四、精确评价反馈

1. 重症患者和复杂手术患者容量管理护理

重症患者和复杂手术患者的不良转归常与输液不足或过度输液有关。术中输液不足导致有效循环血容量减少、组织器官灌注不足、器官功能受损，而过量输液则可引起组织水肿，损害患者的心、肺等脏器功能。液体治疗的目标是维持与患者心血管功能状态匹配的循环容量，获取最佳心排血量、维持组织灌注和器官功能。满意的循环血容量能够保证足够的麻醉深度以对抗手术创伤对机体产生的不良影响，避免循环血容量不足时为获得适当的血压而一味减轻麻醉，因手术创伤应激导致血管极度收缩，组织灌注受损，从而影响器官功能。

主张对重症患者和复杂手术患者实施目标导向个体化的输液策略。输液的速度和剂量应维持心率和收缩压变化幅度不超过术前的 ±20%，CVP 为 4 ~ 12 cmH$_2$O，尿量不少于 0.5 ml/(kg·h)，混合静脉血氧饱和度不低于 75%，血乳酸不大于 2 mmol/L，每搏变异量不大于 13%。脓毒症、休克、烧伤、肠梗阻、肝功能衰竭、心力衰竭、多器官衰竭、颅脑损伤、急性呼吸窘迫综合征的患者以及重度妊高征孕妇等进行复杂手术的液体治疗，应首先判定患者的病理生理特点，综合动态监测的结果，采用适当种类的液体，并针对术中液体的实际需要量进行积极治疗，以达到良好的组织灌注。

2. 小儿容量管理护理

围手术期应根据患儿的需要，并考虑液体的电解质、含糖量和渗透浓度选择相应的液体。如果患儿没有大量的出血，不需要应用胶体液来替代晶体液进行复苏治疗。有持续排尿及不可见的体液丢失的患者，为非胶体液丢失，主要应用晶体液替代治疗。需注意：为了维持患儿术中内环境稳定，晶体液在组成上须是等张的；术中输注的液体渗透压应接近儿童生理渗透压；术中不必常规应用葡萄糖，但对一些高危患者，如新生儿，仍须应用葡萄糖输注，同时监测血清葡萄糖水平。

在临床实践中，应根据液体治疗的不同目的、疾病的种类、功能性血流动力学状态、围手术期的不同阶段等多方面因素，个体化地选择液体种类与治疗方案。一般进入手术室后的第一袋液体主要用晶体液纠正体液丢失，维持生理需要量，补充功能性细胞外液，改善组织灌注；当患者存在血容量不足而需大量补液时，建议补充晶体液，同时，适量输注胶体液，以控制输液量，减轻组织水肿；如患者无低血容量，仅需补充细胞外液或功能性细胞外液时，建议以晶体液补充生理需要量；对于需大量液体复苏的危重患者，尤其是合并急性肺损伤时，建议选择人血白蛋白实施目标导向的限制性液体治疗。

第三节　容量管理精确护理规范和培训

一、思维导图

1. 容量管理精确护理实践的评估与监测

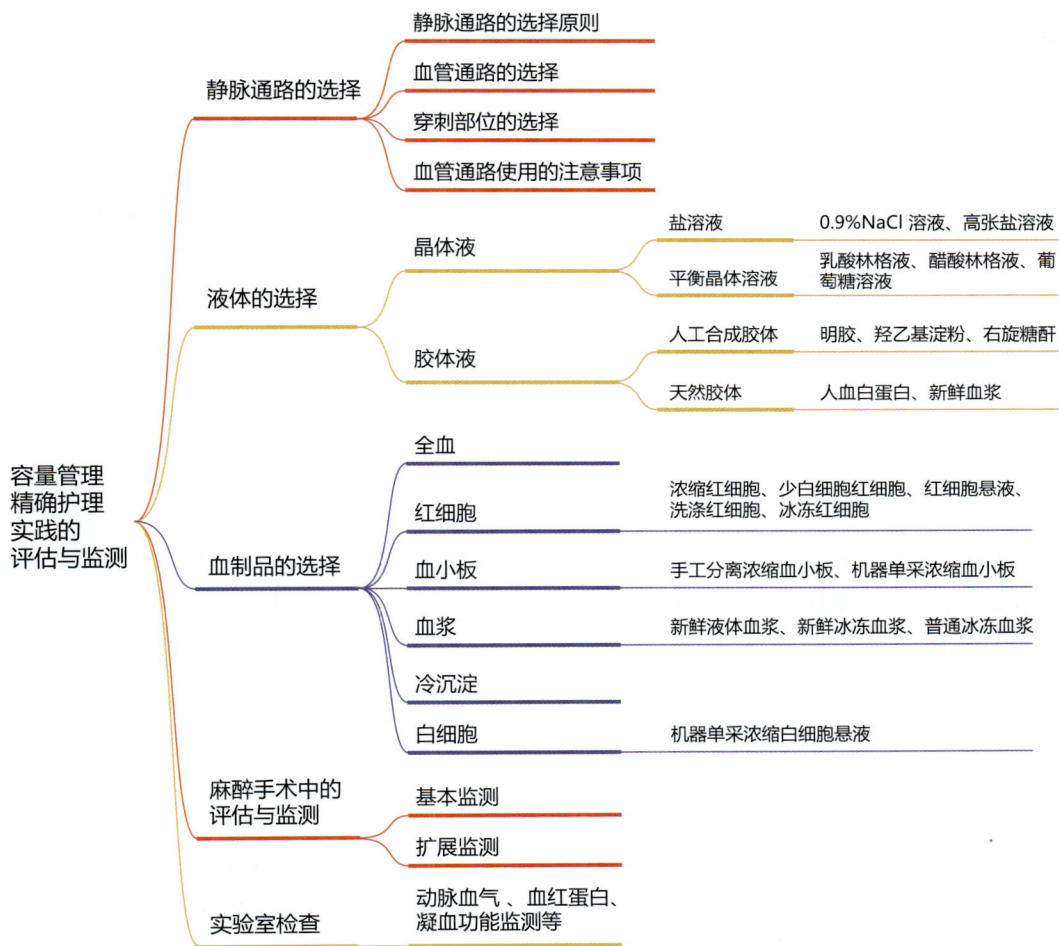

容量管理精确护理实践的评估与监测	静脉通路的选择	静脉通路的选择原则	
		血管通路的选择	
		穿刺部位的选择	
		血管通路使用的注意事项	
	液体的选择	晶体液	盐溶液　0.9%NaCl 溶液、高张盐溶液
			平衡晶体溶液　乳酸林格液、醋酸林格液、葡萄糖溶液
		胶体液	人工合成胶体　明胶、羟乙基淀粉、右旋糖酐
			天然胶体　人血白蛋白、新鲜血浆
	血制品的选择	全血	
		红细胞	浓缩红细胞、少白细胞红细胞、红细胞悬液、洗涤红细胞、冰冻红细胞
		血小板	手工分离浓缩血小板、机器单采浓缩血小板
		血浆	新鲜液体血浆、新鲜冰冻血浆、普通冰冻血浆
		冷沉淀	
		白细胞	机器单采浓缩白细胞悬液
	麻醉手术中的评估与监测	基本监测	
		扩展监测	
	实验室检查	动脉血气、血红蛋白、凝血功能监测等	

5

2. 容量管理精确护理实践的计划措施

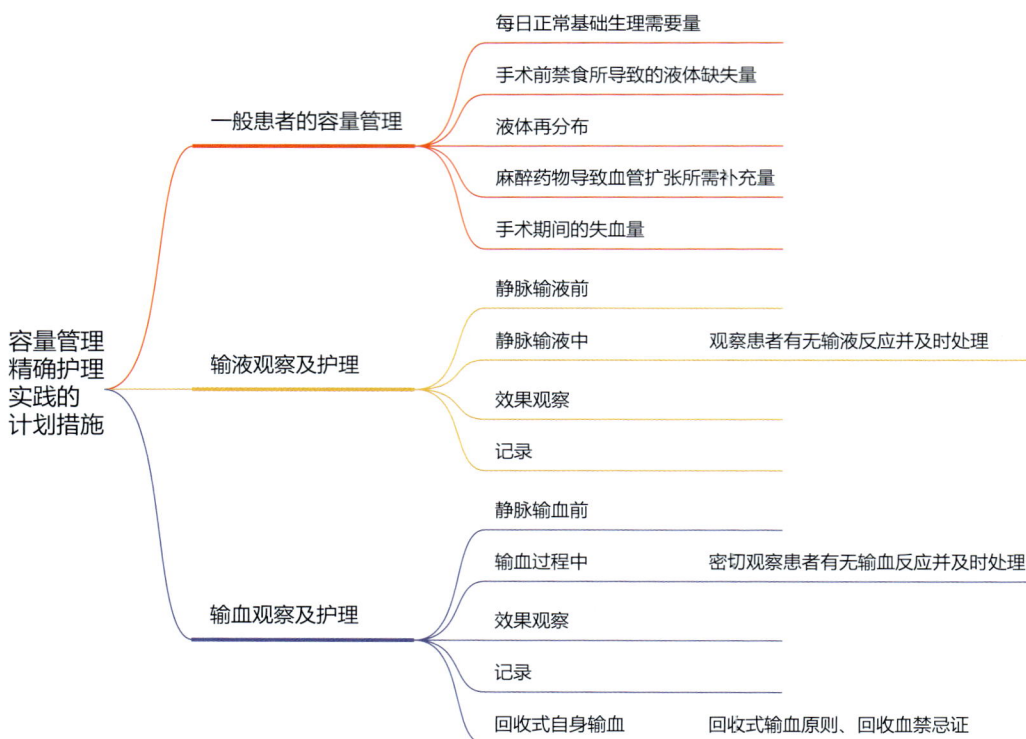

```
                                        每日正常基础生理需要量
                                        手术前禁食所导致的液体缺失量
                        一般患者的容量管理    液体再分布
                                        麻醉药物导致血管扩张所需补充量
                                        手术期间的失血量

                                        静脉输液前
容量管理                                  静脉输液中        观察患者有无输液反应并及时处理
精确护理         输液观察及护理
实践的                                    效果观察
计划措施                                  记录

                                        静脉输血前
                                        输血过程中        密切观察患者有无输血反应并及时处理
                        输血观察及护理      效果观察
                                        记录
                                        回收式自身输血      回收式输血原则、回收血禁忌证
```

二、典型案例

案例一： 患者，男，23 岁，主诉因火焰烧伤伴呼吸困难 20 min 入院，入院时患者意识模糊，胸腹部及下半身呈焦痂样改变。查体：体温 35.9℃，脉搏 67 次/mir，呼吸频率为 30 次/min，血压 60/20 mmHg。患者烧伤面积 80%，创面分布于躯干及双下肢，布满黑色炭样物质，底呈苍白色、焦痂样改变，双足及双膝关节因焦痂张力牵拉呈屈曲状，双手呈爪形。入院诊断：火焰烧伤 80%、重度吸入性损伤、急性呼吸功能障碍、低血容量性休克。

讨论：

1. 烧伤患者为什么会出现低血容量性休克？

患者皮肤烧伤后，血管内皮细胞被损坏，毛细血管通透性增强，导致大量的白蛋白及电解质经创面流失，血容量降低，引起低血容量性休克以及低蛋白血症。白蛋白主要应用于烧伤患者的液体复苏和低蛋白血症的纠正。

2. 如何选择烧伤休克期液体复苏的时机及复苏液体？

烧伤休克期液体复苏，是烧伤救治中一直关注与探讨的焦点之一。烧伤后第 1 个 24 h 渗出液增加，补充的胶体液不能保留在血管内，反而渗出到组织间隙，加重水肿、影响后期组织间液的回吸收、增加感染的可能。因此，主张烧伤后第 1 天只补充电解质溶液，伤后约 18 h 毛细血管恢复半透膜功能后，在第 2 个 24 h 再补充胶体液，才能使其保留在血管内。如果在单位时间内补液过多、过快，其发生肺水肿、脑水肿、胸腔积液和腹腔间隙综合征的概率增高，创面容易感染，且有出现严重低蛋白血症的风险。多项荟萃分析研究发现，对于烧伤患者，使用白蛋白进行液体复苏并不能降低患者死亡率，改善预后。还有研究发现，对于伴发严重低蛋白血症的烧伤患者，处理不当不但易引起器官功能障碍，而且预后和转归都较差。

3. 在烧伤患者如何使用白蛋白？

国内目前就烧伤患者白蛋白使用的问题达成如下共识：

（1）烧伤休克期液体复苏：严重烧伤患者应早期联合使用晶体液与胶体液。胶体液应首选血浆；如血浆来源不足，可用白蛋白代替（推荐使用 5% 等渗白蛋白，也可使用 10% 以上高渗白蛋白，老年和小儿烧伤患者慎用高渗白蛋白）；如血浆和白蛋白来源不足或存在应用禁忌，可适量选用非蛋白胶体液。

（2）纠正烧伤后低蛋白血症：对需要营养支持的烧伤患者，白蛋白不应作为能量底物补充；对已经补充足够能量和营养底物但仍出现低蛋白血症者，可使用白蛋白。血清白蛋白浓度低于 30 g/L 时应补充白蛋白，建议使用 10% 以上高渗白蛋白；当血清白蛋白浓度达到 35 g/L 以上时，应停止补充白蛋白。

案例二：患者，女，43 岁，67 kg，入院诊断为肝脏肿瘤，拟全身麻醉下行右半肝切除术。入手术室后监测 HR、SpO$_2$、有创动脉血压（arterial blood pressure，ABP）、中心静脉压（CVP）、心指数（cardiac index，CI）、每搏量变异度（SVV）。诱导使用丙泊酚、瑞芬太尼和罗库溴铵。气管插管后潮气量按 8 ml/kg 维持机械通气，麻醉维持使用七氟烷和瑞芬太尼。手术体位为仰卧位，手术开始后放腹水 6 L，此时 ABP 和 CI 下降，CVP 与 SVV 为正常水平。麻醉医生建议降低腹水排出速度，未行补液处理。肿瘤切除过程中出血约 1200 ml，此时 CVP 为 8 cmH$_2$O，SVV 为 16%，麻醉医生判断患者低血容量，予以胶体液 1 500 ml 输入，待血流动力学稳定后 SVV 为 10%，认为容量已恢复正常，停止液体快速输注。

讨论：

1. 该患者是否适用目标导向液体治疗（goal-directed fluid therapy，GDFT）？哪些患者适用 GDFT？

该患者术中腹水丢失量与失血量均较大，适合使用 GDFT 指导液体治疗。推荐使用 GDFT 的病例可参考英国术后快速康复协会专家共识：① 术后 30 天死亡率＞1% 的大手术；② 术中出血＞500 ml 的大手术；③ 开腹大手术；④ 高风险患者（年龄＞80 岁、左心衰竭、心肌梗死、脑血管意外或周围血管疾病病史）术后 30 天死亡率＞0.5% 的中等手术；⑤ 证据表明低血容量或持续性低灌注（如持续乳酸性酸中毒）；⑥ 意外出血，液体丢失，或液体需求量＞2 L。

2. 与传统补液法则相比，GDFT 的优势是什么？

传统的补液通常按照 4-2-1 法则加第三间隙丢失量，有观点认为第三间隙不可考证，按此方法补液往往会导致术后水肿、恶心呕吐以及一些心脏或肺部并发症。GDFT 一方面通过补液改善了组织灌注，保证了组织氧供，减少了因灌注不足引起的并发症；另一方面通过严格的监测手段避免了因液体过量引起的并发症。最终结果是总并发症发生率下降，死亡率下降，患者住院时间缩短，此即为 GDFT 的优势。

3. 假如该患者术中发现肿瘤侵犯膈肌，剔除肿瘤的过程中膈肌穿破，此时 SVV 是否还能正确指导 GDFT？

机械通气相关参数评估容量的基本原理是基于胸腔闭合且机械通气的假设之上，膈肌穿破后一侧胸腔为开放状态，此时 SVV 不能用于正确指导 GDFT。

第四节 容量管理精确护理的热点和前沿

一、领域热点

(一)动态准确评估容量反应性

评估患者的容量反应性来指导容量治疗,有利于降低患者容量过负荷的风险。传统的静态血流动力学参数如中心静脉压、肺毛细血管楔压等难以准确评估容量反应性;而容量负荷试验、心肺相互作用评价、呼气末二氧化碳分压等动态变化的血流动力学参数能够很好地预测容量反应性,掌握各项参数的优势和局限,更好地指导临床,保障患者安全。

(二)基于 SVV 的容量管理策略

采用基于 SVV 的容量管理策略,可通过及时识别循环异常状态,合理使用液体输注、血管药物,使得患者术中循环状态更优化,从而改善微循环灌注,降低围手术期肺换气功能异常的发生率,缩短患者术后 ICU 停留时间。随着麻醉护理的专科化、专业化发展,麻醉专科护士的容量管理能力也将逐渐纳入其中。

二、发展前沿

目前的容量管理倾向于目标导向液体管理。目标导向液体治疗(GDFT)是目前临床上加速康复外科的重要手段。它是以测量与心排血量或总氧输送有关的关键生理学指标为基础指导输液,并可按需给予增加心肌收缩力药物、血管加压药、血管扩张药和适当输注红细胞来调控各变量达到合适水平,以达到改善组织灌注和临床预后的目标。根据患者性别、年龄、体重、疾病特点、术前全身状况和血循环容量状态等指标,采取个体化补液方案。基本原则是按需而入,控制补液总量及补液速度,重视心肺基础性病变,结合术前 3 d 和手术当天患者的症状和体征,制订合理的补液方案。其原则是优化心脏前负荷,既维持有效循环血容量、保证微循环灌注和组织氧供,又避免组织水肿,降低并发症发生率,减少住院天数。实施 GDFT 过程中,需要连续、动态监测患者的容量反应性指标,维持血压波动不低于正常值的 ±20%,心率不快于正常值的 ±20%,CVP 处于 4 ~ 12 cmH_2O,尿量维持在 0.5 ml/(kg·h)以上,血乳酸不超过 2 mmol/L,中心静脉血氧饱和度 > 65%,SVV 不超过 13%。

参考文献

［1］ BERG SM，BITTNER EA.麻省总医院术后监护管理手册［M］.北京：人民卫生出版社，2020.

［2］ 刘克玄.围术期液体管理核心问题解析［M］.北京：人民卫生出版社，2018.

［3］ 许幸.麻醉手术期间液体治疗专家共识(2014版)解读［J］.麻醉与监护论坛，2014，21(6)：419-426.

［4］ 刘保江，晁储璋.麻醉护理学［M］.北京：人民卫生出版社，2013.

［5］ 郭曲练，姚尚龙.临床麻醉学［M］.北京：人民卫生出版社，2016.

［6］ 黄艰，杨贞，高宪，等.基于每搏量变异的容量管理策略在梗阻性黄疸患者手术麻醉管理中的应用［J］.第三军医大学学报，2018，40(10)：918-922+933.

［7］ 郭芳.围术期动态评估容量反应性的研究进展［J］.中国微创外科杂志，2017，17(8)：740-744.

（段　娜　许彩彩）

精确麻醉护理

第六章
创伤患者精确麻醉护理

第一节　概　述

创伤（trauma）被定义为由于机械、化学、高温、电流或其他超过身体能耐受的能量对身体造成的物理损伤。随着工业和交通现代化的发展，创伤患者日趋增多，创伤已成为全球范围内的五大死亡原因之一。由此可见，创伤给社会造成了巨大损失，对人民生命健康构成巨大威胁。虽然创伤通常被认为是一系列不可避免的意外事故，但实际上它是一种已知危险因素的疾病，像癌症和心脏病等其他疾病一样，创伤的危险因素是可以改变的，可以在发生之前避免伤害。因为大多数创伤患者需要立即行急诊手术，病情的严重和复杂程度很不一致，临床医生又常常无法获得患者的完整病史（包括合并症），加上难以预期的结果，因此，对创伤患者的急救处理和麻醉管理是一项难度较高的工作。为此，首先要了解严重创伤的病理生理变化；其次是掌握创伤患者的病情评估和处理措施；最后是选择合适的麻醉方法和药物，以及预防和治疗术中和术后的并发症。

全身麻醉的第一关就是诱导和气管插管，主要是在保障良好的血流动力学前提下完成气管插管，为麻醉维持期和实施手术提供良好的基础。传统的麻醉深度的判断与控制主要依靠临床体征和麻醉医生的临床经验，存在许多影响因素和不确定性，创伤患者血流动力学大多处于不稳定状态，给实施麻醉及判断麻醉深度带来不小的困难。近年来随着监测治疗手段的不断提升，例如，能准确反映麻醉镇静深度的脑电意识深度监测系统、闭环监测指导肌松效果的肌松监测以及可以指导容量治疗的微创心功能监测仪，都已经比较成熟地应用于临床麻醉工作中。因此，如何实施精确麻醉并减少麻醉不良反应，一直是现代麻醉发展的目标。

第二节　创伤患者精确麻醉护理实践

一、精确评估与监测

迅速评估患者伤情并及尽早制订复苏方案对创伤患者非常重要。创伤患者的初期评估包括 ABCDE 五项检查，即气道（airway）、呼吸（breathing）、循环（circulation）、功能障碍（disability）和暴露（exposure）。如果前三项检查之一存在功能障碍，则必须立即开始复苏，对于严重创伤者，评估应与复苏同步进行，不能因为评估而延误对患者的复苏。应假定所有创伤患者都存在颈椎损伤、饱胃和低血容量，直至确定诊断，麻醉处理过程中也必须予以考虑。气道、呼吸和循环三个方面稳定后还必须要对患者做进一步检查和评估，包括从头到脚的全面体检，神经功能评估（Glasgow 昏迷评分、运动和感觉功能的评估），实验室检查（血型和交叉配血试验、血细胞计数、凝血功能、电解质、血气分析、血糖、肾功能和尿常规等）、ECG 和影像学检查（CT、MRI、超声检查等），目的在于发现在初步评估中可能遗漏的隐匿性损伤，评估初步处理的效果，并为进一步处理提供方向。

对麻醉医生来说，在急诊手术中对创伤患者进行监测尤其具有挑战。监测的目的是便于对病情和疗效做出正确估计和判断，以利于指导和调整治疗计划，提高麻醉质量和安全性。创伤患者的监测策略遵循美国麻醉医师协会基本麻醉监测的标准，与对一般手术患者的监测相同，对氧合、通气、循环、体温进行持续监测，这些监测在手术早期可以通过常规、无创的方式进行，但对于创伤患者，常常需要额外的（多数为有创）监测。

常用的监测项目如下：

1. 脉率与动脉血压

严重休克时，由于外周血管极度收缩，采用袖带血压计难以准确测出血压，此时如经桡动脉穿刺置管直接测定动脉血压，有助于判断病情，根据直接动脉压并参考中心静脉压值，决定继续补液或是使用血管活性药。放置桡动脉导管后，还可作为动脉血气分析的采血通道。

2. 尿量

当每小时尿量少于 20 ml 时，提示应继续加强抗休克措施，补足血容量后，尿量即可增多。若经大量输液后尿量仍保持在较低水平，应警惕并发肾功能不全。

3. 中心静脉压与肺毛细血管楔压

当中心静脉压和动脉压均在低值时，常提示血容量不足，应继续加快补液。若经快速输血或补液后病情无改善，动脉压仍在较低水平而中心静脉压已上升至较高水平，提示右心功能障碍，应减慢输液速度和使用正性肌力药物支持心脏功能。左心功能受损时，左室舒张末期压将明显上升，但中心静脉压仍可保持正常。肺毛细血管楔压能准确反映左室舒张末期压，压力低于 8 mmHg，提示有相对血容量不足；若超过 20 mmHg，说明左心功能异常；超过 30 mmHg，

精确麻醉护理

提示已存在左心功能不全。

4. 体温

在严重休克初期，患者的中心温度与外周温度差加大，经治疗改善组织灌流后，温度差即可减小。

5. 血细胞比容

通过血细胞比容可了解组织供氧情况。血细胞比容达30%时，组织的供氧最好；若低于25%，提示应补充全血或含红细胞的血液制品。

6. 动脉血乳酸盐

它是监测无氧代谢有价值的指标，是了解疗效和判断预后的重要指标。若患者呈现乳酸盐持续性升高，常提示预后不良。

7. 动脉血气

当患者 $PaCO_2 > 65$ mmHg 或 $PaO_2 < 50$ mmHg 时，需行气管插管和机械通气治疗。根据 PaO_2 与 $PaCO_2$ 之间的关系，可推算肺泡-动脉血氧分压差（$P_{A-a}O_2$），用此评价呼吸功能，较单纯测定 PaO_2 与 $PaCO_2$ 意义更大。凡吸入空气时 $P_{A-a}O_2$ 大于 $50 \sim 60$ mmHg 或吸纯氧时大于 $350 \sim 450$ mmHg，提示需要用呼吸机行呼吸支持。根据动脉血气分析结果，还可鉴别体液酸碱紊乱的性质。

二、精确问题分析

（一）创伤患者麻醉的特点

由于严重创伤患者的病情特点，使得对此类患者的麻醉处理明显不同于其他患者，可概括为以下三个方面。

1. 谨慎选用麻醉方法和麻醉药物

任何全身麻醉药都是机体各系统、器官的抑制剂，故选用麻醉药及掌握麻醉药用量非常重要。椎管内麻醉尽管用药量少，但其对血流动力学影响明显，因此，选择使用时需谨慎。对于严重创伤伴有失血性休克的患者，任何静脉麻醉药均可抑制心血管系统，可能导致患者出现显著的低血压，甚至发生心搏骤停。因此，对严重创伤伴有失血性休克的患者必须减少麻醉药剂量，或选用对心血管系统影响小的麻醉药。

2. 难以配合

采用局部麻醉、神经阻滞麻醉和椎管内麻醉等麻醉方法，皆需患者合作。严重创伤患者多疼痛难忍，且由于严重循环障碍，患者多烦躁不安，难以保证满意的手术野，尽管这些麻醉方法简单易行，但有时却难以采用。

3. 难以避免呕吐和误吸

严重创伤患者，多处于饱胃状态，需警惕麻醉药及机械性刺激引起呕吐甚至误吸，严重威胁患者安全。对于此类患者的麻醉处理，必须做到确保消化道与呼吸道隔离，并要维持到术后患者完全清醒时为止。

（二）创伤患者麻醉方式的选择

针对创伤患者的麻醉，可根据创伤部位、手术性质和患者情况选用神经阻滞、椎管内阻滞或全身麻醉。椎管内阻滞适用于下肢创伤手术，对有严重低血容量甚至休克患者，禁用蛛网膜下腔阻滞；在补充血容量的前提下，慎用连续硬膜外阻滞；全身麻醉则适用于各类创伤患者。但是，不能绝对肯定某种麻醉药或麻醉技术较其他药物或方法更优越，麻醉方法的选择取决于：① 患者的健康状况；② 创伤范围和手术方法；③ 对某些麻醉药物是否存在禁忌，如氯胺酮不适用于颅脑外伤患者；④ 麻醉医生的经验和理论水平。

1. 部位麻醉

局部浸润麻醉和神经阻滞对呼吸、循环的干扰最小，可以用于创伤及创伤性休克患者。位于肢体的手术多可在局部浸润麻醉或神经阻滞下完成；臂丛与坐骨神经阻滞，用于单侧下肢任何部位手术，效果均满意。局部浸润麻醉对休克患者的局部小手术是一种安全、简便的方法，应当受到重视，特别对缺乏麻醉人员或设备简陋的基层医院，更应提倡此种麻醉方法。在休克情况下，患者对局部麻醉药物的耐量相应降低，应严格控制用量，以防中毒反应。

2. 椎管内麻醉

椎管内麻醉对人体的生理影响与阻滞范围直接相关。有的创伤及失血患者正处于休克代偿期，尽管血压"正常"，但血容量已明显减少，即使硬膜外阻滞范围小，亦有致心脏停搏的危险。从原则上讲，在休克好转前，禁用椎管内麻醉，但对病情较轻、术前经治疗已使低血容量得到一定程度纠正的患者，低、中平面的硬膜外阻滞仍可考虑，但应谨慎从事。置入硬膜外导管后，不宜立即注药，待平卧位建立输液通道后，再分次小量试探性注药；严格控制阻滞范围，加强动脉压监测，实施升压复苏措施；若循环变化明显，应立即放弃硬膜外阻滞，改用其他麻醉方法。

3. 全身麻醉

严重创伤如为多发骨折，头颈、躯干损伤患者，都应选用全身麻醉下手术，但应避免深麻醉。

1）吸入全身麻醉　绝大部分吸入高浓度全身麻醉药均抑制循环功能，其程度与全身麻醉的深度成正比。对创伤患者应采用低浓度静吸复合麻醉以减少对循环功能的抑制。相较于氟烷和安氟烷，异氟烷与地氟烷的心肌抑制作用小，七氟烷对心肌抑制作用较小，且对心、脑缺血再灌注损伤具有保护作用。

2）静脉全身麻醉

（1）依托咪酯理论上对交感神经和压力感受器影响小，可用于对血流动力学不稳定患者的诱导，但也需注意掌握推注速度和剂量。

（2）丙泊酚虽可产生与剂量相关的心肌负性变力性作用，但较硫喷妥钠轻。氯胺酮具有兴奋循环作用，静脉注射 2.0 mg/kg 后 5 min，心率增快 33%，动脉血压上升 23%，心排血量增加 41%；注药后 30 min，动脉血压略有降低，但仍明显高于用药前水平，明显优于氟烷、安氟醚及异氟醚。

（3）经大量病例观察，氯胺酮用于休克患者时麻醉效果满意，绝大部分患者在给药后动脉血压均有不同程度升高，但需指出，氯胺酮兴奋循环主要是通过兴奋交感神经作用，增加内源性儿茶酚胺，它对心脏本身实际上有负性变力性作用，因此，用于交感神经反应已削弱的危重患者，就显示出循环抑制效应，在考虑是否将氯胺酮用于休克患者时，应根据患者的具体情况予以权衡。

（4）芬太尼家族的镇痛药镇痛效应强，可应用于严重创伤患者，芬太尼不影响容量血管与静脉回流，对心房压、心室压及左室舒张末期压亦无明显影响，即使用量增至 20 pg/kg，动脉压仅降低 10%，若再加大剂量，动脉血压并不继续下降。芬太尼、舒芬太尼、瑞芬太尼均可用于创伤性休克患者的麻醉维持，若与氧化亚氮合用，可减少药物的用量，获得满意的麻醉效果。

（三）麻醉诱导

麻醉诱导的关键之一是必须首先控制呼吸道，防止胃内容物反流和误吸，麻醉护士可采取下列措施：

（1）放置胃管：放置粗胃管吸引，不能完全吸尽胃内容物，但因胃管刺激有时诱发呕吐，切忌在患者处于昏迷、休克时施行。

（2）西咪替丁为 H_2 组胺受体阻滞药，有降低胃液酸度、减少胃液分泌、减轻酸性液误吸综合征严重程度的功效。

（3）表面麻醉：清醒气管插管是保证呼吸道通畅、避免误吸最安全的方法。静脉诱导插管应结合压迫环状软骨法进行，并由技术熟练者操作。可供参考的方法如下：① 抽吸胃管时尽量吸尽胃内容物；② 吸纯氧去氮；③ 静注阿托品 0.5 mg；④ 静注小剂量非去极化肌松药，如先静注泮库溴铵 1～2 mg，以防止琥珀胆碱诱发的肌震颤；⑤ 静注异丙酚（1～2 mg/kg）或氯胺酮（12 mg/kg）或依托咪酯（0.3 mg/kg）诱导；继之静注琥珀胆碱 1～1.5 mg/kg；⑥ 施行控制呼吸，麻醉助手向脊柱方向压迫环状软骨以压瘪食管上口，防止气体进入胃内；⑦ 迅速暴露声门、插管，并将导管套囊充气。

呕吐、误吸不仅可发生于麻醉诱导期，还易发生于麻醉苏醒期，因此，创伤急诊手术后，麻醉护士必须等待患者咳嗽、吞咽反射恢复、呼之能应答后再谨慎拔管。

（四）麻醉维持

对创伤患者实施麻醉时必须掌握多种麻醉药复合的平衡麻醉原则，以尽量减轻麻醉对机体的负担，尤其在长时间麻醉时，不宜使用单一的吸入麻醉药，否则麻醉药在组织中过饱和，易导致术后肺部并发症。有人认为长时间麻醉的固定体位，可致身体的低重部位血液淤滞，例如，侧外位时，上侧肺的 V/Q 比值增大，下侧者减少，由此可致下侧肺萎陷或肺不张。另外，长时间麻醉时为减少全身麻醉药用量，宜尽量采用全身麻醉辅助局部麻醉或阻滞麻醉。

三、精确计划措施

（一）创伤患者麻醉期间循环管理

对严重创伤患者在麻醉期间的循环管理应做到以下四点。

1. 维持良好的组织灌注

良好的组织灌注应表现为周围温度接近中心温度，尿量正常，血乳酸盐含量正常。麻醉期间为维持血压，常采用扩容方法，当术中大出血使动脉血压剧降，情况紧急时，即使存在低血容量，亦可暂时使用升压药物保护内脏重要器官以挽救生命。有时在长时间休克后，血管张力减退，血液潴留于静脉系统，在补充血容量的同时，应用适量血管收缩药即可使动脉血压上升。对有明显内毒素血症的患者，血容量的损失有限，可能存在血管张力下降或心肌收缩力减弱，可用去甲肾上腺素、多巴胺或多巴酚丁胺等药物支持心功能，提升血压。

2. 控制心律失常

严重创伤患者，特别是已发展到休克状态时，由于内源性儿茶酚胺增多和酸中毒的影响，极易发生心律失常。严重心律失常可致心排血量降低，血压下降。治疗心律失常的首要措施是去除诱因，保证充分通气和供氧，然后根据 ECG 的诊断给予针对性抗心律失常药进行治疗。对代偿性及中毒性心率加快，不宜使用 β 受体抑制剂，以免因心功能抑制导致严重后果。

3. 支持心泵功能

引起严重创伤患者出现心功能障碍的因素有：酸中毒与电解质紊乱；大量快速输血的低体温；外周血管阻力增加所致的后负荷加大；心肌抑制因子及其他有毒物质对心肌的影响。应根据情况去除病因，并分别用胰高血糖素、速效洋地黄或 β 受体兴奋剂治疗，药理剂量的皮质激素对缺血性心肌损伤有一定保护作用，可根据患者情况应用。

4. 改善微循环

严重创伤患者，特别是已进入休克状态时，都存在微循环障碍，严重影响能量代谢的进行，特别是需氧能量代谢。当循环容量补足后，如反映组织灌流状态的各项指标未能恢复正常，应立即给予解痉药解除血管痉挛，并应用低分子右旋糖酐疏通微循环，改善血流状态。用于改善微循环的药物有东莨菪碱和酚妥拉明，药理剂量的皮质激素也有良好效果，但需要注意，使用 α 受体阻滞药改善微循环时，应以补足血容量为前提，否则常使血压难以回升，反使循环状态恶化。

（二）创伤患者麻醉期间呼吸管理

严重创伤患者，如循环容量明显欠缺，其生理无效腔将增加，如呼吸浅快，由于通气/灌流比例失常，可使肺内分流增加近 2 倍。当伴有胸部外伤时，这些病理生理改变更明显。保持呼吸道畅通与充分供氧是呼吸支持的根本措施，对于采用气管内插管全身麻醉进行机械通气的患者，能较好地满足这些要求。为检测供氧、通气与换气效果，应行 SpO_2 及 $PetCO_2$ 监测。

若病情危重，FiO_2 100% 间歇正压通气（IPPV）难以使 SpO_2 达 90% 以上，应加用呼气末正压通气（PEEP）治疗。

（三）麻醉恢复期的护理交接

麻醉恢复室是对麻醉后患者进行严密观察和监测，直至患者生命体征恢复稳定的单位。其患者具有多、急、危、重、杂、周转快等特点，如果没有标准化、系统化、实用化的交接流程，容易出现交接内容不全、交接时间过长，影响患者术后安全和术后恢复。初级创伤救治（primary trauma care，PTC）是由世界初级创伤委员会发起的一项国际医学继续教育项目，强调在创伤现场参与抢救的医护人员能够在最短的时间内（2～5 min），按照 A（airway）、B（breathing）、C（circulation）、D（disability）、E（exposure）的顺序对伤者全身状况进行评估，迅速、准确做出判断并处理。PTC 模式在急诊急救中的应用价值较高。既往 PACU 常规交接班较片面与被动，侧重于患者用药情况，缺乏对其全身状况的掌握与评估，且交班质量受交接班人员的责任心和工作经验等影响。

术后患者由麻醉医生及巡回护士送入 PACU 后，PACU 护理人员在交接患者姓名、年龄、现病史、既往史、麻醉方式及手术方法等常规内容的基础上，按照改良后初级创伤评估 ABCDE 法进行交接班。具体内容如下。

A（airway），保持气道通畅，固定患者颈椎于中立位置，连接呼吸机，检查气管导管；连接监护仪，监测患者的生命体征，同时听诊双肺呼吸音，是否有分泌物，及时吸痰，保持呼吸道通畅。B（breathing），评估患者的呼吸功能是否恢复，通过详细交接麻醉用药情况（包括术前用药，麻醉诱导用药，麻醉维持药物的名称、剂量、用法）及监测呼吸机运行情况，评估患者呼吸功能恢复情况，及时调整呼吸机参数设置。C（circulation），维持有效循环及控制出血，严格交接患者的生命体征，术中有无重大病情变化及相应处理措施。评估周围循环情况（如末梢血运、毛细血管充盈时间），对引流量做好标记，警惕活动性出血。D（disability），评估患者苏醒情况，根据患者对刺激、疼痛以及指令的配合情况，评估其意识、神经功能是否恢复。E（exposure），检查全身情况，交接体温、皮肤、伤口敷料、管道情况，使各关节保持功能位置，适当约束；妥善固定好各管道并保持通畅；整理好床单位，做好保温工作，防止出现低体温。除以上外可增加 F（focus），关注点，即需医护人员特别关注的情况，如：麻醉中有无插管困难、支气管痉挛，血气分析异常值，有无传染病、哮喘、癫痫，是否为聋哑人等。

四、精确评价反馈

（一）创伤性凝血功能障碍和急性创伤－休克凝血功能障碍

创伤性凝血功能障碍（traumatic coagulopathy）是发生于严重创伤患者中的一种低凝状态。创伤性凝血功能障碍与多重因素相关并且会随着时间延长而进展。创伤后的低灌注通过增强抗凝功能和纤溶活性（通过激活的蛋白 C 产物和组织纤溶酶原激活物的增加，纤溶酶原激活物抑制物和凝血酶激活的纤溶抑制因子的降低）导致凝血功能障碍。这个特定的过程现在也被称为急性创伤-休克凝血功能障碍。严重创伤患者通常以显著出血伴随凝血功能障碍为主要临床表现，但是随着时间的延长，该过程会转变或进展为弥散性血管内凝血（disseminated intravascular coagulation，DIC），尤其是合并脓毒症时。创伤性凝血功能障碍与 DIC 存在着本质不同，创伤性凝血功能障碍是一种多因素相关的低凝状态，而 DIC 则是由促凝血酶原激酶的释放和继发于炎症反应的弥散性血管内皮细胞损伤所引起的高凝状态。由于二者的治疗方法不同，所以有必要对其进行鉴别诊断，但是这两种过程都可表现为活动性出血，并且标准凝血功能检查（PT/APTT、纤溶酶原和血小板计数）也不能准确区分，所以鉴别诊断比较困难。血栓弹力图（thromboelastography，TEG）则可应用于区分创伤性凝血功能障碍和 DIC。

（二）低体温

低体温是指中心体温低于 36℃，轻度低温为 32～35 ℃，中度低温为 28～32 ℃，重度低温为 28℃以下。多数患者在送达手术室前已存在低温，因此，低温对于创伤患者而言几乎是不可避免的；同时麻醉又会进一步损害机体的体温调节机制。全身麻醉可降低体温调控阈值和减少皮肤血管收缩，肌松剂可抑制寒战反应等，所有这些因素均可使患者在麻醉期间的体温进一步降低。

多年来，人们对低温的不良影响已有足够的了解和重视。通常认为低温最主要的作用是引起外周血管收缩、诱发心律失常、产生心脏抑制、寒战、增加氧耗、增加血液黏稠度、影响微循环灌注、降低酶活性及影响凝血机制等。有报道称创伤患者如果中心体温低于 32 ℃，病死率达 100%。因此，在创伤性休克患者复苏时，应采取多种措施避免低温的发生。

然而，低温作为脑保护的措施已广泛应用于临床，在心脏和大血管手术、肝脏手术中低温保护作用更为人们熟知。当采用中度低温复苏时，即使不输液不吸氧，休克者的存活率亦有改善。研究休克复苏中的中度低温，表明低温可降低心脏的代谢需要，维持心血管功能和心肌灌注，同时还可避免失血性休克期间发生的心动过速反应、左室功能降低和呼吸频率增加等，由于心排血量稳定和每搏量增加，在休克后期能维持心脏功能。在整个低温过程中，尽管心率和呼吸频率过低，但心血管功能与基础比较改变不大。

对于休克到底应采用常温复苏还是低温复苏尚存在争议，目前对低温休克复苏研究尚处于初期阶段，有许多问题有待深入研究，如低温的程度、低温的持续时间等。此外，关于创伤患者并发的意外低温和用于器官功能保护的治疗性低温，尽管都存在中心体温数值的降低，但两者却有着本质区别。前者是创伤对机体体温调控机制的削弱，伴随大量的体热丢失，低温往往是反映创伤严重程度的重要指标；而后者则是在充分考虑低温不良影响的基础上人工诱导的低温，其主要目的在于发挥低温的治疗作用，并同时尽量减少低温的不良反应。

（三）术中知晓的预防

创伤患者由于循环功能不稳定、对麻醉药的耐受力降低、麻醉药的有效剂量差异性较大，因此，在麻醉维持的过程中有发生知晓的可能性，尤其是在经过积极复苏，患者的血流动力学状态逐渐改善，患者对麻醉药的耐受性有所恢复时，如果不对麻醉深度做相应调整，就更有可能发生术中知晓，应注意预防。对于严重创伤的患者，间断给予小剂量氯胺酮（每 15 min 静注 25 mg），通常患者可以耐受，且可减少术中知晓的发生，特别是当使用低浓度吸入麻醉剂时（小于 0.5 MAC）。此外，适当合用辅助药物也有助于预防术中知晓。

第三节 创伤患者精确麻醉护理规范和培训

一、思维导图

1. 概述

概述
- 创伤的定义
  - 由于机械、化学、高温、电流或其他超过身体耐受的能量对身体造成的物理损伤
- 实施精确麻醉的前提
  - 了解严重创伤的病理生理变化
  - 掌握创伤患者病情评估方法和处理措施
  - 选择合适的麻醉方法和药物
  - 预防和治疗术中和术后的并发症

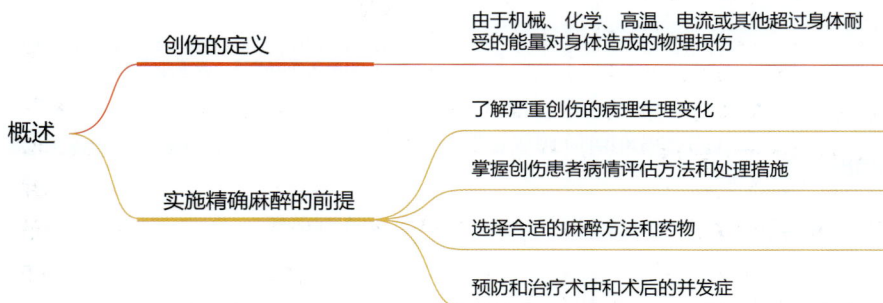

2. 创伤患者精确麻醉护理实践——精确评估与监测

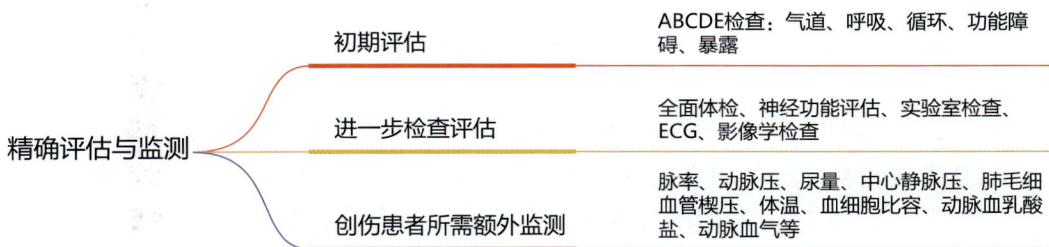

精确评估与监测
- 初期评估
  - ABCDE检查：气道、呼吸、循环、功能障碍、暴露
- 进一步检查评估
  - 全面体检、神经功能评估、实验室检查、ECG、影像学检查
- 创伤患者所需额外监测
  - 脉率、动脉压、尿量、中心静脉压、肺毛细血管楔压、体温、血细胞比容、动脉血乳酸盐、动脉血气等

3. 创伤患者精确麻醉护理实践——精确问题分析

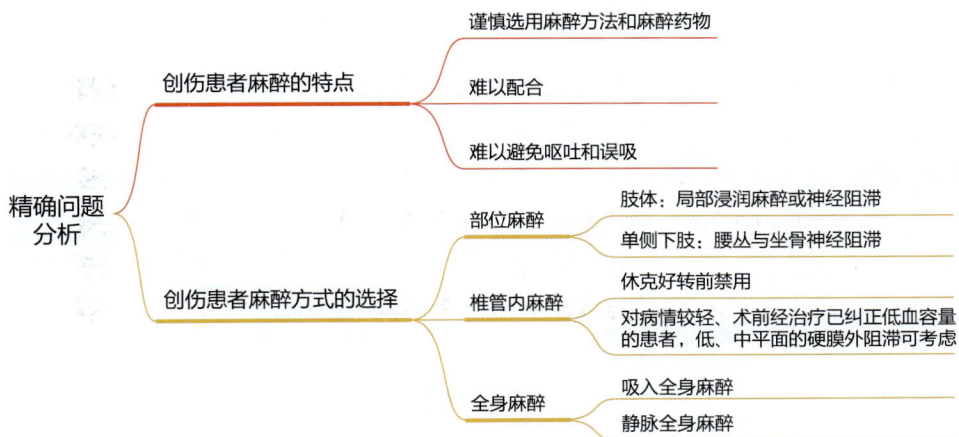

精确问题分析
- 创伤患者麻醉的特点
  - 谨慎选用麻醉方法和麻醉药物
  - 难以配合
  - 难以避免呕吐和误吸
- 创伤患者麻醉方式的选择
  - 部位麻醉
    - 肢体：局部浸润麻醉或神经阻滞
    - 单侧下肢：腰丛与坐骨神经阻滞
  - 椎管内麻醉
    - 休克好转前禁用
    - 对病情较轻、术前经治疗已纠正低血容量的患者，低、中平面的硬膜外阻滞可考虑
  - 全身麻醉
    - 吸入全身麻醉
    - 静脉全身麻醉

6

4. 创伤患者精确麻醉护理实践——精确计划措施

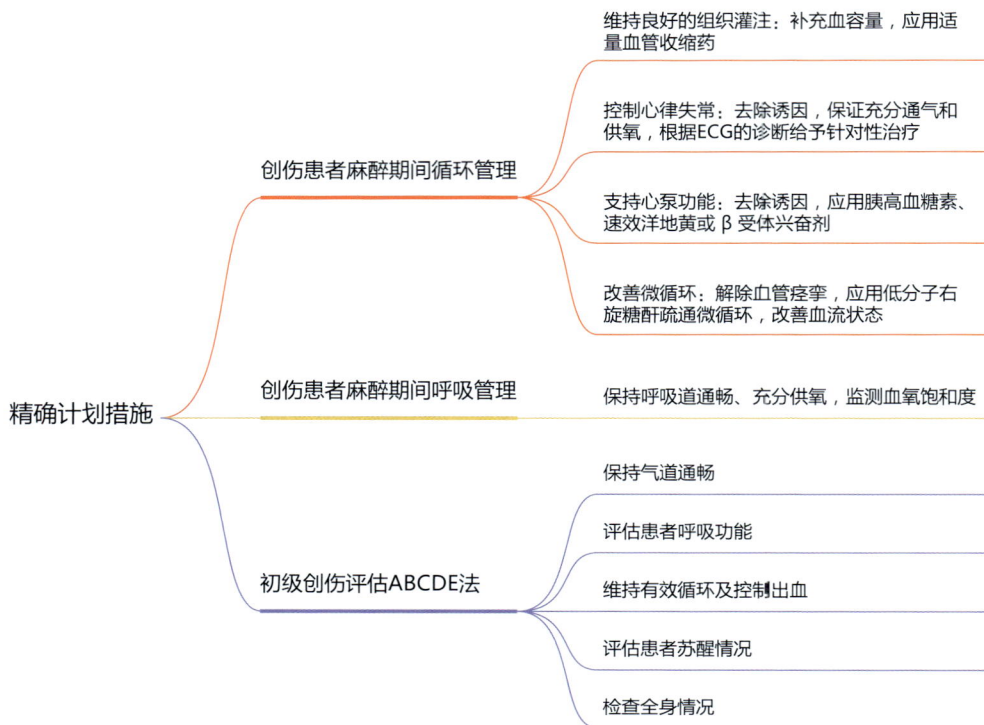

精确计划措施
- 创伤患者麻醉期间循环管理
  - 维持良好的组织灌注：补充血容量，应用适量血管收缩药
  - 控制心律失常：去除诱因，保证充分通气和供氧，根据ECG的诊断给予针对性治疗
  - 支持心泵功能：去除诱因，应用胰高血糖素、速效洋地黄或β受体兴奋剂
  - 改善微循环：解除血管痉挛，应用低分子右旋糖酐疏通微循环，改善血流状态
- 创伤患者麻醉期间呼吸管理
  - 保持呼吸道通畅、充分供氧，监测血氧饱和度
- 初级创伤评估ABCDE法
  - 保持气道通畅
  - 评估患者呼吸功能
  - 维持有效循环及控制出血
  - 评估患者苏醒情况
  - 检查全身情况

5. 创伤患者精确麻醉护理实践——精确评价反馈

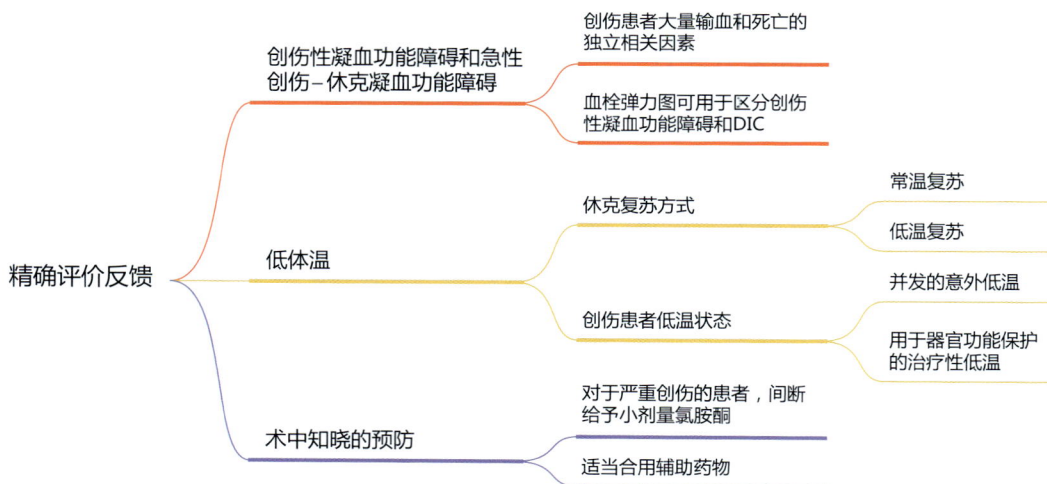

精确评价反馈
- 创伤性凝血功能障碍和急性创伤–休克凝血功能障碍
  - 创伤患者大量输血和死亡的独立相关因素
  - 血栓弹力图可用于区分创伤性凝血功能障碍和DIC
- 低体温
  - 休克复苏方式
    - 常温复苏
    - 低温复苏
  - 创伤患者低温状态
    - 并发的意外低温
    - 用于器官功能保护的治疗性低温
- 术中知晓的预防
  - 对于严重创伤的患者，间断给予小剂量氯胺酮
  - 适当合用辅助药物

二、典型案例

案例一： 穿透性心脏创伤手术 1 例

患者，男，42 岁，体重 65 kg。车祸钝器直接损伤胸部，神志丧失，血压无法测出，呼吸急促并呈缺氧状态。迅速观察气道是否通畅、呼吸模式等，及时清理呼吸道、面罩吸氧，保证良好的有效通气；迅速开放静脉通道，给予输血、补液等抗休克措施，以维持有效循环血容量。由"绿色通道"入手术室后，采用气管内插管静吸复合全身麻醉，诱导药物及剂量依据病情进行选择，以咪达唑仑 0.04 ~ 0.08 mg/kg、依托咪酯 0.10 ~ 0.15 mg/kg、芬太尼 2 ~ 4 μg/kg、维库溴铵 0.08 ~ 0.10 mg/kg 静脉快速诱导麻醉，行低气道压、低潮气量正压控制呼吸，维持气道压力 < 15 cmH$_2$O，潮气量 6 ~ 8 ml/kg，术中应用微量泵泵注丙泊酚 2 ~ 4 mg/(kg·h)，吸入 0.5% ~ 1.0% 异氟烷，间断静脉推注维库溴铵及小剂量芬太尼维持麻醉，该患者病情危重，酌情减少全身麻醉诱导及维持药量。术中监测 BP、HR、ECG、呼吸频率（RR）、SpO$_2$、中心静脉压（CVP）、呼气末二氧化碳分压（PetCO$_2$）和尿量；该患者出血严重，还需间断监测血细胞比容、血红蛋白和血气分析，以及放置 Swan-Ganz 导管监测心功能。

分析与讨论：

上述案例为一例穿透性心脏创伤急诊手术，由于患者发病急、病情变化快、伤情复杂、器官生理功能严重紊乱，可能因大出血、休克而死亡。伤后及时诊断、迅速手术是抢救患者成功的关键，但在抢救过程中的麻醉处理存在一定的风险和难度，如处理不当，将导致不良后果。麻醉实施时应特别注意以下几点。

（1）良好的呼吸道管理是麻醉处理的首要步骤。胸部的穿透伤可造成胸腔内重要脏器的损伤，形成气胸、血胸、心包填塞以及纵隔受压，严重影响循环和呼吸功能。气胸是胸部创伤常见的并存症，对严重的血气胸患者麻醉前必须先施行胸腔穿刺闭式引流术，改善肺的通气功能，解除纵隔的受压情况，否则可因正压通气而加剧胸腔积气和纵隔移位，导致猝死。麻醉护士在操作过程中需特别注意创伤患者的胃排空时间较长，饱胃患者诱导时易出现反流、呕吐，一旦发生误吸，治疗则很麻烦，应提高警惕，以预防为主，因而麻醉诱导时应力求平稳。

（2）麻醉处理的好坏将直接影响患者治疗效果和预后。麻醉期间对循环系统的管理在整个麻醉管理中占有重要的地位，因为麻醉和手术过程中循环系统的变化常见而显著，直接影响患者的安全和术后康复。因此，必须预防循环紊乱，预见导致循环紊乱的可能因素，进行全面考虑和综合分析，麻醉处理时不仅要分清主次和缓急，更要注意病情变化，以保证治疗措施具有针对性。

（3）穿透性心脏创伤患者特殊的病理生理特点，给抢救中的麻醉处理带来很大的困难和风险，麻醉处理是否恰当，直接关系到患者的生存和预后。必须做到正确评估伤者全身状况、重要脏器的损伤程度以及所存在的特殊问题，积极做好各种应急措施，要根据患者的神志、脉搏、动脉压及脉压差来判断休克的程度和失血量，采取积极有效的扩容和呼吸道维持措施，因此，治疗上应致力于尽早恢复和改善重要脏器和组织的灌注。在患者进入手术室开始抢救时，麻醉护士除了深静脉穿刺置管及相应的监测外，根据休克指数大概估计失血量并据此确定输血及输液量，尽快完成初期容量补充至关重要，维持有效的循环，这是抢救成功的重要步骤；静脉压的测定对鉴别心包填塞和急性失血有很大帮助，不明原因的中心静脉压升高可能是心包填塞早期体征之一。抗休克治疗原则上以维持有效循环血容量为准则，维持生命体征的稳定，主要是迅速输液补充血容量、改善微循环，同时可适当选择血管活性药物或正性肌力药物治疗。对中度以上休克患者则需输入胶体液及成分输血；对严重患者应动态监测中心静脉压，及时调整输血、输液的速度，以维持血流动力学的稳定，保护脏器功能。

案例二：颅内血肿合并肝脾破裂手术 1 例

患者，男，59 岁，在患者入手术室后快速识别并核对患者，了解受伤时间以估计伤情，尽快清理其口鼻腔内分泌物、血块等异物；建立深静脉输液通路，密切观察患者的生命体征及血氧饱和度。此患者 Glasgow 昏迷评分 < 7 分且伴有颅内血肿和循环紊乱，需选择气管内全身麻醉，静脉注射咪达唑仑 0.05 mg/kg，芬太尼 1 ~ 2 μg/kg，维库溴铵 0.1 mg/kg 或罗库溴铵 0.6 mg/kg，依托咪酯 0.2 mg/kg 诱导，配合麻醉医生完成气管插管，并注意麻醉深度的监测；气管插管后行间歇正压通气，吸入异氟醚-氧气，按需静脉注入芬太尼 50 ~ 100 μg/次，维库溴铵 0.05 ~ 0.1 mg/kg 或罗库溴铵 0.1 mg/kg 维持肌松。

分析与讨论：

上述案例为一例颅内血肿合并肝脾破裂急诊手术。严重的多发伤涉及两个或两个以上的解剖部位和脏器，由于疼痛和出血引起全身病理生理改变，导致创伤性休克可危及生命，因此，尽早准确适当地扩容抗休克刻不容缓。合并颅脑损伤时，颅内压的升高不但加重神经功能的损伤，而且容易掩盖血容量不足的临床体征。为预防脑疝，需脱水治疗，麻醉中可能引起血流动力学剧烈波动。麻醉实施时应特别注意以下几点：

（1）需根据患者的不同情况、手术方式及过程、监测指标而具体调节，寻求扩容和脱水的平衡，以达到心肺功能的迅速恢复和稳定。针对休克严重而颅内高压体征较轻的患者，由于出血尚未控制，为保证重要脏器血供和一定的脑灌注压，入室后积极扩容抗休克。先行限制性液体复苏，在出血得到控制、血压平稳以后，继续扩容治疗，以维持血压、尿量正常。麻醉期间应首先治疗休克，保证大脑血供，防止神经元缺血、神经功能受损，不宜早期使用脱水剂，待血流动力学稳定后可酌情使用。

（2）创伤性休克不明显而颅内高压体征显著的患者，由于颅内压较高，脑血管受压，局部缺血，引起反射性的血压升高，心率减慢，休克的血压下降和代偿性的心率加快被掩盖，在麻醉诱导期间容易导致血流动力学的剧烈波动，必须选择对循环影响较小的诱导药物。手术期间需抗休克和降低颅内压治疗，但这形成一定的矛盾。由于血压过低将严重影响脑血流，进而损伤神经功能，因此，脱水处理应建立在保证脑灌注压的基础上。扩容治疗中主要按 4 ml/kg 输注小容量高晶体-高胶体渗透压混合液（HHS）和 6% 中分子羟乙基淀粉。HHS 可迅速升高血浆渗透压，使各间隙液体重新分布，恢复循环血容量，减轻脑水肿。患者血流动力学还受到手术进程影响，在颅骨打开时，颅内压突然下降的过程中通常会出现血压骤降，麻醉护士在此之前做好准备并开始输血，必要时可使用升压药。

第四节　创伤患者精确麻醉护理的热点和前沿

一、领域热点

近年来关于创伤患者相关护理研究越来越多，其研究范围可以概括如下：① 创伤发生前的影响因素，如危险因素；② 创伤过程中，如严重创伤患者发生多器官功能障碍综合征的预防与护理、创伤后低体温护理、创伤严重度评分研究、创伤患者院前急救护理措施研究等；③ 创伤后患者结局研究，创伤后患者应激性心理障碍及健康教育等。总体来看，关于创伤手术患者麻醉护理的研究较少。

二、发展前沿

在急诊科和手术室处理创伤患者都需采用一套清晰、简单而有序的方法，包括评估气道、呼吸、循环、伤残情况（如神经系统评估和颈椎稳定性）和暴露情况（如低体温、烟雾吸入、致中毒物）。麻醉科医护人员可在患者转到手术室之前和之后为其提供持续的医疗服务，而麻醉科护士可参与整个过程中的工作，此过程中的麻醉护理管理及创伤手术患者管理是一直需要探讨的课题。① 气道管理：创伤患者的紧急气道管理充满挑战，原因包括：颌面部损伤或烧伤，颈部钝挫伤或穿入伤，喉部或主支气管损伤，颈椎不稳定，气道压迫，初始创伤或后续多次尝试气管插管所致出血，均可能影响对上呼吸道的直接观察。同时，这些急性损伤可能造成"困难气道"，或可能加重原有解剖结构向困难气道发展的倾向。因此，通过对不同创伤患者气道管理的难点进行分级分类、流程优化，以此高效配合医生完成气管插管是我们急需探讨的重要内容。② 充分考虑不同类型创伤专科特点，探索针对各类创伤类型的管理方案。如严重胸腹部、脑部等创伤患者围麻醉期护理查房清单体系建立，严重胸腹部、脑部等创伤患者术后护理方案构建研究等，可为临床创伤护理提供指导。③ 各类创伤后并发症的管理方案：如术后疼痛、创伤性凝血病、深静脉血栓、心理应激的科学性指导方案建立等研究，均可为术后早期及时对患者进行针对性干预提供科学、规范的指导，从而促进对围麻醉期创伤新理念与新技术的规范落实，提升创伤手术患者的救护质量。

参考文献

［1］　全军麻醉与复苏学专业委员会. 战创伤麻醉指南(2017)［J］. 临床麻醉学杂志，2017，33(11)：1119-1128.

［2］ 全军麻醉与复苏学专业委员会,中华医学会麻醉学分会.低温环境战创伤麻醉指南［J］.麻醉安全与质控,2019,3(5):249-253.

［3］ 宋婉晴,吴蓓,岳红丽,等.颅脑创伤后神经炎症反应及麻醉药物对其影响的研究进展［J］.国际麻醉学与复苏杂志,2020,41(9):888-892.

［4］ 陈晓洁,潘琴,叶倩倩,等.创伤手术患者术中采用低体温护理的应用及效果研究［J］.中国高等医学教育,2021(5):143-144.

［5］ 李向荣,王正英,李英姿,等.术前心理护理对术中知晓相关创伤后应激障碍的防治作用研究［J］.护士进修杂志,2014,29(16):1456-1458.

［6］ 丁才春,张帅文.不同麻醉方式下手外伤患者术后的观察与护理［J］医药前沿,2020,10(18):178.

［7］ 李如先,李正碧.腹部严重多发性创伤患者的护理［J］.中国实用护理杂志,2011,27(24):32-34.

（丁瑞芳　侯　越　张偌翠）

精确麻醉护理

第七章
有合并疾病患者精确麻醉护理

第一节 概　述

随着外科手术技术的发展，临床上伴有各种合并疾病的患者手术的适应证愈来愈广，手术种类以腹部、泌尿、骨科手术居多，而随着我国社会老龄化不断加剧，高龄伴多系统疾病患者越来越多，围手术期麻醉管理面临越来越多的挑战。麻醉护理作为围麻醉期重要的环节，麻醉护理人员认识并理解围手术期合并疾病患者的安全风险因素，进行全面评估、监测、预防及处理，对降低患者并发症的发生和病死率具有重要意义。

本章主要阐述合并高血压、冠心病、COPD、糖尿病、肾功能不全疾病患者围手术期麻醉护理。

7

第二节 有合并疾病患者精确麻醉护理实践

一、精确评估与监测

（一）合并高血压患者的评估

随着高血压患病率的逐年增加，外科手术中高血压患者也逐渐增多，外科患者合并高血压时的围手术期处理是临床普遍存在的难点，是围手术期管理较为棘手的问题之一。围手术期高血压会明显增加对心、肾等重要器官的损害，而良好的围手术期高血压管理可减少并发症的发生。既往有高血压病史，特别是舒张压超过 110 mmHg 者更易出现围手术期血流动力学的不稳定，存在较高的心血管风险，因此，对高血压患者进行评估具有重要意义。

1. 高血压的程度

高血压定义为多次重复测量后收缩压 ≥ 140 mmHg 和/或舒张压 ≥ 90 mmHg。**表 7-1** 所示为血压水平的分类和定义，适用于所有成年人（> 18 岁）。围手术期应判断患者是否需要进一步控制血压：1、2 级高血压（BP < 180/110 mmHg），危险性与一般患者相仿，手术并不增加围手术期心血管并发症发生的风险。而 3 级高血压（BP ≥ 180/110 mmHg）未控制时，围手术期发生心肌梗死、心力衰竭及脑血管意外的危险性明显增加，需选择合适的降压药物，使血压稳定在一定水平。

表 7-1 血压水平的分类和定义

分类	收缩压(mmHg)	舒张压(mmHg)
正常血压	< 120 和	< 80
正常高值	120～139 和（或）	80～89
高血压	≥ 140 和（或）	≥ 90
1级高血压（轻度）	140～159 和（或）	90～99
2级高血压（中度）	160～179 和（或）	100～109
3级高血压（重度）	≥ 180 和（或）	≥ 110
单纯收缩期高血压	≥ 140 和	< 90

2. 靶器官受累及伴发临床疾病情况

高血压伴重要脏器功能损害者，麻醉手术的危险性显著增加。应注意了解有无心绞痛、心力衰竭、高血压脑病、糖尿病及脂类代谢紊乱等并发症。如存在上述靶器官受累或生理紊乱的情况，术前在控制血压水平的同时还应对并存疾病进行治疗（**表 7-2**）。

表 7-2 高血压患者常见靶器官受累及伴发临床疾病情况

靶器官损害	伴发临床疾病
1. 左心室肥厚 心电图：Sokolow-Lyon电压＞3.8 mV或Cornell乘积＞244 mV·ms 超声心动图LVMI：男≥115 g/m²，女≥95 g/m² 颈动脉超声IMT≥0.9 mm或动脉粥样斑块 颈-股动脉脉搏波速度≥12 m/s（*选择使用） 踝/臂血压指数＜0.9（*选择使用） 2. 估算的肾小球滤过率降低（eGFR 30～59 ml·min⁻¹·1.73 m⁻²）或血清肌酐轻度升高：男性115～133 μmol/L（1.3～1.5 mg/dl），女性107～124 μmol/L（1.2～1.4 mg/dl） 微量白蛋白尿：30～300 mg/24 h或白蛋白/肌酐比≥30 mg/g（3.5 mg/mmol）	1. 脑血管病 脑出血，缺血性脑卒中，短暂性脑缺血发作 2. 心脏疾病 心肌梗死史，心绞痛，冠状动脉血运重建，慢性心力衰竭，心房颤动 3. 肾脏疾病 4. 糖尿病肾病 肾功能受损包括eGFR＜30 ml·min⁻¹·1.73 m⁻² 5. 血肌酐升高： 男性≥133 μmol/L（1.5 mg/dl）， 女性≥124 μmol/L（1.4 mg/dl） 蛋白尿（≥300 mg/24 h） 6. 外周血管疾病 7. 视网膜病变：出血或渗出，视盘水肿 8. 糖尿病 新诊断：空腹血糖：≥7.0 mmol/L（126 mg/dl），餐后血糖：≥11.1 mmol/L（200 mg/dl） 已治疗但未控制：糖化血红蛋白（HbA1c）：≥6.5%

3. 术前用药情况

了解患者术前使用中枢降压药、β 受体阻滞剂等的用药情况，不宜骤然停药。

4. 手术部位和种类及评估手术时间

（1）高危手术（心脏危险性＞5%）：急诊大手术（尤其是老年人）、主动脉或其他大血管手术、外周血管手术、长时间手术（＞4 h）和（或）失血较多等。

（2）中危手术（1% ＜心脏危险性≤5%）：颈动脉内膜剥离术、头颈部手术、腹腔内或胸腔内手术、矫形外科手术、前列腺手术等。

（3）低危手术（心脏危险性≤1%）：内镜检查、浅表手术、白内障手术、乳腺手术等。

5. 其他

除紧急手术外，择期手术一般应在血压得到控制之后进行，并调整受损器官功能的稳定。

（二）合并冠心病患者的评估

随着外科手术技术的发展，临床上冠心病患者非心脏手术的适应证愈来愈广，手术种类以腹部、泌尿、骨科手术居多，而急症、失血多、高龄伴多系统疾病患者的麻醉风险更高，使围手术期心血管事件发生的风险增加，如心肌梗死、心力衰竭和死亡。因此，针对接受择期非心脏手术的冠心病患者，对其进行围手术期心血管事件风险评估具有重要意义。

1. 心脏功能状态评估

（1）心脏风险分级：当患者处于围手术期心血管事件的高风险状态（**见表7-3**），建议请心脏病专家在术前和术后的医疗管理中紧急会诊。

表 7-3　美国心脏病学会/美国心脏协会（ACC／AHA）指南摘要非心脏手术的心脏风险分级

心脏风险分级	手术类型
高风险 （MACE 通常大于 5%）	● 主动脉及主要大血管手术 ● 外周血管手术
中度风险 （MACE 一般为 1%~5%）	● 颈动脉内膜剥离术 ● 头颈外科手术 ● 腹腔内和胸腔内手术 ● 矫形外科手术 ● 前列腺手术
低风险 * （MACE 一般小于 1%）	● 门诊手术 ● 内镜手术 ● 浅表手术 ● 白内障手术 ● 乳腺手术

注：主要心血管不良事件(major adverse cardiovascular events，MACE)主要包括三个终点事件：心血管死亡、心肌梗死和卒中。*术前一般不需要进一步的心脏检测。门诊手术是指在手术当天入院并在同一天返回家的手术。

（2）患者体能状态评估：欧洲心脏病学会与欧洲麻醉学会指南明确提出评估患者体能状态是围手术期心血管事件风险评估的重要一步，常借助代谢当量（metabolic equivalent，MET）进行体能状态的评估。1 个 MET 为在静息状态下，年龄 40 岁、体重 70 kg 男性的氧耗量，其值大约为 3.5 ml/(kg·min)。通过对患者日常活动能力的了解，可估计患者的最大活动能力。良好的体能状态为 > 7 METs，中等体能状态为 4 ~ 7 METs，若 < 4 METs，提示体能状态差。

表 7-4　不同活动程度所需能量代谢估计

能量代谢估计量	活动内容
1 MET	生活能自理，如吃、穿、使用厕所；能在室内行走；能以每小时 2 ~ 3 英里或 3.2 ~ 4.8 km 的速度行走 1 ~ 2 条街；能从事轻体力活动，如清洁或清洗碗筷等
4 METs	能上一楼或走上小山坡；以每小时 4 英里或 6.4 km 的速度行走；能短距离跑步或干重活，如拖地板或搬动家具；能参加中等强度体育活动，如打高尔夫球、保龄球、跳舞、双打网球或投掷一个篮球、足球
10 METs	参加剧烈体育活动，如游泳、单打网球、足球、篮球、滑雪

（3）其他内容评估：包括：① 无论冠状动脉疾病的严重程度如何，需要行紧急或急诊手术的缺血性心脏病患者与进行择期手术的患者相比，心血管不良事件的风险更高。② 近期心肌梗死（过去四周）以及不稳定或严重心绞痛患者围手术期心血管事件风险极高。如果手术不可避免（如紧急或急诊手术），以预防、监测和治疗心肌缺血作为麻醉目标尤为重要。ACC／AHA 指南建议新发心肌梗死的患者需等待 4 ~ 6 周后行择期非心脏手术。③ 对于某些不稳定或严重心

绞痛的患者，心脏病专家推荐在非心脏手术之前完成冠脉血运重建。④有近期经皮冠状动脉支架植入治疗（PCI）史的患者如果在6周内进行非心脏手术，心血管不良事件风险增加。

2. 术前用药情况

了解患者术前使用β受体阻滞剂、他汀类药物等的用药情况，不宜骤然停药；阿司匹林一般剂量将维持到非心脏手术前5~7 d。在围手术期大出血风险过去后重新开始治疗；血管紧张素转化酶抑制剂（angiotensin converting enzyme inhibitor，ACEI）和血管紧张素受体阻断剂（angiotensin receptor blocker，ARB）以往在围手术期持续使用，尤其是合并心力衰竭的患者。ACEI与ARB可能引起围手术期低血压，建议手术当天早晨暂停给药。如果患者血流动力学不稳定、血容量不足或肌酐急性升高，则需要暂停ACEI和ARB。

3. 实验室检查

术前血液检测项目对于缺血性心脏病患者与其他非心脏病行非心脏手术的患者相同。对冠心病患者的实验室检查应包括：① 心电图：安静状态下40%~70%的冠心病患者有ECG异常。② 胸部X线：冠心病患者出现心脏扩大表明存在一定程度的心功能不全。③ 运动试验：有助于评价疾病的严重性。运动试验提供的最高峰值心率和峰值运动耐量，可作为术中对麻醉手术应激耐受能力的参考。④ 超声心动图：通过测定心腔收缩和舒张末期容积可计算出射血分数，并能检出室壁运动异常及心脏瓣膜功能状态。⑤ 动态心电图监测：冠心病患者在非心脏手术前有频繁缺血发作，许多发作无临床症状。⑥ 围手术期冠状动脉造影等。

（三）合并COPD患者的评估

慢性阻塞性肺病（COPD）是一种异质性肺部状态，其特征是气道异常和（或）肺泡（肺气肿）引起的持续性、进行性加重的气流阻塞和慢性呼吸系统症状。COPD患者围手术期风险及术后并发症发生率明显升高。因此，进行术前评估能够明确气流受限的严重程度，分析患者健康状况和未来事件发生风险情况，有助于指导围手术期治疗与护理。

1. 影像学检查

COPD的典型胸片改变包括肺膨胀过度、肺透亮度增加和血管影减弱。尽管胸片改变在诊断COPD时的特异性相对较低，但在进行鉴别诊断以及评估是否存在其他合并症方面具有重要作用。例如，呼吸系统合并症的评估，包括肺纤维化、支气管扩张、胸膜疾病等；骨骼肌肉合并症的评估，包括脊柱后凸等；心血管合并症的评估，包括肺心病等。因此，在围手术期，胸片应常规检查，但并不作为COPD常规检查项目。

2. 肺功能检查

肺功能是判断气道阻塞和气流受限程度的主要客观指标，在COPD诊断、严重程度判定、疾病进展状况评估、围手术期风险评估、预后判断和治疗效果评估等方面都有重要意义。对于气道阻塞和气流受限的判定，主要依据使用支气管扩张剂后FEV_1占预计值百分比和FEV_1/FVC的降低程度。FEV_1/FVC作为COPD的一项敏感指标，可检出轻度气道受限。FEV_1占预计值百分比是中、重度气道受限的良好指标。COPD患者早期即会出现气道陷闭现象，随着气道受限的持续进展，出现过度充气。肺功能检查表现为肺总量（total lung capacity，TLC）、功能残气量（functional residual capacity，FRC）和残气量（residual volume，RV）增加，肺活量（vital capacity，VC）降低，残气量/肺总量比值（RV/TLC）升高。肺实质和肺血管的破坏会影响气体交换。当临床症状与气道受限严重程度不符时，弥散功能检查对于评估肺气肿的严重程度有一定价值。

3. 活动耐量检查

客观的活动耐量检查能反映个体的呼吸系统和全身功能状态，有助于预测健康状态受损情况。其中 6 min 步行试验（6 MWT）简便易行，广泛用于中、重度心肺疾病患者的功能状态评价、疗效比较和结局预测。6 MWT 的结果表示为步行 6 min 的距离，其正常参考值与年龄、性别、身高和体重相关。但 6 MWT 具有一定局限性，多数患者在试验中不能达到最大运动量，因此无法准确测定峰值耗氧量等客观生理指标，只能反映日常体力活动时的功能代偿水平。相比而言，心肺运动试验可以更客观全面地评价心肺功能，该试验可检测氧摄取量、无氧阈值、代谢当量（MET）等生理指标。其中最大运动负荷时所达到的 MET 是评估心肺功能受损的重要指标。MET < 4 提示心肺功能储备不足。

（四）合并糖尿病患者的评估

外科手术操作过程中对患者造成的创伤，会使患者机体内的儿茶酚胺分泌量增加，血糖水平也会随之升高。因此，对于一些合并患有糖尿病且需要接受外科手术治疗的患者而言，在围手术期内出现严重并发症的风险增加，机体的损伤程度也会加重，从而对手术的预后造成不良影响。因此，对所有接受手术的糖尿病患者应进行完整的术前评估，包括通过血糖监测发现糖尿病患者以降低手术风险；对已确诊糖尿病的患者更应严格进行评估。

1. 术前评估

（1）了解糖尿病类型、病程。

（2）了解血糖控制水平，包括血糖监测值、糖化血红蛋白水平。

（3）了解有无糖尿病并发症，包括：① 心脑血管并发症；② 肾病、水电解质紊乱；③ 神经病变、膀胱功能；④ 评价心血管功能：有无冠心病、高血压、心力衰竭病史及体征。

2. 手术危险因素

糖尿病患者手术危险因素包括：① 年龄 > 65 岁；② 糖尿病病程 > 5 年；③ 空腹血糖 > 13.9 mmol/L；④ 糖尿病合并肾病、心脑血管症状、水电解质紊乱；⑤ 手术时间 > 90 min；⑥ 全身麻醉。其中合并糖尿病酮症酸中毒、高渗综合征是非急诊手术的禁忌。病程长的糖尿病患者可能并发冠心病等心脑血管疾病，且心肌缺血症状往往不典型、容易漏诊，应引起警惕。手术类型与围手术期高血糖风险相关。手术越大、应激越强，血糖增高越明显。与区域麻醉相比，全身麻醉特别是吸入性麻醉药刺激血糖升高的作用更显著。

（五）合并肾功能不全患者的评估

肾功能不全是由多种原因引起肾小球和（或）肾小管间质损伤，使身体在排泄代谢废物和调节水、电解质、酸碱平衡等方面出现紊乱的临床综合征。术前伴有的肾功能不全常为慢性肾功能不全，而术中与术后出现的急性肾功能不全则多由于病情严重，如严重梗阻性黄疸、手术、麻醉创伤过大、水和电解质失衡、血流动力学紊乱、未能有效控制感染等所致。肾功能不全对手术的重要影响是引起水、电解质及酸碱平衡紊乱，凝血功能障碍，免疫抑制导致感染、伤口延迟愈合等。因此，术前应对患者的肾功能进行全面的评估。

1. 术前评估

对肾功能不全患者的评估，一般以内生肌酐清除率为主要监测指标。肌酐清除率 51～70 ml/min 为轻度肾功能不全，无须特殊治疗；肌酐清除率降至 31～50 ml/min 为中度肾功能不全，术前要补液，防止血容量不足，并避免使用肾毒性药物；肌酐清除率在 15～30 ml/min 的重度肾功能不全患者则应根据中心静脉压和尿量行控制性输液。若术前血尿素氮升高或血钾达 6.0 mmol/L，需做 1～2 次腹膜（或血液）透析；长期接受透析治疗的患者，亦需在术前 1～2 d 进行透析治疗，达到内环境平衡。尤其术前 24 h 施行血液透析对纠正高钾血症、氮质血症尤为重要。持续接受血液透析患者的高危因素包括血尿素氮升高、低蛋白、严重贫血和急诊手术等。因此，对肾功能不全患者进行术前评估非常重要，要完善术前准备，了解患者术前透析及液体治疗相关情况。

2. 术中、术后评估

术中、术后评估主要内容包括：① 循环稳定及重要脏器的灌流，需要密切动态监测尿量。② 关注患者的血气分析结果，尤其是 K^+、Ca^{2+} 的变化，遵医嘱予进行降钾、补钙等治疗。③ 无论有无糖尿病，整个围手术期都应维持血糖 < 180 mg/dl（< 10 mmol/L）。④ 限制液体输入，结合术中输液、出血、尿量等指标确定输液总量，"量出为入"，注意观察患者血压的变化，遵医嘱使用血管活性药物。⑤ 注意观察和维护患者的动静脉瘘和腹膜透析管，避免给患者的后续透析治疗造成不良影响。

二、精确问题分析

（一）合并高血压患者的问题分析

1. 高血压对心血管系统的影响

高血压患者缺血性心脏病的发生率和病死率增高，主要原因是：① 高血压使患者冠状动脉血流储备能力降低，冠状动脉细小分支血管壁增厚，胶原纤维积聚；② 高血压所致心肌肥厚易致心肌相对缺血；③ 高血压增加心肌需氧，易产生冠状动脉供血不足。未经治疗或者血压控制不佳的高血压患者，围手术期极易出现血流动力学不稳定，包括血压升高和下降。因为高血压患者冠状动脉的血流储备能力已经下降，而心肌氧供高度依赖于冠状动脉的灌注压，当血压低于心肌自动调节范围时，容易发生心肌缺血，所以围手术期低血压往往给患者带来更严重的后果。此外，围手术期血压波动处于高水平状态还可能导致主动脉破裂、主动脉夹层分离、动脉吻合口撕裂和急性左心功能衰竭等严重并发症出现。单纯收缩压高而舒张压低，是老年人发生心血管事件的主要危险因素。脉压增宽值反映了主动脉和容量血管发生粥样硬化的程度。

2. 高血压对脑功能的影响

长期持续高血压可增加腔隙性脑梗死的发生率，严重高血压尚可因为脑小动脉急剧痉挛和硬化使毛细血管壁缺血，通透性增加而致急性脑水肿。高血压时脑血流自身调节功能虽仍起作用，但调节机制其上、下限均有改变。正常情况下，平均血压较低时可保持一定的脑血流量，但高血压患者则需要更高的血压才能够维持相同的脑血流。因此，围手术期血压波动更容易导致脑缺血、颅内出血和高血压脑病的发生。

3. 高血压对肾功能的影响

高血压使肾小动脉痉挛、硬化、狭窄，肾血流减少，肾小球滤过率降低，肾小球纤维化和玻璃样变性致肾单位萎缩；重则引起肾功能障碍。高血压与肾脏病变互为因果，长期持续高血压可致肾功能障碍，而肾功能障碍也可造成今后要继续抗高血压药物治疗，尽早开始口服降压药治疗。

（二）合并冠心病患者的问题分析

1. 围手术期心肌缺血

冠心病患者在进行非心脏手术时，麻醉期间心肌急性缺血与心肌需氧增加相关，即与心率、心脏容积和（或）心室收缩时心室壁压力，以及冠状动脉狭窄后冠状血管扩张有关。麻醉患者 ST 段压低常伴有心率和（或）血压升高，尤其是心率增快或收缩压与心率乘积增加。因此，麻醉和手术期间应采用阿片类药、麻醉辅助药或用全身麻醉药使麻醉达到适当的深度，控制血流动力学变化，减少波动，避免心肌缺血意外、心肌梗死和不良结局，而合理应用血管活性药物预防或治疗急性心肌缺血尤其重要。

2. 低血压

麻醉与手术期间多见低血压，主要原因有：① 失血导致的血容量绝对或相对不足；② 全身麻醉过深或麻醉药对心血管的抑制作用；③ 心律失常；④ 体位改变；⑤ 缺氧或（和）二氧化碳蓄积；⑥ 椎管内麻醉阻滞平面过高；⑦ 心力衰竭或心肌梗死等。围手术期低血压会使冠状动脉灌注不足，易导致心肌缺血，原则上应该以预防为主，并在发现低血压时，针对原因加以纠正。为有效处理低血压情况，可参照中心静脉压或肺毛细血管楔压，合理补足血容量，调整麻醉深度和维持良好通气。由于外周血管阻力降低（全身麻醉药的血管扩张作用、脊麻、硬膜外阻滞）所引起的低血压，可在积极扩容的基础上，应用血管活性药物以维持血压在安全水平。当低血压因心功能不全引起时，常伴有血管阻力增加、心排血量低等表现，除强心外，还应合理调整血容量，并及早使用血管扩张药。

3. 高血压

麻醉与手术期间出现高血压的主要原因有：① 患者精神紧张、术前用药量不足，导致入手术室时血压上升，尤其是合并高血压疾病的患者，若术前降压治疗效果不满意，更易发生高血压；② 全身麻醉深度不足或镇痛不全；③ 气管插管或外科操作引起强烈的交感应激反应；④ 早期缺氧及二氧化碳蓄积所致；⑤ 输血、输液过量等。

针对上述成因，处理措施包括：① 应以预防为主，针对具体原因采取相应措施。② 调整麻醉深度，保证镇痛效果。全身麻醉若出现麻醉深度不足或镇痛不全，可及时加用吸入全身麻醉药。神经阻滞不完善时，应按需辅以镇痛药。③ 保持良好的通气，维持动脉血气、pH 值在正常范围。④ 经上述处理血压仍高且伴心率加快，可考虑静注普萘洛尔或拉贝洛尔，亦可用短效 β 受体阻滞剂艾司洛尔。

4. 心功能不全

心功能不全主要指左心衰竭和心排血量减少伴急性肺水肿，常见于严重高血压、冠心病患者；相较而言，右心衰竭相对少见，其主要特征为中心静脉压升高，但常由于临床症状与体征不够明显而被忽略。心脏病患者进行非心脏手术，出现心功能不全概率较低。治疗原则为改善心肌收缩力、降低心室射血阻力、减轻肺充血、改善氧合和预防严重的心律失常。在治疗措施上，一般采用强心、利尿和改善心脏负荷等措施。具体包括：① 建立良好的通气，充分保障氧供，使用气道持续正压或呼气末正压的方式。② 静脉注射吗啡（非全身麻醉患者）。③ 对于心率快，呈室上性心动过速或快速心房颤动的患者，可应用洋地黄类药或用去乙酰毛花苷。④ 肺水肿伴可疑容量过负荷时，静注呋塞米。⑤ 应用增强心肌收缩力的药物。⑥ 应用血管扩张药，以减轻心脏前、后负荷和心肌耗氧量。临床上心功能不全常为多种因素的综合表现，应按具体情况选用或联合选用上述各种方法与药物。同时，在治疗过程中，必须关注患者的血管内容量是否充足，因为低血容量常常也是循环功能不全的重要因素，特别是外科手术患者，不可忽视。

5. 心律失常

快速心房颤动、室性心律失常、心脏传导阻滞是麻醉期间常见的并发症。对于手术前有心律失常的患者，麻醉和手术期间常易再发；反之，经过适当的麻醉处理也常可使之得到有效控制，甚至消失。除药物治疗外，紧急情况下可安装起搏器和电复律等辅助治疗方法。

（三）合并 COPD 患者的问题分析

COPD 会增加围手术期患者肺部并发症的发生风险，但肺功能状况本身不会成为手术的禁忌证。识别围手术期肺部并发症的危险因素是优化管理措施的关键，应关注以下可能增加肺部并发症发生风险的因素。

1. 患者因素

包括：① 年龄：大多数 COPD 患者都属于老年人，高龄是影响肺部并发症的独立风险因素。② 吸烟：当前吸烟状态是肺部并发症的危险因素。③ 心血管疾病：缺血性心脏病、心律失常、心力衰竭和（或）肺高压都是 COPD 患者的常见共存疾病，增加了并发症发生的可能性。④ 阻塞性睡眠呼吸暂停：与心肺并发症发生风险增加有关，且在 COPD 患者中较为常见。

2. 手术因素

包括：① 手术部位：功能残气量（functional residual capacity，FRC）在麻醉和手术期间的降低可能导致气道过早闭合和肺不张、V/Q 不匹配加重、低氧血症以及呼吸衰竭。FRC 降低程度和术后呼吸衰竭风险主要与手术操作距离膈肌远近有关。因此，胸部和上腹手术，由于手术操作距离膈肌较近，患者更容易出现上述并发症。② 手术体位：仰卧位、特伦德伦伯卧位、截石位和侧卧位通常会降低 FRC，导致肺不张。而俯卧位不会损害 COPD 患者的呼吸力学，反而有可能改善 FRC、V/Q 分布和氧合状况。③ 手术时长：手术超过 5 h 者术后肺部并发症发生风险增加。

3. 麻醉因素

包括：① 麻醉药物：COPD 患者对镇静、镇痛药物较为敏感，因此监护麻醉（monitored anesthesia care，MAC）期间使用这些药物可导致严重通气不足，表现为肺不张、高碳酸血症和低氧血症。术后短时间内麻醉药物残余效应也可能导致呼吸抑制，表现为通气不足、无法充分咳嗽和肺不张。因此，在整个围手术期都需要对患者进行密切监测。② 气道操作：如喉镜、气管插管和拔管可导致反射性支气管收缩，从而加重肺部并发症的发生风险。③ 呼吸回路：麻醉呼吸回路可能会导致气道分泌物变干，干扰表面活性物质生成，减慢黏液纤毛清除，以及增加肺泡-毛细血管屏障的通透性。④ 控制通气：若 COPD 患者的呼气气流受限，导致上一轮呼气尚未完全结束，下一轮吸气就已开始，出现呼吸叠加现象，导致动态肺过度充气，进而出现自发性 PEEP，引发一系列生理反应，包括 V/Q 比例失调加重、低氧血症、高碳酸血症、气压伤和静脉回流受阻所致的低血压。

（四）合并糖尿病患者的问题分析

1. 外科因素对血糖的影响

患者术前焦虑情绪、手术创伤、麻醉及术后疼痛等应激可造成胰岛素拮抗激素分泌增加，加重胰岛素分泌障碍和胰岛素抵抗。同时在应激状态下，炎症因子过度释放，血管升压素和催乳素水平升高，导致糖原分解增多，肝糖原输出增加及糖异生作用增强，进一步加重糖代谢紊乱。另外，由于围手术期禁食、手术创伤及术后分解代谢增加，导致蛋白质、脂肪迅速动员并分解利用，使患者发生酮症酸中毒的风险增加。此外，麻醉使患者对低血糖反应性降低，术前禁食、胰岛素剂量调配不当等均可导致糖尿病患者低血糖发生率升高。

2. 合并糖尿病增加患者手术风险及术后并发症发生风险

（1）糖尿病显著增加手术风险：病程长的糖尿病患者多有并发症，如冠心病、高血压、心力衰竭、脑血管病以及糖尿病肾病等，由于患者耐受性差，出现手术意外和麻醉意外的可能性更大。此外，糖尿病患者在经历创伤、应激、出血、麻醉及低血糖等情况时，其心、肾、肺功能处于失代偿边缘状态，进一步增加围手术期死亡率。另外糖尿病相关肌肉骨骼异常患者出现气道管理困难的风险增加；糖尿病相关心血管自主神经病可导致围手术期血流动力学不稳定；胃肠道自主神经病可增加麻醉期间误吸的风险。

（2）糖尿病患者术后并发症，包括酮症酸中毒、高渗性脱水、感染及伤口愈合延迟等。

3. 围手术期血糖波动

除了避免显著高血糖和低血糖外，尚不清楚围手术期的最佳血糖目标。建议在考虑到患者个体情况下，将血糖维持在 140～180 mg/dl（7.8～10 mmol/L）。

1）高血糖 高血糖相关问题分析包括：① 尽量避免引起血糖升高的药物因素。地塞米松常用于预防术后恶心呕吐，可升高血糖水平。使用其他糖皮质激素、儿茶酚胺类药物、生长抑素和免疫抑制剂也可能造成血糖增高。② 血糖较高需要胰岛素治疗时，静脉给胰岛素起效快，方便滴定剂量，持续静脉泵注胰岛素有利于减少血糖波动，糖尿病患者和术前已经使用静脉胰岛素的患者术中首选持续静脉泵注胰岛素。应激性高血糖的患者可选择单次或间断静脉推注胰岛素，如血糖仍高，则予持续泵注。通常使用短效胰岛素加入生理盐水，浓度 1 U/ml 配泵，参照患者的血糖水平、术前胰岛素用量、手术刺激大小等因素来确定胰岛素的用量，密切监测，根据血糖升降适当调整泵速，注意个体化给药，避免发生低血糖。胰岛素皮下注射适合病情稳定的非重症患者，常用于术前和术后过渡；注意避免短时间内反复给药造成降糖药效叠加。③严重高血糖可能造成渗透性利尿，引起高渗性脱水和低钾血症，应注意维持水电解质平衡。术中由于多数患者血糖水平增高，一般输注无糖液体。术后和过长时间的手术当中，为了减少酮体合成和酸中毒风险，在血糖 < 250 mg/dl（13.9 mmol/L）的前提下，静脉泵注胰岛素的同时可泵注加入中和比例胰岛素的含糖液体，根据测得的血糖水平调节泵速。胰岛素＋糖双泵同时输注有利于减少血糖波动，但可能促使钾向细胞内转移，进一步加重低钾血症。因此，持续静脉泵注胰岛素时应注意监测血钾，可预防性补钾。

2）低血糖 糖尿病患者围手术期低血糖的高风险患者包括 1 型糖尿病患者，尤其是糖尿病病程较长者、有频繁发作低血糖或重度低血糖病史者、营养不良者、低 BMI 者，以及低血糖感知受损者。① 低血糖的危害超过高血糖。血糖 ≤ 50 mg/dl（2.8 mmol/L）时出现认知功能障碍，长时间 ≤ 40 mg/dl（2.2 mmol/L）的严重低血糖可造成脑死亡。发生一次低血糖，围手术期死亡率即可增加。② 低血糖重在预防和及时发现。衰弱、严重感染、肝肾功能不全的患者发生低血糖的风险增加。血糖长期未得到有效控制的糖尿病患者可能在正常的血糖水平即发生低血糖反应。脑损伤患者难以耐受 100 mg/dl（5.6 mmol/L）以下的血糖水平。需要警惕的是，全身麻醉镇静患者的低血糖症状可能被掩盖，不易及时发现。

（五）合并肾功能不全患者的问题分析

对于合并肾功能不全的患者，要警惕急性肾损伤（acute kidney injury，AKI）的发生。AKI 是指肾小球滤过率突然和持续下降，导致含氮（如尿素、肌酐）和非含氮代谢废物在血液中堆积，从而引起的一种临床综合征。AKI 预后较差，不仅是由于肾功能丧失和体内大量液体潴留以及电解质紊乱，还因为机体不能有效地清除有害代谢产物，如炎性介质等。此外，这些患者往往还合并其他并发症，如脓毒症、呼吸衰竭、胃肠道出血及中枢神经系统功能失调等。

1. 高危因素

围手术期很多因素都能导致患者发生 AKI，早期识别轻微 AKI 是预防并减少急性肾衰竭发生的关键。围手术期 AKI 的高危因素可分以下方面。

（1）患者状况：包括患者的年龄、性别、BMI 和并发症（如高血压、充血性心力衰竭、腹水、糖尿病、肾功能不全、肝病、COPD、贫血等）。

（2）手术方面：① 急诊手术是 AKI 的危险因素，其中，合并脓毒症的急诊患者围手术期出现 AKI 的风险尤其显著。② 不同手术类型的患者 AKI 的发生率不同。一般接受腹腔内手术患者，特别是行剖腹探查术和小肠切除术的患者更容易发生 AKI。另外肺切除术、腹主动脉瘤手术、肾移植和肝移植也是围手术期 AKI 的危险因素。③ 术中出血量。每个大手术都存在可能大量出血而致有效循环血容量减少的风险，血红蛋白浓度降低导致血液的携氧能力下降，从而增加了低氧血症的发生风险。

（3）麻醉方面：多个方面影响 AKI 的发生风险，包括麻醉方式及麻醉药物的选择、麻醉过程中血流动力学管理。

2. 监测指标

近些年不断出现的能快速、准确和特异性反映 AKI 的早期生物学标志物，为 AKI 的诊断及预后判断提供了可能，也大大推动了肾脏功能监测的发展。

（1）肾脏功能监测的间接指标：有效循环血容量可对肾脏功能造成直接或间接的影响。研究表明，慢性肾病合并严重脱水可导致肾衰竭，糖尿病合并血容量不足则可使急性肾衰竭的发生率增加 100 倍。因此，正确评估氧供、血容量、组织灌注和血流量等可间接了解肾脏的功能状态。

（2）肾脏功能监测的实验室指标：围手术期监测 AKI 的理想方法应该精准、简单、方便、价廉，并且与 AKI 具有很好的相关性。传统反映 AKI 的生物学指标包括尿量、尿比重、尿渗透压、血肌酐、血尿素氮（blood urea nitrogen，BUN）、尿钠值、自由水清除率、肌酐清除率等。理想的急性肾脏损伤早期生物标志物可帮助及早发现 AKI、判断 AKI 损伤程度并反映 AKI 类型，其对于 AKI 的早期识别、诊断、监测及预后具有重要意义。

三、精确计划措施

（一）合并高血压患者

1. 术前访视

应详细询问病史，了解血压的变化情况，服用降压药物的品种、剂量以及效果；有无心绞痛和其他并发症病史，并做 ECG、心动图及胸部 X 线等检查。特别对 ECG 显示心肌缺血、左室肥厚的高危患者更应给予充分重视。对于择期手术患者的降压目标，中、青年患者应控制在正常血压水平；老年患者不宜太低，降压至 140/90 mmHg 为宜。伴有糖尿病和肾脏疾病的患者降压目标为 130/80 mmHg。对合并高血压须急诊手术的患者，应在术前准备的同时适当地控制血压。可在严密监测下行控制性降压，调整血压至 140/90 mmHg 左右。降压药物应服用至手术当天。

2. 术中处理

术中密切观察血压变化，血压升高超过基础血压的 25%~30% 时，及时汇报并遵医嘱给予处理。血压低于允许下限时，可用小剂量血管活性药物处理。硬膜外麻醉时，应注意术中尽量减少对腹膜和肠管的刺激，以免因迷走神经张力过高，引起血压波动过大。全身麻醉安全有效，同时氧供充分，血压波动缓和，适用于大手术和缺血性心脏病患者。术中控制血压宜使用静脉降压药物。

3. 术后处理

术后麻醉恢复期严密观察患者的病情变化，应针对不同诱因进行处理，遵医嘱使用镇痛药物充分镇痛，减少因疼痛引起的血压升高。同时吸氧可改善微循环氧供，减少心脏负荷。同时要注意补液速度及总量，对于因补液量过多致血压升高者，可给予利尿药治疗。

（二）合并冠心病患者

1. 术前准备

（1）一般处理：休息、吸氧等。

（2）对因处理：① 控制高血压：除紧急手术外，择期手术应在血压得到控制后再进行。对术前血压控制良好的患者，其治疗用药应持续至手术日晨；对血压控制不满意者应调整用药，使高血压治疗达到理想水平后再行手术。② 改善心肌供血。③ 纠正心律失常。④ 调整术前心脏病用药。

2. 麻醉前准备

（1）术前准备用药包括去甲肾上腺素、去氧肾上腺素/甲氧明、山莨菪碱、氯化钙、多巴胺、艾司洛尔、尼卡地平、硝酸甘油等。

（2）术前合并心律失常时，麻醉前应行血气分析，保证血钾、血镁及血钙处于正常范围。

（3）监测包括五导联心电图、SpO_2、有创动脉血压。

（4）心功能不全者可考虑开放中心静脉。

（5）预计麻醉诱导及术中风险较高者，可酌情预先经股动脉置入 IABP 鞘管，以备紧急 IABP 的应用。

3. 术中管理

（1）麻醉诱导及气管插管：选择对循环抑制较轻的药物，采用缓慢诱导的方式。插管前可通过气管内或静脉给予利多卡因的方法降低喉镜和气管内插管造成的刺激，也可适当应用 β-受体阻滞剂降低插管反应。若血压有下降趋势，可给予小剂量去甲肾上腺素或去氧肾上腺素等。

（2）术中管理目标：优化心肌氧供和尽量减少心肌氧需求，包括维持偏低或正常的心率（如 50～80 次/min）；维持正常或较高的血压，血压波动控制在基线水平的 20% 内（一般为平均动脉压 75～95 mmHg 和/或舒张压 65～95 mmHg）；维持正常的左室舒张末期容积（LVEDV）；维持正常或较高的血红蛋白氧饱和度，维持正常体温，治疗严重贫血（即血红蛋白 < 7～8 g/dl）。

（3）加强监测：对于心功能良好的心脏病患者，进行中、低危择期手术时，可采用非创伤性的血压、脉搏、血氧饱和度、呼吸音以及心率、心律等常规监测。对病情较重患者或一般心脏病患者施行大手术，若术中预计血流动力学波动较大时，还需连续监测动脉血压和中心静脉压，并进行尿量和体温监测。对于严重心功能不全或心脏病变严重的患者，特别是左、右侧心脏功能可能不一致时，还需要进行肺动脉压、肺毛细血管楔压和心排血量的监测，从而对血流动力学的评判具有较全面的依据，有利于调整麻醉方案和指导临床治疗用药。所有患者在手术过程中均应根据需要随时进行血气分析，测定 pH、血液生化和电解质等指标。此外，为确保患者安全，应备好各种抢救药物及装备，并建立良好的静脉通路。另外经食管超声心动图检查（trans-esophageal echocardiography，TEE）是一种比较有效的监测技术，可实时监测心室大小变

7

化、收缩效能、新旧心肌异常活动区和急性、慢性瓣膜病变，以判断不明原因持续性或危及生命的循环不稳定的原因。目前认为用 TEE 可较 ECG 和血压监测更早地发现心肌缺血，为临床决策提供有力支持。

4. 预防围手术期心肌缺血和心肌梗死

（1）防治各种原因导致的低血压和低血容量，并及时汇报和纠正。措施包括：① 减少麻醉对循环的不良影响，合理选用全身麻醉药，包括剂量、方法和静注速度。② 及时补充血容量，以维持血液系统的稳定。③ 正确使用增强心肌收缩功能的药物和升压药，确保循环系统的正常运行。

（2）防治心动过速和高血压。措施包括：① 确保适度的麻醉深度，特别是气管插管、拔管及较强的手术刺激时，控制强烈的交感应激反应。② 保持呼吸道通畅，避免缺氧和二氧化碳潴留。③ 合理应用利尿药。④ 正确选用降压药和扩血管药。

（3）关注脱水，低血钾症及酸碱平衡紊乱等问题的防治。

5. 心肌缺血紧急处理

（1）存在低血压时首先提升灌注压，必要时使用升压药。

（2）若有心率增快，酌情采用 β 受体阻滞剂减慢心率。

（3）采用钙通道阻滞药或硝酸甘油缓解冠脉痉挛。

（4）急查电解质排除低钾、低镁，并即刻纠正至正常高限水平。

（5）若对血管活性药反应欠佳，建议紧急经股动脉建立主动脉内球囊反搏辅助治疗。

（三）合并 COPD 患者

1. 机械通气参数设定和肺通气保护策略

（1）通气模式：COPD 患者在机械通气时跨肺压增加，导致回心血量降低。可采用压力控制通气模式，旨在通过限制气道压力和气体流速，获得更低的气道峰压和更好的通气-血流比。同时，为防止发生气压伤，一般需限制气道压在 30 cmH$_2$O（1 cmH$_2$O = 0.098 kPa）以下。

（2）潮气量：降低潮气量（6～8 ml/kg 预测体重），有助于防止空气潴留，避免高驱动压和高平台压（如＞15 cmH$_2$O）。但是应注意降低潮气量可能会减少每分通气量，出现高碳酸血症和低氧血症，因此可缓慢调高呼吸频率。

（3）呼吸频率和吸呼比：COPD 患者的气道阻力增加且呼出气流速率降低，可以适当降低呼吸频率（8～10 次/min）并延长呼气时间，如调整吸呼比为 1:3～1:4，以保障气体充分呼出，以减少空气潴留。

（4）呼气末正压：COPD 患者因小气道在呼气期提前关闭，导致气体潴留和内源性呼气末正压（PEEP）。给予适当的外源性 PEEP 可以推迟小气道关闭、改善肺动态顺应性。通常设置初始 PEEP 5 cmH$_2$O。但是需要根据呼吸容量环等相关指标选择适宜的外源性 PEEP，过高的外源性 PEEP 会加重肺过度膨胀，影响血流动力学稳定和气体交换。

（5）通气参数调节：COPD 患者术前多合并高碳酸血症。通气过度对 COPD 患者不利。可导致呼吸性碱中毒，抑制自主呼吸，延长拔管时间。另外，通气设置时低气道压、低潮气量、长吸呼比可能导致通气不足而加重高碳酸血症。术中机械通气期间的目标 PaCO$_2$ 需维持在术前基线水平。严重气流受限的 COPD 患者，可以接受容许性高碳酸血症（pH：7.20～7.25）。COPD 患者由于存在小气道阻塞，吸入氧浓度过高更容易发生肺不张。术中机械通气期间的吸入氧浓度不应超过 50%，一般为 40% 左右，目标动脉血氧分压是维持在 120 mmHg 水平以下。发生肺不张的患者，肺复张手法有助于恢复肺的膨胀，但需调节 PEEP 以避免再次发生肺萎陷。机械通气期间需根据脉搏血氧饱和度和动脉血气分析结果调整呼吸机参数。

2. 术中肺功能及其他监测

术中应常规监测脉搏血氧饱和度和呼气末二氧化碳。由于 COPD 患者呼吸道无效腔容量增加，气管插管后应行动脉血气分析，以评价呼气末二氧化碳监测的准确性。术中应根据患者和手术情况监测血流动力学指标和尿量，以指导循环和液体管理。建议行肌松监测，以指导肌松药的使用、减少术后肌松残留。对长时间手术者应监测体温，以指导体温维护、避免低体温。

3. 麻醉苏醒期管理

实施全身麻醉的 COPD 患者，手术结束时，麻醉变浅可能会引起支气管收缩。如果距离支气管扩张剂末次给药已超过 2 h 或全身麻醉的 COPD 患者气道压力或阻力增加，可在患者即将苏醒时预防性给予喷雾或雾化支气管扩张剂。在气管导管拔管前应该避免或尽可能减少残余的麻醉镇静药物作用、阿片类药物作用和肌松药作用，可借助呼气末二氧化碳波形监测，判定有无因麻醉药物的残余效应而导致的呼吸暂停、呼吸抑制和二氧化碳潴留。也可以在气管导管拔管前监测动脉血气分析，以准确评估动脉血氧合状态和 $PaCO_2$ 水平。PACU 应备好无创通气设备，患者一出现呼吸窘迫的体征或症状，在排除禁忌证的情况下使用，可避免再次插管、肺不张、肺炎和延长控制通气。若患者在拔管后发生急性低氧性呼吸衰竭，可选择经鼻高流量氧疗（high-flow nasal cannula，HFNC）。对于无禁忌证患者，建议机械通气时抬高床头 30°～45°、定期行口腔护理清除声门下分泌物，以降低呼吸机相关肺炎的发生率。将患者送回 PACU 或者外科病房时，应该仔细交接术中用药和患者情况，提醒接班者相关注意事项，避免因镇痛治疗或吸入高浓度氧气而导致呼吸抑制、加重 CO_2 蓄积。

（四）合并糖尿病患者

1. 围手术期血糖测量方法

毛细血管血糖（capillary blood glucose，CBG）可用于监测血流动力学稳定患者的血糖，使用床旁快速血糖仪，血糖仪需定期校准。严重低血糖时血糖仪所测得的数值可能偏高，应与中心实验室测量的静脉血结果进行对照。动脉或静脉血气分析是围手术期血糖监测的金标准。在低血压、组织低灌注、贫血以及高血脂、高胆红素血症等代谢异常的情况下，指端末梢血糖准确性下降，应使用动脉血气监测血糖。

2. 围手术期血糖监测频率

术前使用胰岛素治疗的患者，应经常监测 CBG，包括进餐前后及睡觉前，以确保血糖值在正常范围内。正常饮食的患者监测空腹血糖、三餐后血糖和睡前血糖。麻醉诱导前应监测 1 次 CBG。非大型外科手术患者：术中血糖 < 4.3 mmol/L 时，应每 15～30 min 监测 1 次 CBG；术中血糖为 4.3～5.6 mmol/L 时，应每小时监测 1 次 CBG；术中血糖为 5.6～10.0 mmol/L 时，应

每 2 h 监测 1 次 CBG。接受体外循环手术的患者，在降温及复温期间，建议每 15 min 监测 1 次 CBG。危重患者、大手术或持续静脉输注胰岛素的患者，建议每 0.5~1.0 h 监测 1 次 CBG。患者血糖 ≤ 3.9 mmol/L 时，每 5~15 min 监测 1 次 CBG，直至低血糖得到纠正。

3. 术中血糖管理

对于时间不长且不复杂的手术一般不需要特别处理。使用胰岛素的患者可继续在围手术期皮下注射胰岛素（不是输注胰岛素），每小时检测 1 次血糖水平；若患者发生高血糖，可频繁检测，并根据血糖水平皮下补充短效或速效胰岛素。对于长时间且复杂的手术，通常需要静脉输注胰岛素。当患者因外科疾病感染、疼痛等使其基础代谢率增加，加上术前常规禁食致葡萄糖摄入不足、消耗增加等，可能需补充葡萄糖。

4. 术后血糖管理

术后应继续监测血糖，至少每 2 h 监测 1 次，直到患者醒来并保持警觉。如果术中已输注胰岛素，则术后在恢复进食前应继续输注胰岛素，应继续每 1~2 h 监测 1 次血糖。当患者耐受进食固体食物时，可换为皮下注射胰岛素并随之停止输注胰岛素。对于多数 2 型糖尿病患者，一旦其进食状况良好，则可恢复术前的糖尿病治疗方案，如口服药物、非胰岛素注射剂、口服药物联合胰岛素或基础-餐时胰岛素。

（五）合并肾功能不全患者

1. 监测生命体征及重要指标

除了需要监测血压、脉搏、呼吸、心电图、尿量及中心静脉压外，还应对血常规、肝功能、肾功能、凝血功能、电解质、血气等进行动态连续监测，以便及早发现可能出现的脏器功能不全。

2. 维持电解质和酸碱平衡

伴有肾功能不全的患者术后更容易出现内环境紊乱。尤其是肾功能进一步恶化，尿量减少，则可能出现血钾进行性升高，稍有不慎，即可导致死亡。应及时静脉给予葡萄糖加胰岛素，将钾转移入细胞内，同时可以静推葡萄糖酸钙以拮抗高钾血症，必要时进行透析治疗。

3. 预防感染

感染的临床表现常不典型，且伴有肾功能不全者对感染的抵抗力降低，术后一旦发生感染就会导致病情发展迅速，易诱发并加重肝肾功能衰竭，病死率较高。因此，除了注意基础的外科感染之外，更应注意主要脏器的合并感染。应动态连续进行分泌物、尿、血的细菌与真菌培养，以便早期发现感染。一旦发现，遵医嘱行抗生素治疗。

四、精确评价反馈

1. 循环管理稳定

麻醉诱导时应既能抑制气管插管时的应激反应，又避免气管插管前发生低血压。因此，须在心电图和直接动脉测压监测下缓慢、间断给药。对术前合并心功能不全的患者，应以芬太尼类药物为主，镇静或安定类药物的剂量不宜过大，能使患者入睡即可。在麻醉维持及麻醉恢复期要求患者循环稳定，血压和心率不应随着手术刺激的强弱而上下波动。一般而言，术前心功能较好的患者，术中只要尿量达标，内环境稳定，无代谢紊乱；对无高血压病史的患者，术中控制性心动过速、控制性血压偏低的循环状态，更有利于心肌氧供需平衡和储备。对于心功能较差，需要较高的交感张力来维持心排血量的患者，则需努力避免对心肌的任何抑制，必要时，用正性肌力药来辅助循环。

2. 呼吸管理有效

麻醉过程平稳，通气适度，要保持心肌供氧与需氧之间的平衡。麻醉深浅适度，既达到良好的镇痛又不致抑制呼吸，能够实现有效血气交换，保障重要器官功能。

3. 血糖管理有效

对合并有糖尿病的患者能够在术前访视时进行全面评估，围麻醉手术期患者血糖稳定，对围麻醉期的急慢性糖尿病并发症能够及时发现并给予有效处理。

4. 肾病患者注意要点

麻醉诱导时警惕过度低血压（由于尿毒症或抗高血压药物），警惕诱导时中枢神经系统效应（由于尿毒症引起的血脑屏障破坏）。有效机械通气，注意机械通气和呼气末正压可导致肾血流量、肾小球滤过率、钠排泄量、尿流量下降，甚至急性肾损伤。做好液体管理及尿量的监测及交接班，避免血管内容量的不足，若失血过多或必须增加血液携氧能力时，则考虑输血。测量中心静脉压力常有助于指导补液。

第三节　有合并疾病患者精确麻醉护理规范和培训

一、思维导图

1. 合并高血压患者的麻醉护理

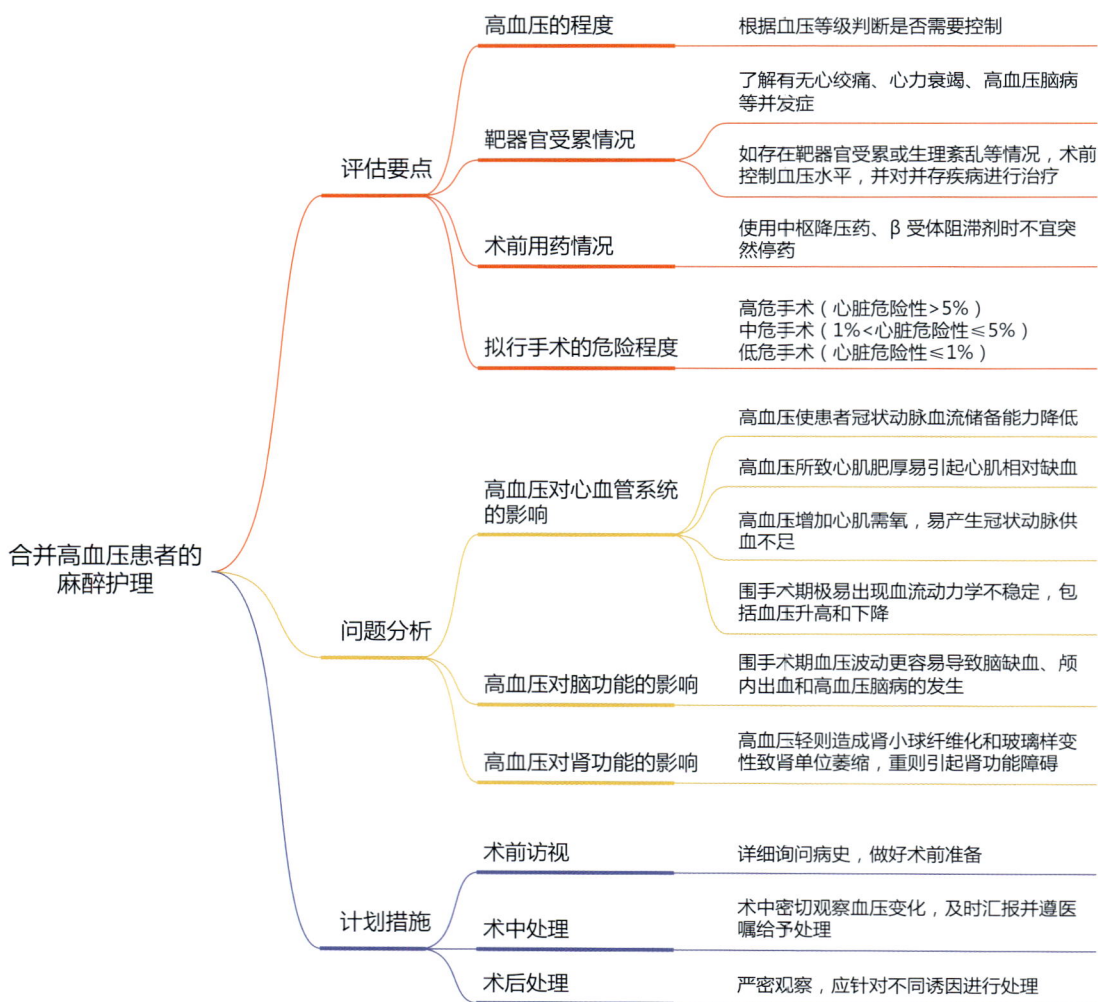

合并高血压患者的麻醉护理	评估要点	高血压的程度	根据血压等级判断是否需要控制
		靶器官受累情况	了解有无心绞痛、心力衰竭、高血压脑病等并发症
			如存在靶器官受累或生理紊乱等情况，术前控制血压水平，并对并存疾病进行治疗
		术前用药情况	使用中枢降压药、β受体阻滞剂时不宜突然停药
		拟行手术的危险程度	高危手术（心脏危险性>5%）中危手术（1%<心脏危险性≤5%）低危手术（心脏危险性≤1%）
	问题分析	高血压对心血管系统的影响	高血压使患者冠状动脉血流储备能力降低
			高血压所致心肌肥厚易引起心肌相对缺血
			高血压增加心肌需氧，易产生冠状动脉供血不足
			围手术期极易出现血流动力学不稳定，包括血压升高和下降
		高血压对脑功能的影响	围手术期血压波动更容易导致脑缺血、颅内出血和高血压脑病的发生
		高血压对肾功能的影响	高血压轻则造成肾小球纤维化和玻璃样变性致肾单位萎缩，重则引起肾功能障碍
	计划措施	术前访视	详细询问病史，做好术前准备
		术中处理	术中密切观察血压变化，及时汇报并遵医嘱给予处理
		术后处理	严密观察，应针对不同诱因进行处理

2. 合并冠心病患者的麻醉护理

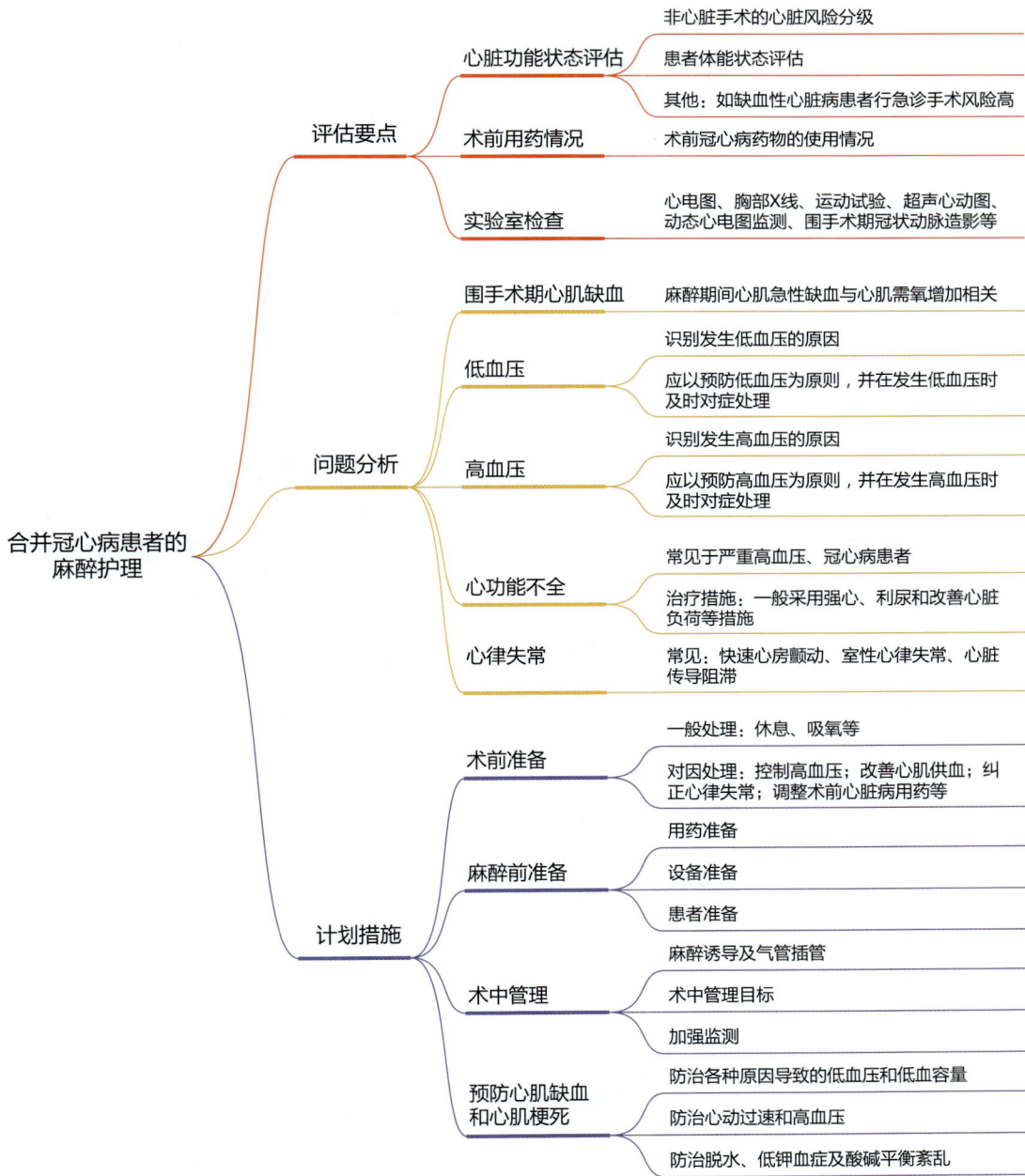

合并冠心病患者的麻醉护理

- 评估要点
  - 心脏功能状态评估
    - 非心脏手术的心脏风险分级
    - 患者体能状态评估
    - 其他：如缺血性心脏病患者行急诊手术风险高
  - 术前用药情况
    - 术前冠心病药物的使用情况
  - 实验室检查
    - 心电图、胸部X线、运动试验、超声心动图、动态心电图监测、围手术期冠状动脉造影等

- 问题分析
  - 围手术期心肌缺血
    - 麻醉期间心肌急性缺血与心肌需氧增加相关
  - 低血压
    - 识别发生低血压的原因
    - 应以预防低血压为原则，并在发生低血压时及时对症处理
  - 高血压
    - 识别发生高血压的原因
    - 应以预防高血压为原则，并在发生高血压时及时对症处理
  - 心功能不全
    - 常见于严重高血压、冠心病患者
    - 治疗措施：一般采用强心、利尿和改善心脏负荷等措施
  - 心律失常
    - 常见：快速心房颤动、室性心律失常、心脏传导阻滞

- 计划措施
  - 术前准备
    - 一般处理：休息、吸氧等
    - 对因处理：控制高血压；改善心肌供血；纠正心律失常；调整术前心脏病用药等
  - 麻醉前准备
    - 用药准备
    - 设备准备
    - 患者准备
  - 术中管理
    - 麻醉诱导及气管插管
    - 术中管理目标
    - 加强监测
  - 预防心肌缺血和心肌梗死
    - 防治各种原因导致的低血压和低血容量
    - 防治心动过速和高血压
    - 防治脱水、低钾血症及酸碱平衡紊乱

7

3. 合并COPD患者的麻醉护理

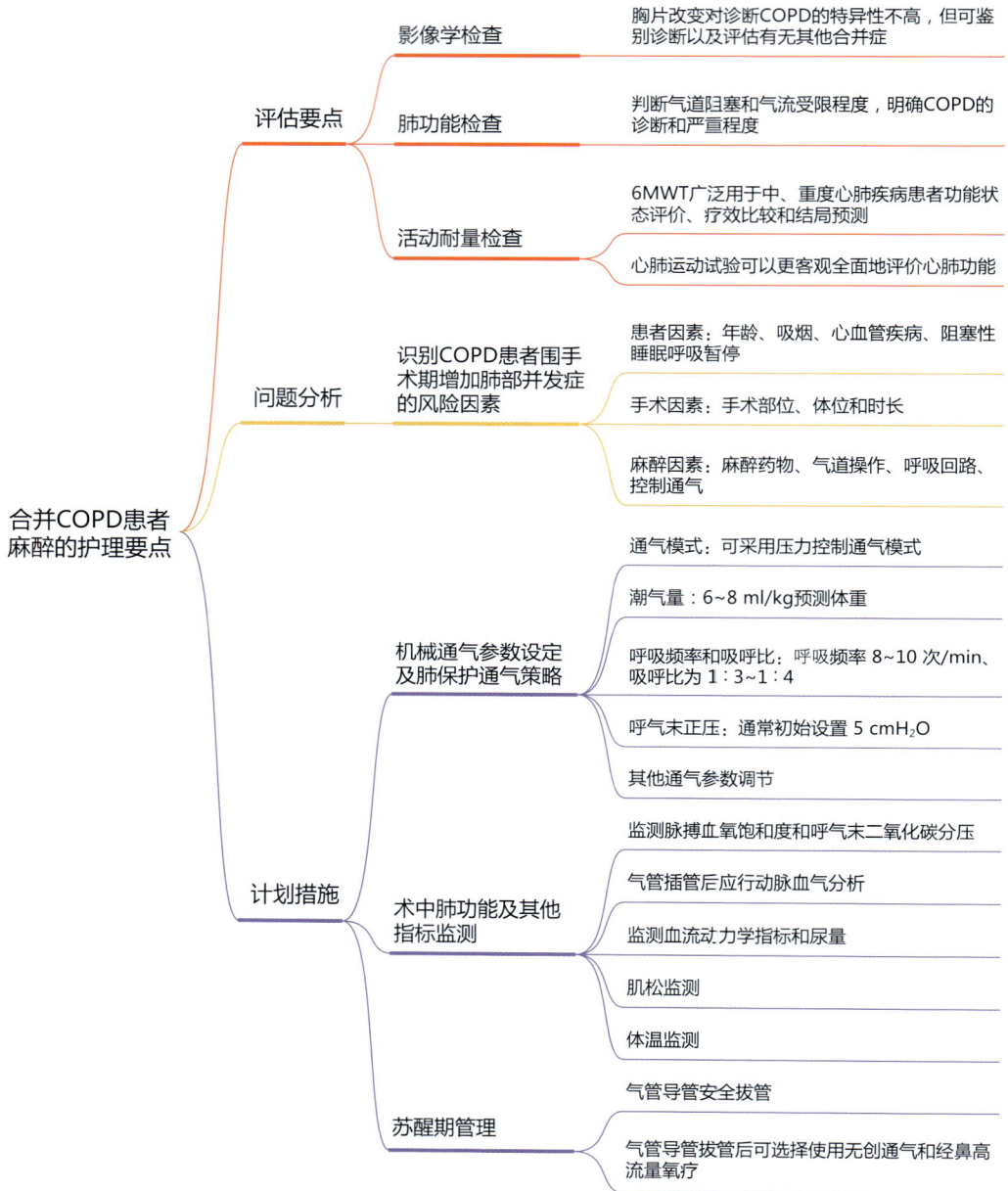

合并COPD患者麻醉的护理要点

评估要点
- 影像学检查 — 胸片改变对诊断COPD的特异性不高，但可鉴别诊断以及评估有无其他合并症
- 肺功能检查 — 判断气道阻塞和气流受限程度，明确COPD的诊断和严重程度
- 活动耐量检查
  - 6MWT广泛用于中、重度心肺疾病患者功能状态评价、疗效比较和结局预测
  - 心肺运动试验可以更客观全面地评价心肺功能

问题分析
- 识别COPD患者围手术期增加肺部并发症的风险因素
  - 患者因素：年龄、吸烟、心血管疾病、阻塞性睡眠呼吸暂停
  - 手术因素：手术部位、体位和时长
  - 麻醉因素：麻醉药物、气道操作、呼吸回路、控制通气

计划措施
- 机械通气参数设定及肺保护通气策略
  - 通气模式：可采用压力控制通气模式
  - 潮气量：6~8 ml/kg预测体重
  - 呼吸频率和吸呼比：呼吸频率8~10次/min、吸呼比为1∶3~1∶4
  - 呼气末正压：通常初始设置5 cmH$_2$O
  - 其他通气参数调节
- 术中肺功能及其他指标监测
  - 监测脉搏血氧饱和度和呼气末二氧化碳分压
  - 气管插管后应行动脉血气分析
  - 监测血流动力学指标和尿量
  - 肌松监测
  - 体温监测
- 苏醒期管理
  - 气管导管安全拔管
  - 气管导管拔管后可选择使用无创通气和经鼻高流量氧疗

4. 合并糖尿病患者的麻醉护理

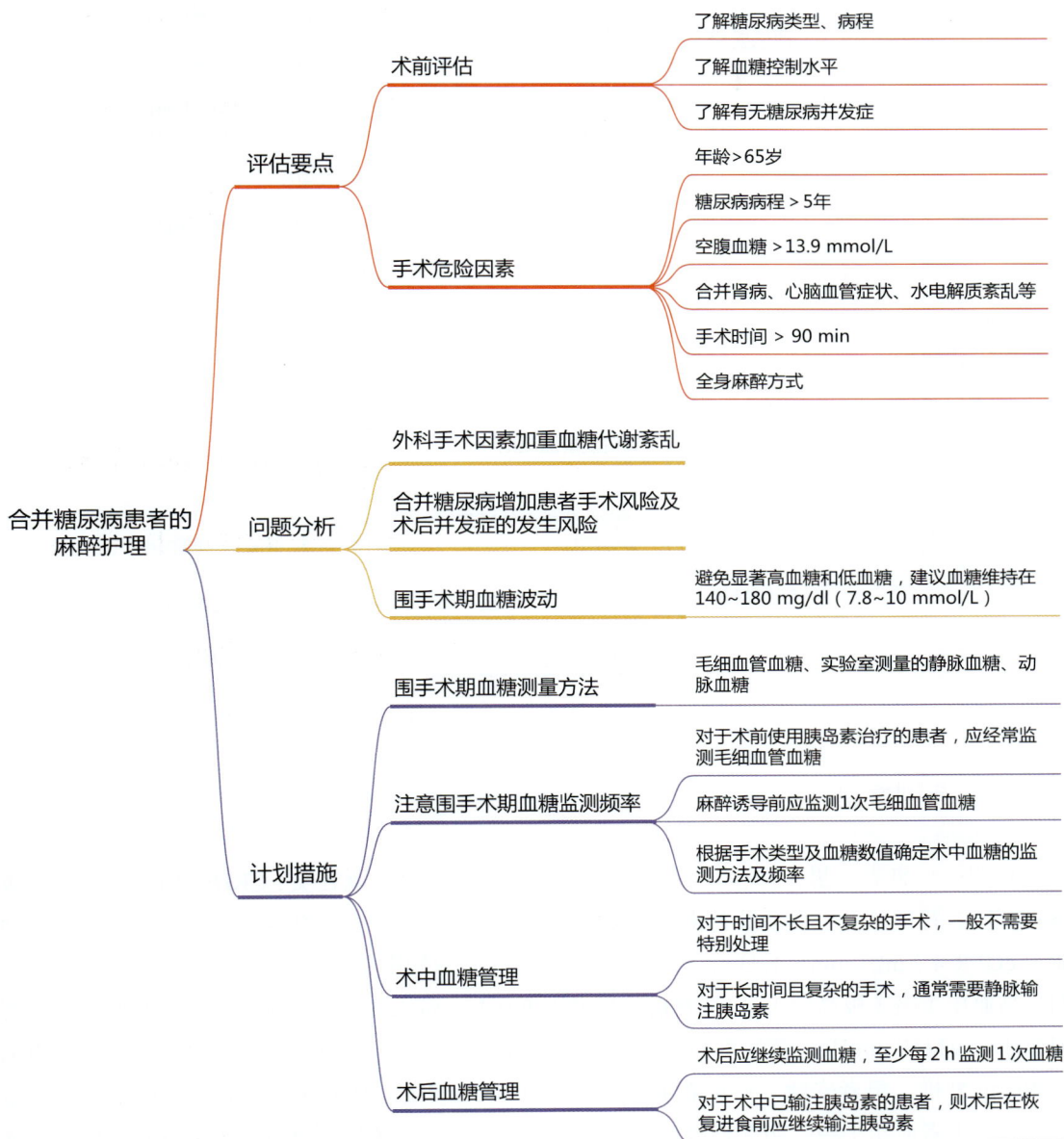

合并糖尿病患者的麻醉护理

- 评估要点
  - 术前评估
    - 了解糖尿病类型、病程
    - 了解血糖控制水平
    - 了解有无糖尿病并发症
  - 手术危险因素
    - 年龄>65岁
    - 糖尿病病程>5年
    - 空腹血糖>13.9 mmol/L
    - 合并肾病、心脑血管症状、水电解质紊乱等
    - 手术时间>90 min
    - 全身麻醉方式
- 问题分析
  - 外科手术因素加重血糖代谢紊乱
  - 合并糖尿病增加患者手术风险及术后并发症的发生风险
  - 围手术期血糖波动
    - 避免显著高血糖和低血糖，建议血糖维持在140~180 mg/dl（7.8~10 mmol/L）
- 计划措施
  - 围手术期血糖测量方法
    - 毛细血管血糖、实验室测量的静脉血糖、动脉血糖
  - 注意围手术期血糖监测频率
    - 对于术前使用胰岛素治疗的患者，应经常监测毛细血管血糖
    - 麻醉诱导前应监测1次毛细血管血糖
    - 根据手术类型及血糖数值确定术中血糖的监测方法及频率
  - 术中血糖管理
    - 对于时间不长且不复杂的手术，一般不需要特别处理
    - 对于长时间且复杂的手术，通常需要静脉输注胰岛素
  - 术后血糖管理
    - 术后应继续监测血糖，至少每2 h监测1次血糖
    - 对于术中已输注胰岛素的患者，则术后在恢复进食前应继续输注胰岛素

7

5. 合并肾功能不全患者的麻醉护理

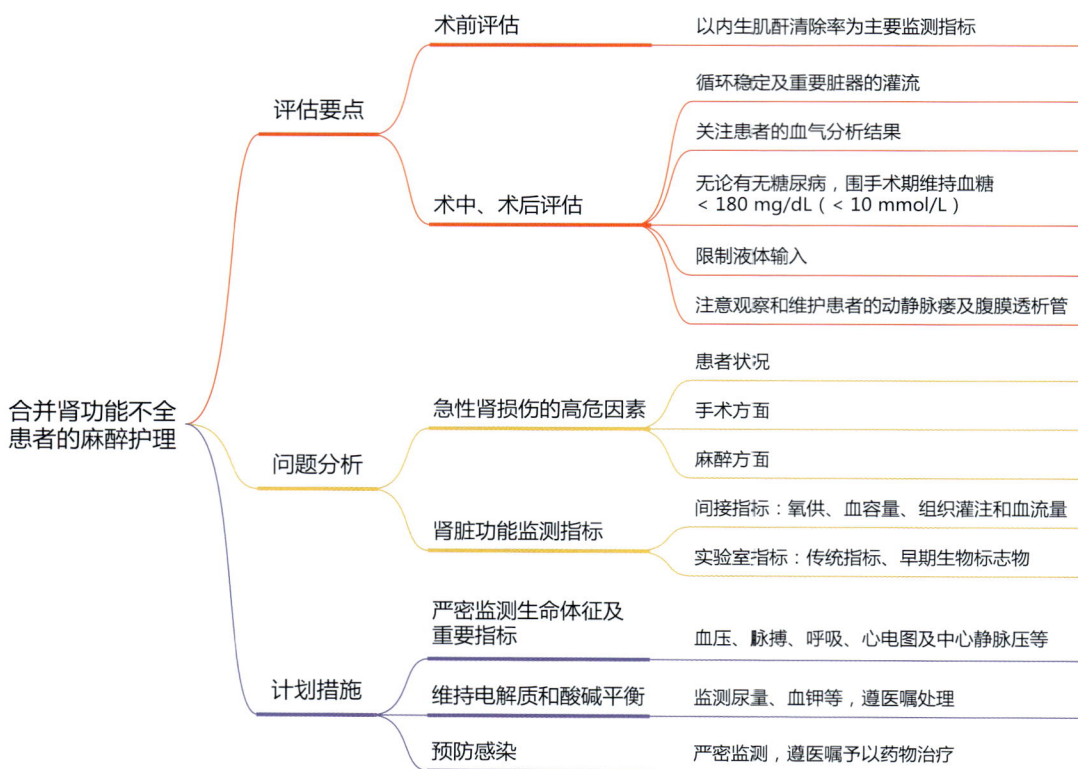

```
                                              术前评估 ─── 以内生肌酐清除率为主要监测指标
                              评估要点                     循环稳定及重要脏器的灌流
                                                          关注患者的血气分析结果
                                              术中、术后评估 无论有无糖尿病，围手术期维持血糖
                                                          < 180 mg/dL（< 10 mmol/L）
                                                          限制液体输入
                                                          注意观察和维护患者的动静脉瘘及腹膜透析管
合并肾功能不全                                               患者状况
患者的麻醉护理                  问题分析       急性肾损伤的高危因素 手术方面
                                                          麻醉方面
                                              肾脏功能监测指标 间接指标：氧供、血容量、组织灌注和血流量
                                                          实验室指标：传统指标、早期生物标志物
                                              严密监测生命体征及
                                              重要指标       血压、脉搏、呼吸、心电图及中心静脉压等
                              计划措施       维持电解质和酸碱平衡 监测尿量、血钾等，遵医嘱处理
                                              预防感染       严密监测，遵医嘱予以药物治疗
```

二、典型案例

案例一： 患者，男，35 岁。因"规律腹透 7 年"入院。既往史：CKD 5 期、高血压 1 级（极高危）、肾性贫血、主动脉钙化、不宁腿综合征。实验室检查：血常规示 Hb 110 g/L，肾功能示 eGFR 4.7 ml/（min·1.73 m²）。甲状旁腺彩超示：双侧甲状旁腺区占位。入院诊断：CKD 5 期，高血压 1 级（极高危），肾性贫血。患者入 PACU，带入去氧肾上腺素小剂量静脉泵入，有创血压示 93/69 mmHg，遵医嘱持续泵入。患者躁动，肌力差，遵医嘱予芬太尼 0.1 mg、丙泊酚 40 mg 静推，患者安睡。后患者血压升至 130/85 mmHg，遵医嘱予去氧肾上腺素逐渐减量后停用，患者血压平稳。初次查血气示：血钾 5.7 mmol/L，遵医嘱继续观察。复查血气示血钾 5.3 mmol/L，继续观察。患者苏醒，神志清，肌力可，遵医嘱予以拔管。患者病情平稳，复查血气无异常，经医生同意，安全转出 PACU。

讨论：

该患者入 PACU 后的关注重点有哪些？

该患者入 PACU 后的关注重点主要包括：① 连续心电图、血压、心律、SpO₂ 监测，加强

138

临床体征观察，随时调整血管活性药物的剂量。② 气道护理：严密观察患者反应，及时处理患者躁动，防止出现非计划性拔管。遵医嘱给予镇静、镇痛药物，依据拔管指征，遵医嘱拔管；同时注意保持呼吸道通畅，加强氧疗，预防肺不张、肺部感染等肺部并发症。③ 严格液体管理：悬挂"控制滴速"的提示牌，减慢滴速，观察患者尿量并准确记录。量出为入，严格控制水、钠摄入。④ 维持电解质平衡：按规范采集动脉血气标本，关注患者 K^+、Ca^{2+} 等的变化，因为血中 K^+ 偏高，关注患者 ECG 的改变，发现异常及时汇报医生，协助处理。⑤ 管路护理：妥善固定引流管及腹膜透析管，防止扭曲、打折，保持切口处敷料和皮肤清洁、干燥，避免污染。⑥ 体温保护：正确进行体温监测，及时处理患者出现的低体温或发热等不适，如增减盖被、暖风机保温等。⑦ 防治耗氧增加因素：如高热，寒战，应激状态，疼痛，恐惧和焦虑等。

案例二：患者，男，79 岁，体重 77 kg。患者既往高血压、冠心病 10 余年，未行支架置入术，未规律服降压药。因右肾占位行机器人辅助腹腔镜下右肾肿瘤剜除术。手术过程顺利（约 3.5 h），术中出血 300 ml，补液量 1 000 ml。12：30 术毕，麻醉状态转入 PACU，生命体征正常。13：10 患者可配合指令，予拔除气管导管。13：45 无诱因下患者突发胸痛、胸背部疼痛，呈持续性疼痛，无大汗淋漓，ABP 176/92 mmHg，HR 112 次/min，SpO_2 99%，立即行床边心电图，示窦性心律，实验室检查心肌坏死标志物等在正常范围，遵医嘱予硝酸甘油一片舌下含服。14：00 患者自诉疼痛缓解，ABP 143/80 mmHg，HR 84 次/min。14：50 安返病房，吸氧、心电监护。

讨论：

1. 患者出现了什么病情变化？有何危险？

患者出现了急性心绞痛。心绞痛可诱发心律失常、心肌梗死、心力衰竭，甚至心源性猝死。

2. 此患者在 PACU 有哪些注意要点？

对此患者在 PACU 的注意要点包括：① 关注患者的基础血压，警惕低血压导致的冠脉供血减少。② 防治各原因引起的心动过速。③ 围手术期密切关注患者的心电图变化，必要时监测心肌酶谱变化。④ 纠正水电解质紊乱等内环境改变。⑤ 防治肺部并发症，适当提高血氧浓度。⑥ 防治贫血，以增加心肌氧供。⑦ 术后完备的多模式术后镇痛。

案例三：患者，女，81 岁，体重 42 kg。患者 3 个月余前无明显诱因下发现少量大便带血，颜色鲜红，遂至医院就诊，于 7 月 28 日收治入院。入院诊断：① 直肠癌；② 高血压病；③ COPD；④ 陈旧性脑梗；⑤ 哮喘。既往有高血压病史，入院血压 151/71 mmHg，每日早晨口服一粒硝苯地平，血压控制在（130～140）/（75～90）mmHg。8 月 4 日 09：00 在全身麻醉下行"经腹腔镜下直肠癌根治术"，患者入手术室时血压 178/89 mmHg，遵医嘱继续观察，予患者心理疏导，待血压降低至平时状态后手术正常进行。12：35 术中患者血压 189/95 mmHg，汇报医生，遵医嘱予尼卡地平 2 mg/h 静脉泵入，14：05 患者血压 145/85 mmHg，遵医嘱停止尼卡地平静脉泵入。17：25 术毕，患者转入 AICU 监护治疗，入室后患者血气分析基本正常，血压 200/80 mmHg，汇报医生，遵医嘱予尼卡地平 1 mg/h 静脉泵入。18：00 血压 152/68 mmHg，遵医嘱停止尼卡地平静脉泵入。23:30 患者神志清楚，能执行指令，四肢肌力正常，遵医嘱试撤机，血压 185/78 mmHg，遵医嘱予尼卡地平 0.2 mg 静脉推注。8 月 5 日 00:00 遵医嘱拔除气管导管，血压 155/78 mmHg。04:00 患者血压 100/52 mmHg。汇报医生，遵医嘱予琥珀酰明胶注射液 500 ml 静滴，04:30 复测血压 122/78 mmHg。09:00 患者神志清，生命体征平稳，遵医嘱转回普通病房继续治疗。

讨论：

1. 该患者术前访视，需要重点评估哪些？

应详细询问病史，重点了解患者平时的血压情况，服用降压药物的品种、剂量以及效果。

2. 患者入手术室血压高，应考虑什么原因？

由于患者第一次做手术，血压高可能是由于紧张和焦虑。给予患者手术相关心理疏导和健康教育，必要时遵医嘱用镇静药物，患者平稳后复测血压。

3. 患者手术过程中血压高，可能与哪些因素有关？

首先要了解患者的基础血压，血压升高超过基础血压的 25%～30% 时，及时汇报并遵医嘱用药。病例中的患者应该是手术过程的刺激导致患者血压高，考虑是否麻醉过浅、镇痛不足等原因。若麻醉深度足够，应遵医嘱给予降压药物。

4. 患者撤机时血压高，应考虑什么原因？

患者撤机时，年龄较大，对气管导管不耐受，会引起患者不停地呛咳，导致血压升高。

5. 患者术后第 2 天血压低，应考虑什么原因？

在患者术后第 2 天，应统计患者的出入量，血压低可能与容量不足有关，也可能因为患者夜间熟睡状态，血压会比基础血压偏低一些。

第四节　有合并疾病患者精确麻醉护理的热点和前沿

一、领域热点

围麻醉手术期影响患者安全的不良事件的预防及处理的相关研究。护理安全管理作为护理管理中永恒不变的主题，随着护理安全管理理念的不断深入，而系统、科学地实施预见性的护理安全管理，则为患者安全和护理安全提供保障。麻醉护理点多面广，加上临床上合并疾病患者手术的适应证愈来愈广，且其护理的复杂性、动态性特点越来越明显，故在手术护理中存在许多安全隐患。因此，近年来广大的护理工作者高度重视患者安全，开展了大量的研究，努力提高安全管理水平。

二、发展前沿

随着临床上合并疾病患者手术的适应证愈来愈广，高龄伴多系统疾病患者越来越多，围手术期麻醉管理也面临越来越多的挑战。而护理学科快速发展，促进患者康复、保障患者安全的科学化理念越来越多，成为护理学科的发展趋势及研究热点，这些理念也将逐步应用于合并疾病手术患者的围手术期安全管理。

（1）合并疾病患者围手术期风险评估或风险筛查相关研究，如：①糖尿病患者围手术期发生血糖异常的影响因素分析研究。术前禁食禁饮、手术操作、麻醉及其他术后因素（如脓毒症、饮食计划中断和营养摄入改变、高营养支持以及呕吐）之间的复杂相互作用可致血糖水平不稳定。通过合理的糖尿病管理方案能够预见患者的血糖变化，并改善围手术期的血糖控制。在术前识别出低血糖高风险者，及时适当调整糖尿病治疗方案以防发生低血糖，以及通过测量血糖水平来监测低血糖发作以确保及时治疗；合并 COPD 患者围手术期肺部并发症发生危险因素分析研究，以期更好地构建围麻醉期护理管理方案，如及时识别手术、麻醉等引起患者出现低氧血症、二氧化碳蓄积等的风险因素，在患者气管拔管前给予集束化的干预措施，根据血气分析结果、呼吸末二氧化碳波形等对患者肺部情况做出正确的评估，优化气管拔管指征，早期拔除气管导管并指导患者有效呼吸、咳嗽、排痰等，预防肺部相关并发症发生。

（2）合并疾病患者的围手术期安全管理研究，如安全管理指标体系的构建等。围手术期监测工具的研发及创新使用，如合并高血压、糖尿病等病症患者，手术过程中血压波动幅度较大，易引发围手术期并发症，创新应用无创实时动脉血压监测系统，实现对血压状态实现安全、连续、无创的有效监测。

（3）合并疾病患者群体的安全知识、态度和行为认知度等研究，麻醉科护士通过关注不同合并疾病患者的特点，探讨并加强其在术前访视、术后麻醉复苏期及术后回访过程中相应"安全护理知、信、行"的培训，确保患者围麻醉期安全。

参考文献

［1］ CHENG SL，LIN CH，WANG CC，et al. Comparison between COPD Assessment Test（CAT）and modified Medical Research Council（mMRC）dyspnea scores for evaluation of clinical symptoms，comorbidities and medical resources utilization in COPD patients［J］. J Formos Med Assoc，2019，118(1Pt 3)：429-435.

［2］ 中华医学会麻醉学分会老年人麻醉学组. 慢性阻塞性肺疾病患者非肺部手术麻醉及围手术期管理专家共识［J］. 中华医学杂志，2017，97(40)：3128-3139.

［3］ 中华医学会麻醉学分会. 围术期血糖管理专家共识(快捷版)［J］. 临床麻醉学杂志，2016，32(1)：93-95.

［4］ WRIGHT JT JR，FINE LJ，LACKLAND DT，et al. Evidence supporting a systolic blood pressure goal of less than 150 mmHg in patients aged 60 years or older：the minority view［J］. Ann Intern Med，2014，160(7)：499-503.

［5］ 中国心胸血管麻醉学会，北京高血压防治协会. 围术期高血压管理专家共识［J］. 临床麻醉学杂志，2016，32(3)：295-297.

［6］ 邓小明，姚尚龙，于布为，等. 现代麻醉学［M］. 4版. 北京：人民卫生出版社，2014.

（华　薇　张转运　张偌翠）

第八章
器官移植患者精确麻醉护理

第一节　概　述

2007 年国务院颁布了《人体器官移植条例》，2007 年 5 月 1 日正式实施，规定移植器官必须来自自愿和无偿捐献，并符合伦理学的来源。中国器官移植事业开始走上了科学化、法治化、规范化建设发展的轨道。截至 2018 年 8 月底，我国已累计实现器官捐献 1.92 万例，捐献大器官超过 5.4 万个。目前，我国肾移植年逾万例，肝移植约 5 000 例。关于器官移植中的伦理原则如下。

一、遵循自愿与知情同意原则

自愿和知情同意是器官移植的基本前提。在我国，公民享有自主选择权，对于捐献或不捐献自己身体器官，可以自行决定。器官提供者必须是在无利诱、无欺骗、无强迫的情况下自主决定捐献器官。从事人体器官移植的医疗机构及医护人员摘取活体器官前，应向捐献者说明摘取器官的手术风险、术后注意事项、可能出现的并发症等相关信息，让捐献者充分知情同意，并与其签署知情同意书。

二、坚持尊重生命、安全与有利原则

尊重生命，对待生命一视同仁，是体现生命是一切价值的客观基础。对于医学而言，医学的本体是人的生命。而且器官移植应充分考虑供、受体双方的安全性及有效性，努力防止对供体和受体可能造成的伤害，最大限度保护器官供体、受体和供体家属的利益，确保捐献者不会因捐献器官给自身带来严重损伤甚至危及生命，将伤害减到最低程度，且受者的受益大于捐赠

者的损伤风险。

三、坚持公平与公正的原则

建立区域性或全国性的器官管理、分配网，统一公平公正地进行器官分配与安排。分配器官的顺序应严格执行，不能由于接受礼物、特别支付等影响分配的公平性和公正性。在等候移植器官的患者中，应首先依照其先后顺序，其次考虑病情的急迫性和预后，最后才是社会、家庭角色等因素。

四、非商业化的原则

器官买卖是亵渎人类尊严的行为，会导致贫富对立、诱发犯罪及不合法器官来源，不仅影响器官质量，还严重影响社会的安定、安全发展，也被世界卫生组织和所有国家法律规定禁止，所以器官移植的供体不可以买卖。

五、遵循互助原则

社会要大力提倡并宣传器官捐献的意义和能够产生的价值，并积极建立有效的机制和机构，鼓励个体捐献器官。推崇互助的原则，提高人们的思想认知，正确地对待器官的捐献和移植，使人们意识到捐献自己或亲人的器官，能够帮助那些需要移植的患者，是自己和亲人在他人生命中的延续，是对身体更高层次的关注和珍爱，从而拓宽供体途径，促进器官移植的发展。

第二节　肾移植患者精确麻醉护理实践

自 20 世纪 60 年代以来，肾移植已成为晚期肾脏疾病的主要治疗方法。现在世界上每年肾移植超过 20 000 例。2017 年，全国共施行肾移植 10 793 例，居世界第 2 位。2017 年全国共 28 个省市开展肾移植手术，其中移植数量 > 500 例的有 9 个省，完成例数占全国 74%。肾移植术后 1 年、3 年肾存活率分别达到了 97.9% 和 92.65%，居世界前列。随着肾移植技术的不断发展和完善，肾移植麻醉管理也日趋成熟。

一、精确评估与监测

（一）受体

1. 全身状况

接受尸肾移植的患者通常在接到肾源准备好的通知后才来到医院，因此，只能在术前短时间内访问患者。这种情况比较常见，术前有必要仔细复习病史和体格检查及实验室检查。如果存在心功能不全、心包积液、未控制的高血压、不稳定心绞痛或其他内科问题，应该得到改善后再行手术，使患者达到最佳的身体状态。

根据患者的门诊资料进行评价，对原发性肾脏疾病做出明确判断，并了解其他系统疾病的情况。体格检查即明确是否并发心血管系统、胃肠系统或泌尿生殖系统疾病，同时还需评估呼吸储备功能。

对高血压患者积极处理，有心脏缺血症状的患者和处于高度危险的患者，如糖尿病和老年患者，可通过无创的超声心动图和运动性放射同位素血管造影进行评价，以便了解其心室收缩功能和心脏射血分数。

除非给予适当的治疗，否则活动性感染和恶性肿瘤仍是移植的禁忌证。应确认患者术前两周内无腹腔感染和胃肠道感染。转移性较低的肿瘤，如皮肤黑色素瘤或前列腺癌，在移植前需要适当的内科和外科治疗。经过充分治疗的其他部位的原发性肿瘤患者，在至少 2 年无肿瘤复发后也可考虑移植术，转移性疾病或原发性肿瘤持续存在的患者通常是移植的绝对禁忌证。

2. 水、电解质和酸碱平衡

术前重点关注肾移植患者的水、电解质平衡。对严重失衡者应及时纠正，必要时行术前血液透析，使肾衰竭患者的严重代谢紊乱恢复到正常或接近正常。这对于钾、酸碱平衡和容量负荷状态显得特别重要。

3. 贫血

慢性肾衰竭的患者可能有严重的贫血，血色素 6 ~ 8 g/dl 和血细胞比容 20% ~ 25%，严重的贫血可使患者的血液携氧能力下降约 50%，会使心排血量增加以满足组织供氧，同时 2, 3-

二磷酸腺苷水平的升高使氧离曲线右移，以便释放更多的氧到组织，而代谢性酸中毒使氧离曲线进一步右移，以上均有助于代偿性的增加集体氧供。

4. 凝血机制变化

慢性肾衰竭患者常有出血倾向，血小板计数可能轻度下降，血小板功能明显异常，但血小板功能异常可以通过透析得以纠正。出血时间通常是延长的，但凝血酶原时间和部分凝血酶原时间一般是正常。

5. 禁食时间

一般应确定术前禁食的时间，但尿毒症患者可因各种原因影响胃排空，包括焦虑、自主神经功能紊乱、糖尿病、透析和术前禁食时间不够长。有研究者发现伴有肾衰的糖尿病患者的胃残留容量比非糖尿病患者大，但非糖尿病患者的胃排空时间并未延长。

6. 其他

确定患者的 ABO 血型。

（二）供体

年龄在 18～65 岁（特殊情况下也可采用年纪更小或更年老的供体），其身体状况良好且无器质性肾脏疾病。有高血压、糖尿病和其他系统疾病者不宜作供体。供体必须情绪稳定、目的高度明确及无强迫感。

进行体格检查、免疫学检查、心理评估，排除高血压和亚临床型糖尿病，并利用肌酐清除率和通过放射性核素测定肾小球滤过率来证实肾功能是否正常。最后应做静脉肾盂造影、选择性肾动脉造影、CT 或磁共振（MRI）检查，以便在手术前确认肾脏的形态和血管。

二、精确问题分析

（一）高血钾

术中监测血钾浓度，并及时处理。

表 8-1　围手术期高血钾的治疗

高钾时心电图的改变	治疗
$K^+ > 5.0$ mmol/L：无心电图的改变	停止输入含钾的液体
	监测葡萄糖和动脉血气
	严密观察
$K^+ > 6.0$ mmol/L：心电图出现高端T波	过度通气
	$NaHCO_3$
	5% 葡萄糖 50 ml 和 5 U 胰岛素
$K^+ > 7.0$ mmol/L：T波低平或消失	缓慢注射葡萄糖酸钙 1.0 g
宽大的 QRS 波群	血透

（二）酸中毒

肾功能不全的患者都有不同程度的酸中毒，手术前最低 pH 值应该在 7.25 以上，术前最好进行透析来纠正酸中毒。用碳酸盐治疗纠正酸中毒时，应在移植肾能发挥作用或透析能得以进行时方可进行；用呼吸机进行过度通气可以暂时代偿性处理酸中毒。用呼吸机治疗必须密切注意酸碱平衡问题，因为过度通气可以使氧合血红蛋白解离曲线左移，使得氧合血红蛋白释放氧气给组织的能力减弱，这种情况对严重贫血患者来说是不利的。

三、精确计划措施

（一）麻醉前准备

1. 受肾者准备

（1）透析治疗：不可逆性终末期肾病患者若无明显水钠潴留和高钾血症等并发症，可直接接受肾移植，存在严重血管内容量过多、高血钾（血清钾＞6 mmol/L）或严重酸中毒者应在术前透析治疗，改善机体内环境，排除心、肺、肝等重要器官合并症，以保证患者能耐受肾移植手术。

（2）纠正贫血状况：不可逆性终末期肾病患者贫血时，应尽可能避免输血，可以通过使用促红细胞生成素、补充铁剂、叶酸及维生素 B_{12} 等纠正，如贫血严重，血红蛋白在 60 g/L 以下，可考虑输注红细胞悬液。

（3）改善全身状况、控制高血压、改善心功能：对于有高血压、可控制性心脏病的患者要控制好血压，改善心功能。肾移植前患者要稳定心态，改善全身状况，无活动性消化道溃疡。糖尿病者要控制好血糖，以稳定和良好的状态进行手术。

（4）治疗和处理其他影响肾移植的并发症：解除尿路梗阻，如后尿道瓣膜切除、尿道狭窄内切开；神经源性膀胱在移植前或同期进行尿流改道、膀胱造瘘等。

（5）控制感染：术前对皮肤、口腔、耳鼻咽喉、肺部、肝胆胃肠及泌尿生殖道等处进行检查，有感染灶必须控制或清除。

（6）改变生活方式：鼓励戒烟、戒酒，过度肥胖者减肥。并发焦虑、抑郁者和心理不稳定者应进行心理咨询和必要的治疗。

（7）术前准备：肾移植加速康复外科（ERAS）流程术前不行肠道准备，术前禁食 6 h、禁饮 2h，术前 2～4 h 饮用碳水化合物饮料。

2. 供肾者准备

活体供肾者术前应禁食、禁饮至少 6～8 h。麻醉诱导前充分补液并留置尿管。

3. 完善术前检查

十二导联心电图、全血细胞分类计数、凝血功能和血电解质，如果时间允许，还应进行超声心动图、肺功能、胸部 X 线或 CT 等检查，进一步评估患者全身各系统情况。对于合并心血管系统疾病者，整个围手术期均应严密监测心功能及容量状况。术前详细询问患者有无心前区疼痛和活动后胸闷、气短等症状，评估运动耐量，应注意终末期肾病患者可能由于原发病影响而出现运动耐量降低。对于合并高血压患者，应详细评估心脏及其他靶器官功能，至少提前1周进行药物治疗，血压控制目标为< 130/80 mmHg（1 mmHg=0.133 kPa）。手术当日暂停使用血管紧张素转化酶抑制剂和血管紧张素受体阻滞剂，其他长期应用的心血管药物如β受体阻滞剂、钙通道阻滞剂和他汀类药物等，围手术期应继续应用。急性肾移植时，如患者血压> 180/100 mmHg，应在有创动脉血压监测下谨慎控制性降压，调整至140/90 mmHg左右；如患者血压> 180/100 mmHg并伴有心力衰竭或其他心血管系统损害，应请心血管内科医生急会诊协助处理。对于合并糖尿病者，应详细询问其日常用药及血糖控制情况，手术当日停用所有降糖药及原有胰岛素方案，改为普通胰岛素控制血糖，血糖控制目标为术前空腹血糖≤ 180 mg/dl（10 mmol/L），随机血糖≤ 216 mg/dl（12 mmol/L）。对于合并高血糖危象（糖尿病酮症酸中毒、高血糖高渗综合征）者，应请内分泌医生急会诊协助处理。糖尿病能显著加快高血压靶器官损害和心脏病进程，导致围手术期卒中和心肌梗死发生率大幅升高，因此，对于合并糖尿病者也应评估心血管系统。

4. 麻醉前准备及监测

1）液体通路　在患者进入手术室后开放2条大口径（20 G以上）外周静脉通路，应使用静脉输液加温装置；存在外周血管穿刺困难者可进行中心静脉穿刺置管，有动静脉瘘者应予以妥善保护。

2）监测　根据麻醉医生协会标准，常规进行心电图、脉搏血氧饱和度、无创血压、呼气末二氧化碳和体温监测；存在心血管系统合并症者应进行连续有创动脉血压监测；当患者存在难以评估容量情况、心功能较差、循环功能障碍、预计术中出血较多或手术时间较长时，应进行中心静脉压监测；存在严重肺动脉高压、左心或右心衰竭和严重冠状动脉粥样硬化性心脏病时，可放置肺动脉漂浮导管或经食管超声心动图进行监测。术前、术中和术后均应监测动脉血气分析。

（1）体温监测：因为手术时间较长，加之术中需要大量液体，患者需要进行体温监测，手术床最好铺有加热毯，同时准备液体加温仪。

（2）中心静脉压（CVP）：CVP引导的容量输注是肾移植的传统方法，是肾移植术中判断容量状态和指导液体管理的主要监测指标。近些年，倾向于保守性液体治疗，即输液速度为10～15 ml/(kg·h)，目标CVP为7～9 cmH$_2$O，不仅减少了心血管并发症，还提高了移植物存活率。此外，最新的研究表明，在整个手术过程中维持CVP 10～15 cmH$_2$O的目标并不是必要的，也不需要在移植期间持续输注液体确保血流动力学目标。目前对于肾移植术中最合适的中心静脉压和血压范围仍存在较大争议，但一般认为中心静脉压< 5 cmH$_2$O（1 cmH$_2$O = 0.098 kPa）可能会影响移植肾功能恢复。

（3）平均动脉压（mean arterial pressure，MAP）：血压是器官灌注的重要参数，在临床实践中可作为反映肾脏灌注的指标。而平均动脉压是由心排血量、全身血管阻力和微动脉水平的临界关闭压决定。

（4）尿量：尿量是肾脏再灌注后立即预测移植物功能的最常用的指标之一。但不能单独评估液体治疗效果，应和CVP、MAP等监测指标联合判断容量状态。

（5）容量动态监测指标：随着科学技术的快速发展，新的监测设备及衍生参数应运而生，动脉波形衍生参数（即收缩压变化、脉压变化和每搏量变化）就是最新的容量变异监测指标，这些指标是基于间歇正压通气引起的胸腔内压变化带来的心脏前负荷的变化。这些参数的动态变化提供了液体反应性的精确指示，特别是与静态指数相比。然而，收缩压变化、脉压变化和每搏量变化应用存在局限性，只能在患者接受控制通气且没有自主呼吸时预测每搏量指数和心指数的变化，同时也受血管活性药物影响。尽管动态指数的使用受到限制，且无法评估整体心室功能，但收缩压变化、脉压变化和每搏量变化目前依旧是液体反应性最精确的预测指标。

（二）麻醉术中管理

麻醉通常采用静脉基础麻醉联合气管内麻醉，这可为侧卧位的供者提供充分的通气，并可对抗腹腔镜气腹引起的腹压增加。

1. 麻醉方式选择

肾移植手术麻醉目标是在提供手术必需的镇静、镇痛和肌松条件下，尽可能维持血流动力学稳定及移植肾良好灌注，因此，首选气管内插管全身麻醉。无凝血功能异常等禁忌证的受者可选择硬膜外麻醉。

2. 麻醉药物选择

应避免使用任何具有潜在肾毒性的药物。

1）吸入麻醉药　七氟烷、异氟烷和地氟烷均可安全应用。安氟烷代谢产生的氟离子与术后肾功能损害相关，应避免应用。

2）神经肌肉阻滞药　终末期肾病患者反复应用神经肌肉阻滞药，均能不同程度延长肌松作用，其中阿曲库铵、顺阿曲库铵经霍夫曼消除降解，不依赖肾脏清除，可安全用于肾移植麻醉诱导及维持；当患者存在酸中毒时，霍夫曼消除速度减慢，可能延长阿曲库铵的肌松作用。

3）静脉麻醉药　丙泊酚和依托咪酯均可安全应用。

4）镇痛药　芬太尼类镇痛药（包括芬太尼、舒芬太尼、阿芬太尼和瑞芬太尼）均可安全应用；吗啡、氢考酮和哌替啶因其依赖性肾脏清除，应避免使用。

3. 麻醉维持

（1）应用静吸复合麻醉维持、滴定给药及麻醉深度监测能保证在维持充足麻醉深度的基础上，最大程度保证血流动力学稳定，减少药物对心血管系统的抑制作用，并有利于术后早期脱机拔管。

（2）摆体位期间须特别当心，适当地保护好透析造瘘管，以保证造瘘管继续工作。

（3）测血压的袖带、静脉和动脉留置针不应与透析造瘘管置于同一肢体上。

（4）定期听诊或触诊造瘘管以证实瘘管是否开放。

（5）在气管插管和置入有创监测管道时应注意无菌操作。

（6）肾移植开放前应注意：① 使用晶体液及胶体液进行补液扩容治疗，确保血容量充足，有利于移植肾功能早期恢复，同时也应警惕容量负荷过重引起左心衰竭、肺水肿。② 复查动脉血气分析，静脉应用碳酸氢钠纠正酸中毒，减少酸中毒对移植肾功能的不良影响；如存在高钾血症应予以纠正。③ 监测血糖，存在高血糖需及时纠正。④ 调整血压至不低于患者基础血压水平，必要时可应用血管活性药物，确保血流开放后移植肾充盈良好，婴幼儿供肾应注意避免灌注压过高造成移植肾损伤。⑤ 再灌注前给予呋塞米和甘露醇利尿。⑥ 移植肾血流开放后可能出现一过性血压下降，应密切观察，及时通过补液及应用血管活性药物维持循环稳定，避免低血压造成移植肾灌注不足，同时应严密观察尿量。一般认为中心静脉压为 10 cmH$_2$O 时，为开放动脉的最佳时机。⑦ 应持续应用神经肌肉阻滞药直至关腹完成，避免关腹时肌张力过大或呛咳反应导致移植物移位或血管吻合口损伤。

4. 术中机械通气管理

肾移植术中机械通气管理采用肺保护性机械通气策略，以维持有效通气量和氧合、减少术后肺部并发症为目标。术中建议吸入氧浓度为 40%~60%，呼气末正压 5~8 cmH$_2$O，每小时用非纯氧鼓肺 1 次，压力 30 cmH$_2$O，时间 30 s，预防术后肺不张的发生。

（三）麻醉术后护理

（1）术后可于手术室内或麻醉恢复室进行麻醉恢复，仍需监测体温、血氧饱和度、心电图、无创血压和中心静脉压。监测电解质、尿常规、血常规变化，保持水、电解质平衡。

（2）维持中心静脉压约 10 cmH$_2$O 以提高肾灌注量，可应用新斯的明拮抗肌松药残余作用（应避免使用舒更葡糖钠拮抗罗库溴铵）；同时须按照饱胃患者处理，密切监测患者的血气分析，了解患者的电解质及酸碱平衡状态，待保护性反射完全恢复后再拔管；如果患者有高血钾和酸中毒，应维持机械通气，也可给予过度通气，以代偿代谢性酸中毒和防止血钾进一步升高。给予静脉自控镇痛泵进行术后镇痛，严密观察患者是否有切口渗血或出血等并发症。

（3）准确记录每 1 h 出入量，根据尿量调整输入量，量出为入；保持各引流管的通畅；观察引流液的颜色、量、性质，并准确记录。

（4）观察伤口敷料有无渗出。

四、精确评价反馈

（一）肾移植术后监测

拔除气管插管后，肾移植患者需要在麻醉恢复室进行监护。术后早期应密切关注患者的尿量，尿量急性减少时应立即查找原因，并给予相应的治疗。如果是肾前性因素导致，则需要通过大量补液来纠正；有些患者还需要有创动脉血压监测。如果是由于肾输尿管吻合技术性问题引起的肾后性因素，则可能需要尽早实施再次探查性手术。

（二）肾移植术后康复

在不同的移植中心，肾移植患者进入 ICU 的比例不同。老年心肺疾病的高危患者可能需要术后送入 ICU 进一步康复。但总的来说，肾移植患者被送入 ICU 康复的比例远远低于肝移植。

（三）肾移植术后镇痛

肾移植术后常给予患者无活性代谢产物的合成阿片类药物来进行镇痛。术后镇痛的个体差异也比较大，在一些患者中疼痛较为剧烈，并在有效镇痛方面具有挑战性。通常在麻醉恢复室即可开始患者自控镇痛。

第三节　肝移植患者精确麻醉护理实践

自 1968 年 Roy Clan 在欧洲完成第一例人原位肝移植（liver transplantation，LT）以来，LT 技术飞速发展，已成为急慢性肝衰竭的标准治疗手段。经过近 25 年的发展，移植患者生存率显著提高，1 年和 10 年生存率分别达到 96% 和 71%。2017 年，我国肝移植 4733 例，居世界第 2 位。接受肝移植的患者在术前必须接受详细的术前检查，力求将各器官功能调整至最佳状态。

一、精确评估与监测

肝脏移植是治疗良性终末期肝病及早期肝脏肿瘤最有效的方法。

（一）心血管系统

大多数终末期肝病患者伴有高血流动力循环状态，易导致冠状动脉病变、门静脉高压、心包积液及腹水。因此，肝移植术前应认真评估受者心脏和冠状动脉状况，严重冠心病患者需置入冠状动脉支架进行治疗，金属裸支架是首选。

（二）呼吸系统

肺功能不全可以独立于或继发于肝脏疾病，肝移植术前应常规行肺功能检查和动脉血气分析。终末期肝病患者常见的呼吸系统并发症包括：限制性通气障碍、肺内动静脉短路、通气/血流比值异常、肺动脉高压和肝肺综合征。

（三）中枢神经系统

终末期肝病患者均伴有不同程度的肝性脑病，若合并电解质紊乱（如低钠血症）或消化道出血，症状可加重。急性肝功能衰竭时，肝性脑病需要与脑水肿鉴别诊断，头颅 CT、有创颅内压监测或者多普勒超声均有助于诊断已发生不可逆损伤患者，避免进行不必要的肝移植。

（四）泌尿系统

肾功能不全的常见原因包括血容量不足，急性肾小管坏死、终末期肾病和肝肾综合征。患者如果有不可逆的肾功能衰竭，可以考虑肝肾联合移植。

（五）水、电解质和酸碱平衡

肝移植受者可能因利尿治疗而出现血容量降低、低钠和低钾血症。高钾血症可见于肾功能衰竭患者，常需要透析治疗。低钾和消化液引流可导致代谢性碱中毒，重症患者由于微循环灌注不当可发生代谢性碱中毒。术前应积极纠正水电解质紊乱及酸碱平衡失调。

（六）糖代谢

暴发性肝功能衰竭患者可发生低血糖，而慢性肝病患者可因胰岛素抵抗和胰高血糖素水平升高而导致高血糖或低血糖。

（七）凝血功能

肝移植受者术前因肝脏合成功能障碍而导致凝血功能异常，主要表现为凝血因子Ⅱ、Ⅴ、Ⅶ、Ⅸ和Ⅹ下降，纤维蛋白原水平可能增高、正常或降低。此外，门静脉高压脾功能亢进导致血小板破坏增加。术前要严密监测受者凝血功能，常需要纠正凝血功能。

在施行肝移植前即刻，在评估期间所做的全部检查都应仔细复习，所有的检查都应重做，包括温习首次评估的结果，血液学检查和心电图，调整容量至最佳状态，还有凝血功能，通知血库等。

（八）常规检查

（1）呼吸系统：胸部Ⅹ线检查、动脉血气检查、肺功能检查、肺血管扩张试验。

（2）心血管系统：心电图、超声心动图、应激反应试验、心室壁运动研究、心导管检查及冠状动脉血管造影。

（3）肾脏：血清电解质、肌酐检查。

（4）血液学异常：全血细胞计数、部分凝血酶原时间、纤维蛋白原、血型、交叉配血。

（5）代谢异常：肝功能检查，测定血糖、钙、镁。

（6）中枢神经系统异常：头部CT检查。

二、精确问题分析

肝移植手术一般会经历无肝前期、无肝期及新肝期（再灌注期）等三个阶段。

（一）无肝前期

无肝前期阶段从麻醉诱导开始，到钳夹门静脉、下腔静脉及肝动脉为止，此阶段通常有连续不断的液体交换和失血。在游离和牵拉下腔静脉时，常常会发生心律失常和阵发性低血压，也可见于低钙低镁血症或两者并存时。

（二）无肝期

无肝期以阻断下腔静脉和门静脉作为开始，到已开放这些大血管和再灌注供体肝为止，此阶段通常持续45～60 min，此期特征表现为血流动力学和酸碱平衡的显著变化。阻断下腔静脉可使静脉回心流量减少，继而使心排血量降低和全身血管阻力增加，其变化的幅度与侧支静

精确麻醉护理

脉循环流量的大小有关。当有些肝疾患并无足够的侧支静脉循环时，阻断下腔静脉则可使静脉回流压显著降低。由于下腔静脉阻断部位以下的组织所产生的物质未被肝脏代谢及无氧代谢的存在，可导致乳酸酸中毒；还可引起肾灌注压降低。在此阶段，尿量通常是减少的，但持续有尿可能是肾灌注压足够的唯一标志。当开放大血管时，液体负荷过重又可导致肺水肿。肝脏产热的缺失、冰冷供体器官的置入、大量的输血输液及大面积的腹腔暴露都可使中心体温下降 $2 \sim 3\,℃$。

（三）新肝期（再灌注期）

此阶段就是开放大血管及再灌注供体肝，可能会出现低血压、高钾血症、乳酸酸中毒、体温过低及凝血功能障碍。短暂低血压经常发生，可能与周围血管阻力降低有关。可出现短暂的高钾血症，虽持续时间短暂，但它可以引起心律失常、低血压和心搏骤停。在 8% ~ 30% 的患者中，开放门静脉后可发生再灌注综合征，表现为一过性、偶尔严重的心血管虚脱。再灌注后综合征的定义为：再灌注后最初 5 min 内，MAP 下降 30%，并持续至少 1 min，其特征为平均动脉压、全身血管阻力及心肌收缩力降低，而肺血管阻力和肺毛细血管充盈压却升高。严重的低血压通常在 5 ~ 10 min 内就可缓解；但有时持续时间较长，需使用正性肌力药和输液。在大多数情况下，再灌注综合征引起的心肌抑制通常与低钙血症有关。再灌注综合征可能是多因素作用的结果，但主要与供体肝释放的血管活性物质有关；而短暂的高钾血症、低温、酸中毒、高渗状态、血管内和左室容量的急剧增加都与再灌注后综合征的发生有关，左室容积的急剧增加可刺激左室机械性感受器，反射性导致心动过缓和心肌抑制。再灌注后发生凝血功能障碍也时有报道。由于手术的应激反应及供体肝释放的葡萄糖可产生一过性的高糖血症，血浆葡萄糖水平可达 10 mmol/L，尽管轻度的一过性高糖血症通常不需要治疗，但如血糖水平持续超过 12 mmol/L 就应密切监测，并必须输入胰岛素进行治疗，尤其在有中枢神经系统损害时。

表 8-2　肝移植期间各种指标的相对变化

阶段	血糖	血红蛋白	血小板	尿量	CI	SVR	MAP	血乳酸	血钾	血钙	血镁	血钠	体温
无肝前期	+	-/--	-	++	++	--	-	+	+	-	-	+	-
无肝期	-/+	-	-	--	+	++	--	+	+	--	--	+	---
新肝期	++	-/--	-	+/++	+++	--→+	---→-	+/++	+++→+	-	-	+	+

注：CI 心指数；SVR 体循环血管阻力；MAP 平均动脉压；+轻度增加，++中度增加，+++显著增加，-轻度降低，--中度降低，---显著降低。

表 8-3　肝移植围手术期的并发症及处理

并发症	处理措施
低温	热交换器、液体加温器、电热毯、强力空气加温系统、术后机械通气、温水冲洗
高钾血症	利尿剂、透析、过度通气、碳酸氢钠、氯化钙、葡萄糖和胰岛素

并发症	处理措施
低钙血症	氯化钙或葡萄糖酸钙
少尿	维持足量的血容量，增加肾灌注压，甘露醇，呋塞米，依他尼酸，应避免使用长效降压药
低血压	维持足够的血容量，测定血钙、镁浓度，排除心律失常输入升压药，如贫血或凝血功能障碍输入血液制品
高血压	维持足够的麻醉深度，降低充盈压，避免使用长效降压药
再灌注后综合征	首先要预计到，并保证容量负荷不过量，给予钙剂和升压药

三、精确计划措施

（一）麻醉前准备

1. 麻醉方法选择气管内全身麻醉（静吸复合或全凭静脉麻醉）

（1）建立静脉通路：必须建立 2 条以上的外周静脉通道，所有通道输液速度总和应不小于 500 ml/min。同时准备快速输血输液装置，以备快速、大量输血输液；麻醉诱导前在手术室备至少 6 U 的浓缩红细胞，4~8 U 的新鲜冰冻血浆。

（2）选择麻醉药物：选用对肝功能影响较小的吸入和静脉麻醉药物进行肝移植麻醉诱导和维持，包括丙泊酚、咪达唑仑、依托咪酯、芬太尼、舒芬太尼、瑞芬太尼、罗库溴铵、维库溴铵、顺阿曲库铵、七氟烷和地氟烷等，具体用药种类和剂量宜根据受者术前评估和其他病理生理状态进行选择。麻醉诱导时可出现不同程度低血压，常需要使用小剂量 α 受体激动剂。

2. 术中监测

（1）常规监测项目：心电图、有创动脉血压、脉搏血氧饱和度、连续中心静脉压，气道压、潮气量、呼气末二氧化碳分压、吸入氧浓度、吸入麻醉气体浓度、中心体温、血气分析（pH 值、电解质、血红蛋白、乳酸、血糖和碱剩余值等）、凝血功能、血栓弹力图以及血流动力学监测（Swan-Ganz 导管）、脉搏轮廓分析连续心排量测量技术和 FloTrac/Vigileo 系统；术前应准备好监测所需的仪器、耗材等。

（2）选择性监测项目：肌松监测、经食管超声心动图、脑氧饱和度及术中多普勒肝血流监测。肝移植麻醉期间监测越全面越好，同时也要做到个体化监测，及时调控重要器官功能并保持受者内环境稳定。

（二）围手术期管理

肝移植围手术期管理重点是根据受者病理生理变化及手术进程，对其重要器官功能及内环境进行全面、细致调控，以保证受者各项生命指征平稳。肝移植麻醉分为 3 个阶段：无肝前期、无肝期和新肝期（再灌注期）。

1. 无肝前期麻醉管理

应特别关注足够的麻醉深度、放腹水对循环功能的影响以及手术所致出血等，并为无肝期做准备。

（1）无肝前期手术主要目标是游离肝周围血管（包括肝上、肝下下腔静脉和肝动脉）和胆总管。开腹后腹水吸引过快以及移动肝脏均会引起静脉血回流障碍，发生低血压。因此，该时期容量管理至关重要，出现有效循环血量不足时应及时补充血容量，以胶体液为主。① 白蛋白 1.0 ~ 2.0 g/kg；② 血液制品，如新鲜冰冻血浆；③ 慎用羟乙基淀粉类或明胶类，同时辅助使用血管活性药物以满足重要器官血流灌注。

（2）根据受者血栓弹力图纠正凝血功能，但不能强调完全纠正至正常范围。

（3）低 CVP 技术：通过降低 CVP 增加肝静脉血液回流，减轻肝淤血，减少术中分离肝门和肝上、肝下下腔静脉时的出血量。病肝分离期间将 CVP 控制在 3 ~ 5 cmH$_2$O（1 cmH$_2$O= 0.098 kPa）或正常 CVP 的 30% ~ 40%，同时备好快速加压输液设备。

（4）无肝前期麻醉管理要求包括维持血流动力学基本稳定和液体出入平衡，如心、肺和肾功能调控以及内环境稳定。同时，合理补充容量并了解受者对各种血管活性药物的敏感性，为无肝期做好准备。

（5）在游离和牵拉下腔静脉时，常发生心律失常和阵发性低血压，当然血流动力学的改变和心律失常也可见于低钙血症和低镁血症或两者并存。根据实验室结果，可经中心静脉通路缓慢注入氯化钙和镁剂。在游离末期可停止使用抗利尿激素。

（6）通过经食管超声心动图监测心室的充盈状况、是否有血栓或心瓣膜是否正常。

2. 无肝期麻醉管理

无肝期麻醉管理主要包括保持合适的麻醉深度、维持血流动力学相对稳定、保护肾功能和纠正内环境紊乱，为移植肝开放血流做好准备，预防移植肝再灌注综合征的发生。需注意不同肝移植术式可能对无肝期受者的影响有所不同。

（1）随着对静脉-静脉转流认识的不断深入，静脉-静脉转流主要应用于以下情况：① 预计无肝期时间较长的复杂手术；② 肿瘤较大，手术操作可能引起肿瘤转移；③ 心功能较差或严重心肌缺血；④ 侧支循环丰富或粘连严重，需阻断腔静脉和门静脉游离肝脏等。

（2）经典非转流肝移植术由于阻断腔静脉后可导致明显的血流动力学波动，应结合心排血量、氧供和氧耗以及混合静脉血氧饱和度等指标，进行综合评估并及时处理。采用容量治疗结合血管活性药物维持平均动脉压 > 60 mmHg，可选择去甲肾上腺素、去氧肾上腺素和肾上腺素等输注，液体治疗以血液制品和白蛋白为主，用量 500 ~ 1 000 ml。

（3）背驮式肝移植在无肝期部分阻断或完全阻断下腔静脉，前者可以减少血流动力学波动。

（4）无肝期液体管理一定要考虑到血管吻合结束时解除下腔静脉阻断后回心血量将明显增加等因素。若无肝期为维持动脉血压而过量、过快输液，可能会造成危及生命的液体超负荷和严重的肝脏和肠水肿等。

（5）无肝期常常发生顽固性酸血症和低钙血症等各种内环境紊乱，应根据动脉血气分析结果予以纠正。

（6）无肝期受者体温常下降严重，应注重中心体温监测与维护，采取综合措施将体温维持在35℃以上。

（7）无肝期应完成各种药物的输注，包括乙肝免疫球蛋白、甲泼尼龙等。

（8）移植肝开放血流前应再次全面评估受者的心肺功能、容量状态、体温和内环境状态等，检查预防或治疗再灌注综合征的各种药物，将心功能调控到最佳状态，与外科医生密切配合进入新肝期。

3. 新肝期麻醉管理

新肝期麻醉管理包括：① 再灌注综合征的预防和处理；② 内环境调控；③ 凝血功能调控；④ 肾功能调控；⑤ 保护移植肝功能和促进移植肝功能恢复。

（1）再灌注期即刻发生的生理学剧烈改变称为再灌注后综合征，特别是血流动力学极度不稳，严重者可发生心脏骤停。致病因素包括：低温、严重电解质紊乱、酸中毒、器官保存液干扰、血管活性肠肽和空气栓塞等。临床征象以循环抑制、低血压和低灌注为特征，应侧重于预防。麻醉管理的目标在于维持或恢复循环稳定，常需要药物干预，例如，使用肾上腺素、去甲肾上腺素、阿托品、钙和碳酸氢钠等。此外，要保持正常体温。

（2）血流动力学平稳后，纠正和调控原有和新发的凝血功能异常是新肝期麻醉管理最主要的任务。凝血功能纠正应避免矫枉过正，一般以国际标准化比值（international normalized ratio，INR）维持于 1.5 ~ 2.5 较妥，否则血管吻合处易形成血栓。

（3）适当降低 CVP，避免移植肝淤血。增加移植肝供氧，提高动脉压力和门静脉血流量。

（4）术中应避免使用肾毒性药物。出现少尿时，在排除肾前性因素后，可使用强效髓袢利尿剂或渗透性利尿剂。

（5）根据胆汁排出时间和黏稠度、肝脏颜色和软硬度、血流动力学指标、体温、凝血功能状况、乳酸变化趋势以及肾功能等综合评估移植肝功能状况。

4. 麻醉恢复

（1）手术结束后受者呼吸恢复正常且气道通畅，可拔除气管导管。

（2）拔除气管导管时应考虑到受者的特殊病情，例如：对于术前有明显的肝性脑病或暴发性肝功能衰竭者，术后应给予足够的辅助呼吸时间，再决定是否需要拔除气管导管。

（3）无论是否在手术室内拔除气管导管，大多数移植中心都认为受者应在 ICU 内严密监护。病情不复杂的受者术后可以先送到麻醉恢复室观察，随后再送回病房。

（4）术后 2 ~ 3 天内应动态监测平均动脉压和中心静脉压，直至循环稳定。所有液体原则上应在 24 h 内经输液泵均匀输入。

5. 术后管理

肝移植受者术后恢复取决于移植肝功能恢复速度和程度，以及术前已发生损害的器官（如肾、肺等）功能恢复状况。① 术后给予以阿片类药物为主的静脉镇痛；需注意肝移植受者对镇痛药物的需求明显减少，故阿片类药物使用要减量。② 维持循环稳定，保证重要器官特别是移植肝血流灌注，逐步减少血管活性药物用量；③ 维持血红蛋白＞ 100 g / L，凝血功能处于恰当的低凝状态（INR 1.5 ~ 2.5）；④ 术后常规使用免疫抑制剂。

四、精确评价反馈

肝移植患者液体管理是最具挑战性的部分之一。其目的就是尽量维持正常的血容量、携氧能力及凝血功能。

肝移植初期低心排血量的最常见原因是容量不足，必须进行良好的容量替代治疗以保证充分的组织灌注，更为重要的是保证肾脏灌注。可以采用不含乳酸的平衡电解质溶液作为维持液体。液体治疗应以血流动力学监测和尿量为指导。

除恶性肿瘤患者外，其他患者均可安全使用血液回收机。但在大量失血情况下，回输速度不够，通常仍需要输入同种异体血。对于肝移植患者，凝血功能障碍通常贯穿整个围手术期，往往需要输入新鲜冰冻血浆、血小板、凝血酶原复合物和纤维蛋白原。

充分补液后仍持续少尿者提示可能需要应用利尿剂等改善心脏功能。术中肾功能损害需不断输血以纠正凝血功能障碍，因此，血制品需求量大，可能出现容量负荷及高钾血症。持续静脉血液透析则可预防和处理这一问题。

第四节　肺移植患者精确麻醉护理实践

首例人肺移植的报道是 1963 年由 Hardy 等完成的。随后的 20 世纪 60—70 年代早期，相继报道了 20 例肺移植病例。到 1978 年，又报道了 38 例肺移植病例。Reitz 等在 1981 年报道了心肺移植用于治疗肺动脉高压症，使用环孢素为基础的免疫抑制疗法，有效地减少了皮质醇的用量，延长患者的存活时间。之后，多伦多大学为特发性肺纤维化患者成功地使用了单肺移植，之后又实现了双肺移植。然而，因为气道并发症发生率较高，双肺移植已很少应用。新近移植的方法是双侧单肺移植，即连续单肺移植。肺移植手术创伤大、时间长，围手术期血流动力学变化急剧，对移植肺的病理生理改变、呼吸功能影响极大，准确及时地进行容量负荷和血管外肺水监测，全面评估患者心肺功能，并做出及时有效处理极为重要。近年来我国肺移植发展迅速，移植例数稳步增长，2017 年完成肺移植 299 例，世界排名第 6 位。

一、精确评估与监测

（1）详细询问病史，包括吸烟史、有害物质接触史和疾病家族史；吸烟患者必须有 2 年以上的戒烟史才能考虑进行肺移植。

（2）肺功能检查、纤维支气管镜检查、胸部正侧位片和 CT。完善超声心动图、经食管超声心动图、心导管插入术等检查。

（3）积极控制呼吸系统感染，保持呼吸道通畅，合理给氧，改善和维护肺功能。

（4）不用术前用药。

（5）排除肝功能异常。

二、精确问题分析

肺移植患者的病理生理：患者一般都有慢性呼吸功能衰竭，临床上常常表现为呼吸功能障碍、低氧血症和高碳酸血症。肺移植术可分为单肺移植术和双肺移植术，伴有严重心、肺联合病变的患者可考虑行心肺联合移植。

（1）PaO_2 低于正常（60 mmHg），伴有或不伴有 $PaCO_2$ 增高（50 mmHg）。

（2）严重缺氧和 CO_2 滞留可直接抑制心血管中枢和心脏，扩张血管，导致心肌收缩力下降，血压下降，心律失常等。

（3）酸碱平衡失调和电解质紊乱，混合性酸碱平衡失调常见。

（4）神经系统症状包括头痛、头晕、嗜睡、惊厥、抽搐等。

三、精确计划措施

1. 麻醉诱导护理

（1）常规心电监护。

（2）局部麻醉下行动脉穿刺有创动脉血压监测。

（3）除常规监测外，可放置动脉内和肺动脉导管，对诱导中患者呼吸被机械呼吸替代时的血流动力学变化进行监测，有条件者可进行连续的血气监测。

（4）麻醉药物准备、辅助医生麻醉。

2. 麻醉维持护理

（1）保持输液通路的通畅，使静脉麻醉药顺利滴注。

（2）采用小潮气量（6~8 ml/kg）、快频率（15~20 次/min）的通气方式。

（3）辅助医生摆放体位行单肺通气。

（4）术中要经常负压吸引，避免分泌物积聚，注意无菌操作。

（5）围手术期控制液体入量，以胶体液为主。

（6）术中做好心排血量、CVP、血气分析、体温、尿量的监测。

3. 术毕麻醉护理

（1）术后密切监测患者的血流动力学和呼吸状态，严格无菌操作，积极抗感染，及时吸痰，保持呼吸道通畅。

（2）尽早停用呼吸机，定时监测血气。机械通气的目的是使用最低浓度的氧和最低吸气压力峰值提供充足的氧。当术后同种移植的肺功能良好，患者意识状态令人满意，有足够的镇痛效果，以及稳定的血流动力学状态时就可以拔除气管插管。

（3）积极术后镇痛，减少并发症的发生。

四、精确评价反馈

移植术后的早期，呼吸道机械并发症和心脏并发症是死亡的主要原因。肺移植患者感染发生率是肝移植患者的两倍。因为肺直接与大气相通，而且移植的肺缺乏膜纤毛功能或功能下降，所以是细菌的易感部位。1/3 的肺移植患者在术后 2 周内出现肺炎。这种早期肺炎，由于气管插管和供体机械通气原因，容易在呼吸道出现病菌移位，因此，需特别注意无菌操作。可做细菌培养，指导早期抗生素的治疗。

第五节　器官移植患者精确麻醉护理规范和培训

一、思维导图

1. 肾移植患者精确麻醉护理

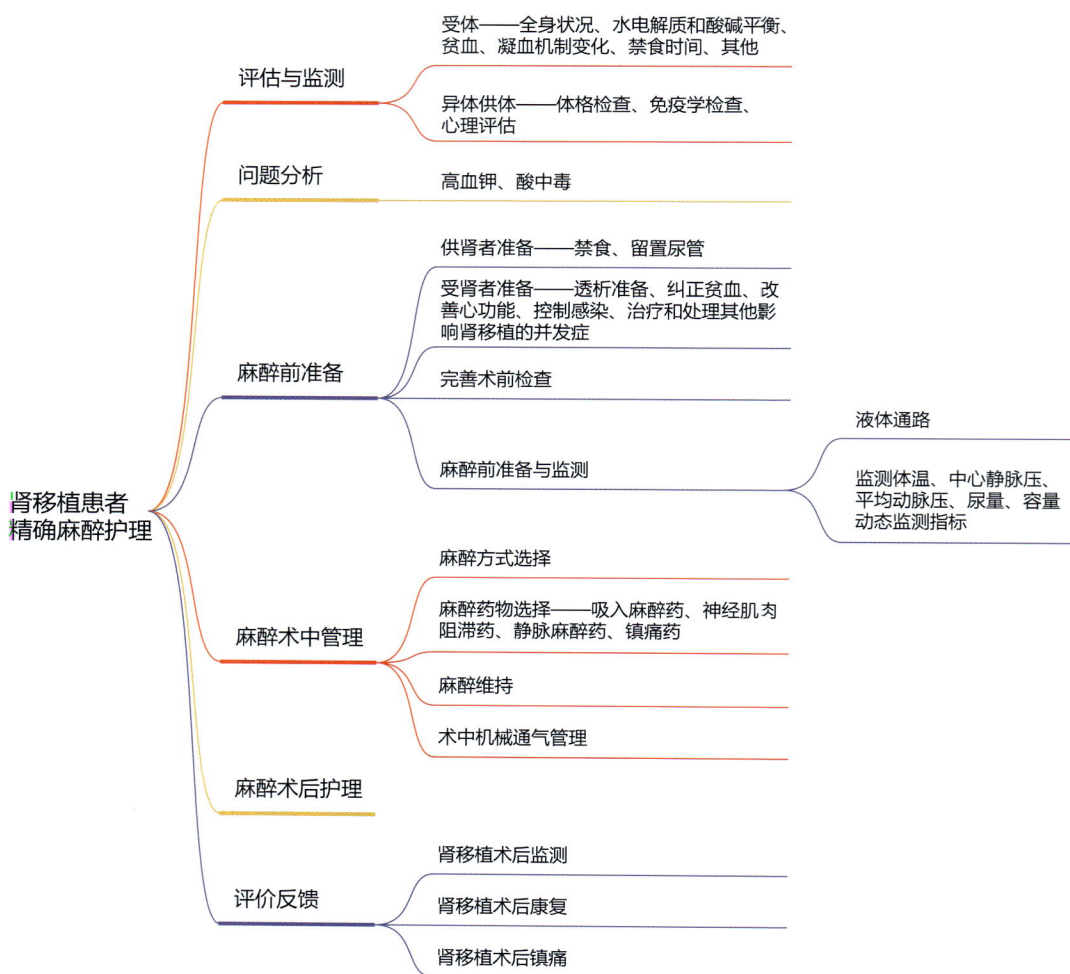

2. 肝移植患者精确麻醉护理

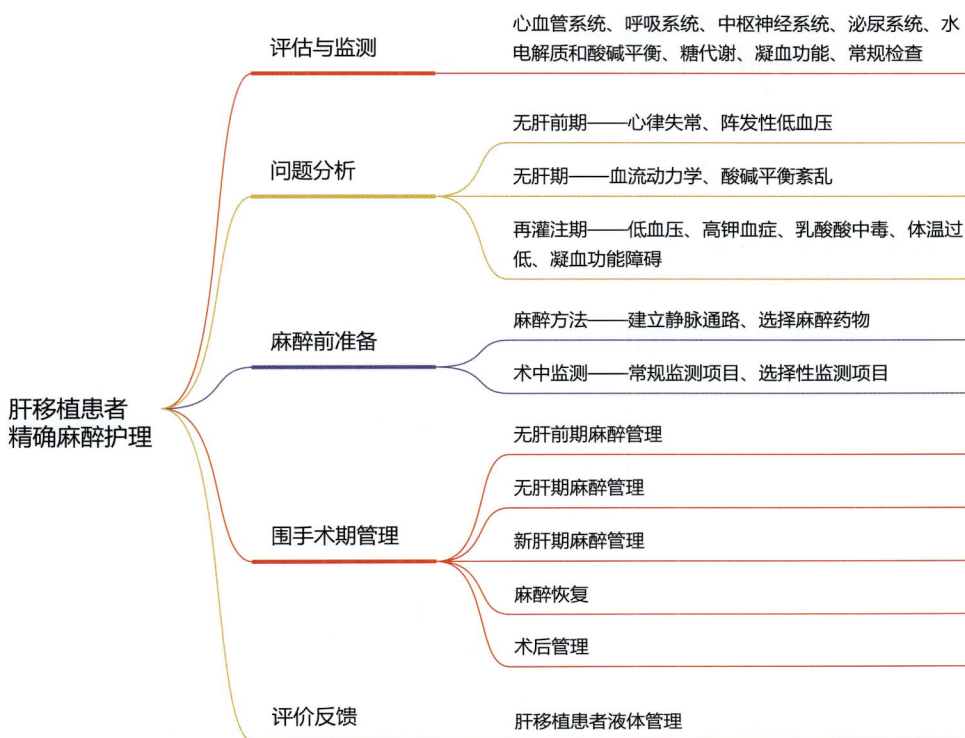

- 肝移植患者精确麻醉护理
  - 评估与监测 —— 心血管系统、呼吸系统、中枢神经系统、泌尿系统、水电解质和酸碱平衡、糖代谢、凝血功能、常规检查
  - 问题分析
    - 无肝前期——心律失常、阵发性低血压
    - 无肝期——血流动力学、酸碱平衡紊乱
    - 再灌注期——低血压、高钾血症、乳酸酸中毒、体温过低、凝血功能障碍
  - 麻醉前准备
    - 麻醉方法——建立静脉通路、选择麻醉药物
    - 术中监测——常规监测项目、选择性监测项目
  - 围手术期管理
    - 无肝前期麻醉管理
    - 无肝期麻醉管理
    - 新肝期麻醉管理
    - 麻醉恢复
    - 术后管理
  - 评价反馈 —— 肝移植患者液体管理

3. 肺移植患者精确麻醉护理

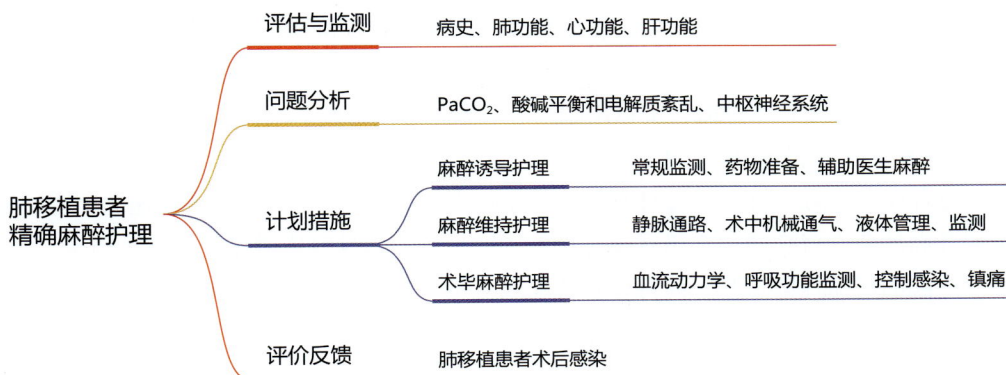

- 肺移植患者精确麻醉护理
  - 评估与监测 —— 病史、肺功能、心功能、肝功能
  - 问题分析 —— $PaCO_2$、酸碱平衡和电解质紊乱、中枢神经系统
  - 计划措施
    - 麻醉诱导护理 —— 常规监测、药物准备、辅助医生麻醉
    - 麻醉维持护理 —— 静脉通路、术中机械通气、液体管理、监测
    - 术毕麻醉护理 —— 血流动力学、呼吸功能监测、控制感染、镇痛
  - 评价反馈 —— 肺移植患者术后感染

8

二、典型案例

患者，女，66岁。有酒精性肝硬化伴门脉高压病史，因出现意识状态改变和少尿收入重症监护病房。患者有腹水和肝性脑病，急性肾功能损害，肌酐清除率为30 ml/min。其国际标准化比值3.0，血红蛋白10.2 g/dl，终末期肝病模型评分为28分，呼吸频率30次/min。拟行原位肝移植手术。

讨论：

1. 哪些术前准备是可取的？

终末期患者行手术时，术前麻醉面临很大的挑战，麻醉医生和外科医生应组成多学科团队共同参与术前准备。超声心动图检测心脏功能非常有效，有肺水肿或心力衰竭症状或体征的患者可以用胸片来确诊肺水肿或心脏扩大。应了解患者的水电解质水平、血尿素氮、肌酐、白蛋白、胆红素水平、全血计数、凝血指标和血糖。如精神状况发生变化，应行颅脑计算机断层扫描术来评估颅内出血、脑疝和脑水肿程度。如果患者曾多次输血，例如，有胃肠道出血病史，应该事先评估移植手术时大量交叉配血问题。

高龄患者合并危险因素更多，应行心肺功能检查以评估心肌缺血（多巴酚丁胺负荷、超声心动图）、心脏功能障碍（经胸超声心动图）或肺部疾病（肺功能检查）。如果考虑术中行肾替代治疗（连续静脉-静脉血液滤过），应事先请肾病学专家会诊。

2. 术中进行哪些监测？为什么？

ASA推荐的监测项目：心电监护、脉搏血氧饱和度、二氧化碳监测、温度和无创血压。动脉置管监测无创血压有助于密切监测血压变化和方便留取血样，同时可以通过有创动脉血压波形计算得到的脉搏血压变化来评估液体反应；股动脉置管用于监测中心大动脉血压。对于使用血管收缩药、血管扩张药或肋骨牵引压迫锁骨下动脉的患者，外周动脉血压可能并不可靠。

中心静脉通路可用于监测右心房压力和给药。中心静脉压用于监测血容量和血容量的变化也并不十分可靠。肺动脉导管的使用依赖患者的身体状态和当地医生的诊疗习惯。混合静脉血氧饱和度监测用于评估心排血量，但这些监测会受到携氧能力和氧耗等变化的影响。

用经食管超声心动图来评估心室充盈、心肌收缩力和心脏功能的情况。心肌缺血、肺栓塞、胸腔积液和下腔静脉重建不全时，可以用超声心动图来鉴别诊断。

3. 麻醉诱导时应注意哪些问题？

如果患者存在张力性腹水、近期进食及胃排空延迟的倾向，应给予患者快速顺序诱导插管。伴有血钾升高的急性肾功能损伤患者或长期制动的患者，诱导时应避免使用琥珀胆碱。腹水和胸腔积液引起的压缩性肺不张，使得患者功能残气量下降和血氧饱和度下降。在容量缺失的情况下（过度利尿或胃肠道丢失），具有血管扩张作用的麻醉药物可导致低血压的发生。

4. 大量输血的并发症有哪些？如何预防？

未控制的出血和大量输血可能会引起致死性的酸中毒、凝血功能障碍和低体温"三联征"。如果不予纠正，其中任意一者都会加剧其他异常而导致"血液恶性循环"。大量输血早期的并发症包括：① 急性溶血性输血反应；② 非溶血性发热性输血反应；③ 输血相关急性肺损伤；

精确麻醉护理

④ 输血相关容量过负荷；⑤ 过敏反应；⑥ 菌血症；⑦ 低钙血症；⑧ 高钾血症；⑨ 输血相关的免疫调节。

预防措施主要包括：① 升高体温，体表使用加温系统，给予血制品和液体进行输前加温，加热和湿化吸入气体可降低低体温的风险。② 以 1∶1∶1 的比例输注浓缩红细胞、新鲜冰冻血浆和血小板，可预防稀释性凝血障碍和血小板减少，偶尔也可使用重组 Ⅶa 因子。③ 严密监测钾、镁和钙离子水平来纠正异常。通过改善血流动力学参数、调整每分通气量来纠正代谢性酸中毒，严重的代谢性酸中毒时应给予碳酸氢钠或氨基丁三醇。④ 通过减少输血、输注储存时间短的浓缩红细胞，新鲜冰冻血浆来减少输血相关急性肺损伤的发生。

5. 肝移植术后早期管理的目标是什么？

肝移植术后患者被送入 ICU，继续监测器官功能、处理术中的并发症、纠正凝血障碍、评估供肝功能和开始使用免疫抑制剂。尽管许多患者在术后 6 h 内拔管，但肝移植患者常常会继续行 24～48 h 的机械通气。

第六节　器官移植患者精确麻醉护理的热点和前沿

一、领域热点

（一）肾移植患者镇痛

肾移植患者区域麻醉是否合适目前存在争议，有报道显示硬膜外麻醉可提供有效的术后镇痛。然而，由于存在对尿毒症凝血病的担忧和硬膜外镇痛发生低血压的潜在风险，限制了硬膜外麻醉在肾移植手术中应用。

（二）肝移植患者拔除气管导管和停止机械通气时间

肝移植术后气管插管和终止术后机械通气的时间不确定。早期拔除气管导管，包括在手术室内拔管，在部分患者中是可行的。然而，术后立即拔管的优势似乎仅限于减少资源的利用。但在一些医疗中心，肝移植术后的患者无论是否需要机械通气都会直接送往 ICU。因此，许多医疗中心更希望在拔管前看到移植物有功能的清晰迹象。

（三）肺移植患者术后镇痛

硬膜外镇痛已经成为经胸手术术后患者控制疼痛的标准治疗手段，进行硬膜外镇痛的时机是目前争论的重要焦点。

二、发展前沿

近年来加速康复外科（ERAS）的理念在众多外科手术中得到成功推广和应用，显著提高了患者术后康复的速度。目前 REAS 相关理念也在肝脏、肾脏移植中得到应用。在一些移植中心内，对于一些术前病情较轻、术程顺利、术中失血较少、生命体征较平稳的肝脏移植患者，在充分评估后可根据各自中心的条件和麻醉医生的经验，尝试早期复苏和拔除气管导管。同时，加强术后疼痛管理，减轻患者疼痛、改善患者预后也越来越受重视，但应考虑肝移植术后移植肝脏功能尚未完全恢复，术后镇痛需根据患者的具体情况选择镇痛方式和药物。

肾移植术后在密切监测病情且病情平稳的情况下，应尽早拔除各类留置管道。在遵循循证医学和医疗原则前提下，各移植中心应结合实际情况对肾移植 ERAS 进行持续质量改进。

精确麻醉护理

参考文献

［1］ 中华医学会器官移植学分会.中国肺移植麻醉技术操作规范(2019版)［J］.中华移植杂志(电子版),
　　　2020,14(2):75-78.

［2］ 史颖弘,田孟鑫.《欧洲肝病学会肝移植临床实践指南(2015年)》推荐意见［J］.临床肝胆病杂志,2016,
　　　32(3):429-431.

［3］ 中华医学会器官移植学分会.中国肝移植麻醉技术操作规范(2019版)［J］.中华移植杂志(电子版),
　　　2020,14(1):13-16.

［4］ 石炳毅.继往开来,中国器官移植的发展现状——在2018年中华医学会器官移植学年会上的报告［J］.
　　　器官移植,2019,10(1):32-35.

［5］ 王明丽.器官移植中的伦理问题［J］.吉林医药学院学报,2019,40(6):418-419.

［6］ 中华医学会器官移植学分会.肾移植术后外科并发症处理技术操作规范(2019版)［J］.器官移植,
　　　2019,10(6):653-660.

［7］ 中华医学会器官移植学分会.肾移植操作技术规范(2019版)——适应证、禁忌证、术前检查和准备［J］.
　　　器官移植,2019,10(5):469-472,482.

［8］ 中华医学会器官移植学分会,中国医师协会器官移植医师分会.中国活体供肾移植临床指南(2016版)
　　　［J］.器官移植,2016,7(6):417-426.

［9］ 汪博,杜瑞妮,阳婷婷,等.肾移植围手术期容量管理研究进展［J］.肾脏病与透析肾移植杂志,2020,
　　　29(5):489-493.

［10］ 中华医学会器官移植学分会.中国肾移植麻醉技术操作规范(2019版)［J］.中华移植杂志(电子版),
　　　2020,14(1):17-20.

［11］ 国家卫生健康委员会医管中心加速康复外科专家委员会器官移植学组.中国肾移植围手术期加速康复
　　　管理专家共识(2018版)［J］.中华移植杂志(电子版),2018,12(4):151-156.

［12］ 郭曲练,姚尚龙.临床麻醉学［M］.北京:人民卫生出版社,2018.

［13］ 中华医学会麻醉学分会器官移植学组.成人肝脏移植围术期麻醉管理专家共识［J］.临床麻醉学杂志,
　　　2020,36(5):499-506.

（段　娜　许彩彩）

第九章
普通外科患者精确麻醉护理

第一节 概 述

　　普外科是以手术为主要方法治疗肝脏、胆道、胰腺、胃肠、肛肠、脾脏、血管疾病、甲状腺、甲状旁腺和乳房的肿瘤、疝气、外伤或其他疾病的临床学科，是外科系统最大的专科之一。有些综合性大医院将普外科分为更细的甲状腺外科、乳腺外科、胃肠外科、肝胆胰脾外科、肛肠外科等。普外科与烧伤整形科、小儿外科、移植外科、泌尿外科、妇科、营养科等都有密切关系。普外科手术类别众多，各具特点，要求不一。患者情况也常相差悬殊，互不相同。多种麻醉技术均可供普外科患者选用。因此，普外科手术患者的麻醉管理可谓临床麻醉的基础。本章主要讲述甲状腺、甲状旁腺、腹、盆腔普外科手术的精确麻醉护理。

一、普外科手术的麻醉特点

　　甲状腺、甲状旁腺的主要生理功能为分泌甲状腺素或甲状旁腺素，而腹、盆腔消化系统的主要生理功能为摄取、转运、消化食物和吸收营养、排泄废物，同时可参与机体的免疫功能，分泌多种激素调节全身生理功能。这些脏器发生病变必致相应的生理功能改变和内环境紊乱。因此，普外科手术需要接受全面的术前评估，完善术前准备，尽可能使合并的病理生理变化得到纠正后再行麻醉和手术，以增加安全性。

　　甲亢患者术前应尽量控制甲状腺功能至正常范围，防止术后产生甲亢危象；巨大甲状腺肿可压迫气管，导致气管插管困难和术后气管塌陷；甲状腺手术并发症如喉返神经损伤、喉上神经损伤和术后伤口出血，均可造成术后呼吸道梗阻甚至窒息死亡，故甲状腺术后患者床边需常备气管插管、气管切开和伤口切开用具。

　　腹部手术可因手术部位血液循环丰富和止血困难而发生术中大量渗血致严重低血压；胰腺、

肝脏、肠道的一些大手术手术时间长，操作复杂，创伤大，可造成大量体液丢失或创伤组织水肿而成为"隔离体液"，不能行使正常细胞外液的功能，必须相应补充。

某些特殊剖腹手术的体位，例如，直肠癌根治术时的头低位和膀胱截石位等，会较大地影响患者的呼吸、循环功能。肺活量在头低位时下降约 12%，截石位时下降 14%，这对过度肥胖和原有肺功能不全的患者影响更大。另一方面，过度头低位和截石位也使回心血量增加，心脏负荷加重，对于心功能不全患者可造成心力衰竭。腹内操作，尤其是膈下置放手术拉钩或纱布辅料等也会影响膈肌运动和压迫心脏、大血管，造成功能残气量下降、肺不张、低氧血症和低血压，需注意预防和及时解除压迫。长时间膀胱截石位还可造成下肢静脉回流不畅，增加术后下肢深静脉血栓的风险，严重时可造成大面积肺梗死，危及生命。

腹、盆腔普外科手术对肌松要求高，腹肌松弛不好可使腹内手术操作困难，容易误伤临近组织，也使手术时间延长，术后并发症增多。在行腹腔探查、腹内精细操作或关腹期尤其需要提供良好的腹肌松弛。

腹、盆腔脏器富有副交感神经支配，手术操作常伴有内脏牵拉反应。严重迷走神经或盆神经反射，可致明显血压下降、心动过缓，甚至发生心脏停搏，应注意预防和及时处理。

腹、盆腔急症手术较多，如消化道穿孔、出血、肠梗阻、肝脾破裂、急性化脓性胆管炎等，病情多半危重，往往不允许有时间进行全面检查和术前准备就需要实施急症麻醉和手术，必须同时补充血容量和纠正水、电解质、酸碱平衡紊乱。饱胃患者在创伤、疼痛和焦虑紧张的情况下，胃排空显著延迟，需采取有效措施，积极预防和处理围手术期呕吐和误吸。

腹腔镜手术以其创伤小、出血少、术后恢复快、住院时间短等优势，在外科手术中占越来越大的比例。其特点是需在腹腔内注入气体造成人工气腹，目前最常用的气体是二氧化碳，腹内压一般维持在 10～15 mmHg。人工气腹可引起腹内压过分增高和体内二氧化碳蓄积，影响循环、呼吸功能，也可引起皮下气肿、气胸、纵隔气肿、心包气肿、气体栓塞等严重并发症。术中应密切监测患者循环、呼吸功能及呼气末二氧化碳，通过调节呼吸机参数，加速二氧化碳从体内的排出。

二、普外科手术常用的麻醉方法

（一）局部麻醉

单纯局部浸润、区域神经阻滞可用于小部分体表短小手术；其优点为实施方便，无需特殊设备，且对全身重要脏器功能影响轻微，术后恢复快；缺点为不能松弛腹肌，麻醉不完善，牵拉内脏引起的反射剧烈，不能满足较大手术操作的需要。大部分颈部、腹部神经阻滞需要联合全身麻醉，用于术后镇痛，常见的颈部神经阻滞包括颈浅丛、颈深丛阻滞，腹部神经阻滞包括腹横肌平面阻滞、腹直肌鞘阻滞、髂腹下髂腹股沟神经阻滞和腰方肌阻滞等。

（二）椎管内麻醉

1.蛛网膜下隙阻滞

适用于下腹部、盆腔、肛门及会阴手术，起效快、阻滞完全、肌松效果好，且由于现在广泛应用细针穿刺，术后头痛并发症已大大减少，但存在循环波动较大、维持时间较短等缺点。

2.硬膜外隙阻滞

其镇痛、肌松和对循环及呼吸的影响都可以控制在满意程度，且可硬膜外置管持续阻滞，不受时间限制，术后还可用于镇痛，是我国腹、盆腔手术中常用的一种麻醉方法。但对上腹部手术、一般情况衰弱、休克、病情危重及需要做广泛探查的患者应慎用或不用。为增进麻醉效果，减轻内脏牵拉反应，可合用适量镇静、镇痛药。

3.腰硬联合阻滞

可集中上述两种麻醉方法的优点，扬长避短。

（三）全身麻醉

气管内插管全身麻醉适用于各种颈部、腹、盆腔普外科手术，尤其是手术困难、手术时间长、估计出血多以及老年、体弱、体格肥胖、病情危重或椎管内麻醉禁忌患者的良好选择。全身麻醉的优点是麻醉可控制气道、给氧充分，能充分对机体生理功能进行调控。随着全身麻醉技术的发展，其安全性日臻完善，目前已成为普外科手术最常使用的麻醉方法。

全身麻醉的实施方法，可根据手术需要和患者情况选用。临床常有的有吸入麻醉、全凭静脉麻醉和静吸复合麻醉，以后者最为常用。也可复合应用椎管内阻滞或区域神经阻滞，兼顾两者优点，减少全身麻醉药物的使用量，阻断手术应激反应，还可用于术后镇痛，降低术后肺不张的发生率，促进术后早期活动。

9

第二节　普通外科患者精确麻醉护理实践

一、精确评估与监测

（一）麻醉前评估

普外科手术患者情况常相差悬殊，各有特点。术前应进行术前访视，进行各系统全面的评估，进行 ASA 麻醉风险分级，了解患者对麻醉手术的耐受力，以完善术前准备并制订合适的麻醉方案。需要评估的内容如下。

1. 一般情况

患者年龄、精神状态、体重指数（body mass index，BMI），有无营养不良或肥胖、生命体征等。

2. 病史

（1）现病史：甲状腺手术患者有无呼吸、吞咽困难、声音嘶哑，有无心悸、出汗、消瘦等甲亢症状；甲状旁腺患者有无肌无力、尿路结石、病理性骨折的情况；腹部手术患者有无消瘦、消化道梗阻、呕吐或腹泻引起脱水、急/慢性消化道出血、急性感染或慢性炎症反复发作、长期疼痛、出血倾向等症状。

（2）既往史：有无高血压、糖尿病、冠心病、青光眼、哮喘等，各系统合并症及其治疗情况。

（3）药物或食物过敏史。

（4）手术麻醉史、外伤史、输血史、用药史等。

3. 体检

皮肤、巩膜有无黄染，颈部肿块大小、活动度，心肺听诊，腹部触诊和叩诊，四肢肌力等；椎管内麻醉评估脊柱情况；全身麻醉评估张口度、甲颏间距、颈椎后仰度、牙齿情况、Mallampati 评分等气管插管条件。

4. 实验室检查

（1）血常规：有无贫血、贫血程度；有无脱水导致的血液浓缩；有无白细胞增高和血小板异常。

（2）肝肾功能、血糖：有无肝肾功能受损、黄疸，有无低蛋白血症，有无糖尿病或低血糖。

（3）血气、电解质：有无低钾血症、代谢性酸中毒等电解质、酸碱平衡紊乱，甲状旁腺手术患者有无高钙低磷的情况。

（4）凝血功能：有无出凝血功能障碍；有无高凝状态、血栓形成风险。

（5）内分泌激素：甲状腺激素全套、甲状旁腺激素、胰岛素等测定。

5. 心肺功能评估

可行屏气实验等床旁简易测试患者的心肺功能；辅助检查包括心电图、心脏彩超、胸片或胸部 CT、肺功能、动脉血气等，进一步全面了解患者的心肺功能。

6. 其他影像学资料

甲状腺手术患者术前应行喉镜检查双侧声带活动情况，巨大颈部肿块需行颈部 X 片或颈胸部 CT 了解气管受压情况；高龄、下肢静脉疾病、恶性肿瘤等下肢深静脉血栓高危患者术前需行下肢深静脉超声筛查；腹部手术患者应行消化内镜检查、腹部 CT、腹部 MRI 等，了解腹、盆腔病变的位置、大小、与血管的关系，有无肝硬化、肠梗阻、腹水等。

与外科医生沟通，了解手术的范围、难易度，就麻醉和手术的风险以及如何相互配合取得共识（**表 9–1**）。

表 9–1　手术患者病情及体格情况分级

类级		全身情况	外科病变	重要生命器官	麻醉耐受估计
I	1	良好	局限，不影响或仅有轻微影响	无器质性病变	良好
	2	好	对全身已有一定影响，但易纠正	有早期病变，但功能仍处于代偿状态	好
II	1	较差	对全身已造成明显影响	有明显器质性病变，功能接近失代偿，或已有早期失代偿	差
	2	差	对全身已有严重影响	有严重器质性病变，功能已失代偿，需经常内科支持治疗	劣

（二）麻醉手术期监测

若患者为外周神经阻滞或椎管内麻醉，应全程注意观察患者反应，询问患者不适，严密监测生命体征；阻滞完成后测量外周神经阻滞范围或椎管内麻醉阻滞平面，评估是否满足手术需要，是否阻滞平面过广；术后再次测量评估麻醉阻滞范围。麻醉手术期应严密监测重要生理指标变化趋向，以便指导麻醉实施，并针对发生的病理生理变化及时给予恰当处理。需要监测的内容包括：

（1）循环监测：包括心电图、无创血压；根据手术需要，进行中心静脉压监测、有创动脉压的监测；危重患者或重大手术还可置入漂浮导管进行肺动脉压、肺毛细血管楔压、心排血量监测。

（2）呼吸监测：包括指脉氧饱和度监测、动脉血气分析等；气管插管全身麻醉患者还应进行呼气末二氧化碳分压监测、潮气量、呼吸频率、气道压力、压力容量环等呼吸机参数监测、麻醉气体浓度监测等。

（3）体温监测：常用的测温类型为鼻咽温、食道温、膀胱或直肠温。

（4）尿量监测：了解肾灌注情况，间接反应内脏灌注情况。

（5）麻醉深度监测：包括脑电监测（BIS、Nacrotrend 等）、神经肌肉阻滞监测等。

（6）内环境监测：酸碱度、电解质、血红蛋白、血糖测定等。

（7）凝血功能监测：DIC 全套、血栓弹力图等。

9

（三）麻醉恢复期及术后评估监测

在患者进入PACU后，应根据患者情况、手术情况全面评估，严密监测患者意识、循环、呼吸、肌力、内环境、伤口及引流管等情况，判断是否达到拔除气管导管指征和出PACU指征。

（1）带气管导管入PACU患者的基础评估监测内容包括：① 生命体征：心率、血压、氧饱和度、体温等。② 呼吸情况：呼气末二氧化碳分压及其波形、呼吸模式（自主呼吸/辅助通气/控制呼吸），潮气量、呼吸频率、气道压力、呼吸音、气道分泌物情况。③ 静脉通路、气管导管、中心静脉导管、动脉导管、导尿管、胃管、伤口引流管等各种管路是否在位、通畅和妥善固定。④ 伤口敷料是否干燥完好，伤口有无异常渗血、渗液，引流管内引流液颜色、性质、量是否异常。⑤ 入室血气分析，监测内环境状态。⑥ 患者皮肤状态，有无压红和破溃。⑦ 牙齿有无松动和脱落。⑧ 双侧瞳孔大小。⑨ 转运床的床栏、刹车是否处于锁住状态，患者约束是否完善。

（2）拔管后患者的基础评估监测内容包括：① 生命体征：心率、血压、氧饱和度、体温等。② 呼吸情况：患者胸廓起伏、呼吸频率、口唇颜色、呼吸道通畅情况、双肺呼吸音。③ 意识状态：定向力是否恢复，是否能听从指令。④ 肌力恢复情况，吞咽、咳嗽反射恢复情况。⑤ 疼痛情况。⑥ 有无恶心呕吐，评估甲状腺术后患者有无失声、声音嘶哑、呼吸困难等症状，评估甲状旁腺术后患者有无口唇麻木、手足搐搦等不适。⑦ 伤口渗血、渗液情况，引流管内引流液颜色、性质、量。⑧ 出现病情变化时可复查动脉血气、电解质、血红蛋白、血糖等，了解患者内环境情况。

（3）椎管内麻醉入PACU患者的评估监测内容包括：① 生命体征：心率、呼吸、血压、氧饱和度、体温等。② 评估椎管内麻醉阻滞平面。③ 有无呼吸困难、血流动力学不稳定的情况。④ 有无头痛、头晕。⑤ 有无局部麻醉药中毒症状：如耳鸣、口唇发麻、四肢抽搐等。

二、精确问题分析

（一）甲状腺手术麻醉问题分析

（1）甲亢患者术前常伴血压升高、心律失常（如窦性心动过速、心房颤动）和充血性心力衰竭等心血管并发症，需仔细评估。为预防术中和术后出现甲亢危象，术前应尽量控制甲状腺功能，使T_3、T_4在正常范围，减轻甲亢的心血管表现。术中加强生命体征，尤其是体温的监测。

（2）巨大甲状腺肿可压迫气管，引起气管移位、狭窄及软化。患者可以有明显的上呼吸道梗阻表现，特别是平卧后呼吸困难加重。术前应行颈部X线片或颈胸部CT，确定颈部气管的受压、狭窄程度。如果气管狭窄明显且患者有明显的呼吸困难，则需要清醒插管，备好困难气道用具和各型号气管导管。

（3）肿大甲状腺长期压迫气管可致气管壁软化，当甲状腺被切除后，软化的气管失去组织的牵拉支撑而发生塌陷。术中应充分评估气管壁软化程度，若软化程度严重，应直接做气管切开；若软化程度较轻，可将软化管壁与周围组织缝合悬吊，尝试术后拔管。术后需待患者完全清醒后拔除气管导管，或预置引导管，严密观察，一旦出现气管塌陷应立即行气管再插管。

（4）术中喉返神经麻痹和损伤是甲状腺手术的重要并发症，也可能是颈深丛阻滞导致的暂时麻痹作用，故不主张进行双侧颈深丛阻滞。单侧损伤引起一侧声带麻痹，患者声音无力、嘶哑；双侧喉返神经损伤引起双侧声带麻痹，可造成上呼吸道梗阻和窒息。应以预防为主，一旦发生治疗及预后较差，需要立即进行气管内插管或气管切开。

（5）甲状腺的血液供应非常丰富，术后早期伤口出血可造成张力巨大的血肿，压迫气管，引起呼吸困难甚至窒息死亡。术中应严密止血，常规放置引流管，术后密切观察伤口敷料是否渗血、引流量的变化，关注颈围是否有变化，床旁应做好紧急气管插管、气管切开及伤口切开的准备。

（二）甲状旁腺手术麻醉问题分析

（1）甲状旁腺分泌甲状旁腺素，其生理作用为调节钙磷代谢，促进骨钙入血，造成骨内钙含量下降。甲状旁腺功能亢进可造成血清高钙低磷、内脏器官钙化和骨骼溶骨性改变。术前应纠正患者脱水、电解质紊乱的情况，纠治肾功能不全、心律失常、心力衰竭等合并症。术中搬动患者应轻柔，防止出现病理性骨折。

（2）甲状旁腺功能亢进患者可出现肌无力症状，高血钙也会影响神经肌肉接头对肌松药的敏感度，术中应使用肌松监测来指导肌松药物的使用。

（3）甲状旁腺术后近1/3患者可能发生低血钙，表现为口唇麻木或手足搐搦，严重者可发生全身惊厥、喉痉挛甚至窒息。术后应常监测血钙浓度的变化，遵医嘱补充，备10%葡萄糖酸钙或氯化钙，警惕并发症的发生。

（三）胃肠道手术麻醉问题分析

（1）胃肠外科疾病以溃疡和肿瘤多见，不少患者并存贫血和营养不良，术前宜加以纠正。

（2）胃肠手术患者常因恶心、呕吐、腹泻或肠腔内液体潴留，术前的禁食、禁饮、肠道准备等情况，导致大量体液丢失、细胞内外液的水、电解质及酸碱平衡紊乱甚至肾功能损害。术前应尽量予以纠正上述内环境紊乱，提高患者对麻醉和手术的耐受力，减少术后并发症。

（3）饱胃、幽门梗阻、高位肠梗阻患者麻醉期间容易出现胃内容物反流误吸，造成下呼吸道梗阻，患者可出现支气管痉挛、呼吸困难、肺内弥漫湿啰音、严重缺氧。术前应严格禁食、禁饮，放置鼻胃管并行胃肠减压，静注抑酸剂和止吐药，对高危误吸患者麻醉前可B超探查胃内残余量，以指导手术麻醉；诱导期间可采用指压环状软骨（Sellick手法）预防反流，必要时实施清醒插管。

（4）目前减肥手术也日渐增多，术式包括袖状胃切除和胃肠旁路术等，且多为腹腔镜下完成。此类手术患者均为病态肥胖，常伴相关心血管、呼吸系统合并症，如高血压、糖尿病、动脉粥样硬化、阻塞性睡眠呼吸暂停低通气综合征等。此类患者肺-胸顺应性和肺泡通气量降低，肺活量、深吸气量和功能余气量减少，肺泡通气/血流比失调，麻醉后易并发肺部感染和肺不张等，需加强术中术后监测管理。

（四）胆道手术麻醉问题分析

（1）胆道系统疾病患者的病情和体质差异很大，单纯胆囊炎、胆囊结石患者大多无特殊情况。但胆囊炎与心绞痛症状易于混淆，术前应仔细了解患者的心脏情况。

（2）对于急性化脓性梗阻性胆管炎，术前应积极抗感染和利胆治疗。严重梗阻性黄疸患者可先进行内镜下逆行性胰胆管造影，进行十二指肠乳头括约肌切开、胆管结石取石和胆道引流等措施，待炎症好转、黄疸下降后再行外科手术。

（3）胆总管结石，尤其是反复炎症发作和有梗阻性黄疸的患者，术前常伴有不同程度的肝功能损害和血内胆红素、胆汁酸增高。肝损、阻塞性黄疸可导致维生素 K 吸收障碍，因而使维生素 K 参与合成的凝血因子 II、VII、IX、X 减少，术前应补充维生素 K，使凝血酶原时间尽量恢复正常，同时监测凝血功能。肝损、黄疸还可导致纤维蛋白酶活性增强，导致术中异常出血，可补充纤维蛋白原、血小板，给予抗纤溶药物氨甲环酸等治疗。

（4）阻塞性黄疸还常伴有自主神经功能紊乱，胆红素、胆汁酸均为兴奋迷走神经物质，此类患者多半呈现迷走神经张力增高。胆囊、胆道部位迷走神经分布密集，游离胆囊床、胆囊颈和探查胆总管时，可出现强烈的迷走反射（胆心反射），患者不但有内脏牵拉痛、心动过缓和血压下降，还可反射性引起冠状动脉痉挛、心肌缺血，易有心律失常和严重血压下降，甚至心搏骤停且难以复苏。因此，术前可给予抗胆碱药如阿托品，术中加强监测，必要时行有创动脉压监测，并应提早准备好抢救用药，出现心动过缓应及早静注阿托品纠正，伴血压下降时加用麻黄碱，并及时与外科医生沟通暂停手术刺激，待心率和血压恢复后再行手术操作。也可使用利多卡因局部喷洒做表面麻醉，或行腹腔神经丛阻滞，预防胆心反射的发生。

（五）胰腺手术麻醉问题分析

（1）胰头或壶腹周围的肿瘤需要切除部分胰腺、部分胆总管和十二指肠，并进行胃肠、胆肠、胰肠吻合，这类手术创伤范围大，手术时间长，手术操作困难，对肌松、镇痛要求高。此类患者又多伴有梗阻性黄疸、肝功能损害、凝血功能障碍，故麻醉管理远比其他腹部手术复杂，术前应积极护肝、利胆治疗，改善肝损、降低黄疸，输注维生素 K 纠正凝血酶原时间。

（2）胰腺癌患者术前常消瘦体弱，甚至呈恶病质，手术前应加强支持治疗，给予高蛋白、高糖、低脂饮食，小量分次输血、补充白蛋白，纠正贫血、低蛋白血症和水、电解质酸碱平衡紊乱。

（3）胰腺手术患者术前常伴糖尿病，高血糖会引起一系列并发症，如感染风险增加，伤口愈合变缓；渗透性利尿、脱水和高渗；糖尿病酮症酸中毒；高黏血症，血栓形成和脑水肿等。对于术前有糖尿病病史的患者需了解血糖控制情况，推荐围手术期血糖控制在7.8~10 mmol/L，不建议控制过严。术中血糖轻度升高一般不需特别处理，但胰腺部分切除术或全胰切除术后血糖会明显增高，可使用胰岛素控制血糖，使用时需注意严密监测血糖，不宜降之过低；胰岛素降糖同时需监测血钾。

（4）胰腺内分泌肿瘤以胰岛细胞瘤为多见，手术切除是唯一的治疗手段。胰岛细胞瘤患者术前和术中为防止低血糖发作，需加强血糖监测，当血糖低于 2.8 mmol/L 时即需应用葡萄糖治疗，以免影响中枢神经系统功能。切除肿瘤后血糖会立即回升，故术中常需依据肿瘤切除前后血糖水平的改变作为手术效果的判断指标之一，勿盲目输入含糖液体。

（六）肝脏手术麻醉问题分析

（1）肝脏手术主要包括肝癌、肝血管瘤以及其他良性肿瘤、肝包囊虫病等疾患的手术。由于肝脏深藏于肋弓下和膈肌穹隆内，血供丰富、组织脆弱，故手术难度大、出血多，对机体代谢和解毒等功能影响大。

（2）肝对低血压及缺氧的耐受性极差，麻醉期间应注意充分给氧和防止低血压。若需阻断门静脉和肝动脉血流，常温下阻断时间不宜超过 20 min。阻断后开放需警惕大量酸性毒性物质入血，及时纠正内环境紊乱。

（3）避免使用对肝功能有明显影响的药物如氟烷等，其他麻醉药和辅助用药多半通过肝代谢解毒，用于肝叶切除术时均应酌情减量。可使用不经肝、肾代谢的药物，如阿曲库铵、顺式阿曲库铵、瑞芬太尼等药物。

（4）肝脏手术出血量大，对术中的失血和输血应有充分的估计和准备，由于术中有下腔静脉受压或误伤可能，故应在上肢开放较粗的静脉通路，并行颈内或锁骨下深静脉穿刺置管，监测 CVP 以指导容量治疗。

（七）门脉高压症和脾切除术麻醉问题分析

（1）门静脉压力超过 25 cmH$_2$O（2.45 kPa）称为门静脉高压症（portal hypertension，PHT）。这种患者多数有肝硬化和明显肝功能损害，表现为血浆蛋白减少、出凝血功能障碍、水钠潴留和腹水。长期门脉高压导致脾脏淤血肿大、脾功能亢进，由此引起的全血细胞减少又进一步导致贫血和出血倾向加重；导致侧支循环形成，出现食管下段静脉曲张、胃底静脉曲张、脐周静脉曲张、痔静脉曲张等，部分患者曲张静脉破裂出血，可致严重休克。此外，重症门脉高压还常并发肾功能障碍（肝肾综合征）、肝性脑病、心肌病、低血糖、电解质紊乱等全身病变。术前应联合多科室，改善其病理状态，提高手术麻醉的耐受力。

（2）手术术式包括脾切除、脾-腔或脾-肾静脉分流、胃底曲张静脉结扎术等，均为治标手术。手术和麻醉风险主要取决于肝功能的受损程度。按照肝脏疾病严重程度 Child-Pugh 分级（表 9-2），C 级的患者死亡率极高，不宜手术，即使是肝功能 A、B 级的患者，术前也必须进行良好准备，加强护肝治疗和改善全身情况。

表 9-2　肝脏疾病严重程度 Child-Pugh 分级

参数	评分		
	1	2	3
腹水	无	轻度	中度及以上
总胆红素（μmol/L）	< 34.2	34.2～51.3	> 51.3

参数	评分		
	1	2	3
血清白蛋白（g/L）	＞35	28～35	＜28
凝血酶原时间（s）	＜14	15～17	＞18
国际标准化比值	＜1.7	1.7～2.3	＞2.3
肝性脑病	无	1～2级	3～4级
A级：总分5～6分	手术危险小，1年生存率100%，2年生存率85%		
B级：总分7～9分	手术危险中等，1年生存率80%，2年生存率60%		
C级：总分10～15分	手术危险大，1年生存率45%，2年生存率35%		

（八）急腹症手术麻醉问题分析

（1）常见的急腹症有消化道出血、穿孔、腹膜炎、急性阑尾炎、急性胆囊炎、化脓性胆管炎、急性胰腺炎、肠梗阻、肝/脾破裂等。这类患者起病急、病情危重、需急症手术，术前常无充裕时间进行全面检查和麻醉前准备，手术麻醉风险大，并发症发生率高。麻醉前仍应争取时间对病情做尽可能多的评估，选择合适的麻醉方法和药物，对可能出现的意外、并发症采取防治措施。

（2）询问患者最近一次进食时间，只要病情允许，急腹症患者也应做适当禁食、禁饮准备；对饱胃、肠梗阻、消化道穿孔或出血、弥漫性腹膜炎等患者，术前应置胃管，行胃肠减压。

（3）对伴有休克的急腹症患者，术前应一边积极抗休克治疗，对存在的血容量不足、内环境紊乱进行纠正；一边进行手术麻醉准备。对失血性休克患者，应立即开放静脉，争取时间补充血容量，并备足术中血源；对感染性休克患者，应根据中心静脉压和心功能情况，积极抗感染、扩容，使用心血管活性药物维持血压、改善微循环。

（4）对于年老体弱、病情危重、伴有活动性出血或休克患者，应选择气管插管全身麻醉；术前予以胃管吸引，诱导期指压环状软骨（Sellick手法）防止胃内容物反流误吸；术中应采取有创血流动力学监测血红蛋白、电解质、动脉血气等内环境指标；积极抗休克综合治疗，包括输血扩容，纠正电解质酸碱平衡紊乱，维持循环稳定，保护心、肝、肾功能等。

（九）腹腔镜手术麻醉问题分析

（1）二氧化碳人工气腹可引起腹内压过分增高和体内二氧化碳蓄积，影响循环和呼吸功能。腹压增高可导致胸肺顺应性下降、功能残气量下降、肺不张、低氧血症，肥胖患者、头低位时更甚；腹压增高亦可导致静脉回心血量下降，心排血量下降，肾灌注减少；腹膜膨胀刺激腹膜的牵张感受器，兴奋迷走神经，可引起心动过缓、室性期前收缩、房室分离，甚至心脏停搏；高二氧化碳血症可直接抑制心肌、扩张血管，同时刺激中枢神经系统，增加交感活性，增加儿茶酚胺的释放，间接兴奋心血管系统等。术中应密切监测患者呼吸功能及呼气末二氧化碳，通过调节呼吸机参数，小潮气量高频通气，控制过高的气道压，促进血液中二氧化碳经肺尽快排出。

（2）腹腔镜手术的并发症包括：皮下气肿、气胸、纵隔气肿、高碳酸血症等，为本应在腹腔内的 CO_2 进入皮下等潜在间隙所致。术中可出现 $PetCO_2$ 和 $PaCO_2$ 的异常升高，难以控制。应联系外科降低腹内压力，甚至暂停手术，调节呼吸机参数，高频通气以加快 CO_2 的排出。术后应严密观察，待 $PetCO_2$ 降入正常范围后再行拔管，并严密观察患者的呼吸、意识情况。

（3）人工气腹后，膈肌上升压迫胸腔，使气管隆突向头端移位，使原位于主气管的气管导管可能进入一侧支气管，导致单肺通气，出现气道压骤然升高，SpO_2 下降，$PaCO_2$ 升高，且容易被人工气腹本身可导致的气道压升高等改变所掩盖。故腹腔镜手术气管插管时切勿过深，术中气道压异常升高时应听诊双肺呼吸音，排除单肺通气。

三、精确计划措施

（一）普外科手术的术前准备

（1）根据普外科术前护理常规，对患者进行禁食、禁饮、肠道准备等术前宣教，备足术中血源，继续控制治疗原有合并症，指导患者继续服用抗高血压药物、抗甲状腺亢进药物等至术晨，或按医嘱停药。

（2）甲状腺亢进患者术前应服用抗甲状腺药物、β受体阻滞剂及碘剂，尽量控制甲状腺功能至正常水平，并纠治甲亢的心血管症状，控制血压和心律失常，预防术中术后甲亢危象的发生，并可减少术中松软充血的甲状腺组织出血。

（3）腹、盆腔普外科择期手术术前应尽量纠正低钾、酸中毒等电解质酸碱平衡紊乱，对于严重贫血和低蛋白血症的患者，还需少量分次输血或补充白蛋白，尽可能使血红蛋白达100 g/L、血清白蛋白达 30 g/L 以上。

（4）肝功能不全、梗阻性黄疸患者术前出现出凝血功能障碍，麻醉前应给予维生素 K 治疗，尽可能使凝血酶原时间恢复正常。脾亢患者出现血小板降低，应术前予以补充，使血小板大于 $50 \times 10^9/L$，并备好血小板用于术中输注。

（5）胃肠道手术患者常会存在一定程度的体液丢失，及时做好容量评估与护理。采取诱导前给予 500~1 000 ml 的平衡液进行生理需要量和累计损失量的填充，以保证大血管血容量及微循环的充盈。对于心肺功能不佳者，根据对患者的综合评定，再进行补液。

（6）为避免患者呕吐和误吸以及促进其术后胃肠功能的早日恢复，腹部手术，尤其是胃肠道梗阻患者宜常规术前置入鼻胃管，并在实施麻醉前充分吸引以胃肠减压。对于有呕吐、误吸风险的患者，术前还可给予抑酸药、止吐药。

（7）高龄、下肢静脉疾病、恶性肿瘤等下肢深静脉血栓高危患者术前需行下肢深静脉超声筛查，并给予低分子肝素抗凝。

（8）麻醉和手术是一种强烈的心理刺激，恐惧和焦虑是术前患者最普遍的心理状态。术前耐心听取患者及家属的意见和要求，客观详细地解释麻醉与手术的重要性和必要性，同时用恰当的语言交代麻醉可能带来的痛苦和风险，做好宣教工作及心理护理，消除患者的焦虑和恐惧，取得患者的信任。

（二）普外科手术的术中麻醉管理

（1）患者进入手术室前，按照麻醉护理工作常规进行麻醉机准备和吸引装置、吸痰管的准备。

（2）患者进入手术室后，常规进行三方核查；并进行二次评估：患者自前一天术前访视评估后有无病情变化，贫血、低蛋白血症、电解质酸碱紊乱等术前异常是否得到纠正，是否按要求禁饮、禁食等。

（3）连接心电监护：心电图、指脉氧饱和度、无创血压；开放可靠而通畅的上肢外周静脉，根据手术需要和静脉情况选择合适的套管针型号；根据手术需要，还可进行深静脉穿刺、中心静脉压监测、有创动脉压监测，以及体温、脑电、肌松监测等。

（4）若麻醉方式为外周神经阻滞或椎管内麻醉，按照麻醉护理工作常规准备相关的仪器和物品，如B超仪、神经刺激仪、无菌穿刺包、局部麻醉药品和抢救药品，按照医嘱配置局部麻醉药，配合麻醉医生进行穿刺阻滞和穿刺后麻醉管理。穿刺期间需和患者实时沟通交流，告知接下来的操作步骤和可能出现的不适，减轻患者的恐惧和焦虑心理；穿刺后和整个手术期间注意观察患者反应，严密监测生命体征，询问患者不适。若出现阻滞平面过广的症状，如血压下降、心率减慢，或患者诉恶心、胸闷、呼吸困难等不适，应及时给予麻黄碱升压、阿托品升心率、吸氧、辅助呼吸等处理措施。若出现局部麻醉药中毒的症状，如口唇麻木、听力异常、意识消失、抽搐等，应及时给予镇静、抗惊厥、吸氧、辅助呼吸甚至气管插管机械通气等抢救处理。术中及时通过硬膜外导管追加局部麻醉药物，必要时可给予静脉镇静、镇痛基础麻醉，弥补外周神经阻滞、椎管内麻醉的不足。

（5）若麻醉方式为全身麻醉，按照麻醉护理工作常规准备全身麻醉诱导药品、气管插管用具；若患者为病态肥胖患者，按困难气道准备相关器械；若患者为巨大甲状腺肿气管狭窄者，需根据颈胸部影像学选择合适的气管导管，必要时行清醒插管。腹、盆腔手术诱导前予以吸引胃管并接袋引流，对于有反流误吸风险的患者，气管插管过程中应指压环状软骨（Sellick手法），必要时行清醒插管。对于行腹腔镜手术患者，气管插管不宜过深，防止气腹建立后气管导管进入一侧支气管造成单肺通气。

（6）腹、盆腔手术宜选择诱导快、肌松良好、清醒快的麻醉药物，根据手术进程合理使用麻醉药物，保证麻醉深度与手术刺激相匹配，如在手术划皮前、进腹膜前、腹腔探查、钝性剥离组织、腹腔冲洗时，需相应加深麻醉保证足够的镇静、镇痛、肌肉松弛，避免机体对伤害性刺激的应激反应；而做胃肠道吻合、关腹时，手术刺激较小，可酌情减轻麻醉；术中应进行麻醉深度监测，避免术中知晓。

（7）术中严密监测患者循环、呼吸和容量等情况，尤其是体位变化、建立气腹、肝门阻断开放、出血量多时，保持循环血量充足、血流动力学稳定、充分供氧、及时纠正电解质和酸碱平衡紊乱。患者术前严重贫血或术中大出血时可输注血制品。

（8）术中常规监测体温：甲亢患者术中若出现体温急剧升高，伴心动过速、心律失常、血

精确麻醉护理

压升高，需考虑甲亢危象的可能；腹盆腔手术伤口大，体温丧失快，需注意术中患者体温的维持，可采用升高手术室温度、液体加温治疗、使用保温毯、暖风机保温等措施，使用暖风机保温时注意不要使出风口直接接触患者体表，防止长时间低温烫伤。

（9）腹、盆腔巨大肿瘤、大量腹水患者，术前常因腹压过高使膈肌运动受限而有呼吸功能障碍，头低位时更为显著，应给予适当的 PEEP 改善通气功能，防止肺不张，有肺大疱等禁忌证者除外。当剖腹减压时，因腹内压骤降又可使腹腔血管反应性扩张，血液淤滞，回心血量骤减，易发生血压严重下降。遇此情况，应与外科医生合作，让腹内压缓慢下降，同时适当加速输液，必要时可用血管收缩药纠正。

（10）直肠癌根治术时需要采取膀胱截石位和头低位，术中需要注意体位变化对呼吸、循环的影响。危重、老年患者应避免头低位，改变体位时需在循环稳定的情况下缓慢进行，摆放截石位时需先摆放一侧下肢，待循环稳定后再摆放另一侧，恢复平卧位时也需同样地将下肢放下。可使用适量 PEEP，防止肺泡萎缩和肺不张。

（11）腹腔镜手术应密切监测患者循环、呼吸功能及呼气末二氧化碳，手术麻醉过程中可通过调节呼吸机参数，小潮气量高频通气，控制过高的气道压，促进血液中二氧化碳经肺尽快排出，也可使用适量 PEEP，防止肺泡萎陷、造成肺不张。若出现呼气末二氧化碳急剧升高、难以控制，需考虑皮下气肿、CO_2 经破损血管入血等并发症，应联系外科降低气腹压力，加强术野止血，甚至暂停手术，同时过度通气，待呼气末二氧化碳降至正常后再行手术。长时间的腹腔镜手术可导致 CO_2 吸收剂效力提早消失，需备好备用 CO_2 吸收罐以便更换。

（12）老年、恶性肿瘤本身为下肢深静脉血栓的高危因素，人工气腹、长时间膀胱截石位、头高位均可造成下肢静脉回流不畅，进一步增加术中、术后下肢深静脉血栓、肺梗死的风险。应以预防为主，术中可采用弹力袜、梯度加压绷带，高危患者术中可使用间歇充气压缩泵和静脉足泵等装置帮助改善下肢静脉回流。

（三）普外科手术麻醉恢复期及术后管理

患者进入 PACU 后，按照 PACU 工作常规连接心电监护、呼吸机等，与麻醉医生、手术室护士做好交班，并且严密监测患者循环、呼吸、意识等各项指标，评估患者是否达到气管拔管和出 PACU 指征，有病情变化时及时处理。

1. 与麻醉医生、手术室护士交班内容

（1）患者基本情况：年龄、身高、体重等。

（2）病史、合并症：有无心脑肺肝肾系统合并症，如高血压、糖尿病、冠心病等，有无青光眼、哮喘、传染疾病，有无过敏史等。

（3）麻醉情况：有无困难气道、牙齿松动等，瞳孔大小，术中用药情况，包括镇静镇痛药用量、有无使用血管活性药物、镇痛药使用时间、特殊用药（如肝素）等；椎管内麻醉患者的阻滞平面。

（4）手术情况：包括手术名称、手术时间、术中生命体征、术中特殊情况、出血量、术中补液和输血量、尿量、内环境等；术后需要注意的情况、可能出现的并发症等。

（5）各种管路：动脉导管、静脉通路、气管导管、胃管、导尿管、伤口引流管等。

（6）皮肤受压情况。

（7）带回药品、物品。

2. 气管拔管指征

（1）患者循环情况稳定。

（2）患者自主呼吸恢复：潮气量达到 6～8 ml/kg，成人呼吸频率 10～20 次/min，吸空气下 SpO_2 ＞ 95%，呼气末二氧化碳分压 35～45 mmHg，波形规律，平台正常。吞咽、咳嗽反射恢复，两肺呼吸音正常，分泌物较少。

（3）患者肌力恢复：肌松监测 TOF ＞ 90%，自主呼吸恢复良好、可抬头 5 s、握拳有力。或距末次肌松药使用时间大于 1 h。

（4）患者意识恢复：能听从指挥，如睁眼、握拳、点头等；若为深麻醉下或镇静下拔管，需要保证患者无呼吸道梗阻、呕吐误吸风险。

3. 出 PACU 指征

（1）神志状态：清醒，能按指令活动，定向力恢复。

（2）呼吸方面：呼吸道通畅，吞咽、咳嗽反射恢复，吸空气下 SpO_2 ＞ 95%。

（3）循环系统：血流动力学稳定，不用血管活性药物，无明显高血压。

（4）无剧烈疼痛、躁动、谵妄。使用过麻醉性镇痛药、镇静药患者，需观察 30 min 无呼吸抑制等异常反应。

（5）椎管内麻醉阻滞平面低于 T_4。

（6）苏醒程度评价（改良 Alderete 评分）。

4. 普外科手术术后管理

（1）危重患者、重大手术术后、患者苏醒延迟或恢复期病情有变化时，应及时复查，行血常规、电解质、血气等化验检查，并根据相应结果给予相应处理。

（2）做好术后镇痛管理工作，进行患者自控镇痛泵的使用宣教，鼓励患者咳嗽、翻身、早期下床活动，利于术后恢复。

（3）对于术后可能发生的出血、呼吸道梗阻、肺部并发症、下肢深静脉血栓等并发症，应严密监测，及时处理。

四、精确评价反馈

（一）甲状腺术后呼吸道梗阻的原因和麻醉护理

1. 甲状腺术后呼吸道梗阻的原因

（1）喉水肿：可由暴力气管插管、手术操作造成的黏膜损伤引起，常于拔管后逐渐出现。

（2）气管软化塌陷：肿大的甲状腺长时间压迫气管导致，于拔除气管导管后即时发生呼吸困难和窒息。

（3）喉返神经麻痹与损伤：颈深丛阻滞常可影响喉返神经，导致暂时麻痹，也可由手术造成的喉返神经单侧或双侧损伤，于拔除气管导管后即时发生声音嘶哑、呼吸困难和窒息，预后较差。

（4）出血：术后早期伤口出血是严重并发症，不及时发现将导致张力巨大的血肿压迫气管，患者出现颈部肿胀、伤口渗血、呼吸困难进行性加重。

2. 预防和处理措施

（1）甲状腺术后患者床边应常备气管插管、气管切开和伤口切开器具，拔管后需严密观察患者的呼吸情况，评估有无声音嘶哑、颈部肿胀、伤口出血等情况。一旦出现呼吸困难需立即判断其原因，及时解除气道梗阻。

（2）喉水肿：应以预防为主，气管插管应轻柔，手术操作也应轻柔，避免过度牵拉挤压造成的黏膜水肿损伤。一旦发生，可予以吸氧，并在严密观察下，先行糖皮质激素、麻黄碱等雾化吸入治疗，若呼吸困难不能缓解，应及时行气管造口。

（3）气管软化塌陷：术前怀疑气管软化者应高度重视，术中充分评估气管壁软化程度，术后需待患者完全清醒后拔除气管导管，并严密观察，一旦出现立刻行气管再插管；或在拔管前先经气管导管置入细的引导管并予以留置，若拔除气管导管后发生窒息，可立即沿引导管重新插入气管导管。

（4）喉返神经麻痹与损伤：应以预防为主，不主张同时行双侧颈深丛的阻滞，术中仔细操作，避免损伤喉返神经。一旦出现双侧喉返神经麻痹，应立即行气管再插管，或行环甲膜粗针穿刺、气管切开等紧急处理。

（5）出血：应以预防为主，术中严密止血，常规放置引流管；拔管时应在充分镇静镇痛或安静清醒的情况下操作，避免患者剧烈呛咳挣扎，循环剧烈波动导致伤口出血。一旦出现术后伤口出血导致的气管压迫，应立即剪开伤口减压，必要时行气管插管、环甲膜粗针穿刺、气管切开等紧急处理。

（二）甲亢危象的防治和麻醉护理

甲状腺素的作用为调节细胞代谢，改变机体的氧耗和热量的产生，改变机体的反应性。甲亢危象为甲状腺功能极度亢进，机体处于高代谢、高消耗、高兴奋状态，临床表现开始为精神激动、血压升高、心率增快、心律失常（室性期前收缩、心房颤动等）、体温上升、手颤，继之出现谵妄、昏迷、大小便失禁，如不控制可迅速导致循环衰竭和死亡，是甲亢患者围手术期最危险的并发症。麻醉下甲亢危象的症状被掩盖，如果术中出现体温急剧升高至40℃以上、难以控制的心动过速、血压增高，则危象的诊断即可确定。术前准备不充分、甲亢症状控制不佳是危象发生的主要原因，其预防和处理措施如下。

（1）为预防术中、术后发生心房颤动、充血性心力衰竭及甲亢危象，术前应尽量控制甲状腺功能，口服硫氧嘧啶类药物、β受体阻滞剂，使T_3、T_4在正常范围，减轻甲亢的心血管表现；手术前两周服用鲁氏碘液，减少甲状腺素的分泌和手术中的出血；麻醉前为避免患者精神紧张，应使用镇静药，避免使用抗胆碱药和交感兴奋药物；术中加强监测，尤其是体温监测不容忽视。

（2）甲亢危象多出现在术后 $6\sim18\,h$，但在术中多已有先兆，多数患者的危象以心血管症状为主，也有以胃肠症状为主的病例。一旦出现，应以对症处理为主，包括吸氧、物理降温、镇静冬眠疗法，以及使用降压药物、β 受体阻滞剂、糖皮质激素等静滴治疗；如出现心力衰竭，应给予心血管活性药物维持循环；也有利用丹曲林治疗取得较好疗效的报道。

（三）腹腔镜手术术中气栓的防治和麻醉护理

气栓为腹腔镜手术严重的并发症，最常发生于建立气腹时，气腹针误入血管打气造成，也可见于术中腹腔血管破裂，气腹压力过高导致气体进入血管。气栓进入静脉系统后随着体循环进入右心和肺循环，可出现肺动脉栓塞，$PetCO_2$ 急剧下降至接近 0、SpO_2 下降、低血压、心动过缓、心律失常、CVP 升高，直至循环衰竭甚至心搏骤停。其诊断和处理措施如下。

（1）术中发现 $PetCO_2$ 急剧下降应怀疑肺栓塞可能，$PaCO_2$ 上升，$\Delta P_{a-et}CO_2$ 增大，心排量下降，呼吸生理无效腔量增大；经食管超声心动图检查（TEE）可见右心系统和肺动脉内大量气体，是诊断肺动脉气栓最敏感、准确的方法；中心静脉内可抽出气体或泡沫样血液。

（2）处理方法：应立即停止充气，解除气腹；保持患者处于左侧头低位；吸入纯氧，纠正低氧血症；过度通气，加快 CO_2 排出；中心静脉或肺动脉置管，吸出右心系统内的气体；维持循环稳定，心脏骤停时及时行 CPR，胸外按压还可将较大气栓转为细小气栓，利于吸收；必要时使用体外膜氧合器或体外循环。

（四）普外科手术围手术期下肢深静脉血栓的防治和麻醉护理

普外科手术患者围手术期下肢深静脉血栓（deep vein thrombosis，DVT）发病率在 19% 左右，而深静脉血栓患者中肺栓塞的发生率高达 46%。其危险因素包括：① 高龄，血液高凝状态，合并静脉疾病；② 恶性肿瘤；③ 手术创伤大、时间长；④ 腹腔镜手术：人工气腹可压迫下腔静脉，阻碍其回流，高碳酸血症、酸中毒也可造成内皮细胞功能紊乱；⑤ 术中体位：膀胱截石位、头高位，可影响下肢静脉血液回流；⑥ 术前、术后长期卧床。

针对各危险因素，应以预防为主，其防治措施如下。

（1）术前充分评估，对患者 DVT 风险进行分级，予以处理原发病，如高血脂、高血糖、高血压控制，静脉疾病的治疗等，术前行下肢深静脉超声筛查；对于高危患者，术前应使用低分子肝素抗凝。对于已形成了深静脉血栓却需要行急诊手术或限期手术的患者，大剂量抗凝或溶栓治疗成为禁忌，除了卧床制动，还可置入下肢静脉过滤器，防止血栓脱落上行。

（2）术中应尽量采用平卧位，尽可能地降低气腹压力，避免下肢输液，减少因下肢血管壁损伤而形成静脉血栓、静脉炎。弹力袜、下肢梯度加压绷带是最简单的预防 DVT 的物理方法，高危患者可使用间歇充气压缩泵和静脉足泵等装置帮助改善下肢静脉回流。

（3）术后尽早恢复使用低分子肝素，继续使用弹力袜、下肢梯度加压绷带。应加强宣教，鼓励患者术后尽早在允许范围内活动下肢，或请家属按摩下肢，而血栓一旦形成则成为禁忌，应制动防止血栓脱落。

（4）高危患者在麻醉手术中若出现 $PetCO_2$ 突然下降、伴有 SpO_2 下降、循环不稳，需高度怀疑急性肺栓塞可能，可行经胸或经食管超声心动图确诊，治疗以维持氧合和维持血流动力学为重。若无禁忌证，可使用抗凝治疗，必要时需手术取栓或介入治疗，实施个体化血栓清除，促进右心室功能恢复，改善症状和存活率。

（五）普外科术后恶心呕吐的危险因素和麻醉护理

术后恶心呕吐（PONV）的发生率高达 25%～30%。其危险因素如下：① 患者因素。小儿、女性和肥胖患者是 PONV 的高危人群，还与患者术前焦虑、术前禁食等因素有关；② 手术因素：胃肠道手术、腹腔镜手术和长时间手术是 PONV 的高危因素；③ 麻醉因素：全身麻醉后 PONV 发生率明显高于局部麻醉或神经阻滞，引起 PONV 的主要麻醉药物包括阿片类药物、吸入麻醉药、依托咪酯、氯胺酮等。复苏期患者往往意识和咳嗽吞咽反射没有完全恢复，呕吐时必须警惕误吸的风险，处置方法如下。

（1）以预防为主：对于有胃管者，在苏醒拔管前予以胃管吸引；对于高危患者可给予抑酸剂、止吐药，避免镇静下或深麻醉下拔管，尽量待患者完全清醒后再予以气管拔管，防止误吸。

（2）发生恶心、呕吐时：让患者头偏向一侧，及时清除口腔内呕吐物或痰液等。在患者意识还未清醒的情况下，可使用负压吸引帮助患者清除，保证呼吸道通畅。

（3）恶心、呕吐剧烈时：适当调整患者体位，可采取半卧位，抬高床头，减少腹部切口的张力，避免切口出血裂开。

（六）普外科术后躁动的原因分析和麻醉护理

全身麻醉患者术后苏醒出现躁动是十分常见的并发症之一，是患者处于全身麻醉苏醒期一种不恰当的行为，常表现为兴奋、躁动和定向障碍并存，如无理性言语、无意识动作、四肢挥舞、翻身动作、强烈挣扎和妄想思维，企图拔除气管导管、导尿管等各种管路，伴心率增快、血压升高；完全清醒后一般对躁动期发生的事情无记忆。术后躁动的主要原因为：① 高龄患者，手术时间长；② 各种有害刺激：包括术后镇痛不足、留置导尿管、胃管、伤口引流管、气管导管的刺激等；③ 麻醉药物：术前使用东莨菪碱、阿托品可致术后谵妄和认知功能障碍；吸入麻醉药未洗脱完全、肌松药的残留作用、静脉麻醉药、麻醉性镇痛药均可造成术后精神症状和剧烈不协调运动；④ 内环境紊乱：如低氧、低体温、酸中毒、高碳酸血症等；⑤ 颅内因素：脑出血、脑水肿导致的颅内高压，为术后躁动中最严重的一个原因。

普外科手术创伤大、手术时间长、高龄患者多，术后躁动发生率较高，发生时应分析并解除躁动原因，处置方法如下。

（1）注意安全护理，防止出现自主拔管、坠床等严重不良事件发生，各种导管需妥善固定，并可采取床栏和约束带等保护措施，约束带应松紧适宜，严密观察患者四肢血液循环，防止肢体缺血和擦伤。

（2）掌握拔管指征，术后及时拔除气管导管，吸尽气道、口腔分泌物，减少对患者的刺激，保持呼吸道通畅。

（3）保温，吸氧，复查动脉血气、电解质等，纠正内环境紊乱，控制躁动期间的高血压。

（4）术前使用咪达唑仑、右美托咪定等镇静药物，可减少术后躁动的发生。术后应尽量完全洗脱吸入麻醉药物，注意肌松剂、麻醉药的残留作用。

（5）良好术后镇痛是解决术后烦躁的关键，必要时可适当镇静，避免躁动增加脑细胞耗氧量、加重脑水肿等，等待麻醉药物的代谢。

（6）严重且持久的术后躁动，需考虑颅内因素，必要时行头颅 CT 以排除脑出血。

五、相关学科交叉和特色

（一）与其他亚专业外科的交叉

普外科疾病常与其他亚专业外科疾病合并或交叉，例如，恶性肿瘤肺转移、脑转移，巨大胸骨后甲状腺，乳腺癌根治术同期腹直肌或背阔肌皮瓣移植，腹腔肿瘤侵犯肾脏、输尿管，盆腔肿块侵犯膀胱、子宫附件等，常需与胸外科、烧伤整形科、泌尿外科、妇产科等共同完成手术。此类手术难度高、创伤大、时间长，术前应做好充分准备，多科室会诊，制订完善的麻醉手术方案。麻醉者需熟知各亚专业外科手术的特点，以及术中、术后可能出现的并发症，做好麻醉管理。

（二）与内科的交叉

普外科手术患者常伴多系统合并症，如高血压、冠心病、心律失常、心力衰竭等心血管系统疾病，COPD、支气管哮喘、肺功能不全等呼吸系统疾病，糖尿病、甲状腺功能亢进或减退等内分泌系统疾病，贫血、血小板减少、凝血功能障碍等血液系统疾病，或肝肾功能不全、内环境紊乱等。术前应与各相关内科合作，共同进行术前评估、完善术前准备，纠正患者术前的病理状态，增加患者对手术麻醉的耐受力，降低手术麻醉风险，降低术中、术后的并发症发生率。术后应继续合作，治疗术后心血管、肺部等系统并发症，帮助手术患者尽快恢复。

（三）与营养科的交叉

腹、盆腔恶性肿瘤患者术前常伴消瘦、营养不良，术前应加强营养支持，给予高蛋白、高糖、低脂饮食。对于合并糖尿病、高血压、肾功能不全的患者，饮食有特殊要求，应给予特制的低糖、低盐、低磷、优质蛋白饮食。对于消化道梗阻、术前即无法进食的患者，可请营养科会诊，予以肠外营养，或经空肠营养管给予营养液，以纠正术前的脱水、贫血、低蛋白血症和酸碱平衡紊乱，增加患者对手术麻醉的耐受力。腹部手术术后患者常需禁食，待消化道功能恢复、吻合口愈合后，才能慢慢恢复正常饮食，应予以肠内营养或肠外营养，加快手术患者的恢复。

第三节　普通外科患者精确麻醉护理规范和培训

一、思维导图

1. 普外科手术的术前评估

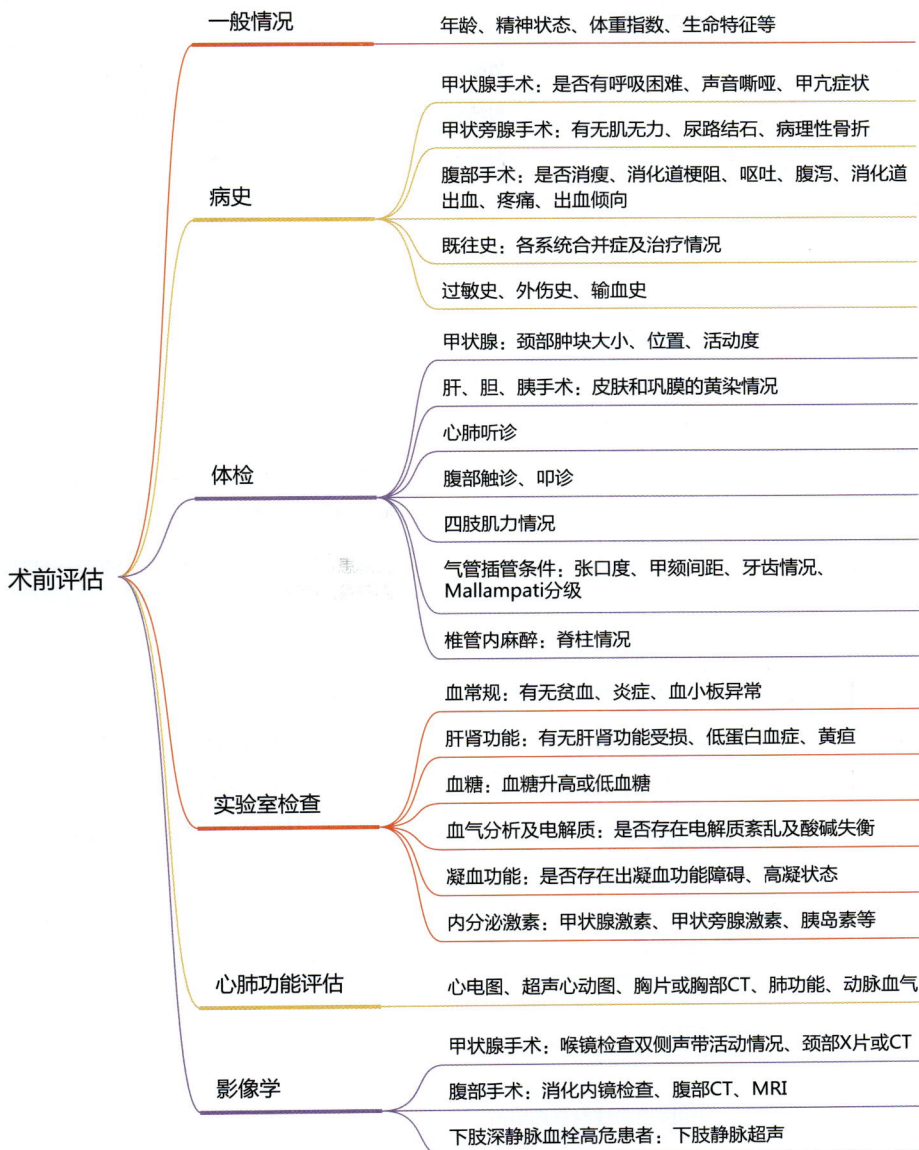

术前评估

- 一般情况——年龄、精神状态、体重指数、生命特征等
- 病史
  - 甲状腺手术：是否有呼吸困难、声音嘶哑、甲亢症状
  - 甲状旁腺手术：有无肌无力、尿路结石、病理性骨折
  - 腹部手术：是否消瘦、消化道梗阻、呕吐、腹泻、消化道出血、疼痛、出血倾向
  - 既往史：各系统合并症及治疗情况
  - 过敏史、外伤史、输血史
- 体检
  - 甲状腺：颈部肿块大小、位置、活动度
  - 肝、胆、胰手术：皮肤和巩膜的黄染情况
  - 心肺听诊
  - 腹部触诊、叩诊
  - 四肢肌力情况
  - 气管插管条件：张口度、甲颏间距、牙齿情况、Mallampati分级
  - 椎管内麻醉：脊柱情况
- 实验室检查
  - 血常规：有无贫血、炎症、血小板异常
  - 肝肾功能：有无肝肾功能受损、低蛋白血症、黄疸
  - 血糖：血糖升高或低血糖
  - 血气分析及电解质：是否存在电解质紊乱及酸碱失衡
  - 凝血功能：是否存在出凝血功能障碍、高凝状态
  - 内分泌激素：甲状腺激素、甲状旁腺激素、胰岛素等
- 心肺功能评估——心电图、超声心动图、胸片或胸部CT、肺功能、动脉血气
- 影像学
  - 甲状腺手术：喉镜检查双侧声带活动情况、颈部X片或CT
  - 腹部手术：消化内镜检查、腹部CT、MRI
  - 下肢深静脉血栓高危患者：下肢静脉超声

2. 普外科手术的术前准备

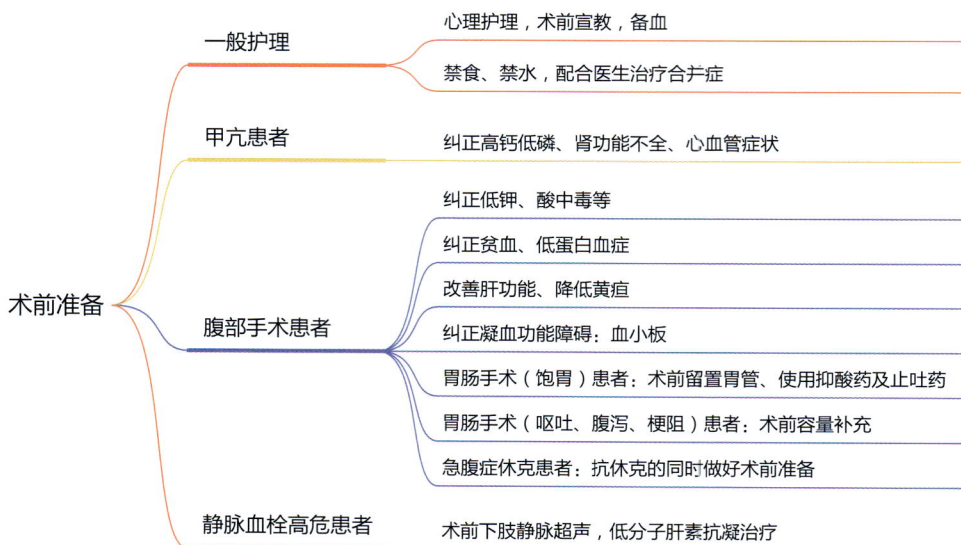

术前准备
- 一般护理
  - 心理护理，术前宣教，备血
  - 禁食、禁水，配合医生治疗合并症
- 甲亢患者
  - 纠正高钙低磷、肾功能不全、心血管症状
- 腹部手术患者
  - 纠正低钾、酸中毒等
  - 纠正贫血、低蛋白血症
  - 改善肝功能、降低黄疸
  - 纠正凝血功能障碍：血小板
  - 胃肠手术（饱胃）患者：术前留置胃管、使用抑酸药及止吐药
  - 胃肠手术（呕吐、腹泻、梗阻）患者：术前容量补充
  - 急腹症休克患者：抗休克的同时做好术前准备
- 静脉血栓高危患者
  - 术前下肢静脉超声，低分子肝素抗凝治疗

3. 普外科手术的术中监测

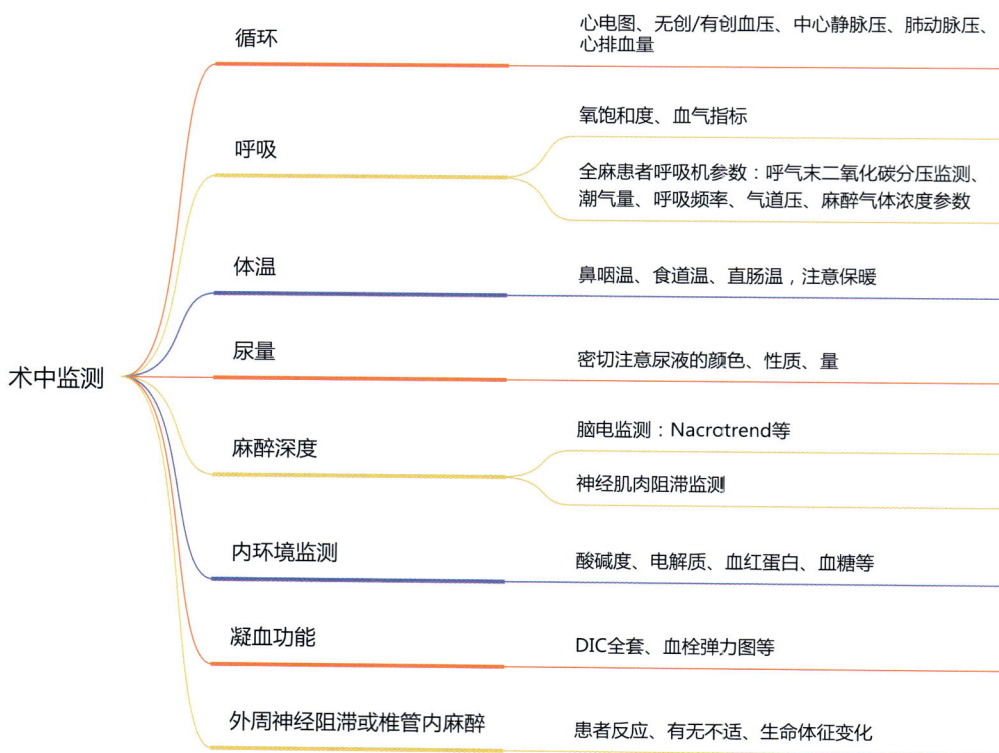

术中监测
- 循环
  - 心电图、无创/有创血压、中心静脉压、肺动脉压、心排血量
- 呼吸
  - 氧饱和度、血气指标
  - 全麻患者呼吸机参数：呼气末二氧化碳分压监测、潮气量、呼吸频率、气道压、麻醉气体浓度参数
- 体温
  - 鼻咽温、食道温、直肠温，注意保暖
- 尿量
  - 密切注意尿液的颜色、性质、量
- 麻醉深度
  - 脑电监测：Nacrotrend等
  - 神经肌肉阻滞监测
- 内环境监测
  - 酸碱度、电解质、血红蛋白、血糖等
- 凝血功能
  - DIC全套、血栓弹力图等
- 外周神经阻滞或椎管内麻醉
  - 患者反应、有无不适、生命体征变化

4.普外科手术的术中管理

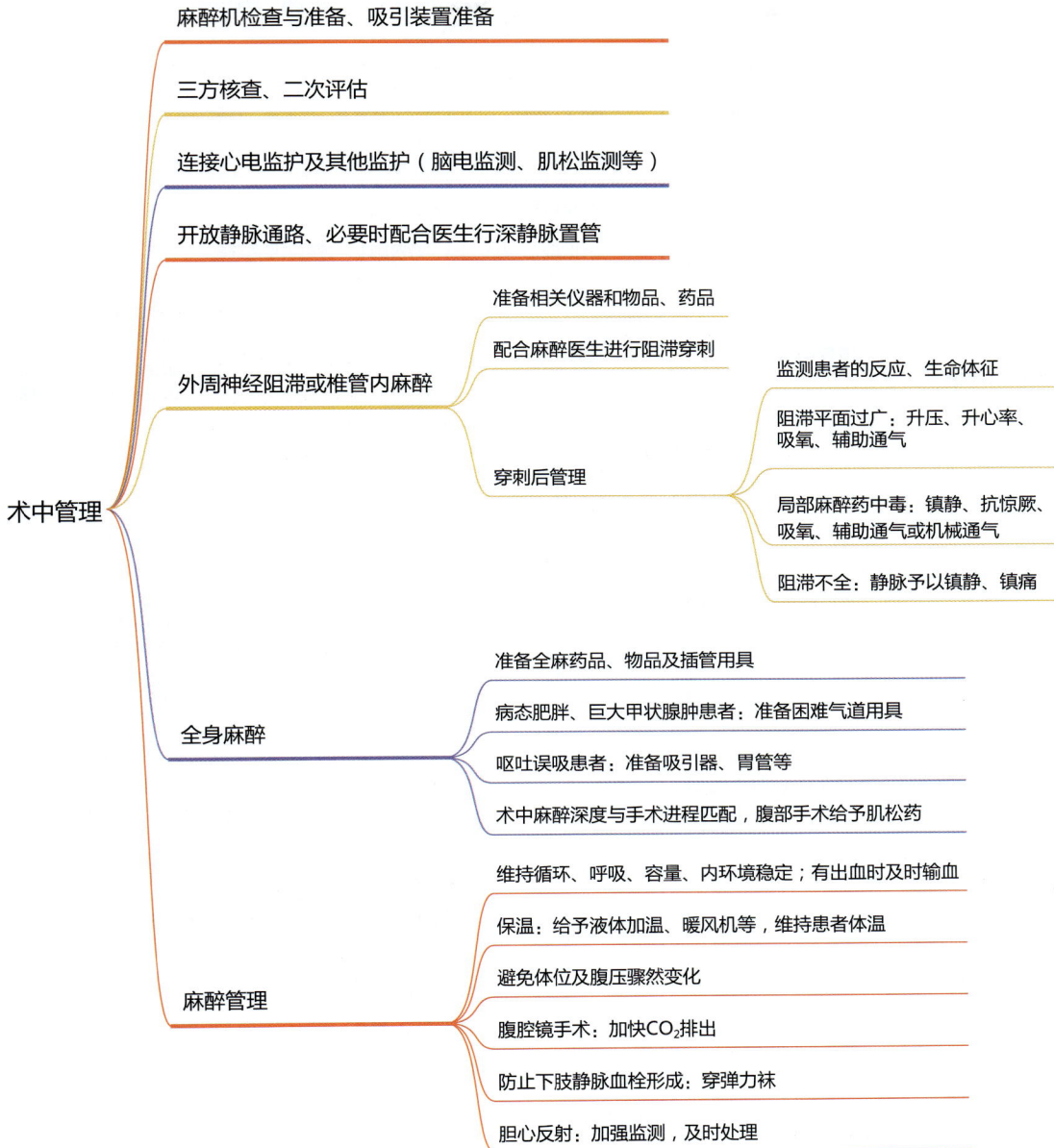

麻醉机检查与准备、吸引装置准备

三方核查、二次评估

连接心电监护及其他监护（脑电监测、肌松监测等）

开放静脉通路、必要时配合医生行深静脉置管

术中管理

外周神经阻滞或椎管内麻醉
- 准备相关仪器和物品、药品
- 配合麻醉医生进行阻滞穿刺
- 穿刺后管理
  - 监测患者的反应、生命体征
  - 阻滞平面过广：升压、升心率、吸氧、辅助通气
  - 局部麻醉药中毒：镇静、抗惊厥、吸氧、辅助通气或机械通气
  - 阻滞不全：静脉予以镇静、镇痛

全身麻醉
- 准备全麻药品、物品及插管用具
- 病态肥胖、巨大甲状腺肿患者：准备困难气道用具
- 呕吐误吸患者：准备吸引器、胃管等
- 术中麻醉深度与手术进程匹配，腹部手术给予肌松药

麻醉管理
- 维持循环、呼吸、容量、内环境稳定；有出血时及时输血
- 保温：给予液体加温、暖风机等，维持患者体温
- 避免体位及腹压骤然变化
- 腹腔镜手术：加快CO_2排出
- 防止下肢静脉血栓形成：穿弹力袜
- 胆心反射：加强监测，及时处理

9

5. 普外科手术的PACU评估

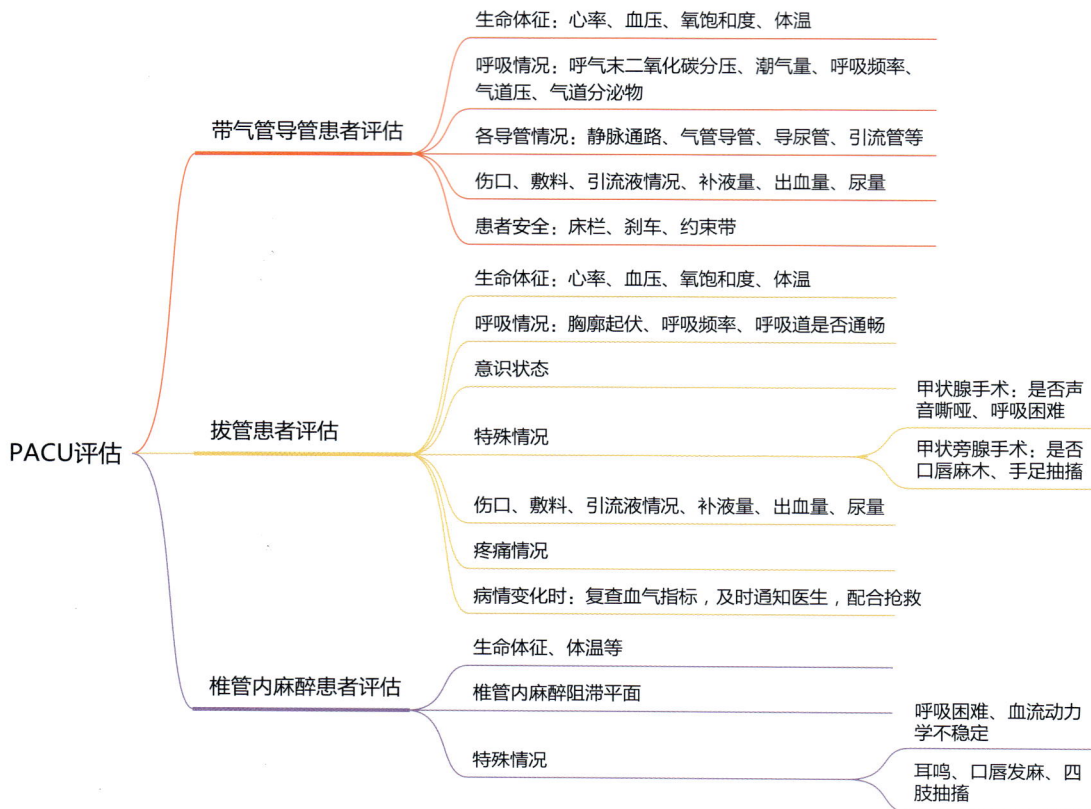

PACU评估

带气管导管患者评估
- 生命体征：心率、血压、氧饱和度、体温
- 呼吸情况：呼气末二氧化碳分压、潮气量、呼吸频率、气道压、气道分泌物
- 各导管情况：静脉通路、气管导管、导尿管、引流管等
- 伤口、敷料、引流液情况、补液量、出血量、尿量
- 患者安全：床栏、刹车、约束带

拔管患者评估
- 生命体征：心率、血压、氧饱和度、体温
- 呼吸情况：胸廓起伏、呼吸频率、呼吸道是否通畅
- 意识状态
- 特殊情况
  - 甲状腺手术：是否声音嘶哑、呼吸困难
  - 甲状旁腺手术：是否口唇麻木、手足抽搐
- 伤口、敷料、引流液情况、补液量、出血量、尿量
- 疼痛情况
- 病情变化时：复查血气指标，及时通知医生，配合抢救

椎管内麻醉患者评估
- 生命体征、体温等
- 椎管内麻醉阻滞平面
- 特殊情况
  - 呼吸困难、血流动力学不稳定
  - 耳鸣、口唇发麻、四肢抽搐

6. 普外科手术的PACU管理

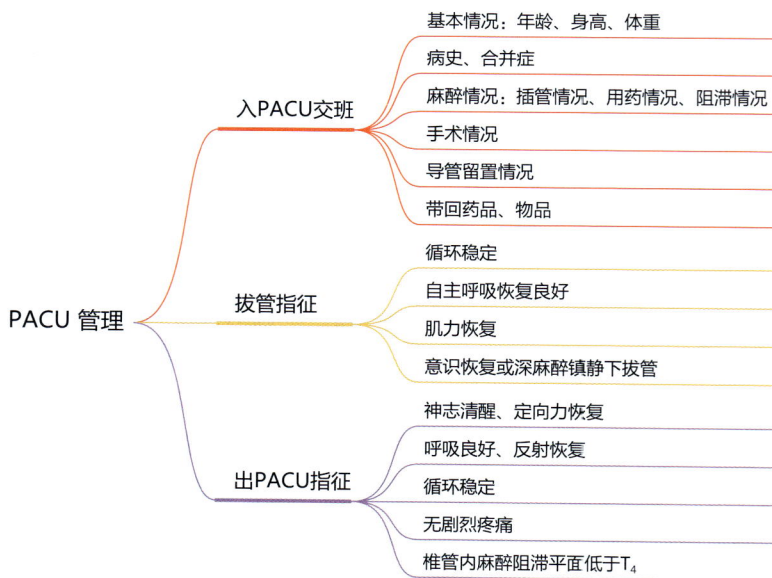

PACU 管理

入PACU交班
- 基本情况：年龄、身高、体重
- 病史、合并症
- 麻醉情况：插管情况、用药情况、阻滞情况
- 手术情况
- 导管留置情况
- 带回药品、物品

拔管指征
- 循环稳定
- 自主呼吸恢复良好
- 肌力恢复
- 意识恢复或深麻醉镇静下拔管

出PACU指征
- 神志清醒、定向力恢复
- 呼吸良好、反射恢复
- 循环稳定
- 无剧烈疼痛
- 椎管内麻醉阻滞平面低于T_4

7. 普外科手术的术后管理

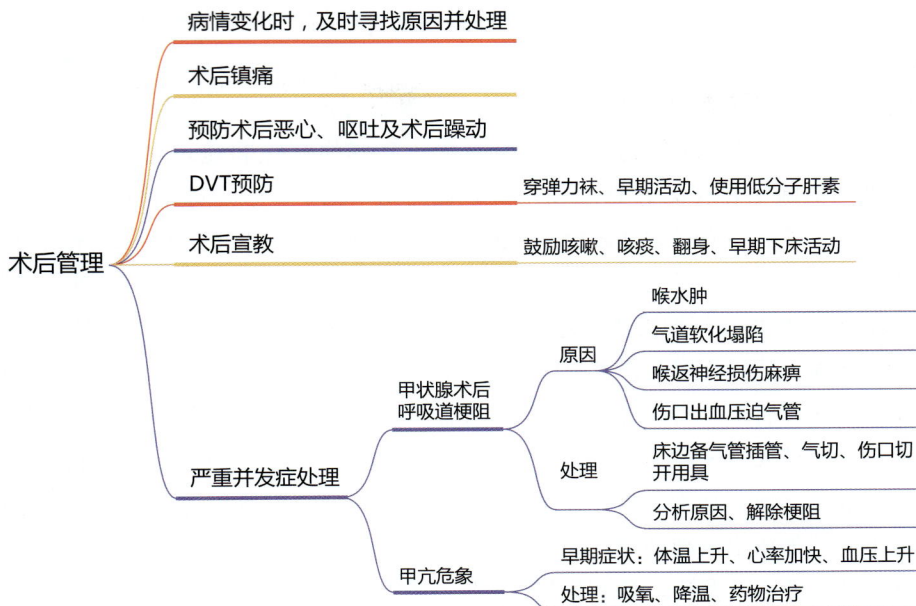

术后管理
- 病情变化时，及时寻找原因并处理
- 术后镇痛
- 预防术后恶心、呕吐及术后躁动
- DVT预防 —— 穿弹力袜、早期活动、使用低分子肝素
- 术后宣教 —— 鼓励咳嗽、咳痰、翻身、早期下床活动
- 严重并发症处理
  - 甲状腺术后呼吸道梗阻
    - 原因
      - 喉水肿
      - 气道软化塌陷
      - 喉返神经损伤麻痹
      - 伤口出血压迫气管
    - 处理
      - 床边备气管插管、气切、伤口切开用具
      - 分析原因、解除梗阻
  - 甲亢危象
    - 早期症状：体温上升、心率加快、血压上升
    - 处理：吸氧、降温、药物治疗

二、典型案例

案例一： 患者，女，54 岁，63 kg，因甲状腺肿物术后 20 年，再发肿物 1 年入院拟行手术。术前检查：甲状腺激素正常，B 超示甲状腺左叶 3 cm × 2 cm 肿块。患者入室血压 125/65 mmHg，心率 88 次/min，麻醉诱导予以咪达唑仑 2 mg，丙泊酚 120 mg，舒芬太尼 20 ug，顺阿曲库铵 15 mg 静推，气管插管直视喉镜下 Cormack 分级 III 级，两次盲插失败后，换可视喉镜下插管成功。术中给予静吸复合麻醉，手术时间 1.5 h，出血少。术后送入 PACU，予以新斯的明 1 mg，阿托品 0.5 mg 静推；10 min 后患者意识恢复，自主呼吸恢复良好，肌力、保护性反射恢复，充分吸痰后拔管；2 min 后患者诉难受，查体患者神志清，声音清晰无嘶哑，呈吸气性呼吸困难，三凹征明显，吸气相可及高调金属音。

讨论：

1. 该患者术前还应进行什么评估和准备？

该患者为甲状腺二次手术，术前除了评估甲状腺激素和颈部 B 超外，还应进行：① 病史采集：有无吞咽、呼吸困难、声音嘶哑，有无心悸、出汗、手抖等甲亢症状；仔细询问前一次甲状腺手术的具体情况；有无其他合并症。② 体格检查：检查颈部肿块大小、位置、活动度；评估插管条件。③ 患者曾有甲状腺手术史，颈部 CT 评估残余甲状腺情况、肿块位置大小、与气管的关系。④ 耳鼻喉科会诊行喉镜检查双侧声带活动度。⑤ 与外科医生沟通手术的范围、难易度、可能的并发症。⑥ 备好困难气道物品。

2. 该患者拔管后出现呼吸困难的可能原因有哪些？

该患者拔管后出现呼吸困难的可能原因有：① 喉痉挛：可由吸痰、拔管操作或气道分泌物刺激引起。② 喉水肿：可由暴力气管插管或手术操作引起，该患者为困难气道，反复气管插管三次，造成喉水肿可能大。③ 气管壁软化导致的气管塌陷：可由甲状腺肿块长期压迫气管导致，术前、术中应充分评估其可能性。④ 双侧喉返神经损伤导致的麻痹：该患者声音无嘶哑，可基本排除。⑤ 伤口出血压迫气管：应监测伤口敷料是否异常渗血，患者颈部是否明显肿胀。

3. 针对该患者出现的拔管后呼吸困难，应采取哪些预防和处理措施？

预防和处理措施主要有：① 适当使用抗胆碱药物，减少呼吸道分泌物，拔管前应吸尽口腔、气道分泌物，吸痰动作轻柔，避免浅麻醉下拔管，预防喉痉挛的发生。② 术前应充分评估困难气道的风险，做好相应准备，避免反复插管失败。反复插管后应适当使用糖皮质激素，减少喉水肿的发生。③ 术中仔细操作，避免损伤喉返神经，严密止血，必要时放置引流管。对于气管壁软化可能导致的气管塌陷，术中应充分评估，术后谨慎拔管、严密监测。④ 甲状腺术后患者床边应常备气管插管、气管切开和伤口切开器具。出现拔管后呼吸困难需立即判断其原因：若为术后伤口出血导致的气管压迫，应立即剪开伤口减压；若为气管塌陷、双侧喉返神经麻痹，应立即行气管插管，或行环甲膜粗针穿刺、气管切开等处理，解除气道梗阻；若为喉痉挛，可先予以手托下颌、加压给氧辅助通气和镇静，多可自行缓解，严重时予以短效肌松药行气管插管；若为喉水肿，可予以吸氧、雾化吸入激素等，严重梗阻时予以气管切开。

案例二： 患者，女，87 岁，152 cm，42 kg，拟全身麻醉下行腹腔镜下胆囊切除术。术前心电图示窦性心动过缓（56 次 /min），完全性右束支传导阻滞，T 波改变；心超示左室舒张期顺应性减退，左室射血分数 53%；血红蛋白 95 g/L，白蛋白 33 g/L，肝肾功能正常。入室血压 140/60 mmHg，心率 70 次 /min，氧饱和度 98%。行气管插管全身麻醉，诱导插管过程顺利，生命体征平稳。气管插管深度 23 cm，听诊两肺呼吸音对称，设置呼吸机潮气量 350 ml，呼吸频率 12 次 /min，气道压 14 cmH$_2$O，PetCO$_2$ 31 mmHg。随后开始腹腔镜手术，建立气腹压力 15 mmHg。气腹建立 10 min 后，外科分离胆囊三角时，气道压逐渐升至 28 cmH$_2$O，PetCO$_2$ 升至 46 mmHg，心率突然降至 45 次 /min，血压降至 80/45 mmHg。联系外科暂停手术操作，降低气腹压力，给予麻黄碱、阿托品静注，血压和心率逐渐恢复正常。

讨论

1. 该患者术中的心率、血压降低可能的原因是什么？

该患者术中的心率、血压降低可能的原因是：① 患者为高龄患者，瘦弱，术前心电图即有窦性心动过缓、右束支传导阻滞，心肺储备差，对手术和麻醉耐受性较差；大部分麻醉药物均有心血管抑制作用，若麻醉深度偏深可能导致心率、血压降低。② 人工气腹导致腹腔压力增加，腹腔内血管和下腔静脉受压，可致回心血量减少、心排血量下降、血压降低；腹膜膨胀刺激腹膜牵张感受器，引起迷走神经兴奋，可致心动过缓。③ 胆囊、胆道部位迷走神经分布密集，外科处理胆囊三角时，可出现胆心反射，引起心动过缓和血压下降。

2. 该患者术中出现气道压升高、PetCO$_2$ 升高需考虑什么？采取哪些措施？

CO$_2$ 人工气腹可导致腹腔压力增加，胸肺顺应性下降，气道压力增高和腹腔内 CO$_2$ 吸收入血。该患者呼吸机潮气量 350 ml，呼吸频率 12 次 /min，正常情况下可维持患者氧供，但在

CO_2 人工气腹中无法及时将体内 CO_2 排出，导致 $PaCO_2$ 和 $PetCO_2$ 升高；应调节呼吸机参数，增加呼吸频率，加快 CO_2 的排出；检查 CO_2 吸收剂效力，必要时更换 CO_2 吸收罐。

若出现 $PetCO_2$ 异常升高且难以纠正，需考虑皮下气肿或 CO_2 经破损血管入血。应检查颈胸部是否存在皮下气肿，术野是否有异常渗血，联系外科降低气腹压力、严密止血，必要时暂停手术，待 $PetCO_2$ 恢复后再行手术。

该患者体形小，身高 152 cm，插管深度 23 cm，在正常情况下气管导管仍位于主气管，但人工气腹后，膈肌上升压迫胸腔，使气管隆突向头端移位，可使气管导管进入一侧支气管，导致单肺通气，气道压、$PetCO_2$ 异常升高。此时应重新听诊双肺呼吸音，排除单肺通气。

案例三：患者，男，63 岁，61 kg，因"胰头占位、梗阻性黄疸"入院拟行胰十二指肠切除术。近半年体重下降 5 kg，既往有糖尿病史，口服降糖药控制。术前检查：Hb 10.3 g/L，总胆红素 42 μmol/L，白蛋白 31 g/L，血糖 8.1 mmol/L，凝血功能、心肺功能正常。患者入室血压 145/72 mmHg，心率 72 次/min，开放左上肢及右颈内静脉通路；全身麻醉诱导舒芬太尼 20 μg、顺阿曲库铵 15 mg、丙泊酚 120 mg iv，气管插管过程平顺；术中予以七氟烷、舒芬太尼、顺阿曲库铵静吸复合麻醉维持；监测左桡动脉动脉压、中心静脉压、体温和 BIS。术中发现体温持续降低，予以液体加温、暖风机保暖等措施。手术时间 6 h，术中出血 1 200 ml，予以乳酸钠液林格 2 000 ml、琥珀酰明胶 500 ml、血浆 800 ml、红细胞 4 u、白蛋白 20 g 输注，术中尿量 500 ml；术中麻醉用药总量：七氟烷 6 h，舒芬太尼 80 μg，顺阿曲库铵 40 mg，丙泊酚 200 mg。术后体温 35.6 ℃，血红蛋白 7.8g/L，送入 PACU。常规新斯的明肌松拮抗，术后 20 min 患者恢复自主呼吸后拔除气管导管，但呼吸频率较慢（8～10 次/min），存在舌后坠，予以置入口咽通气道、鼻吸氧面罩 5 L/min 吸氧，SpO_2 可维持在 98%。术后 40 min 患者意识仍不恢复，呼之仅能睁眼，不能按指令活动，无法脱离口咽通气道呼吸。复查体温 35.8 ℃，动脉血气：pH 7.28，$PaCO_2$ 50 mmHg，BE −6，Hb 7.2g/L，K^+ 3.8 mmol/L，Ca^{2+} 1.08 mmol/L，血糖 13 mmol/L。查看伤口敷料少量渗血、引流袋内约 100 ml 淡血性液体，继续予以暖风机保温，申领红细胞 4 u 加温输注，5% 碳酸氢钠 100 ml 静滴，氯化钙 1.0 g、纳美芬 50 μg 静推等处理。患者于术后 2 h 后完全清醒，脱氧 SpO_2 可维持在 95%，送出 PACU。

讨论：

1. 该患者术后出现苏醒延迟的原因可能有哪些？

该患者术后出现苏醒延迟的原因可能为：① 患者手术时间长，吸入麻醉药可能未洗脱完全，静脉麻醉药物使用剂量较大，在体内蓄积，作用时间延长，造成患者苏醒延迟。② 患者术中低体温未及时纠正，可造成麻醉药物代谢缓慢，苏醒延迟。③ 患者呼吸功能未完全恢复，通气不足，造成 CO_2 蓄积，苏醒延迟。④ 患者内环境紊乱，贫血、代谢性酸中毒、低钙血症等，造成患者苏醒延迟。

2. 对该患者的术中、术后管理有何不妥，应如何改进？

对该患者术中、术后管理不妥之处的改进措施为：① 胰十二指肠手术创伤大、手术时间长，患者体温流失大，应从患者入室始即做好保温工作，防止术中、术后低体温的发生。保温措施包括：升高手术室温度、液体/血液加温、使用保温毯、暖风机保温、腹腔冲洗液使用温水等；进入 PACU 后，若患者体温仍较低，应继续保温直至体温恢复正常。② 胰十二指肠手术创伤大、手术时间长，患者所需麻醉药较多，术中可使用短效镇痛药瑞芬太尼持续泵注，或复合硬膜外阻滞、腹横平面阻滞以减少中长效镇痛药用量；手术结束前应提前关闭吸入麻醉药开始洗脱，辅以丙泊酚镇静直至手术结束；避免麻醉药物长时间大剂量使用，在体内蓄积。进入 PACU 后，应待吸入麻醉药完全洗脱，患者自主呼吸恢复良好后再予以拔管。若出现呼吸抑制、苏醒延迟，应考虑麻醉性镇痛药过量，可给予纳美芬等拮抗。③ 患者术前即存在贫血，术中出血较多（1 200 ml），输注红细胞 4 u 后血红蛋白仅恢复至 7.8 g/L，随后继续补液血液稀释，Hb下降至 7.2 g/L，造成患者苏醒延迟。术后发现血红蛋白持续下降应警惕出血可能，查看伤口敷料和引流液情况。④ 术中未及时监测纠正内环境紊乱，出血多造成酸中毒，输血后也未及时补充钙剂，造成低钙血症。应及时纠正患者的电解质、酸碱平衡紊乱，以防造成术后苏醒延迟。

精确麻醉护理

第四节　普通外科患者精确麻醉护理的热点和前沿

一、领域热点

目前，术后快速康复、微创手术、机器人手术、远程手术和人工智能成为普外科发展的新热点，普外科麻醉也向快通道、可控性好的短效麻醉药、复合麻醉、多模式镇痛等个性化精确麻醉发展。针对普外科麻醉的发展，普外科麻醉护理应建立并细化术前、术中、术后的专科指标，如术前患者的宣教指导、术前各项仪器、物品和药品准备、术中体温保护、下肢深静脉血栓防治、腹腔镜手术麻醉管理、PACU标准化管理、术后镇痛评估管理等。通过建立标准流程与规范，培训提高麻醉护士对普外科手术麻醉管理的认识，增强其对严重危急并发症的反应处理能力，提高普外科手术麻醉的整体质量，为患者提供更加优质的医疗体验。同时，还应鼓励大力开展普外科麻醉护理的相关研究，促进麻醉护理管理理念和技能推陈出新，推动学科发展。

二、发展前沿

在麻醉医务人员严重短缺的大环境下，麻醉专科护士有效地弥补麻醉科医疗服务领域的护理缺失。麻醉护理在我国属于发展起步状态，故应重视麻醉护理的规范化培训和职业规划，而普外科麻醉管理为临床麻醉的基础，每一位麻醉护理人员都应经过普外科麻醉的轮转实践，掌握麻醉基本理论知识，培训临床技能，丰富临床经验，培养对严重并发症和危急情况的反应处理能力，然后再进行各亚专业麻醉护理的轮转实践，成为全面发展、基础扎实的麻醉专业性护理人才，为改善围手术期患者医疗体验、减少术后并发症、降低住院天数和改善患者预后，发挥重要作用。

参考文献

［1］ 邓小明，姚尚龙，于布为，等.现代麻醉学［M］.5版.北京：人民卫生出版社，2020.

［2］ 姜丹，吕晓娇，任丽娜，等.PACU患者发生术后恶心呕吐的危险因素分析及护理策略［J］.空军医学杂志，2020，36(6)：540-542.

［3］ 秦心怡，刘雁.腹腔镜胃肠道手术麻醉后苏醒期躁动的多因素Logistic回归分析［J］.全科护理，2020，18(15)：1813-1816.

［4］ 王艳书，赵媛.胆道手术中胆心反射的护理干预［J］.大理学院学报，2014(8)：71-73.

［5］ 王邦龙.胆心反射的防治［J］.兵团医学，2011(1)：40-42.

9

［6］ MYATRA S, DIVATIA JV, JIBHKATE B, et al. Preoperative assessment and optimization in periampullary and pancreatic cancer［J］. Indian J Cancer, 2011,48(1)：86-93.

［7］ LJUNGQVIST O.ERAS--enhanced recovery after surgery：moving evidence-based perioperative care to practice［J］. JPEN J Parenter Enteral Nutr, 2014,38(5)：559-566.

［8］ LUO J, MIN S.Postoperative pain management in the postanesthesia care unit：an update［J］. J Pain Res，2017,10: 2687-2698.

［9］ OTI C, MAHENDRAN M, SABIR N. Anaesthesia for laparoscopic surgery［J］. Br J Hosp Med (Lond), 2016, 77(1)：24-28.

［10］ OBALUM DC, GIWA SO, ADEKOYA-COLE TO, et al. Deep vein thrombosis：risk factors and prevention in surgical patients［J］. West Afr J Med, 2009, 28(2): 77-82.

（杜园园　张　丽）

第十章
心脏外科患者精确麻醉护理

第一节 概 述

心脏外科是以手术为手段治疗各种心脏及大血管疾病的学科，在医学领域且是一门较年轻的学科，形成较晚但发展迅速。在我国，心脏和大血管病发病率逐年上升，逐渐逼近发达国家，其中以冠心病的发病率上升最为明显，接受心脏外科手术的患者也越来越多。由于心脏外科的手术死亡率显著高于其他外科手术，其麻醉和手术危险性不仅取决于心血管疾病的性质、严重程度、受累脏器的功能状态、患者的全身情况，还取决于手术创伤的大小以及手术者和麻醉者的医疗护理水平。心脏外科的麻醉护理复杂且专业性高，需要麻醉护士丰富的专业知识和良好的临床素养，这也代表着临床麻醉护理领域较高的水平。

一、心脏外科手术的麻醉特点

心脏和大血管手术患者的年龄跨度极大，从新生儿一直到高龄老年患者，小儿行心脏手术者多为先天性心脏大血管畸形，成人患者则为先天性和后天性心脏病两者兼有，并以后者为主，包括冠状动脉粥样硬化性心脏病、瓣膜性心脏病、心肌病、心包疾病、心脏肿瘤、胸腹主动脉瘤等，每个病种的病理生理特点均不相同。心脏外科的手术方式除了传统的正中切口开胸手术外，还包括胸骨上端正中小切口、侧胸小切口、胸腔镜微创手术、经血管或经心尖介入治疗术以及杂交手术；根据是否使用体外循环（cardiopulmonary bypass，CPB）还可分为体外循环下和非体外循环手术；常见的术式包括先天性心脏病纠治手术、冠状动脉旁路移植术、瓣膜置换或成形术、心包剥脱术、心脏肿瘤切除术、主动脉置换术或血管内支架置放等，每种手术的要求和特点也均不相同。故心脏外科的麻醉护士需要熟练掌握小儿及成人的基本麻醉管理、各类心脏病的病理生理改变、各类心脏手术的手术流程和麻醉管理特点、体外循环的原理和术中紧急情况的抢救处理措施。

心脏病患者术前常存在不同程度的心功能受损，基础疾病多，重症患者常合并多系统脏器功能不全，如呼吸、肝脏、肾脏、凝血功能障碍等，术前需进行全面的系统检查和评估，着重于心脏功能的评估；并积极进行术前准备，指导患者术前用药，将血压、血糖、凝血功能等指标尽量控制至正常范围，并进行良好的心理护理，减少患者的应激，增加手术麻醉耐受力。

对心脏病患者麻醉前需建立完善的监测系统，除麻醉常规准备外，还需备好各类心血管活性药物、抢救物品和仪器，麻醉护士需熟悉各种药品的适应证和配制、使用方法，以及各类监测、抢救物品和仪器的准备与操作方法。熟知各类心脏外科手术的基本流程，并根据手术进程实施麻醉管理。术中可出现各种并发症或紧急情况，包括循环剧烈波动、持续性低血压、心律失常、内环境紊乱、低体温、凝血功能障碍、鱼精蛋白反应、心脏复跳困难、体外循环停机困难、心力衰竭、心肌缺血或梗死和血管麻痹综合征等，心脏外科麻醉护士需对术中可能出现的问题有充分估计和准备，以预防为主，并严密监测各项生命体征、血流动力学指标和内环境，及时发现问题，配合麻醉医生及时纠正处理。心脏外科手术出血量也较大，术前应充分估计出血量，备足术中血源，术中应及时纠正凝血障碍以减少出血，并使用自体血液回输等血液保护方法，尽量减少异体血的输注。

二、心脏外科手术常用的麻醉方法

一般传统开胸的心脏、胸部大血管手术均需在气管内插管的全身麻醉下完成，其他非开胸的手术，如其他部位的大血管手术和经血管介入治疗术等，在患者情况较差或不能合作、手术复杂且时间冗长时，也应实施全身麻醉。全身麻醉的优点在于可控制气道、给氧充分，能充分对机体生理功能进行调控，应选用对心肌和循环功能影响小的全身麻醉药。以往的心脏外科全身麻醉以使用大剂量麻醉性镇痛药为特点，芬太尼用量可达 $50\sim100\ \mu g/kg$，导致术后患者普遍需要在 ICU 接受 $12\sim24\ h$ 的机械通气。而目前心脏外科快通道麻醉和术后快速恢复呈主流趋势，全身麻醉多采用静吸复合麻醉，麻醉性镇痛药用量显著减少，并且术中以使用短效麻醉药物如七氟烷、瑞芬太尼、丙泊酚等为主，也可使用全身麻醉联合胸段硬膜外镇痛、连续多支肋间神经阻滞或经皮椎旁阻滞等多模式镇痛方法，用于减少术中全身麻醉药物和术后静脉镇痛药物使用量，可大大缩短患者术后拔管时间，实现术后早拔管（回 ICU6 h 内拔管，甚至手术室内 PACU 内拔管）和快速恢复。

某些非开胸手术，如腹主动脉瘤切除术、经血管介入治疗术等，若患者情况较好，估计手术时间较短，可在使用连续硬膜外腔阻滞、蛛网膜下腔阻滞或腰硬联合等椎管内麻醉下进行，局部麻醉药中均不加用肾上腺素，可复合基础麻醉或静脉麻醉以镇静；使用硬膜外置管时需考虑术中抗凝剂的使用可能导致的硬膜外出血。

颈动脉内膜剥脱术的麻醉选择目前仍存在争议，颈丛神经阻滞的优点在于患者可在清醒状态下接受手术，术中能反复评估神经功能，如意识、对答和对侧手握力等；缺点在于术中患者可能出现躁动，原因有脑缺血和镇痛不全，若为镇痛不全引起，可嘱外科医生加用局部麻醉。

全身麻醉的优点在于可控制气道，并可使用有脑保护作用的麻醉药物，术中外科医生可使用局部麻醉药浸润颈动脉窦来减少血流动力学波动；两者各有利弊，可联合使用。

　　某些短小的介入治疗术，若患者一般情况好且可以配合，可在外科局部浸润的基础上联合基础麻醉，同时行麻醉性监测、容量和血流动力学调整等术中管理，也可联合髂腹下 / 髂腹股沟神经阻滞加以辅助。

10

第二节 心脏外科患者精确麻醉护理实践

一、精确评估与监测

（一）心脏外科麻醉前评估

心脏外科手术患者可患有各种不同类型的先天性或后天性心脏病，同为心脏病，其严重程度也不同，有的患者心血管功能正常或基本正常，有的患者已出现不同程度的心功能受损甚至心力衰竭。术前一日应进行术前访视，进行各系统全面评估，了解合并症及其控制情况，进行ASA麻醉风险分级和心功能分级，了解患者对麻醉手术的耐受力，预见围手术期可能出现的并发症并制订相应的麻醉管理计划，以下就心血管方面进行重点强调。需要评估的内容如下。

1. 一般情况

患者年龄、精神状态、营养状态、体重指数等。

2. 病史

（1）现病史：仔细询问患者心脏病症状、运动耐量及其治疗情况。

（2）既往史：仔细回顾各系统合并症及其控制情况，尤其是高血压、糖尿病、高脂血症、慢性阻塞性肺病、肝肾功能不全、凝血功能异常等情况。

（3）药物或食物过敏史。

（4）手术麻醉史、外伤史，输血史等。

3. 体格检查

测量心率、血压、呼吸次数等生命体征，判断心脏节律是否正常；有无发绀、杵状指、缺氧发作等情况；心脏、颈动脉、肺部听诊；动脉狭窄者需测量四肢血压，触诊颈动脉、股动脉及四肢外周动脉情况；需行桡动脉穿刺者应行该侧Allen试验，检查桡、尺动脉之间的吻合情况；有神经系统疾病患者，准确记录神经系统的损伤和程度；评估气管插管条件。

4. 实验室检查

血常规、肝肾功能、电解质、血糖、动脉血气、凝血功能、内分泌激素（甲状腺激素、胰岛素）等测定。

5. 心功能相关检查

（1）12导联心电图、24 h动态心电图、运动试验：了解有无心动过缓或心动过速、各种心律失常、ST-T缺血性改变。

（2）经胸二维及多普勒超声心动图：了解心脏各房室大小、形态、舒缩情况、瓣膜情况、估计肺动脉压和左室射血分数（ejection fraction，EF）等。

（3）外周重要脏器的血管超声：颈动脉超声（有无斑块或狭窄，评估术中脑缺血风险），肾动脉超声等。

（4）经食管超声心动图：了解左心房有无附壁血栓等。

（5）放射性核素心脏动态检查：了解心脏功能、心肌灌注及存活情况。

（6）脑钠肽、内皮素：了解心力衰竭的严重程度。

（7）心肌蛋白：包括血清肌红蛋白（Mb）、肌球蛋白（Ms）、肌钙蛋白（TnT、TnI）、肌酸激酶及同工酶（CK、CK-MB）、乳酸脱氢酶及同工酶（LDH），是急性心肌梗死的重要诊断指标。

（8）冠状动脉造影或冠脉CTA：了解冠脉狭窄部位和严重程度，有无心肌桥。

（9）大血管造影或CTA：了解大血管病变部位、程度和累及范围。

（10）肺动脉漂浮导管检查：测量肺动脉压（pulmonary artery pressure，PAP）、肺毛细血管楔压（pulmonary capillary wedge pressure，PCWP）及心指数（CI）等心功能参数。

（11）心导管术检查：包括左心导管术和右心导管术，可了解心脏及大血管解剖异常情况和血流方向。左心导管检查可提供冠脉情况、二尖瓣和主动脉瓣情况、左心室形态和功能的有关信息，直接测量左室舒张末压（left ventricular end diastolic pressure，LVEDP）了解左心功能；右心导管检查可测量肺动脉压力和心排血量。

6. 心功能分级

根据患者心脏病症状和运动耐量，对患者心功能进行分级，一般分为4级（详见第三章表3-1）；美国纽约心脏病协会（New York Heart Association，NYHA）在1994年对心功能分级方法进行了修订，增加了根据心电图、运动实验、X线检查、超声心动图和冠脉造影或冠脉CTA等影像检查结果而进行的客观评价分级，并将心绞痛列入功能状态（临床表现）分级的内容，详见表10-1。

表 10-1　NYHA 心功能分级

级别	功能状态	客观评价
I	患者有心脏病，体力活动不受限制，一般的体力活动后无过度疲劳感，无心悸、呼吸困难或心绞痛（心功能代偿期）	A级 无心血管病的客观证据
II	患者有心脏病，体力活动稍受限制，休息时较舒适，一般的体力活动会引起疲劳、心悸、呼吸困难或心绞痛（I度或轻度心力衰竭）	B级 有轻度心血管病变的客观证据
III	患者有心脏病，体力活动明显受限，休息时尚感舒适，但轻度的体力活动就引起疲劳、心悸、呼吸困难或心绞痛（II度或中度心力衰竭）	C级 有中度心血管病变的客观证据
IV	患者有心脏病，已完全丧失体力活动的能力，休息时仍可存在心力衰竭症状或心绞痛，任何体力活动时都会症状加重（III度或重度心力衰竭）	D级 有重度心血管病变的客观证据

现实施的各种无创、有创心功能检查中，有诸多指标涉及左心功能、右心功能、心室收缩功能和舒张功能。目前，临床上常用的一些主要指标都是反映左心功能的，如心指数（CI）、左室射血分数（EF）、左室舒张末压（LVEDP）等，它们与前述心功能分级的对应关系大致如表10-2。

10

表 10-2　心功能分级与 CI、EF、LVEDP

心功能分级	EF	LVEDP	运动时LVEDP	休息时CI
Ⅰ	＞0.55	正常（≤12 mmHg）	正常（≤12 mmHg）	＞2.5 L/（min·m²）
Ⅱ	0.5～0.4	≤12 mmHg	正常或＞12 mmHg	2.5 L/（min·m²）左右
Ⅲ	0.4～0.3	＞12 mmHg	＞12 mmHg	2.0 L/（min·m²）左右
Ⅳ	＜0.3	＞12 mmHg	＞12 mmHg	1.5 L/（min·m²）左右

注：二尖瓣正常时，PCWP=LVEDP。

7. 其他辅助检查

通过胸片或胸部 CT、肺功能检查等了解患者的呼吸功能；通过头颅 CT 或 MRI、颅内血管造影了解有无脑血管病等合并症；通过下肢深静脉超声，了解有无血栓。

（二）心脏外科手术麻醉期监测

心血管手术麻醉期应严密监测重要生理指标变化趋向，以便指导麻醉实施，并针对发生的病理生理变化及时给予恰当处理，以下为需要监测的内容。

1. 循环监测

（1）常规监测：心电图、ST 段监测、无创动脉血压。

（2）有创静脉压监测：连续动脉血压监测、中心静脉压的监测；胸（腹）主动脉夹层累及下肢动脉或主动脉缩窄时，还应同时行上、下肢动脉穿刺测压。

（3）肺动脉导管监测：严重肺动脉高压、心功能不全患者应置入肺动脉漂浮导管，冠状动脉旁路移植术或可能累及冠脉开口的升主动脉置换术也应置入，可得到中心静脉压（CVP）、肺动脉压（PAP）、肺毛细血管楔压（PCWP）的实时监测，以及连续心排血量（cardiac output，CO）和心指数（CI）、每搏量指数（stroke volume index，SVI）、体循环阻力（systemic vascular resistance，SVR）、肺循环血管阻力（pulmonary vascular resistance，PVR）、左室每搏功指数（left ventricular stroke work index，LVSWI）、右室每搏功指数（right ventriculur stroke work index，RVSWI）、混合静脉血氧饱和度（oxygen saturation in mixed venous blood，SvO_2）等心功能参数监测。其临床意义和正常值范围见**表 10-3**。

表 10-3　肺动脉导管监测参数及其临床意义和正常值范围

肺动脉导管监测参数	临床意义	计算公式	正常值范围
PAP	反映右心室功能、肺血管阻力和左房充盈压		收缩压 18～30 mmHg
			舒张压 6～12 mmHg
			平均肺动脉压 10～18 mmHg
PCWP	间接反映左房充盈压、左室前负荷	CI=CO/BSA	8～12 mmHg
CO、CI	温度稀释法测量右心排血量，如不存在心内分流，其数值相当于左心排血量		CO 4～8 L/min
			CI 2.5～4.0 L/（min·m²）

肺动脉导管监测参数	临床意义	计算公式	正常值范围
SVR	体循环血管阻力		$700 \sim 1\,600\,(\text{dyne} \cdot \text{s})/\text{cm}^5$
PVR	肺循环血管阻力		$50 \sim 150\,(\text{dyne} \cdot \text{s})/\text{cm}^5$
SVI	容量和心室收缩力	SVI=CI/HR	$0.04 \sim 0.06\,\text{L/m}^2$
LVSWI	估计左室做功	LVSWI=（MAP-PCWP）$\times$ SVI $\times$ 0.013 6	$45 \sim 60\,(\text{gms} \cdot \text{m})/(\text{beat} \cdot \text{m}^2)$
RVSWI	估计右室做功	RVSWI=（MPAP-CVP）$\times$ SVI $\times$ 0.013 6	$5 \sim 10\,(\text{gms} \cdot \text{m})/(\text{beat} \cdot \text{m}^2)$

（4）经食管超声心动图（TEE）：可了解心脏大血管的解剖结构改变及心腔和大血管腔内的异常，如各房室大小、心脏结构改变、瓣膜功能异常、左室流出道梗阻、心房黏液瘤、肺动脉栓塞、术中气栓等；可观察心室壁的节段运动改变，了解心肌缺血、梗死程度；可评估心脏整体收缩、舒张功能和通过测定左室舒张末面积估测前负荷；多普勒超声则可用于了解血流方向和血流速度。术中 TEE 可明确术前诊断，帮助选择手术治疗方案，判断手术效果，还可指导介入手术（如房间隔缺损封堵），是非常重要的监测手段。

2. 呼吸监测

包括指脉氧饱和度、动脉血气分析等，对全身麻醉患者还需监测呼气末二氧化碳分压、潮气量、呼吸频率、气道压力、压力容量环等呼吸机参数和麻醉气体浓度等。

3. 体温监测

常用的测温部位为鼻咽温、食道温，小儿可测鼓膜温，对体外循环患者还需同时监测膀胱或直肠温。

4. 尿量监测

了解肾灌注情况，间接反映内脏灌注情况。

5. 神经功能监测

（1）中枢神经监测：包括脑电监测（即麻醉镇静深度监测，包括 BIS、Nacrotrend 等），经皮脑氧饱和度，连续颈静脉窦血氧饱和度，颈静脉窦血氧分压（间接反应脑细胞内氧分压），经颅多普勒超声（transcranial Doppler，TCD）等；颈动脉狭窄患者以及长时间体外循环，尤其是深低温停循环患者，需行中枢神经监测以防脑缺血缺氧。

（2）脊髓监测：包括体感诱发电位（somatosensory evoked potential，SSEP）、运动诱发电位（motor evoked potential，MEP）和脑脊液压力、温度监测等，累及范围广、手术时间长的胸腹主动脉手术应进行脊髓监测以防止脊髓缺血。

6. 内环境监测

酸碱度、电解质、血红蛋白、血糖测定等。

7. 凝血功能监测

（1）激活全血凝固时间（activated clotting time of whole blood，ACT）：用于监测术中肝素

抗凝效果和鱼精蛋白中和效果；基础值 110～130 s，体外循环中要求 ACT > 480 s，左心辅助及体外膜氧合器（extracorporeal membrane oxygenation，ECMO）需要 ACT > 300 s；非体外循环下冠状动脉旁路移植术和大血管介入手术等需要 ACT 维持在 300 s 左右。

（2）DIC 全套：包括凝血酶原时间（PT）、活化部分凝血活酶时间（APTT）、国际标准化比值（INR）、纤维蛋白原（fibrinogen，Fg）、纤维蛋白降解产物、D-二聚体等。

（3）血小板计数。

（4）血栓弹力图（TEG）：R（反应时间）、R+K（凝血时间）、α 斜率（血栓形成速度）、MA（TEG 最大幅度）、血栓溶解指数、T（全血凝固时间）、F（全血纤溶时间），见 **图 10-1**。

（5）其他：血小板功能检测、凝血因子监测、抗凝物质监测、纤溶系统监测等。

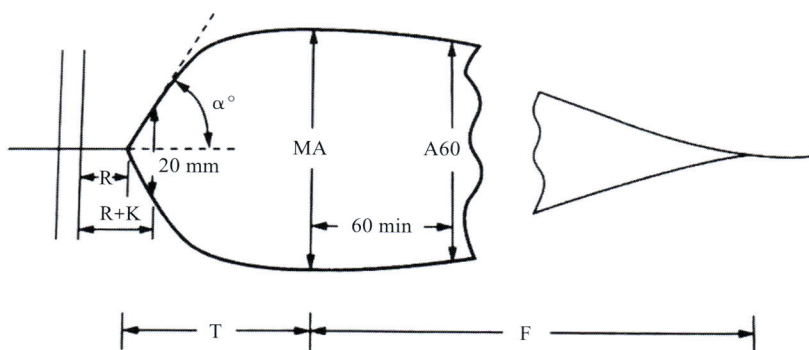

图 10-1　血栓弹力图示意图

二、精确问题分析

（一）体外循环心脏手术麻醉问题分析

体外循环又称心肺转流（cardiopulmonary bypass，CPB），是利用特殊装置来暂时替代人的心脏和肺进行血液循环和气体交换。基本装置包括泵（人工心）、氧合器（人工肺）、热交换器（血液降温和复温）和其他如贮血室、滤过器、各种管道和插管等装置。在进行 CPB 前必须先对体外循环装置进行预充，目前常规采用血液稀释法，成人基本全用液体预充，婴儿和儿童则需加用血液。典型的体外循环环路如 **图 10-2** 所示，动脉灌注管常规经升主动脉插入，某些情况下采用股动脉、锁骨下动脉或其他动脉插管，静脉插管一般插入上、下腔静脉，左心手术时可做右心房插管，部分手术如股-股转流则做股动静脉插管，左心转流时血液自左房引出。

体外循环的方法包括：① 常温体外循环：用于时间短、操作简单的手术；② 浅或中度低温体外循环：转流中体温维持在 32～28℃（浅低温）或 28～20℃（中度低温），将体外循环和低温对器官组织的保护作用结合起来，用于大部分的心内直视手术，是目前最常用的体外循环方法；③ 深低温体外循环：深低温是指 15～20℃这一范围，深低温时灌注流量可相应减低，一般仅在心内手术关键步骤时行低流量或微流量灌注以方便手术操作，完成后应立即提高灌注流

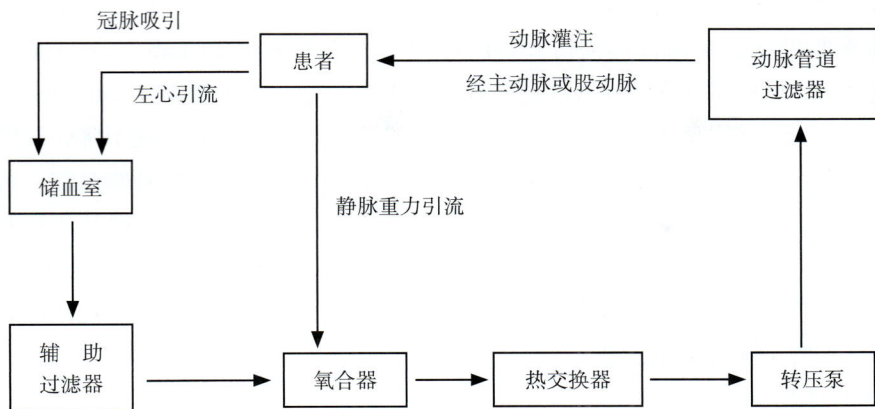

图 10-2 体外循环环路

量，尽量缩短低流量或微流量灌注的时间；④ 深低温停循环：在体温降至深低温程度后，于心内操作时停止体外循环，其优点是可提供安静清晰的手术野，且减少体外循环的时间，可用于婴幼儿心内直视手术及成人主动脉瘤手术；停循环时间不应超过 1 h，成人不宜超过 45 min；降温及复温时均采用高流量灌注，应采用头部冰帽降温、大剂量肾上腺皮质激素、在体外循环环路中加入适当浓度的二氧化碳等措施，以预防脑的缺氧性损伤；⑤ 并行循环：体外循环中维持正常心跳，心脏和体外循环的动脉泵共同维持血液循环，主要用于动脉导管未闭手术、体外辅助下不停跳冠脉搭桥术和体外循环手术心脏复跳后的辅助循环等；⑥ 其他方法：如升主动脉及股动脉同时灌注法（灌流量上半身约 1/3，下半身约 2/3）、部分转流（如股-股转流）等。以上方法可根据患者和手术的具体情况单独应用一种或将几种方法综合应用。

体外循环中的心肌保护：除使用全身低温和心脏表面的局部降温外，目前常规在升主动脉灌注 0 ~ 4 ℃的高钾心肌保护液（停搏液），使心脏完全停搏，首次灌注量为 450 ml/m²，每隔20 ~ 30 min 重新灌注一次，用量为起始剂量的一半。此外，尚有将停搏液与氧合血混合灌注，或在不阻断升主动脉的情况下用温氧合血灌注等多种心肌保护方法。转流中心肌保护完善与否，与能否顺利心脏复跳和停机密切相关。

在体外循环开始前，麻醉处理的主要目的为 CPB 创造良好的条件；在 CPB 过程中则应防止患者转流中清醒和维持血流动力学相对稳定，为顺利停机打下基础；脱离 CPB 后拮抗肝素，继续维持患者各项生命体征和内环境稳定直至手术结束，一般体外循环手术患者均需送入 ICU进行术后监测治疗。体外循环手术麻醉管理具体内容如下。

1. 体外循环前

应时刻关注手术进程，维持一定的血压和适当的心率；在游离上、下腔静脉时，注意对血流动力学的影响，必要时提醒术者；根据手术进程（一般在打开心包前）及时给予全量肝素化，首剂 3 mg/kg，中心静脉注入，5 min 后查 ACT，必须大于 480 s 才能行体外循环转机，不足时需要追加肝素；对抗凝血酶Ⅲ（AT-Ⅲ）缺乏的患者，应同时给予新鲜冰冻血浆，直至 ACT 达标；同时应给予氨甲环酸（TA）等血管保护药物，体外循环前、中、后各 10 mg/kg，以保护患者的凝血功能。

转机前需要进行的系列检查包括 LAMPS：① L-实验室评估（Lab）：ACT 值大于 480 s、血气、酸碱平衡、电解质、血糖和血红蛋白值等内环境指标。② A-麻醉（Anesthesia）：CPB 开始后血液被稀释，无论是吸入麻醉药还是静脉麻醉药物的血药浓度将迅速下降，故转机前需补充镇静药、麻醉性镇痛药和肌松药物，停止静脉输液，可持续静脉麻醉药物泵注；若原用氧化亚氮应提早停用。③ M-监测（Monitor）：确认各项监测，尤其是有创动静脉压和温度监测是否准确。④ P-患者/泵（Patient/Pump）：检查患者瞳孔，检查体外循环管道连接正确与畅通，确保主动脉管道内没有气泡。⑤ S-循环支持（Support）：一般情况下无需，危重患者可通过药物支持和机械支持，维持循环稳定。

2. 体外循环期间

体外循环期间仍需实时确认 LAMPS，与心脏外科医生、体外循环医生及时沟通、配合和处理转中各种异常。

（1）L-实验室评估：转流中每小时复查 ACT，保证 ACT > 480 s，必要时追加肝素；监测血液稀释情况，一般血细胞比容保持在 20%~24%，停机前调整到 24%~30%；维持酸碱、电解质、血糖正常，尤其是血钾，应维持在 4.0~5.8 mmol/L。

（2）A-麻醉：体外循环期间应监测脑电、持续静脉麻醉药泵注，尤其是在复温期间，应注意补充镇静药和肌松药，防止麻醉过浅导致的转流期清醒；阻断主动脉、心脏停搏后停止机械通气，可通过麻醉机继续提供低流量氧气，保持气道压在 2~4 mmHg 以静态膨肺，但需要防止两肺过度膨胀而影响手术；开放主动脉前应手动膨肺将气道压升至 30 cmH$_2$O 左右，维持 5 s 左右，重复多次，以帮助左心腔内排气和消除肺不张；辅助循环期间应进行机械通气，开放主动脉、心脏复跳后、心脏开始泵血后即可打开呼吸机，根据肺循环血量多少调节潮气量参数。

（3）M-监测：EKG 用来观察心脏停搏效果（应为一直线）和复跳情况，有无心律失常，冠状动脉有无进气；转流期间维持平均动脉压 50~75 mmHg，血压过低应保证足够灌注流量后给予血管收缩药；血压过高应首先考虑加深麻醉，其次使用血管扩张药（硝酸甘油、尼卡地平等）；阻断上腔静脉后 CVP 应维持在 2 cmH$_2$O 以内或负值，若 CVP 持续升高，提示静脉回流受阻，应提醒术者检查静脉管道系统；混合静脉血氧饱和度装置在静脉回流管道上，保持在 65%~80%；持续监测鼻咽温和膀胱/直肠温度，停机前复温至鼻咽温 37~38℃，膀胱/直肠温 35~36℃；监测转流中尿量，少尿可使用超滤，停机前仍无尿者可给予甘露醇和呋塞米；监测食道心动图（TEE），评价心脏内排气情况、心室容积（前负荷）、室壁运动、心功能和手术效果。

（4）P-患者/泵：观察头面部颜色、瞳孔大小，若患者头面部淤血，提示上腔静脉回血受阻，如右侧面部单侧变苍白可能是主动脉插管插入无名动脉，应告知术者予以调整；观察心脏停搏效果，是否静止无蠕动，复跳后观察心脏充盈状态和收缩力；观察动脉管路颜色应鲜红，若颜色变暗或呈黑色，提示氧合不足；调整水箱温度，适应降温和复温过程，同时利用变温水毯调整患者体温；开放主动脉前须进行排气，将左心腔的气体排除干净，应置头低位、膨肺帮助排气，并使用 TEE 监测排气情况；开放后心脏灌注恢复，在内环境和体温正常的情况下多数心脏可自动复跳，出现心室颤动时给予心内电除颤。

（5）S-循环支持：包括药物支持（正性肌力药物、血管收缩药、血管扩张药、抗心律失常药）和机械支持（起搏器、主动脉内球囊反搏或心室辅助），保证良好的心肌收缩力、稳定的血流动力学和理想的容量，可使脱机顺利。

具备以下条件者可考虑脱离体外循环：① 外科矫正手术已完成，效果满意或不再进行；② 鼻咽温至 37～38 ℃，膀胱/直肠温至 35～36 ℃，末梢温暖；③ 并行循环中患者心功能可以维持，血流动力学稳定，前负荷适合；④ 心电图基本正常或恢复同术前，起搏器带动良好；⑤ 酸碱度、电解质、血红蛋白等内环境正常。发生脱机困难者，须评估其原因，如心肌收缩力差、心肌缺血或梗死、外科手术效果差、转流中心肌保护不良等，给予相应处理。

3. 脱离体外循环后的管理

（1）呼吸管理：全潮气量机械通气，吸入氧浓度 60%～80%，调整各项机械通气指标，维持 SpO_2 和血气正常。

（2）加深麻醉：打开吸入麻醉挥发罐，追加麻醉性镇痛剂和肌松剂。

（3）拮抗肝素：当体外循环机停止向体内供血，不再考虑再次转机时，即可静注鱼精蛋白中和肝素；首剂按肝素：鱼精蛋白 1：（1～1.5）拮抗，冠状动脉旁路移植术首剂按 1：（0.8～1）拮抗，随后根据 ACT 结果和术野渗血情况追加鱼精蛋白，给予鱼精蛋白时应缓慢推药或推注泵注入，推药前可补充钙剂，以预防鱼精蛋白反应；输入肝素化的机血时应同时补充鱼精蛋白，每输入 200 ml 肝素血给鱼精蛋白 10 mg。

（4）循环管理：维持血流动力学平稳，根据患者情况和手术要求控制血压，如冠状动脉旁路移植术需要维持较高的灌注压（收缩压＞120 mmHg），主动脉切口手术需要控制性降压（收缩压 90 mmHg 左右）以减少出血；同时避免心动过速和心动过缓；直视下或 TEE 下评估心功能情况，肺动脉导管监测连续心指数（CCI）；评估容量状态和组织灌注，观察尿量，监测血乳酸水平和混合静脉血氧饱和度；评估有无高排低阻（血管麻痹综合征），并根据以上监测结果给予相应治疗。

（5）内环境管理：监测并维持血气、酸碱平衡、电解质平衡和血糖正常。

（6）凝血功能管理：充分拮抗肝素后若仍渗血过多，应行血栓弹力图，根据需要给予新鲜冰冻血浆、血小板、冷沉淀、凝血因子、纤维蛋白原、氨甲环酸、氨甲苯酸等，同时输注红细胞纠正贫血，保证 Hb＞80 g/L，危重患者 Hb＞90 g/L。

（二）小儿先天性心脏病手术麻醉问题分析

1. 小儿先天性心脏病的病理解剖类型及病理生理学特点

（1）小儿先天性心脏病的解剖类型，包括：① 大静脉（体静脉、肺静脉）：狭窄、畸形、缺如、异位连接等；② 心房：房间隔缺损、单心房；③ 房室连接：二尖瓣/三尖瓣发育不良、下移、关闭不全，共同房室瓣等；④ 心室：法洛四联症、室间隔缺损、左或右心室双出口、单心室等；⑤ 心室动脉连接：主动脉瓣、肺动脉瓣病变（狭窄、闭锁）、大动脉转位、共同心室动脉瓣等；⑥ 大动脉：主动脉或肺动脉狭窄、缺如、中断等，以及动脉导管未闭、冠状动脉起源异常等。

（2）小儿先天性心脏病的病理生理学特点见**表10-4**。

表 10-4 小儿先天性心脏病病理生理学分型与相应的典型病种

分型	典型病种
1. 左向右分流	
动力学肺血多	室间隔缺损、房间隔缺损
2. 右向左分流	
肺血少	法洛四联症
肺血多	完全型肺静脉畸形引流
3. 血流方向异常	主动脉瓣反流或狭窄、二尖瓣反流或狭窄
4. 体循环、肺循环血流倒置	
发绀型	完全型大动脉转位
非发绀型	矫正型大动脉转位
差异性发绀	主动脉弓离断
5. 体循环、肺循环血流完全混合	永存动脉干、单心室
6. 血流完全梗阻病变	肺动脉瓣闭锁、三尖瓣闭锁
7. 心肌缺血	冠状动脉起源于肺动脉

2. 麻醉前评估和准备

根据患儿年龄体重、营养和生长发育情况、先天性心脏病的种类、病情的严重程度、手术治疗可能产生的效果和手术麻醉可能出现的风险进行个体化评估。包括气道评估、气管导管的选择（**表10-5**）、心血管生理指标（**表10-6**）、心功能的评估（**表10-7**）、呼吸功能和肺循环生理评估以及内环境评估。术前应积极治疗肺炎；病情较重者保持强心利尿治疗至术晨；保持动脉导管开放状态需连续应用前列腺素 E1，手术室里延续应用；有缺氧症状者应定时吸氧，增强麻醉手术耐受力。术前应禁食、禁水，但同时注意禁水时间不宜过长，对等待时间较长者应适当补液、补糖防止脱水和低血糖。通常安排如下：① 一岁以下婴儿的禁食时间为 4 h；② 一岁以上幼儿为 5～6 h，禁食后应补液，供给糖、水及电解质（血钾在 4.0 mmol/L 左右）；③ 幼儿给水 100～120 ml/（kg·d），学龄前小儿 60～80 ml/（kg·d），所供液体量根据心、肾功能和其他异常损失而适当调整。

表 10-5 小儿气管导管号码及插入深度估计

年龄或体重	导管号码(内径, mm)	经口插入深度(cm)	经鼻插入深度(cm)
1 kg	2.5	7	—
2 kg	2.5 或 3.0	8	—
3 kg	3.0 或 3.5	9	—
0～3 个月	3.5	10	12

年龄或体重	导管号码(内径,mm)	经口插入深度(cm)	经鼻插入深度(cm)
4个月	3.5	11	12.5
7个月	4.0	12	13.5
1岁	4.0	12	14
2岁	4.5	13	15
3岁	5.0	14	16
4岁	5.0	15	17
5岁	5.5	16	18
6岁	5.5	16	18
7岁	6.0	17	19
8岁	6.0	17	19
9岁	6.5	18	20
10岁	6.5	18	20
11~12岁	7.0	20	22

表 10–6　不同年龄小儿正常生理指标

年龄	收缩压 (mmHg)	呼吸 (次/min)	脉搏 (次/min)	心指数 [L/(min·m²)]	血红蛋白 (g/L)
小于1个月	65	30~50	130	2.5	170
6个月	90	25~35	120	2.0	110
1岁	95	25~35	120	2.0	120
5岁	95	25~30	90	3.7	125
12岁	120	20~25	80	4.3	130

表 10–7　NYHA 小儿心功能分级

级别	功能状态
I	无症状，吮乳和活动与正常小儿无异
II	乳儿吮乳时可有轻度呼吸急促或多汗，年长儿活动时有异常的呼吸困难，但生长发育尚正常
III	吮乳和活动有明显的呼吸急促，喂哺时间延长，因心力衰竭而生长发育不良
IV	休息时亦有症状，呼吸急促，有三凹征、呻吟和多汗

3. 小儿先天性心脏病术中麻醉管理要点

（1）准备全套小儿麻醉器材用具：小儿呼吸回路、小儿插管用具、细软的测温探头，小儿食道超声探头、小儿深静脉导管或肺动脉导管等；药品按科室小儿麻醉常规或按医嘱进行稀释。

（2）年龄越小的小儿体温储备越小，应注意体温监测和保温措施，四肢应使用棉垫包裹，手术床铺变温水毯，必要时放置加热气毯或暖风机，放置时注意出风口不能紧贴患儿皮肤，防止长时间低温烫伤。

（3）患儿外周静脉开放困难且不配合时，对发绀型患儿或充血性心力衰竭的患儿可肌内注射氯胺酮 6~10 mg/kg 镇静，在保证良好通气前提下并不增加肺血管阻力；心功能较好、左向右分流的患儿可使用七氟烷吸入镇静。

（4）对于有发绀性缺氧发作史的法洛四联症患儿在术前应给予吸氧，防止各种恶性刺激（包括紧张、哭闹挣扎、打针时的疼痛）后出现右室流出道急性痉挛导致的缺氧发作，可静注艾司洛尔或美托洛尔以缓解。

（5）先天性心脏病患儿尤其是右向左分流者输液、注药时应严格排气，避免气泡进入循环，引起重要脏器的空气栓塞。

（6）婴幼儿气管插管多采用鼻插管，插管前使用喷有麻黄碱的生理盐水清理鼻腔；根据不同年龄和体重选择气管导管号码和插入深度，插入深度应在声带下至少 3 cm，插管后应听诊两肺呼吸音是否对称；气囊不宜压力过高，在 25 cmH$_2$O 的气道压力下应能够听见轻微的漏气；呼吸回路各个连接处应固定牢靠，气管导管下需要放置软垫防止压折。

（7）合理通气：充分给氧和适当降低 PaCO$_2$ 均有助于降低肺血管阻力；左向右分流肺血过多者，宜适当提高气道压，使用 PEEP 来减少肺血，改善肺顺应性；而右向左分流者则不宜使用 PEEP，且缺氧和高二氧化碳血症常难以通过调节呼吸机参数改善，应及早开始体外循环。

（8）循环管理：小儿特别是新生儿不能耐受心率的减慢；对于左向右分流、肺血流增加、肺动脉高压的患儿，应避免麻醉过浅、低氧、高碳酸血症、高血容量等引起肺动脉压进一步升高，一氧化氮（NO）和前列腺素 E$_1$ 可选择性扩张肺血管，是目前肺动脉高压较常用的药物；对于右向左分流、肺血流减少的患儿进行麻醉，应避免麻醉过深，使用 α 肾上腺素能激动剂以增加全身血管阻力和减少分流量，增加肺血流，提高全身血氧分压；总的要求为稳定心率，维持适当的前负荷，保持心肌收缩性的稳定，避免肺血管阻力和体循环阻力的明显波动。

（9）液体治疗：根据小儿每小时生理维持液体量（4-2-1 公式，**见表 10-8**）和容量指标指导液体治疗，例如，10 kg 小儿禁食 4 h，失液量为 160 ml，第一小时补失液量的一半 80 ml+ 生理维持量 40 ml，共 120ml，第二和第三小时各补失液量的四分之一 40 ml+ 生理维持量 40 ml，共 80 ml；体重较小的婴幼儿输液量较少，可使用静脉推注泵精确输液，防止输液过度；输液过程中应监测血流动力学，观察尿量、心脏饱满程度和运动幅度，调整液体治疗；一般使用代血浆，新生儿、婴儿可使用 5% 白蛋白；新生儿、小婴儿应适当补充葡萄糖，按每小时120~300 mg/kg 静脉泵入，监测血糖以指导输糖方案；出血时，应根据 HCT、Hb 指标输入成分血。

精确麻醉护理

表 10-8　小儿每小时液体维持量（4-2-1公式）

体重	液体维持量
＜10 kg	体重（kg）×4
10～20 kg	体重（kg）×2+20
21 kg以上	体重（kg）+40

（三）成人先天性心脏病手术麻醉问题分析

小儿先天性心脏病若得不到及时诊断治疗，年龄超过18岁后便为成人性心脏病，成人先天性心脏病手术与小儿相比，在病理生理改变和麻醉处理上有其不同特点：① 红细胞增多：发绀型先天性心脏病代偿性红细胞增多，此类患者手术前可经静脉放血并补充容量；② 凝血功能障碍：发绀型先天性心脏病患者血液黏滞度高，血栓形成风险高，也可合并血小板功能异常、纤维蛋白原减少、纤溶亢进等凝血功能障碍，此类患者术中应成分输血，以纠正凝血功能障碍；③ 肾功能障碍：发绀型先天性心脏病患者红细胞增多，常使肾小管堵塞，术中应避免使用肾毒性药物；④ 心内分流患者：左向右分流者可通过调整通气方式增加肺血管阻力，减少过多的肺血；右向左分流和伴右室流出道梗阻的患者，需积极维护体循环阻力以减少分流；⑤ 肺动脉高压：长期左向右分流可导致肺动脉压逐渐升高，晚期肺小动脉肌化，形成重度肺动脉高压，出现右向左分流（艾森曼格综合征）；⑥ 充血性心力衰竭：在心内分流大的年龄大的患者中容易发生，术前应对心功能进行评估，并积极强心、利尿准备，术中应避免加重心脏容量负荷；⑦ 对于已经接受过心脏矫治手术的患者，再次开胸手术风险更大，包括心脏破裂大出血、膈神经损伤、游离心包导致的低血压和心律失常等，应麻醉前贴好体外除颤电极片，做好体外循环等应急抢救准备。

成人先天性心脏病手术术前评估需要着重于患者平时活动耐量和心功能分级，有无肺炎、呼吸困难、缺氧发作症状，四肢血压压差和血氧饱和度，以及超声心动图和心导管检查资料等方面。术中监测中，肺动脉导管的使用率较高，尤其是肺动脉高压的患者，经食管超声心动图不可或缺。麻醉管理方案应根据患者先天性心脏病的类型、心脏功能以及对麻醉药物的耐受性来制订。

1. 无分流的成人先天性心脏病

常见的病种包括肺动脉口狭窄、主动脉口狭窄、主动脉缩窄，麻醉期间应避免血压过高和心率过快导致的心排血量下降。

2. 左向右分流的成人先天性心脏病

常见的病种包括房/室间隔缺损、动脉导管未闭等，麻醉期间应避免血压升高，使用PEEP等减少分流，降低肺血流量。

3. 右向左分流的成人先天性心脏病

常见的病种有法洛四联症及三联症、三尖瓣下移畸形伴异常房间交通、完全型大血管转位、完全性肺静脉畸形引流、单心室、右室双出口、艾森曼格综合征等。此类患者氧分压往往较低、麻醉期间外周血管阻力下降、血压降低，可进一步加重右向左分流，氧分压会更低，故麻醉期间应使用纯氧，保持心率、血压的稳定，防止低血压，可使用去甲肾上腺素提高体循环阻力以

10

减少分流，保证机体氧合。

4. 肺动脉高压的处理

术中通过肺动脉导管来观察肺动脉压力的变化，术中应避免低氧血症和酸中毒，充分镇痛、吸入纯氧，可应用前列腺素 E1 或硝酸甘油持续泵入来降低肺动脉压，有条件可吸入一氧化氮（NO）治疗；降肺动脉压力的同时，应避免体循环血压下降。

（四）冠状动脉旁路移植手术麻醉问题分析

冠状动脉旁路移植术（coronary artery bypass grafting，CABG），也称冠脉搭桥术，目前是冠心病治疗中的最后手段，可在中度低温体外循环下进行，也可以在非体外循环下不停跳地进行。

1. 术前评估

冠脉搭桥术患者多为高龄患者，各系统合并症较多，而年龄较轻患者则多为心肌梗死后，冠脉病变较重，心功能较差。术前需详细询问病史，尤其是心绞痛程度及其分类（若为不稳定型心绞痛者，提示病情较重）、有无心肌梗死、心功能的评估分级；心电图尤其是 24 h 动态心电图可提高患者心肌缺血的检出率，异常 Q 波伴冠状 T 波时，提示陈旧性心肌梗死可能；超声心动图和放射性核素检查均可测定心功能如射血分数、心排血量等，前者可分析室壁活动情况，后者可通过心肌显像显示缺血心肌或梗死部位，判断心肌存活情况；通过冠状动脉造影了解冠状动脉的具体解剖关系，确定病变的具体部位和严重程度，以及病变远端的血管情况；冠心病患者常伴有周围血管病变，如颈动脉粥样硬化性狭窄等，故术前应常规行颈部血管超声检查；冠心病患者困难气道率较高，对于肥胖、颈粗短、小下颌、头后仰困难者，应做好困难气道插管准备。

2. 术前准备

原则为增加冠状动脉血流和减少心肌氧耗，并且以后者为主。药物准备主要包括硝酸酯类、β 受体阻滞剂、钙通道拮抗剂、利尿药物等；抗凝药物如阿司匹林、华法林等需权衡利弊，术前停用者可使用低分子肝素桥接；洋地黄类或非强心苷类强心药的使用原则为增加心肌收缩力的同时不增加心肌氧耗，勿使心肌缺氧加重；合并高血压、糖尿病等疾病者，术前应积极控制血压、血糖等指标至接近正常范围，维持内环境的稳定，可利于术中管理和术后恢复。此外，术前心理准备也不可或缺，冠脉搭桥术患者术前焦虑与围手术期心脏不良事件明显相关，严重者在术前可发生急性心肌梗死、心力衰竭甚至猝死，麻醉护士应积极做好患者术前心理护理，减轻患者的应激反应。

3. 冠状动脉旁路移植术的麻醉管理要点

（1）麻醉处理原则：增加冠状动脉血流、增加动脉血中的氧含量和降低心肌氧耗。术中的具体要求为维持较高的冠状动脉灌注压、充分供氧、纠正贫血的同时减慢心率、控制补液量、扩张冠状动脉和容量血管、降低心室壁张力，慎用引起冠脉收缩药物和增加心肌氧耗的药物。

（2）术中监测：为心脏外科标准监测。ST 段的实时监测可较早发现心肌缺血改变；心功能较差者应置入肺动脉导管，监测连续心排量、肺毛细血管楔压。

（3）麻醉方法：以麻醉性镇痛药为主的静吸复合麻醉，麻醉药物应选择对循环影响小的药物。

（4）血流动力学管理：一般控制血压在 120 / 80 mmHg 左右，不致因血压过高而增加心肌氧耗，也不致因血压降低而影响冠状动脉灌注压，并根据手术进程调整心血管用药，例如，搬动、压迫心脏时应适当升压，而桥血管与主动脉近端吻合时应适当降压；冠状动脉未再通前不宜使用多巴胺等正性肌力药物增加心肌氧耗，心功能不全者可酌情使用米力农增加心肌收缩力，减少心室壁张力。

（5）容量管理：术中应控制静脉补液量，防止心脏过胀，但经过术前外科准备的患者都有不同程度的容量不足，麻醉后需适当补充；搭桥完毕后可根据 CVP、心脏充盈情况指导液体治疗。

（6）体温管理：行 CABG 的患者对低体温非常敏感，严重时可导致心肌梗死和心室颤动，且复苏困难，故应高度重视，常规监测体温，加强保暖措施。

（7）内环境管理：保证术中 $PaO_2 > 110$ mmHg，$PaCO_2$ $30 \sim 40$ mmHg，K^+ $4 \sim 5$ mmol/L，BE $0 \sim 3$，乳酸 < 2.5 mmol/L，血糖 < 11.1 mmol/L，术后 Hb > 100 g/L。

（8）肝素化效果的监测和拮抗：体外循环下 CABG 全量肝素抗凝（3 mg/kg），CPB 期间监测保持 ACT > 480 s；非体外循环下 CABG 阻断已游离的乳内动脉或大隐静脉前静注肝素 $0.8 \sim 1$ mg/kg，5 min 后监测 ACT 值 300 s 左右，之后每小时复测一次 ACT，必要时酌情补充首剂 $1/3 \sim 1/2$ 肝素。搭桥完毕后按肝素：鱼精蛋白为 1:（$0.8 \sim 1$）比例拮抗，5 min 后复测 ACT。

（9）机械支持：重危 CABG 患者可使用主动脉内球囊反搏（intra-aortic balloon pump，IABP）或体外膜氧合（ECMO）进行心肺功能的支持。

4. 非体外循环冠状动脉旁路移植术的麻醉要点

目前国内非体外循环冠状动脉旁路移植术（off-pump coronary artery bypass grafting，OPCABG）已非常成熟，并呈主流趋势。由于 OPCABG 是在跳动的心脏上进行，外科医生依靠各种心脏固定器显露吻合口，必然造成血流动力学剧烈变化，故对麻醉提出了更高要求。

（1）患者体位调整：吻合血管时，固定器使心脏受压，心排血量和心室舒张末期容积可下降 50%，氧供受限，氧耗增加，极易导致心肌缺血，患者体位应调整为头低 20°～30° 及右倾 10°～20° 的 Trendelenburg 位，该体位可更好地显露手术部位，同时使回心血流增加，避免血流动力学过大波动；而移植血管近端与升主动脉吻合时，应适当头高位并控制收缩压在 90 mmHg 左右。

（2）心率控制：OPCABG 术中要求心率控制在一个相对较低的水平，以利于手术操作，一般心率控制在 $50 \sim 80$ 次/min。一般患者术前常规使用钙通道阻滞剂和 β 受体阻滞剂，在术中麻醉完善和容量补充的基础上慢心率较易控制。如心率仍较快，可在心功能和血压稳定的情况下可使用艾司洛尔控制心率，对心功能较差的患者可间断静注新斯的明 1 mg/次，以减少对心脏的抑制。

（3）防治心肌缺血：术中急性缺血的原因包括麻醉不平稳、血流动力学波动大、术中搬抬心脏或固定器压迫心脏过紧、移植血管内气栓或吻合口不通畅等。应严密监测心电图，ST 段的压低或抬高、T 波变化为心肌缺血最常见的表现。术中维持血流动力学的稳定对心肌缺血的预防尤为重要；可使用硝酸酯类、钙通道拮抗剂改善冠脉血运、降低左室壁张力。由于左前降支是左心室供血的主要血管，搭桥时应首先重建左前降支的血运；吻合回旋支和右冠后降支时是造成心肌缺血最显著的阶段，应使用升压药和硝酸甘油，并将患者置于头低脚高位，处理后若情况进一步恶化，应及时提醒术者停止操作，让心脏立即恢复原位，改为体外循环下CABG。

（4）防治心律失常：术中心律失常的原因包括电解质紊乱、药物作用、手术机械性刺激和低体温等。术中应注保持血钾、血镁在正常范围，出现室性心律失常时可使用利多卡因1 mg/kg，10 min后可重复用药；搬抬心脏前可预防性用药，搬抬时动作应轻柔，必要时提醒术者停止操作，经抗心律失常治疗后再操作；当发生室上性、室性心动过速或心室颤动时，应立即实施电复律。

（5）OPCABG均有转为体外下CABG的可能，无论患者病情如何，术前都应做好体外循环下CABG的准备。

（五）瓣膜性心脏病手术麻醉问题分析

1. 瓣膜病的病因和病理生理改变

（1）主动脉瓣狭窄：正常主动脉瓣口面积3～4 cm²，当瓣口面积＜0.5 cm²或收缩期压差峰值＞50 mmHg时为重度主动脉瓣狭窄。病因包括先天性、风湿性及细菌性心内膜炎等。主动脉瓣狭窄的病理生理改变主要包括左室肥厚，左室顺应性下降，心内膜下缺血，心肌氧耗增加，长期可导致左心功能衰竭，其他重要器官如脑、肝、肾等组织灌注不足引起器官退行性病变。

（2）主动脉瓣关闭不全：主动脉瓣或主动脉根部病变均可引起主动脉瓣关闭不全。病因包括风湿性、细菌性、先天性、主动脉夹层、高血压等。主动脉瓣关闭不全的病理生理特点为：左室容量超负荷，左室肥厚、扩张，舒张压下降，冠状动脉血量减少，左室做功增加。长期的左室肥厚、扩张和心肌缺血缺氧可导致心肌纤维化，发生左心衰竭、肺水肿，继而出现右心衰竭、全心衰竭。

（3）二尖瓣狭窄：正常二尖瓣瓣口面积4～6 cm²，当瓣口面积＜2.5 cm²时可出现明显的血流动力学改变，当瓣口面积＜1 cm²则病情危重。病因多为风湿性，病理改变有左心房扩大，血液瘀滞，可并发心房颤动、左房血栓；左房压增高导致肺和右心功能改变，甚至三尖瓣相对关闭不全和右心衰竭；而左室长期的前负荷减少可致左室心肌萎缩和收缩力减低。

（4）二尖瓣关闭不全：二尖瓣任何结构发生病变均可引起二尖瓣关闭不全。病因包括风湿性、缺血性、腱索与乳头肌断裂或乳头肌功能不全等。二尖瓣不全时左心室收缩期血液向左心房异常反流，重者可达100 ml，左心房容量和压力增高，左心室容量负荷显著增加；左心房扩大时，有75%患者并发心房纤颤；晚期左室扩张失代偿，发生左心衰竭、肺淤血，逐渐出现右心衰竭和全心衰竭。

（5）三尖瓣狭窄：多为风湿性，其次为细菌性。此类病变导致静脉压升高，颈静脉怒张，肝脾肿大、腹水和水肿等体循环淤血症状和体征；肺循环血量和心排血量下降，体循环血量不足。

（6）三尖瓣关闭不全：多数为功能性，继发于左心病变和肺动脉高压引起的右心室肥大和三尖瓣环扩大，另外有外伤性、先天性和细菌性。因收缩期血液反流至右心房，使右房压增高和扩大，长期失代偿时导致右心衰竭和体循环淤血。

2. 瓣膜手术的麻醉管理要点

（1）术前评估和准备：除了心脏外科常规术前评估内容外，应尤着重于患者的心功能分级和超声心动图或心导管检查中瓣膜的病变情况、肺动脉压和射血分数。积极术前准备，防治呼吸道感染，改善心功能，对于药物治疗效果较差的重症心力衰竭患者，手术前应先安置主动脉内球囊反搏（IABP）。诱导前应充分镇静和心理护理，以消除患者对手术的焦虑和恐惧。

（2）术中管理：采用标准心脏外科监测，心功能Ⅲ～Ⅳ级患者应置肺动脉漂浮导管，放置食道超声心动图能指导血流动力学管理和评价手术效果；术中维持适宜的心率和血压，防治心律失常；保护好脑、肝、肾等重要器官功能，包括头部冰帽降温、应用激素和利尿剂等；监测并维持内环境稳定。

（3）主动脉瓣狭窄管理要点：维持窦性心律尤为重要，一般控制心率在 60～80 次/min；对于快速性心律失常，即使血流动力学尚稳定也需要积极处理，同时也要避免心动过缓使心排血量下降；避免动脉血压过高，并维持较充足的血管内容量水平；瓣膜置换后根据中心静脉压和左房压调整容量和正性肌力药物的使用，对于心房退化或丧失窦性心律者应安装起搏器。

（4）主动脉瓣关闭不全管理要点：转机前可通过增加心肌收缩力、适当增快心率、避免高血压，维持较低的体循环阻力来降低反流量、增加心排血量；同时应维持较高的左室前负荷，保持血管内有足够容量；左心功能受损者复跳后需要正性肌力药和血管扩张药支持。

（5）二尖瓣狭窄管理要点：应从各环节（麻醉前镇静、麻醉诱导和维持、麻醉药及术中用药的选择）避免心动过速，以免因造成舒张期缩短而导致左心室充盈不足，心排量下降，心房颤动伴室率过快时，应选用洋地黄控制心率；严格控制输入液体量及速度，积极处理已存在的肺动脉高压，防止肺水肿；瓣膜置换后由于原有的肺循环淤血及左心舒张末期容积减小，应维持较快的心率（90～110 次/min）并控制前负荷；转流后出现低心排血量，可采用正性肌力药和血管扩张药。

（6）二尖瓣关闭不全管理要点：可通过降低左心后负荷、增加心肌收缩力及维持较快的心率来减少反流量，增加心排血量；发生左心衰竭时，应使用正性肌力药及血管扩张药，如米力农兼有二者效果。

（7）三尖瓣关闭不全管理要点：应根据原发病、心功能和是否存在肺动脉高压进行处理，其原则为维持好心排出量，保持正常偏高的前负荷，避免肺动脉压升高，发生低血压时应给予正性肌力药和补充容量，使用血管收缩药会恶化肺动脉高压而引起右心衰竭。

（六）胸腔镜心脏手术麻醉问题分析

在我国一些大型心脏外科中心，胸腔镜心脏外科的技术和设备已较成熟，并取得了不错的手术效果，因其创伤小、住院时间缩短，是心脏外科未来大力发展方向。包括：①机器人辅助全胸腔镜心脏手术系统：外科医生可坐在远离患者的地方，用 3D 视频设备，机械臂可自由活动，并且可以与杂交技术结合；②中国特色的胸壁 3 孔全胸腔镜心脏外科技术：使用 30 度胸腔镜及常规心脏手术器械，手术操作完全在胸腔镜下进行；③胸腔镜辅助侧胸小切口手术。胸腔镜技术目前可完成房、室间隔缺损修补术、动脉导管钳闭术、二尖瓣置换术、不停跳冠状动脉旁路移植术以及心外膜射频消融术等。胸腔镜手术的体外循环多采用股动脉插管，股静脉和

（或）上腔静脉插管，可采用经食管超声心动图监测插管位置。

术前评估除标准心脏外科评估内容外，还需要着重评估肺部疾病情况和呼吸功能，有无呼吸困难、咳嗽咳痰、吸烟情况，行胸部 CT、肺功能测定和动脉血气分析，术前应戒烟，积极治疗肺部感染、支气管哮喘和喘鸣等肺部疾病。

手术监测采用标准的心脏外科监测，术前贴好体外除颤电极片，TEE 监测不可或缺。除常规心脏外科手术麻醉管理方法外，胸腔镜心脏手术的管理难点在于单肺通气，既不能影响术者操作，也不能影响患者机体氧的供求，可采用较高的吸入氧浓度、合理的高频通气改善通气功能，避免低氧血症，同时不能影响患者心率、血压和心排血量。目前实施单肺通气的气管插管方法有三种：支气管内球囊封堵、单侧支气管内插管和双腔支气管插管；成人手术以双腔支气管插管最为常用，术前应调阅胸部 X 片或胸部 CT，测量气管和主支气管直径，选择合适的双腔支气管导管型号。

单肺通气期间低氧血症的预防和处理：① 首先确定双腔支气管导管位置是否正确；② 足够的潮气量和较快的呼吸频率，使通气侧肺膨胀完全，必要时使用呼气末正压（PEEP）；③ 提高吸入氧浓度，甚至纯氧；④ 及时吸出通气侧肺的分泌物；⑤ 维持循环稳定，不滥用血管活性药物；⑥ 非通气侧肺加用高频喷射通气或使用持续呼吸道正压（CPAP）5 ~ 10 cmH$_2$O 纯氧吹入，使术侧肺不完全塌陷，提高残气中氧浓度，有效减少肺内分流，从而迅速纠正低氧；⑦ 以上措施均不能改善低氧血症时，应立即实施双肺通气。

胸腔镜下动脉导管钳闭术和房 / 室间隔缺损修补术，由于病例多为儿童，而小儿双腔气管导管种类较少，所以最常采用的是单侧支气管内插管技术：选择比适合该患儿的气管导管小 0.5 ~ 1 号的气管导管，直接送入右侧支气管，行右侧单肺通气，术毕将插管退至主气管行双肺通气。这种右侧支气管内插管单肺通气的方式容易部分或全部堵塞右肺上叶支气管开口，导致右肺上叶通气不良；但由于该手术时间较短，患儿一般能保持良好的血氧饱和度；当出现血氧饱和度无法维持时，可将气管导管推至主气管内进行双肺通气，待血氧饱和度正常后重新将导管送入右主支气管单肺通气；或采用麻醉医护人员手控低潮气量双肺通气，与外科医生密切配合，使肺的运动尽可能少影响手术操作。

（七）慢性缩窄性心包炎手术麻醉问题分析

1. 病理生理改变

慢性缩窄性心包炎多为结核或其他慢性心包炎症所致，心包的壁层和脏层逐渐纤维化、增厚，形成包裹心脏的厚薄不一的硬壳，压迫心脏和大血管根部、使心脏舒张和充盈严重受限，血液回流受阻；心肌在早期呈失用性萎缩，较晚则纤维化，心脏收缩功能也明显下降，故大多数患者的心指数和每搏指数均降低。由于每搏量受限，且几乎固定不变，心脏只能依靠增快心率来提高心排血量。患者的循环时间普遍延长，作为代偿，血浆容量、红细胞容量和总循环血容量均增加，但由于左、右心静脉回流受限，血液瘀滞在各脏器中，并产生大量胸腔积液、腹水，影响呼吸运动，加之肺血增多，通气与换气功能均受影响，所以患者往往有呼吸困难和代偿性通气过度。肝的阻塞性充血、肿大造成肝功能受损，胸腹水又丢失大量血浆蛋白，患者往往有低蛋白血症。

2. 术前评估与准备

患者大多一般情况较差，循环、呼吸和多脏器功能已受到损害，应全面评估发绀、活动耐量、脉压、脉搏质量、胸腔积液、腹水、心包积液、皮下水肿等循环障碍的程度，进行心功能分级，了解肝、肾、凝血功能情况。术前应尽可能改善全身情况，利尿、补钾，以及调整水、电解质平衡，针对原发感染积极采取抗感染措施。低流量氧疗有助于改善患者的组织代谢状况，术前可给予患者适当氧气吸入。对于肝功能明显下降患者除应补充白蛋白、维生素 B、维生素 C 外，还应补充维生素 K 以改善患者的凝血功能，防止手术过程中因凝血功能低下导致异常出血。对大量胸腔积液、腹水患者，术前可适当抽排胸腔积液、腹水，以患者能承受且不影响血流动力学为原则。对于腹内压高的腹水患者，为防止误吸，术前可给予抑酸剂和止吐剂。

3. 术中麻醉管理要点

心包剥脱术是高危的心脏手术之一，手术难度不高但死亡率在 6%～25%，绝大多数死于急性心力衰竭，术后早期的低心排综合征发生率高达 14%～28%，故术中麻醉管理尤为重要。

（1）麻醉前准备：除常规心脏手术需要的麻醉机等监测仪器、动静脉监测、气道管理物品、常规麻醉药物、急救药物外，还应备好体外循环机、心室辅助装置、起搏导线和临时起搏器、自体血回输机等仪器，术前应预先放置体外贴敷式除颤电极并连接除颤仪，防止心包剥脱完成前发生心室纤颤。

（2）气道管理：有些急危重患者不能平卧，需在半卧位下进行气管插管，可行清醒表面麻醉下插管。避免设置机械通气潮气量过大，以防回心血量进一步减少导致心排血量降低。

（3）术中监测和管理：应选择对心肌抑制轻微的麻醉药物，由于这类患者循环时间长，应警惕用药过量；术中应建立完善的血流动力学监测，严密监测生命体征，以维持血压正常和心率偏快为原则；对于心功能不全患者应置入肺动脉导管和（或）实施经食管超声心动图检查，监测心脏功能；还应监测血气、电解质和体温，及时纠正内环境紊乱和低体温。

（4）术中应与手术医生密切沟通，尤在撑拉胸骨时应特别注意，避免过分牵拉致心脏大血管移位而进一步影响心室充盈，胸骨牵开器撑开的程度应以不影响血压为度。心包剥脱应强调逐步、有限度、小心操作，避免回心血量的剧增，造成急性心力衰竭。术中患者宜采用头高位，在解除下腔静脉部位缩窄的心包前，提前准备好多巴胺、洋地黄类等强心药物预防性使用，同时给予利尿剂和呼气末正压通气（PEEP），避免心包大部分剥脱后、腔静脉回心血量骤增，已萎缩和纤维化的心肌不能适应而引起的急性心脏扩大和心力衰竭。

（5）心律失常的处理：心脏表面操作刺激易致室性心律失常，应严密监测心电图，纠正低钾、低镁等电解质紊乱，可使用利多卡因静脉注射或心脏表面喷洒，必要时与手术医生沟通暂停手术；出现心室颤动时通过体外电极除颤。

（6）容量管理：剥脱前应维持循环容量在负平衡状态。术中严格控制输液量，以能维持正常血压即可。一般不必输血，大量失血时等量或限量输血、输液，可使用自体血回输装置。

（7）异常情况的处理：术前应备有粗大通畅的静脉通路，心脏破裂大出血时可使用加压袋快速补充容量；术前应有体外循环机处于备用状态，在大出血、心室颤动、循环难以维持的情况下，应及时实施体外循环；急性心力衰竭或持续性低心排血量时，在药物支持基础上可使用

IABP 或 ECMO，以维持循环。

（八）大血管手术麻醉问题分析

大血管手术包括主动脉、颈动脉、肾动脉等血管疾病的手术，其中主动脉瘤手术对麻醉的要求高、难度大。以下主要讨论胸、腹主动脉瘤的麻醉问题。

1. 术前评估

动脉粥样硬化引起的胸、腹主动脉瘤，常合并冠状动脉病变；主动脉根部瘤或升主动脉瘤，常导致主动脉瓣关闭不全；急性夹层动脉瘤累及升主动脉根部时可出现心包积液甚至心包填塞；累及头臂血管，可导致脑供血不足、短暂性脑缺血发作（transient ischemic attack，TIA）；累及肾动脉者，可导致药物难以控制的高血压和肾功能不全，甚至无尿；累及多支腹腔主要血管，可表现为肠麻痹或肝功能不全；累及无名动脉、左锁骨下动脉或股动脉时，可表现为左、右或上、下动脉压力差增大，甚至无脉；胸主动脉瘤体扩大压迫胸腔的左主支气管或气管、喉返神经、肺组织等，可导致（支）气管移位甚至塌陷、声音嘶哑、肺不张和肺部感染、呼吸功能不全等；腹主动脉瘤体越大，切除越困难，腹主动脉缩窄越严重，其侧支循环越丰富，易造成大量出血；夹层内的血栓形成，也可消耗大量血小板、凝血因子，造成凝血功能障碍。故术前应全面评估心功能、冠脉情况和主动脉病变累及情况，尤其是呼吸、神经、肾脏、凝血系统，触摸四肢脉搏情况并测量四肢血压。

2. 麻醉前准备

充分镇静、镇痛，积极控制血压，防止血压升高、心绞痛发作，甚至瘤体破裂；对于已经发生瘤体破裂伴有低血压和心动过速者，应紧急建立快速输液的静脉通路，补充血容量，立即进入手术室，快速建立体外循环；术前应备足血源。

3. 术中监测

（1）循环监测：心电图、有创动静脉压、漂浮导管监测和 TEE 应用。涉及主动脉弓以远的手术应建立上、下肢动脉通路，具体原则为：两侧上肢动脉压差较大时选择压力高的一侧监测有创动脉压；需在左锁骨下动脉近端阻断主动脉者，上身动脉压应用右桡动脉；下肢动脉监测应选择股动脉插管对侧的股动脉或足背动脉，用以监测高位阻断部分体外循环时肾、脊髓和内脏的灌注压。

（2）脊髓监测：体感诱发电位（SSEP）和运动诱发电位（MEP）用以监测脊髓缺血；脑脊液压力监测和引流，在 $L_{2\sim3}$、$L_{3\sim4}$ 穿刺，在蛛网膜下腔置入有单向压力控制活瓣的导管，在压力超过 $10\sim12\ mmH_2O$ 时自然引流出脑脊液，并可同时监测脑脊液温度。

（3）脑监测：包括脑电监测（BIS 或 Nacrotrend 等，即麻醉镇静深度监测），经皮脑氧饱和度（cerebral oxygen saturation，rSO_2），颈内静脉血氧饱和度（jugular bulb oxyhemoglobin saturation，SjO_2），颈静脉窦血氧分压（间接反映脑细胞内氧分压）和经颅多普勒超声等。

（4）其他常规的监测：如呼吸、体温等。

4. 术中麻醉管理和特殊处理

（1）降主动脉阻断：可引起明显的血流动力学变化，阻断近端显著高血压，阻断远端明显低血压，其平均动脉压仅为近端的 10%~20%，同时静脉压上升。心脏后负荷急剧升高可导致左心衰竭，近端压力的急剧升高可导致脑血管意外等严重后果，而阻断远端血压降低，肾血流量、内脏器官血流量和脊髓血流量急剧减少。故阻断后应积极采取加深麻醉、控制性降压的措施减轻前、后负荷，使用硝酸酯类、米力农等药物降低前、后负荷，维护心功能。高位阻断时（左锁骨下动脉近端），单纯的扩血管药物无法有效控制高血压，应采用头高位减少静脉回流、降低心排血量，维持阻断近端平均动脉压在 100 mmHg 左右。

（2）主动脉开放：低血压是开放后最主要的循环改变，内环境主要表现为代谢性酸中毒。开放前应减少吸入麻醉药，减少或停用扩血管药，补充血容量和碳酸氢钠，可缓解开放后的低血压，必要时给予缩血管药，或用手指压迫主动脉以缓解血压的下降，必要时可重新阻断，待调整准备妥当后再缓慢开放主动脉。

（3）脊髓缺血和脊髓保护：低温是胸主动脉手术最可靠的缺血性损伤的保护方法，通过体外循环使脊髓温度达到中度或深度低温，30~32℃低温结合左心转流和脑脊液引流，可将阻断安全时间延长至 70 min；主动脉病变涉及范围较大时，应由上而下采用分段处理，在处理上端主动脉时，应对下端主动脉采用远端灌注，减少缺血时间，是最安全有效的脊髓保护方法。而腹主动脉人工血管移植术时脊髓最易损伤，截瘫是术后最严重的神经并发症；应尽量减少腹主动脉阻断时间不超过 30 min，同时维持阻断近端较高的血压，有助于椎动脉通过脊髓前动脉向阻断以下脊髓供血；使用硫喷妥钠、糖皮质激素，有一定的脊髓保护作用。

（4）脑缺血和脑保护：主动脉弓置换及弓降部手术由于其部位的特殊性，术中需阻断脑血流，易导致脑缺血，术中应行脑电和脑氧监测。目前临床常用的脑保护措施包括：低温、深低温停循环、选择性脑逆行或脑正行灌注，使用某些具有脑保护作用的药物（硫喷妥钠、丙泊酚、糖皮质激素、钙通道阻断剂、镁剂、利多卡因等），单一措施的效果不尽理想，需要多管齐下，尽力预防和减轻脑缺血。

（5）肺损伤和肺保护：胸主动脉手术过程中对肺的分离和牵拉、长时间的体外循环、深低温停循环和全身性炎性反应等可导致不同程度的肺损伤，表现为术中有血性液体从左主支气管流出，严重时可达数百至上千毫升，严重影响肺功能。预防的措施有：双腔气管插管分隔以阻止液体流入右肺，充分的左心引流以减少术中肺淤血，轻柔的手术操作减少机械性损伤，尽量在肝素中和后再膨胀左肺减少血液通过呼吸膜的漏出，使用药物、激素等减轻肺损伤的程度。

（6）肾缺血和肾保护：常温下阻断肾血流 45~60 min，对于肾功能正常的患者是安全的，通常不会导致术后肾功能不全，且低温可明显延长肾脏缺血的时间。但术前有肾功能不全或预计阻断时间较长的患者，选择性肾脏动脉灌注可有效地保护肾脏；术中注意维持有效循环血量和血流动力学稳定，维持肾脏灌注，避免肾脏缺血。药物的肾脏保护还存在争议，阻断肾动脉平面以上时，开放后立即静推呋塞米 10~20 mg/次，促进尿液生成；阻断前给予甘露醇可改善缺血肾皮质血流和肾小球滤过，减轻内皮细胞水肿和渗透性利尿作用，有一定的肾保护作用；小剂量多巴胺［1~3 μg/（kg·min）］可扩张肾血管，增加肾血流及增加尿量，但其肾脏保护作用存在争议。

（7）凝血功能的异常：凝血功能异常所致的出血是胸腹主动脉手术常见的并发症之一，也是患者死亡的重要原因。其原因包括侧支循环丰富、大量输血、残余肝素作用、肝脏缺血所致凝血因子减少、低温、体外循环导致的纤溶亢进等。围手术期积极监测凝血和纤溶系统有助于指导治疗。通过补充新鲜冰冻血浆、冷沉淀、血小板悬液，以纠正凝血因子和血小板的过度减少，维持凝血功能，也可通过补充纤维蛋白原、凝血酶原复合物和Ⅶ因子等进行针对性处理。

（8）血液保护：大血管手术出血量较大，输血量也大，需要重视容量治疗，采用成分输血、科学节约用血。术中应维持适当的麻醉深度，控制性降压以减少出血；积极调节凝血-纤溶系统功能，使用止血药、抗纤溶药，补充血小板和凝血因子等减少因凝血障碍引起的术中、术后出血；使用自体血，包括自体血回收和体外循环血液回收。

颈动脉内膜剥脱术主要用于缺血性脑血管病的治疗。患者多为高龄，合并神经系统损害、冠心病、糖尿病等多系统疾病，术前需要行脑血管造影了解病侧颈动脉病变部位及程度、对侧颈动脉病变情况和颅 Willis 环情况。麻醉方式可根据患者情况选用颈丛阻滞或全身麻醉，术中在颈动脉窦局部浸润以防止手术操作引起的颈动脉窦的减压反射。除常规监测外，对颈动脉内膜剥脱术患者还应进行脑功能监测，及时发现脑缺血的情况。术中应注意维持 $PaCO_2$ 在正常水平和血流动力学平稳，如能维持颈动脉阻断后远心端压力大于 50 mmHg，则可基本保证脑灌注的需要；若阻断颈动脉后出现脑缺血，应置入颈动脉转流管提供脑血流。

（九）大血管介入治疗术麻醉问题分析

血管内介入技术主要是通过外周动脉将各种导管或材料导入到大血管腔内，用于治疗某些大血管疾病。

1. 麻醉前评估

大血管疾病患者多为高龄，常合并冠心病、糖尿病、慢性阻塞性肺疾病、脑血管病变、肾功能不全等，术前应仔细评估。应通过超声心动图、大血管造影、CTA、核磁共振等检查了解大血管疾病的进程、瘤体的大小、范围、血管分支情况等。

2. 术前准备

除创伤性急症外，均可给予较大剂量的镇静、镇痛和控制性降压药物。按常规心脏手术术前准备物品、药物和液体。由于大血管介入治疗术可能会因为多种原因而需要转为传统手术，故术前仍应备好体外循环机，以备随时急诊开胸手术；还应备好紧急气管插管设备、胸外除颤设备和各种抢救药品、液体和物品等。

3. 麻醉方式的选择

一般较大手术可选用静吸复合全身麻醉，也可选择连续硬膜外腔阻滞、蛛网膜下腔阻滞、腰硬联合等椎管内麻醉，某些短小手术可在外科局部浸润的基础上联合基础麻醉，同时行麻醉性监测、容量和血流动力学调整等术中管理，也可联合髂腹下/髂腹股沟神经阻滞加以辅助。

4. 术中监测

按大血管手术标准监测，对于重症患者可考虑放置肺动脉漂浮导管和实施经食管超声心动图监测，主动脉病变范围较广时还应监测中枢神经功能和脊髓功能。

5. 术中管理特点

（1）介入手术中麻醉医护人员需要远离患者头部，故应将麻醉机摆放在合适的位置，避免干扰造影机球管的移动，并准备足够长度的麻醉机用呼吸螺纹管，以适应患者位置的移动。对于选择椎管内麻醉或局部麻醉的患者，可采用鼻导管或面罩吸氧，留有足够长度的输氧管道，同时应准备好紧急气管插管设备。对于肥胖、睡眠呼吸暂停综合征患者应用镇静剂时，应格外注意，密切观察患者的呼吸情况和氧饱和度，避免呼吸抑制造成的缺氧、窒息。

（2）血流动力学管理：麻醉诱导、维持和苏醒期均应避免出现剧烈的血压波动，术中须维持麻醉深度足够和稳定。大血管手术患者须严格控制血压，术前抗高血压药物应服用至术晨，术前可使用较大剂量的镇静、镇痛药物解除患者的紧张、焦虑，术中可使用硝酸酯类或尼卡地平、乌拉地尔等抗高血压药物控制性降压，控制患者术前收缩压在 $80 \sim 100$ mmHg。对于心功能较差的患者或因创伤大量失血的患者，则往往需要正性肌力药物支持，一般首选多巴胺 $3 \sim 5$ μg/（kg·min）持续泵注；需要快速提升血压时，可使用去氧肾上腺素 $10 \sim 50$ μg/次间断推注。

（3）容量管理：根据术前损失量、维持需要量和术中损失量计算入量，并结合 CVP 逐步给予。术前已存在肾衰的患者须控制液体入量，而椎管内麻醉时可适当增加液体入量。术中液体种类为晶胶结合，通常不需要输注血制品，但在创伤性大量失血或术前贫血患者中可考虑输注红细胞悬液。

6. 异常情况的处理

（1）心脏并发症：包括严重心律失常、心肌梗死、心包填塞等，术中加强监测，及时发现并处理，必要时行电除颤、使用临时起搏器、溶栓治疗、急诊行经皮腔内冠状动脉成形术甚至冠脉搭桥、开胸行体外或非体外下心脏和（或）血管修补术。

（2）肾脏并发症：术中持续低血压、造影剂、血栓栓塞、手术操作等，均有可能导致肾脏并发症，对于术前已存在肾功能不全的患者应给予呋塞米、甘露醇，并尽量减少造影剂用量以保护肾功能，发生急性肾衰后大部分均采用内科保守治疗，严重者可行血液透析，对于支架意外阻塞肾血管开口的病例应考虑手术治疗。

（3）神经系统并发症：缺血梗死性或出血性脑卒中都有可能发生，应维持循环稳定，减少低血压持续时间，避免血压急剧升高，术中轻柔操作均可有效预防脑卒中。对需要封闭左锁骨下动脉的病例，需先行脑血管造影观察椎动脉血流情况，避免一侧椎动脉供血障碍引起脑卒中，必要时需提前行颈动脉-左锁骨下动脉搭桥术。大血管介入治疗术一般不会发生截瘫，一旦发生应尽快行持续脑脊液引流。

（4）造影剂过敏：全身麻醉患者术中轻度过敏可能不易被发现，手术结束后才发现皮肤荨麻疹或红斑，可给予苯海拉明、糖皮质激素、钙剂等抗过敏治疗。严重过敏可出现血管神经性水肿、喉水肿、支气管痉挛，甚至过敏性休克、心脏呼吸骤停，应及时呼叫帮助和抢救处理，根据病情严重程度采取纯氧辅助通气或气管插管机械通气、吸入沙丁胺醇扩张支气管、静推肾上腺素和糖皮质激素、积极抗休克、心肺复苏等抢救措施。

（十）先天性心脏病介入治疗术麻醉问题分析

先天性心脏病介入治疗术的患者多为小儿，要求患儿在介入治疗过程中保持安静，呼吸、循环平稳；由于患儿配合程度不一，手术时间长短不定，术中疼痛刺激强度差异较大，因此，可选择的麻醉方法有多种，应根据患儿的病情、年龄、手术方式等选择合适的麻醉方法。包括：① 局部麻醉＋镇痛镇静＋麻醉性监护：适合患儿一般情况好、配合度好、手术医生经验丰富、手术难度不大时进行，术中要求患儿能耐受不愉快操作，能对语言指令或触觉刺激做出相应反应，同时需要维持满意的循环和呼吸功能，可使用起效快、作用时间短、量-效关系好、无心血管和呼吸抑制作用的麻醉药物，如丙泊酚、咪达唑仑、氯胺酮、瑞芬太尼等；② 全身麻醉：对于病情较重、年龄较小的患者以及手术时间长、或手术对循环干扰较大时，可考虑选择气管内插管全身麻醉，可以保留自主呼吸，也可呼吸机控制呼吸，都需要保证充分供氧和避免二氧化碳潴留。

先天性心脏病介入治疗术的麻醉前评估、术前准备、术中监测手段同先天性心脏病传统手术，重点在于评估心肺功能的受损程度和根据超声心动图、心导管检查了解其解剖异常、血流情况和病理生理改变。术中管理的重点在于循环管理，当血流动力学剧变时需要判断其原因，包括麻醉深度不当、失血、导管操作引起的心律失常、导管推开瓣膜导致的房室反流或主动脉反流、心脏导丝和管鞘因素、封堵器放置错误或移位等，及时处理；其余术中管理原则均同先天性心脏病传统手术。

（十一）心血管杂交手术麻醉问题分析

随着心内科、放射科介入治疗的快速发展，与心脏外科合作实施杂交手术越来越普遍。杂交手术是指同期进行外科手术和介入治疗的一站式治疗方式。目前主要开展的手术种类包括杂交冠状动脉重建术、杂交先天性心脏病治疗和大血管杂交矫治术。

1. 杂交冠状动脉重建术

杂交冠状动脉重建术是心脏外科在胸骨下段小切口或侧胸小切口下进行乳内动脉至冠状动脉前降支吻合，继之心内科医生对其他病变冠脉进行球囊扩张和支架植入术。患者多为高龄老人，术前须评估心、肺、肝、肾等重要脏器功能，请呼吸科、内分泌科等相关科室会诊，进行共同评估和术前治疗。术前药物等准备同冠状动脉旁路移植术，诱导前同样需要建立有创动静脉压力监测，心射血分数（EF）较低者应置入肺动脉导管，也可使用 TEE 监测术中心肌缺血。麻醉诱导前应贴上体外除颤贴片，高度房室传导阻滞患者应置入起搏导线。

杂交手术需要在有 C 型臂 X 线机的手术室内完成，环境要求有多个监护仪提供心电图、血流动力学监测，以备麻醉医护人员远离患者时使用。当实施造影和介入治疗时，麻醉医护人员在离开手术间进入监控室前，应保证呼吸回路和监测连接不受 C 臂球管以及操作的影响，并保持与手术医生的交流。

术中管理同传统冠状动脉旁路移植术，需要维持偏高的冠状动脉灌注压，降低心肌收缩力和应激性，改善心肌氧供需。由于杂交手术时间通常较长，且放射设备工作时要求室温较低，需要有良好的保温措施维持患者体温。杂交手术需要较充足的容量保持血流动力学稳定和器官灌注，适当液体治疗将 CVP 控制在 6 ~ 8 cmH$_2$O。

杂交冠状动脉重建术与经典冠状动脉旁路移植术最大的不同在于外科和内科双重抗凝与拮抗，心外科手术时首剂使用肝素 0.8 mg/kg，保持 ACT > 300 s，当冠状动脉前降支再血管化完成后，使用 1:1 剂量的鱼精蛋白中和肝素，尽量保持凝血功能正常。在冠状动脉支架术前 5 min 给予肝素 0.4 mg/kg，经鼻胃管给予硫酸氢氯吡格雷片（波立维）150 mg，使 ACT 维持在 200 s 以上，支架术后按 1:1 剂量的鱼精蛋白中和肝素，使 ACT 维持在 130 s 左右。

2. 杂交先天性心脏病矫治术

杂交先天性心脏病矫治术为外科直视下不用体外循环而利用介入器材进行先天性心脏病的矫治，包括室间隔完整性肺动脉闭锁新生儿的右室流出道球囊扩张术，房、室间隔缺损封堵术等。术中经食管超声心动图是完成杂交手术的必要条件，可完成术中先天性缺陷的定位，测量缺损大小，指导栓堵器和扩张器型号的选择，引导介入器材到达治疗位置，确认手术效果等，婴幼儿也可置入小儿经食管超声探头，新生儿应使用心表超声。随着杂交技术不断成熟，实时三维超声心动图和 C 臂造影机的应用，可使更多患者应用复合手术得到"一站式"治疗。术中应备好体外循环机待命，以备在栓堵器脱落、大出血、严重心律失常和血流动力学紊乱时能最短时间内建立体外循环。同时应准备血浆和血管活性药物，应对短暂的容量变化和血流动力学波动。

3. 大血管杂交矫治术

大血管杂交矫治术主要适用于累及重要分支血管的主动脉病变，如累及头臂血管的主动脉弓病变和累及腹腔血管或肾动脉的降主动脉病变，为减少手术损伤和简化治疗进行的"一站式"治疗，常做的术式为升主动脉置换（带瓣或不带瓣）和（或）部分弓置换加头臂动脉吻合，再合并主动脉弓或降主动脉逆行支架置入术。术前准备同传统大血管手术，充分镇静、控制血压、降低心肌收缩力、备足术中用血。术中应同时监测上、下肢动脉血压，上肢应选用右桡动脉，左桡动脉留作放置介入标记导管用；下肢应选用股动脉插管对侧股动脉或足背动脉。左心功能不全（EF < 30%）、心力衰竭、肾功能不全患者应置入肺动脉导管，TEE 也是术中常用的监测手段。术中须严格控制血压，防止瘤体破裂，减少术中出血，但同时应保证机体重要脏器的灌注，在支架释放时控制收缩压在 80 mmHg 左右，释放后可恢复至 110 ~ 120 mmHg。此类手术出血较多，容易产生凝血功能障碍，应在外科完善止血的基础上，积极中和肝素，补充血小板、新鲜冰冻血浆、冷沉淀、纤维蛋白原和凝血酶原复合物以纠正凝血功能障碍，同时使用自体血回输机减少异体红细胞的输注。

三、精确计划措施

（一）心脏外科手术的术前准备

1. 术前护理常规

根据心脏外科术前护理常规，做好禁食、禁饮等术前宣教工作，备足术中血源。

2. 术前合并症的控制

由于心脏外科患者通常伴多个系统合并症，控制不佳时须推迟手术，故应做好宣教和解释工作，取得患者的理解和配合。常见合并症的控制目标、风险分析及处理方法见**表10-9**。

表 10-9　常见术前合并症的控制、风险和处理

术前合并症	控制目标	围手术期风险分析	处理方法
高血压病	要求控制血压至接近正常，不能控制至正常时应明确原因（如主动脉瓣关闭不全、夹层动脉瘤所致）以决定是否手术	可导致围手术期心肌缺血甚至心肌梗死；动脉瘤破裂；脑出血；急性左心衰竭及肺水肿；手术出血增多或术后出血导致二次手术	术前口服抗高血压药物治疗，根据情况调整用量，决定术晨是否停用；对于急诊或外科病变所致高血压，口服药物难以控制时，可选用静脉药物，如硝普钠、硝酸甘油、尼卡地平
糖尿病	要求餐后血糖＜11.1 mmol/L，糖化血红蛋白（HbA1c）6%～7%；合并酮症酸中毒及HbA1c＞8%应暂缓手术	可导致术中血糖明显增高，控制困难；造成神经系统损伤、代谢性酸中毒、术后切口感染不易愈合	术前停用降糖药，改为短效胰岛素
高脂血症	要求接近正常	降血脂药物会损害肝功能，影响术中用药	口服降血脂药物治疗至术晨，应注意监测肝功能
慢性阻塞性肺病	要求近期无急性发作和合并感染，血气基本正常；注意分析肺功能检查结果	造成术中气道压增高，动脉血气异常，术后拔管延迟，肺部感染	术前可使用支气管扩张药物，包括抗胆碱能药物、茶碱类药物；控制肺部感染；缺氧时应低流量持续给氧；有呼吸衰竭和心力衰竭时应给予相应治疗
肝功能不全	要求谷丙转氨酶及谷草转氨酶值基本正常，如异常应了解原因（如药物性肝损、慢性心力衰竭等）以决定是否手术	可致凝血功能异常；影响术中麻醉药物及其他药物的代谢；肝糖原储备减少，长时间体外循环时早期血糖升高，后期血糖下降	注意凝血功能的监测，术前可给予维生素K、纤维蛋白原和抗纤溶药物；术中注意肝功能的保护，避免使用肝损药物（如氟烷），术中用药量应酌减
肾功能不全	要求血尿素氮及血肌酐值正常，如异常应了解原因（如药物、慢性心力衰竭、低血压、低容量等）以决定是否手术	影响术中用药、代谢与排泄；凝血功能异常；贫血；尿少、水钠潴留、电解质异常（高血钾等）	长期使用利尿剂的患者应注意液体和电解质异常（低容量、低血钾等）；术中注意肾功能的保护，避免使用肾毒性药物，对麻醉药物的种类和剂量须仔细斟酌
凝血功能异常	要求血小板计数、凝血功能正常，如异常应了解原因（如抗凝、抗血小板药物停用时间不够，慢性心力衰竭导致肝、脾淤血）以决定是否手术	可造成术中出血增多，止血困难	术前停用阿司匹林、氯吡格雷等抗血小板药物，需要停药5～10天；华法林需要停用3～6天，并补充维生素K，可使用低分子肝素桥接。肝功能障碍导致的凝血功能异常，术前需要补充维生素K、纤维蛋白原和抗纤溶药物。术中注意凝血功能的保护

3. 术前药物准备

心脏外科患者合并症多，术前用药种类较多，应详细指导患者药物的使用方法和注意事项，尤其是需要停药或药物剂量需要调整的情况。术前用药的种类如下。

（1）抗心绞痛药物：包括硝酸酯类、β受体阻滞剂、钙通道阻滞剂，应持续用药至术晨。

（2）抗高血脂药物：他汀类药物应持续用药至术晨，注意肝功能的监测。

（3）抗高血压药物：包括利尿剂、β受体阻滞剂、钙通道阻滞剂、血管紧张素转化酶抑制剂（ACEI）、血管紧张素Ⅱ受体拮抗剂（ARB）、交感神经抑制药等。长期服用利尿剂须注意纠治电解质紊乱，抗高血压药物剂量过大可造成低血压，尤其是术中难治性低血压，根据情况决定术晨是否停药。

（4）抗心力衰竭药物：包括洋地黄类、肾上腺素类、磷酸二酯酶抑制剂等；需要注意强心药物引起的心律失常、电解质紊乱、加重心肌缺血等不良反应。

（5）抗心律失常药物：常用的有普罗帕酮（心律平）、β受体阻滞剂、胺碘酮（可达龙）、维拉帕米（异搏定）等，注意其诱发心动过缓、缓慢性心律失常、低血压、加重心功能不全等不良反应。

（6）降糖药：口服降糖药应在术晨停药，术前血糖控制不佳者应改用短效胰岛素控制，注意可能导致的低血糖。

（7）抗凝药：阿司匹林、氯吡格雷等抗血小板药物需术前停用5～10天，急诊手术可输注血小板1～2治疗单位以恢复凝血功能；华法林需术前停用3～6天，监测INR，并补充维生素K，急诊手术可输入新鲜冰冻血浆以恢复凝血功能。血栓高危患者停药期间应使用低分子肝素桥接至术前一天。

4. 术前心理护理

心脏大血管患者心功能较差，手术风险大，术前紧张、焦虑和恐惧会进一步加重病情、增加手术风险，故术前的心理护理极为重要。耐心听取患者及家属的意见和要求，做好术前的宣教工作及心理安慰疏通，消除患者的焦虑和恐惧，增加患者的信心，取得患者的信任。

（二）心脏外科手术的术中麻醉管理

（1）在患者入室前，按照麻醉护理工作常规进行麻醉机自检，呼吸回路的准备，吸引装置和吸痰管的就位，以及术中需要用到的仪器的开机预热、检查和参数设置，包括脑电监测仪、经皮脑氧饱和度监测仪、心排量/血氧定量监护仪（Vigileo监护仪）、B超机和食道超声探头、ACT检测仪、血气分析仪、血栓弹力图检测仪、血液加温仪、变温水毯、暖风机、除颤仪、静脉推注泵、自体血回输仪等及相关耗材；根据手术种类准备心内除颤电极板或心外除颤电极贴片。

（2）在患者入室前，即准备好所需的气管插管用具、静脉补液通路、压力传导组、全身麻醉药物、心血管活性药物及必备的抢救药物，药物需按科室心脏外科麻醉常规或根据医嘱稀释配制，可用于术中间断推注，或连接静脉延长管，排气后安装于微量注射泵，设置相关参数，用于术中连续静脉泵注。具体包括：① 气管插管所需器具，若患者术前评估为困难气道，按困难气道准备；若为胸腔镜或侧胸小切口手术，按双腔支气管插管准备相关器具，术毕改为单腔

10

气管插管。② 至少两路加温静脉补液通路，常用的晶体液包括乳酸钠林格液、醋酸钠林格液等，胶体液包括琥珀酰明胶、羟乙基淀粉 130/0.4（万汶）、白蛋白等，根据科室常规或根据医嘱准备；大血管置换等出血较多手术根据需要准备 3 ~ 4 路静脉补液通路。③ 至少两路压力传导组：用于监测有创动脉压、中心静脉压、肺动脉压等，进行肝素盐水冲管排气、测试和调零。④ 全身麻醉诱导药物和全身麻醉维持药物：镇静安定类药物（咪达唑仑、丙泊酚、依托咪酯、右美托咪定等）、麻醉性镇痛药（芬太尼、舒芬太尼、瑞芬太尼等）、非去极化肌松药（罗库溴铵、顺阿曲库铵等）、吸入麻醉药（地氟烷、七氟烷等）。⑤ 正性肌力药物：多巴胺、多巴酚丁胺、氨力农、米力农、肾上腺素、毛花苷 C 等。⑥ 血管收缩药物：去甲肾上腺素、去氧肾上腺素、间羟胺等。⑦ 抗心律失常药物：艾司洛尔、美托洛尔、利多卡因、胺碘酮、普罗帕酮、维拉帕米、地尔硫䓬、阿托品、异丙肾上腺素等。⑧ 血管扩张药物：硝酸甘油、硝普钠、乌拉地尔（亚宁定）、尼卡地平（佩尔）等。⑨ 电解质溶液：氯化钾、氯化钙或葡萄糖酸钙、硫酸镁等。⑩ 碳酸氢钠溶液。⑪ 抗凝药物及其拮抗剂：肝素和鱼精蛋白。⑫ 促凝血药物：氨甲环酸、氨甲苯酸、维生素 K、凝血酶（立芷血）、重组人凝血因子Ⅶa（诺其）等。

（3）待以上准备完善后，才能接手术患者。在患者入手术室后，常规进行三方核查；并进行二次评估：患者自术前一天访视评估后有无病情变化，是否按要求禁食和禁饮等。

（4）第一时间连接心电监护：心电图、指脉氧饱和度、无创血压、脑电、脑氧监测等；患者入室后麻醉医护人员不得随意离开手术室，切勿将患者单独留在手术室内；在做其他操作时仍应时刻注意患者心率、心律、ST 段改变、血压和 SpO_2 的变化。

（5）开放可靠而通畅的上肢外周静脉通路，尽量置入较粗的套管针（14 G 或 16 G）；开放静脉后立即给予麻醉前充分镇静，避免患者过于紧张和焦虑引起高血压、心动过速，甚至心绞痛、心力衰竭等心脏不良事件；给予患者面罩吸氧，避免镇静后呼吸抑制导致的缺氧；充分镇静后，局部麻醉下行动脉穿刺测压，根据患者动脉条件和手术需要选择穿刺部位，通常选择非利手桡动脉，穿刺失败时，可选择肘、腋、足背或股动脉，应避开手术涉及的动脉及其远端动脉，对于主动脉夹层动脉瘤、主动脉缩窄，应分别建立上、下肢压力监测，避免在锁骨下动脉狭窄处监测动脉压，若两侧肢体血压测量不一致，应选择血压高的一侧，Allen 试验（＋）患者应避免桡动脉穿刺；抽血行基础 ACT、动脉血气、电解质、血红蛋白检测，若有电解质紊乱，应及时纠正。

（6）麻醉诱导需在有创动脉压的实时监测下进行，缓慢推注镇静、镇痛药物，及时使用小剂量血管收缩药（如去氧肾上腺素），避免低血压引起的心肌缺血，心动过缓可使用抗胆碱能药；气管插管应在肌松和血流动力学均满意后进行，镇静镇痛需足量，避免插管时循环剧烈波动。诱导期慎用抗生素，避免出现低血压时无法鉴别其由诱导药物引起还是抗生素过敏引起，应待气管插管完毕、血流动力学稳定后方可使用抗生素。

（7）诱导插管后根据手术需要，协助麻醉医生进行中心静脉穿刺置管，连接中心静脉通路和压力传导组测压；若放置的为肺动脉漂浮导管，分别连接 CVP、PAP 压力传导组和 Vigileo 监测仪，开始连续心排量监测，并抽取肺动脉混合静脉血行血气分析，进行混合静脉血氧饱和度体内校正和连续监测；协助麻醉医生进行食道超声探头放置，连接 B 超机进行 TEE 检查；置

精确麻醉护理

入鼻咽温和膀胱/直肠温探头行体温监测等。

（8）放置肺动脉漂浮导管的注意事项：穿刺置管前应准备好压力传导组，备好急救药品和除颤仪，建立必要心电监护和有创动脉压，尽量在气管插管后操作。置管前需检查气囊是否漏气和充气均匀。将导管的远端连接压力传导组，进行排气、检查、校零后才可进行置管。置入导管 20 cm 处，相当于 CVP 位，将气囊充气 1.25～1.5 ml，一边缓慢推进导管，一边通过观察右房压、右室压、肺动脉压、肺毛细血管楔压的变化判断导管位置。到达右心室时，应避免心律失常，快速推进 2～3 cm。当较难进入右心室时，调节手术床头稍抬高、右侧倾斜的体位可有所帮助。进入肺动脉嵌顿后得到接近于肺动脉舒张压的小振幅波，即肺毛细血管楔压，即可缓慢放气，观察波形变化为肺动脉压波形，证实进入肺动脉。注意在气囊未充气时禁止前进，气囊未放气时禁止后退，防止肺动脉、三尖瓣撕裂和气囊破裂。每次需充气看 PCWP 时应缓慢充气，一旦遇到阻力不应强行充气，可稍退导管再试行充气，以免肺动脉破裂。

（9）在手术过程中严密监测各项指标，包括生命体征、有创动静脉压、心功能参数、呼吸机参数、脑电镇静深度、凝血功能、内环境指标等，并且随时根据其变化进行处理。心脏外科麻醉护士应熟悉各类心脏大血管手术的主要操作步骤和对应的麻醉要点，以及术中可能发生的并发症，随时根据手术进程和术者要求调节手术体位、调整麻醉深度来匹配手术刺激强度，比如划皮和锯胸骨是刺激最强烈的手术操作步骤，需提前加深麻醉，锯胸骨前需关闭呼吸机、打开 APL 阀防止胸膜破裂；体外循环开始前需追加静脉麻醉药、关闭吸入麻醉挥发罐，停止静脉补液，可持续静脉麻醉药物泵注，监测脑电图，防止转流期苏醒；在体外循环复温期间和停机后亦需及时追加麻醉药，加深麻醉；关闭心包、合胸骨后即可逐渐加入术后镇痛剂量的镇痛药物，同时减浅麻醉，在缝皮时关闭吸入挥发罐和瑞芬太尼等静脉麻醉药推注。心血管活性药物也需根据患者的情况以及不同手术的要求和进程使用和调整用量，其宗旨为维持合适的心率、合适的前负荷和良好的心肌收缩力，保持血流动力学稳定。

（10）心脏手术患者常伴有不同程度的心功能不全，故术中的液体治疗应根据患者的心功能、血容量状态、尿量情况、电解质、酸碱平衡和渗透压等情况进行。通常来说，心功能不全、二尖瓣狭窄和冠心病患者血管未再通前应控制补液量，防止容量过负荷、造成心肌氧耗增加、加重心力衰竭，待心功能纠正、瓣膜置换、血管再通完成后可适当补充血容量，减少缩血管药物用量。

（11）开胸手术创伤大，体温丧失快，且低体温会造成凝血功能障碍、心律失常等术中并发症，非体外循环下常温心脏手术对体温保持要求较高。从患者入室起就应进行保温措施，可通过主动气道内加热和湿化，提高手术室温度，输注液体和术中冲洗液加温，使用水循环加温毯、空压加温器、暖风机等措施进行保温，维持体温在 36.0℃以上，主动加温时需预防患者皮肤、气道灼伤。体外循环则常与低温结合使用，其过程中需要降体温和恢复体温，停机后也需进行有力的保温措施维持患者体温。深低温停循环过程中，则需使用冰帽来进行脑部降温，降低脑氧耗，保护脑组织。

（12）体外循环手术，需要给予 3 mg/kg 全量肝素抗凝，与心脏外科医生沟通，根据手术进程（一般为打开心包前）给予肝素，中心静脉注入，5 min 后复查 ACT，要求 ACT > 300 s 时可行体外插管，> 480 s 可行转机，体外循环中也应定时监测 ACT，必要时追加肝素。非体

10

外循环手术，如冠脉搭桥、血管搭桥、经血管介入手术等，也需根据手术进程给予肝素，一般为 0.8～1mg/kg，要求 ACT 维持在 250～350 s。手术主要步骤结束后或体外循环停机后，需给予鱼精蛋白拮抗肝素的抗凝作用，一般为 1：（1～1.5）拮抗，冠脉搭桥手术为 1：（0.8～1）拮抗，5 min 后复查 ACT，必要时追加鱼精蛋白。

（13）心脏大血管手术创伤大，术中使用肝素、凝血功能障碍等因素可进一步加重术中出血，术前应备足血源，术中出血较多或凝血功能障碍时应及时输入血制品，包括红细胞、血小板、新鲜冰冻血浆、冷沉淀等，严密监测血红蛋白、凝血功能和术中出血情况，以指导输血治疗。除心脏恶性肿瘤外，均可使用自体血回输装置来减少异体血的输注。自体血回输技术是指手术中患者失血通过特制的负压抗凝装置回收至血液处理系统，经过离心、清洗后将浓缩的血细胞再回输给患者。由于在离心清洗过程中将血浆成分丢失，单纯回输浓缩红细胞，当回收量超过 800 ml 时需要适当补充新鲜血浆。

（三）心脏外科手术的术后管理

心脏外科手术患者通常不进入 PACU 苏醒拔管，需要带气管导管机械通气回 ICU，待循环稳定、呼吸功能恢复良好后，再行拔管。应在患者麻醉镇静下和血流动力学平稳的情况下搬动、转运，搬动患者时需配合默契、动作轻柔，避免血流动力学波动和牵扯监护导线及各种导管，转运期间仍需实时监测血流动力学、呼吸功能，保证转运监护仪、静脉推注泵电池充足，转运呼吸机氧气瓶压力充足，患者保护完善，各管道（静脉通路、气管导管、引流管、导尿管等）在位、通畅并妥善固定，心包、纵隔和胸腔引流管夹闭，麻醉文书填写完整、带回药品物品齐全后再行转运。手术室、麻醉科、ICU 应通力合作，尽量减少转运时间，并与 ICU 医护人员做好交班。

快通道麻醉是指在回到 ICU 6 h 内拔除气管导管，以下情况应不考虑或停止快通道麻醉：① 复杂手术；② 夜间回 ICU；③ 心功能不稳定，需要大剂量儿茶酚胺治疗；④ 严重肺功能障碍，机械通气需要吸入高浓度氧；⑤ 肺动脉高压；⑥ 术野出血较多，引流较多；⑦ 低体温；⑧ 体外循环时间长或深低温停循环等。

超快通道麻醉是在手术室内拔除气管导管，一般认为心脏外科患者在手术室内拔管未必比回 ICU 拔管得益更多，故一般仅短小的先天性心脏病纠治和血管手术可考虑术后在手术室内拔管。拔除气管导管的指征：心、肺循环稳定，呼吸平稳，潮气量＞6～8 ml/kg，血气分析结果正常，咳嗽、吞咽等保护性反射明显，肌力好，意识恢复，能按指令行动。拔除气管导管后面罩吸氧时循环稳定、呼吸平稳、血气正常，观察半小时后可转运回 ICU 或病房。

四、精确评价反馈

（一）术中高血压和低血压的预防和处理

1. 术中目标血压

器官灌注受血压影响，血压过高或过低均会影响器官供血和功能。术中理想血压存在个体差异，血压正常者，平均脑灌注压在 50～150 mmHg，脑血流量无明显变化。而高血压患者，平均脑灌注压大于 50 mmHg 也可能出现脑血流量下降，故术前高血压患者术中血压要求偏高；冠心病患者术中需要血压正常或偏高，主动脉瓣关闭不全患者需要收缩压偏高才能维持一定的舒张压；合并颈动脉狭窄、肾功能不全时应避免血压偏低。

2. 血压过高的危害

心肌耗氧量增加，引起缺血性心脏病患者心肌缺血、心肌梗死、心律失常、心力衰竭，术中出血增加，颅内压增加，脑出血等。

3. 血压过低的危害

导致各器官灌注不足，出现器官功能损害和乳酸酸中毒，严重者出现多脏器衰竭。

4. 术中高血压的预防和治疗

术前积极控制高血压，诱导前充分镇静，术中足够的麻醉深度，维持内环境正常，预防缩血管药物过量，合理使用扩血管药物如硝酸甘油、硝普钠、尼卡地平、乌拉地尔、艾司洛尔等。

5. 术中低血压的预防和治疗

评估容量是否不足，适当补充血容量；评估是否心肌收缩功能差，合理使用正性肌力药物；评估是否外周血管阻力过低、血管麻痹，合理使用血管收缩药；积极处理术中心律失常、心肌缺血，纠正低血糖、贫血、酸中毒、低钾、低钙等电解质异常；若为术中药物过敏，按过敏性休克给予处理；若为注射鱼精蛋白引起，按鱼精蛋白反应给予处理；若为术中手术操作引起，如非体外搭桥手术搬动心脏或固定器过度压迫，应提醒外科医生轻柔操作，必要时暂停和调整操作。

（二）术中心动过速和心动过缓的预防和处理

1. 心动过速的原因及处理

心动过速是指成人心室率高于 100 次/min。

1）心动过速的原因及预防和处理

（1）疾病原因：甲状腺功能亢进患者术前应积极控制至正常范围；严重瓣膜关闭不全患者的心率增快为其代偿结果，如不影响循环可暂不处理，若导致血压下降，应先升血压，慎用 β 受体阻滞剂。

（2）麻醉前紧张、焦虑：应给予良好的心理护理和麻醉前镇静、抗焦虑治疗。

（3）容量不足：术前禁食水时间不宜过长，术中失血过多或血管扩张时及时纠正血容量绝对和相对不足。

（4）药物：麻醉前避免使用阿托品、东莨菪碱，避免使用氯胺酮基础麻醉，术中合理使用儿茶酚胺、硝酸甘油、硝普钠等心血管活性药物。

（5）心功能不全：术前积极纠正心功能，重症风湿性瓣膜病患者可考虑使用毛花苷 C，心动过速严重影响血流动力学患者可尝试小剂量使用艾司洛尔降心率。

（6）麻醉过浅：足量的镇静、镇痛，监测脑电图，并根据手术刺激大小和手术进度调整麻醉深度。

（7）血气、电解质异常：缺氧、低钾有时可导致心率增快，应及时纠正。

10

（8）过敏：导致血压下降、心率增快，抗过敏、升血压治疗，必要时静注肾上腺素抗休克治疗。

（9）高热：物理降温。

2）不同类型的心动过速及其治疗

（1）心室颤动、血流动力学不稳定的室性心动过速和快速性心房颤动：紧急电除颤。

（2）室上性心动过速：静脉注射腺苷、维拉帕米、艾司洛尔、普罗帕酮。

（3）快室率心房颤动或心房扑动：静脉注射毛花苷C、维拉帕米、地尔硫草（控制心室率）、胺碘酮（药物复律）。

（4）阵发性室上性心动过速：手法刺激迷走神经，静脉注射腺苷、维拉帕米。

（5）血流动力学稳定的室性心动过速：静脉注射利多卡因、普鲁卡因胺、胺碘酮、普罗帕酮、镁剂，纠正电解质异常。

（6）处理无效或室率大于150次/min的室上性（包括心房颤动和心房扑动）或室性心动过速：同步电复律。

2.心动过缓的原因及处理

心动过缓是指成人心室率低于60次/min，麻醉前访视应注意已经存在和可能发生心动过缓的原因，并进行预防和治疗。

（1）窦房结疾病（如病态窦房结综合征）和高度传导阻滞（如二度二型、三度房室传导阻滞、两支及以上束支传导阻滞或室内严重阻滞）：术前安置临时起搏器，若患者已置入永久起搏器，术前应联系电生理医生调试、检查起搏器功能。

（2）术前使用β受体阻滞剂、钙通道拮抗剂、洋地黄类、抗心律失常药物，根据病情和医嘱调整剂量或停药。

（3）对于麻醉或手术操作引起的反射性心动过缓，如手术操作、内脏牵拉、膀胱过度充盈导致的心动过缓，应加深麻醉、轻柔操作，随时观察尿量和导尿管情况以防止出现尿潴留，一旦发生应立即停止操作，静注阿托品，伴血压下降时加用麻黄素。

（4）麻醉过深：麻醉药物多具有心血管抑制作用，应合理使用麻醉药物，防止麻醉过深，及时使用阿托品升心率。

（5）术中冠状动脉进气：体外循环手术开放升主动脉前应与术者和灌注师配合，持续正压通气（手动膨肺）以帮助充分排气；非体外循环冠脉搭桥手术应使用含 CO_2 的生理盐水喷雾驱散空气，并使用细针析出移植血管内的空气气泡；一旦进气，可采用升高血压、扩张冠脉的方法治疗。

（6）心脏过分充盈：如体外循环脱机时，机血回输过多过快、鱼精蛋白导致肺动脉痉挛、右室后负荷过大等，应以预防为主，治疗以扩张血管、增加心率、排空心脏为原则。

（7）缺氧晚期、高碳酸血症、高钾血症、高镁血症、低钙血症、极低体温等：注意保暖，预防缺氧和高碳酸血症，纠治电解质紊乱。

3.不同类型心动过缓及其治疗

（1）窦性心动过缓：静注阿托品，可重复使用，多巴胺、肾上腺素、异丙肾上腺素持续泵注。

（2）一度、二度一型房室传导阻滞：一般不需要处理，心动过缓时使用药物治疗。

（3）窦房结功能异常、高度传导阻滞：安装起搏器。

（三）术中血糖异常的预防和处理

1. 术中血糖的变化规律

术前不同的患者状态、手术时间、低体温、体外循环等因素可导致术中血糖产生不同变化。术中血糖可逐渐升高，随时间延长而增高明显，也可以先升高，随时间延长而转为下降趋势，甚至出现低血糖。故术中应监测血糖，正常患者每 60 min 监测一次，糖尿病患者每 30 min 监测一次，将血糖控制在目标范围内，一般控制在 5.5 ~ 11.1 mmol/L。

2. 血糖增高的处理

血糖升高的原因为手术应激导致的胰岛素分泌减少、胰岛素抵抗和升血糖激素分泌增加；血糖持续过高可出现神经系统并发症、酮症酸中毒、电解质紊乱；治疗为静脉泵注胰岛素，根据血糖升高程度调节泵注速度。

3. 血糖降低的处理

血糖降低的原因为术前肝糖原储备少、术中糖原分解以及长时间体外循环的应激导致糖原耗竭等；低血糖可导致外周阻力下降、持续低血压、心功能损害、心肌收缩无力、心力衰竭、顽固性乳酸酸中毒、血管麻痹。应以预防为主，当血糖升高转为下降趋势时，应静脉泵注高浓度葡萄糖 + 胰岛素的极化液补充细胞内糖，胰岛素和葡萄糖的比例应为 1∶4 至 1∶8，同时注意补钾；出现低血糖时静脉给予高浓度葡萄糖快速使血糖正常，再给予极化液进一步补充细胞内糖，纠正乳酸酸中毒，在补糖基础上给予血管活性药物，维持血流动力学稳定。

（四）术中酸碱平衡与电解质紊乱的预防和处理

术前应纠治已存在的酸碱、电解质紊乱；术中应严密监测血气、电解质，常规每 60min 监测一次，有变化时随时监测，及时纠正酸碱、电解质紊乱。

1. 低钾血症

有发生恶性心律失常和猝死的危险，使用地高辛、胺碘酮的患者，在低血钾时均易致心律失常。低钾的原因包括胃肠淤血吸收差、排钾利尿剂的使用、低血糖、儿茶酚胺的使用导致钾向细胞内转移；低钾心电图的早期表现为 T 波低平、U 波明显，其危害可造成肠麻痹、肌肉麻痹、心律失常、外周阻力降低、血压下降、代谢性碱中毒、血糖升高等；其治疗为补充钾剂，术前低钾者可口服或静脉应用，术中应为静脉补充氯化钾，注意应见尿补钾、慢速低浓度补充。

2. 低镁血症

低钾患者通常合并低镁，可造成乏力、震颤、痉挛、麻痹，严重者可致心律失常；治疗为口服或静脉注射硫酸镁。

3. 高钾血症

其原因包括肾功能不全、保钾利尿剂和 ACEI 类药物的应用。高钾危害包括神经肌肉兴奋性先增加再麻痹、代谢性酸中毒和致死性心律失常。高钾的心电图早期改变为 T 波高尖、PR 间

10

期延迟、QRS 波增宽，一旦出现均应紧急处理。处理方法主要包括：① 静脉注射钙剂。② 葡萄糖＋胰岛素：增加钾向细胞内转移。③ 对于代谢性酸中毒患者可给予碳酸氢钠：纠酸的同时促使钾向细胞内转移。④ 儿茶酚胺：肾上腺素、异丙肾上腺素可使钾向细胞内转移，同样，在使用时需要注意低钾的可能。⑤ 袢利尿剂：促进钾经肾脏排出。⑥ 对于肾功能不全、严重高血钾者应给予透析治疗。

（五）鱼精蛋白反应的预防和处理

鱼精蛋白是从雄性鲑鱼的生殖细胞中提取的低分子蛋白质，能与肝素分子中的硫酸基团离子结合，使之不能再与抗凝血酶Ⅲ形成复合物而失去抗凝作用，现作为肝素拮抗药广泛使用。其不良反应分为三种类型。

1. 血管扩张型

血管扩张型为最常见的类型，表现为血压下降、伴 CVP 及 PCWP 下降、心率增快。应减慢给药速度、事先给予钙剂以预防，一般轻度血压降低者可很快恢复，可适量补充容量、提升血压支持。

2. 肺血管收缩型

本型较常见，以肺血管收缩和支气管收缩为主要表现，轻者出现短暂的呼吸道阻力和肺血管阻力增加，重者肺血管严重收缩，右心室后负荷急剧增加，右心过度膨胀、心率减慢、CVP增高，而左心前负荷严重下降，血压严重降低。故给鱼精蛋白前应加深麻醉，轻者给予硝酸甘油、丙泊酚，加深麻醉后常可缓解；重者在给予较大剂量硝酸甘油的同时需要正性肌力药物支持右心功能，如多巴胺、肾上腺素，必要时需要重新开始体外循环。

3. 过敏反应型

本型较少见。特发性过敏反应多发生在给药后 20 min，表现为体循环低血压，大量肺毛细血管渗出，肺泡不断涌出的渗出液使肺顺应性下降，动脉血氧饱和度降低。应给予肾上腺素，按严重过敏反应处理。

（六）凝血异常的预防和处理

1. 凝血异常的原因

心血管手术后有 10%～20% 的患者会发生凝血异常，1%～3% 的患者需要再次开胸止血。术中常见的凝血异常的原因包括：① 体外循环抗凝不足引起的微血管凝血，引起消耗性凝血功能不全。② 血小板减少或功能不全：超过 50% 的非外科因素异常出血都由血小板数量不足或功能不全引起，其原因包括体外循环过程中的机械性损伤和被激活，纤溶酶对血小板的激活和损伤，术前服用抗血小板药物的影响，血管性血友病，大量输血等。③ 凝血因子缺乏：其原因包括血液稀释，术前肝功能不全，血友病等凝血疾病，术前应用华法林，大量输血等。④ 纤溶亢进。⑤ 输入大量洗涤红细胞（＞1 500 ml）。⑥ 肝素残留或肝素反跳。⑦ 术中低体温或体外循环深低温的影响。可通过检测 DIC 全套、血小板计数、血栓弹力图等来判断凝血异常的原因。

2. 处理方法

凝血异常首先要排除外科因素出血和肝素的残余作用，需要强调的是鱼精蛋白中和肝素不是一次性的行为，应是一个过程，从中和肝素开始直至术后 6 h 内，都有可能发生肝素反跳，应监测 ACT，必要时补充鱼精蛋白。排除后应估计凝血异常可能发生的原因，使用以下治疗手段。① 血小板输注：适用于血小板功能不全或数量不足，一个机采治疗量（2.5×10^{11}/L），可提高血小板计数 3 万～5 万。② 新鲜冰冻血浆（FFP）输注：用于补充凝血因子，通常 10～15 ml/kg FFP 可补充 30% 的凝血因子，融化后 30 min 内输入，否则 2～6 ℃保存；③ 纤维蛋白原输注：适用于 Fg < 1 g/L；④ 去氨加压素：适用于体外循环后Ⅷ因子和血管性血友病因子缺乏；⑤ 抗纤溶药物：适用于 D-Dimer 增高，或血栓弹力图结果提示原发型纤溶亢进，给予氨甲环酸治疗，体外循环手术应预防性使用。

（七）术中心脏复跳困难与顽固性心室颤动的预防和处理

体外循环手术开放升主动脉后出现心室颤动，经多次电除颤后仍为心室颤动者定义为心脏复跳困难和顽固性心室颤动，应以预防为主，其原因包括：① 体温过低：开放升主动脉前，应复温至鼻咽温 > 34 ℃。② 血气、电解质异常：复跳前应复测并纠治。③ 灌注压过低：使平均动脉压 ≥ 55 mmHg。④ 左房胀：放置左房管。⑤ 心肌保护不好：转流中注意心肌保护，开放前灌温血停跳液。⑥ 冠状动脉进气：开放前充分排气。⑦ 合并冠状动脉狭窄：行冠脉搭桥术。

开放升主动脉后出现顽固性心室颤动，首先应分析是否存在以上原因，针对原因进行处理。若不存在上述原因或处理后仍无效，则应分析心室颤动的性质（粗颤或细颤），并给予相应药物进行治疗。① 粗颤：抗心律失常药物 + 除颤，药物首选利多卡因 1.0～1.5 mg/kg 静脉注射，可重复应用，最大剂量 3 mg/kg，也可使用普罗帕酮、美托洛尔、胺碘酮和镁剂。② 细颤：增加心肌应激性药物 + 除颤，包括多巴胺、多巴酚丁胺、肾上腺素等。③ 若仍无法复跳，应重新阻断升主动脉，灌心停跳液，待内环境更加稳定后再次尝试开放复跳。④ 复跳成功，但出现频发室性期前收缩，应继续使用利多卡因或普罗帕酮治疗室性期前收缩，心率慢则应使用阿托品、山莨菪碱加快窦性心率，而后使用多巴胺维持心率，或使用心外临时起搏器。

（八）围手术期缺血性心肌损害的预防和处理

术中心肌缺血导致心肌收缩力下降，引起室壁运动异常，减少心室射血分数。根据缺血导致的心肌损害的特点和转归可分为：① 心肌缺血：冠状动脉阻塞不超过 10 min，血流再灌注后心脏功能可完全恢复。② 心肌顿抑：冠状动脉严重阻塞，再灌注期间出现的收缩功能异常，可持续存在于再灌注后的 24 h，是完全可逆的机械收缩功能异常。③ 心肌休眠：慢性冠脉疾病因心肌反复缺血-再灌注导致的可逆性左室功能异常，但不存在组织坏死，可在给予正性肌力药物或在血管再通后得到改善，揭示了残存收缩功能的保存。④ 心肌梗死：严重的心肌缺血导致心肌坏死，形成瘢痕组织，心肌功能不可逆的丧失。

术前预测存活心肌对于术后心功能状态、预后有很大帮助，可通过铊闪烁显像、正电子发射计算机断层扫描、单电子发射计算机断层扫描等诊断技术评估。慢性左室功能异常患者再血

10

管化后，射血分数的改善与存活心肌的数量有关，存在存活心肌患者术后的左室收缩功能、运动耐量、生活质量、近期和远期存活率也可得到明显改善。

术前长期存在的休眠心肌影响术中的心脏功能，心脏手术中同样可出现急性心肌缺血、心肌顿抑和急性心肌梗死而影响心肌功能和血流动力学的稳定。

1. 心肌缺血

常发生于麻醉诱导期间、非体外或体外下冠状动脉旁路移植术过程中，缺血原因及防治措施有：① 冠脉痉挛：加深麻醉以预防，静脉注射硝酸甘油治疗；② 冠脉灌注压过低：维持动脉压及冠脉灌注压；③ 冠脉受压：非体外搭桥时调整固定器位置；④ 冠脉进气：冠脉再通前排气应完全，进气后可提高动脉压至正常或偏高（收缩压 120～130 mmHg）和使用硝酸甘油扩冠以排气；⑤ 斑块脱落导致冠脉栓塞：正确选择吻合口位置，避免斑块脱落，一旦发生或应重新搭桥；⑥ 冠脉急性血栓形成：血管再通前应肝素化抗凝，一旦发生应重新搭桥。

2. 心肌顿抑

冠脉旁路移植术中冠脉缺血-再灌注，应以预防缺血为主，治疗可使用多巴酚丁胺改善心肌功能。

3. 心肌休眠

术前已存在，当心功能受损严重影响血流动力学时，应给予多巴酚丁胺改善心肌功能，硝酸甘油增加狭窄冠状动脉的血流灌注，注意维持前负荷和正常的血压，维持正常的氧供，纠正贫血。

4. 心肌梗死

围手术期任何时候急性严重缺血未立即得到改善时可造成心肌梗死，通常伴有多种并发症和心律失常而危及患者生命。应以预防为主，一旦发生应快速诊断并处理，挽救患者生命，减少心肌坏死范围。治疗措施包括：① 吸氧；建立静脉通路；连接心电监护；镇静、镇痛；硝酸甘油静脉泵注，注意维持血压正常；肝素抗凝；β 受体阻滞剂；溶栓剂；同时治疗各种并发症。② 治疗心律失常：处理措施包括药物、电除颤和起搏器，详见本章节第二部分"术中心动过速和心动过缓的预防和处理"。③ 治疗低血压：改善心功能（药物，机械辅助），恢复正常心率节律（药物、电除颤、起搏器），纠正低血容量，纠正外周阻力过低（去甲肾上腺素）。④ 治疗急性肺水肿：给氧、药物应用如吗啡、扩血管（硝酸甘油）、利尿（呋塞米）、强心（多巴胺、多巴酚丁胺、米力农）药物。⑤ 治疗心源性休克：药物（多巴胺、多巴酚丁胺、去甲肾上腺素）、IABP、PTCA 或 CABG，外科治疗室间隔穿孔或急性二尖瓣关闭不全。

（九）围手术期心功能不全的预防和处理

1. 心功能不全的分类

（1）解剖部位分类：左心功能不全（缺血性心脏病、心脏瓣膜病），右心功能不全（右室心肌梗死、急性肺栓塞），全心功能不全（心肌病）。

（2）功能性质分类（主要指左心室）：收缩功能不全，包括整体收缩功能不全和局部收缩功能不全（节段室壁运动异常），后者常见于局部心肌缺血、梗死；舒张功能不全（高血压性左室肥厚，肥厚性心肌病，限制性心脏病，主动脉狭窄等）。

（3）病因分类：缺血性心功能不全，充血性心功能不全（瓣膜病、高血压、严重肺动脉高压）。

（4）病程分类：急性心功能不全（缺血性或充血性），慢性心功能不全（多为充血性）。

（5）程度分类：根据是否引起明显血流动力学变化，分为代偿性和失代偿性心功能不全。

2. 治疗原则

围手术期需要麻醉医护人员处理的心功能不全大多是为急性心功能不全或慢性心功能不全急性失代偿，通常在麻醉诱导期间和脱离体外循环期间容易发生，表现为血压下降、心率增快、动脉压力波形低平，TEE、肺动脉导管可协助诊断。其治疗原则为维持血流动力学稳定，治疗心律失常，具体包括：① 镇静、吸氧。② 利尿，必要时超滤。③ 扩血管：硝酸甘油、重组人脑利钠肽。④ 正性肌力药物：毛花苷 C、多巴胺、多巴酚丁胺、米力农、肾上腺素。⑤ 维持血压：去甲肾上腺素。⑥ 控制心房颤动的室率：艾司洛尔、地尔硫䓬、毛花苷 C。⑦ 房颤转律：当心房颤动导致低血压或心源性休克，药物治疗效果不理想时，应电复律，复律前应给肝素。⑧ 收缩性心力衰竭应禁用 ACEI 和慎用 β 受体阻滞剂；舒张性心力衰竭应治疗高血压和心动过速，选用 ACEI 和 β 受体阻滞剂。⑨ 右心功能不全的处理：强心、控制补液量，并处理急性肺栓塞导致的肺动脉高压，治疗高排低阻。⑩ 机械辅助：IABP、心室辅助、ECMO。

（十）围手术期血管麻痹综合征的预防和处理

血管麻痹综合征又称血管扩张性休克，是由多种原因导致的外周血管持续扩张且对血管收缩药物缺乏敏感性的一种病理生理状态，表现为术中和术后早期出现的低血压，低外周阻力，心排血量正常或升高，心动过速，低肺毛细血管楔压，补液扩容不能明显改善血流动力学，肢体末梢毛细血管充盈好，氧饱和度正常，持续高乳酸血症，需要大剂量血管收缩药方能维持血压。漂浮导管是诊断、鉴别诊断血管麻痹综合征的重要方法，若出现平均动脉压持续小于 70 mmHg，外周血管阻力指数小于 1 400（dyn·s·cm^{-5}），心指数大于 2.5 L/(min·m^2)，即可诊断。导致血管麻痹综合征的危险因素包括：① 体外循环，尤其是长时间体外循环是最重要的危险因素；② 左室射血分数 < 35%，则术后血管麻痹发生率为 64%；③ 术前长期使用 ACEI；④ 术前使用肝素；⑤ 术中低温；⑥ 急诊手术；⑦ 腺苷升高。

血管麻痹综合征的预后不良，对于存在危险因素的患者应严密监测相关血流动力学指标，一旦诊断应及早应用缩血管药物治疗，改善高排低阻状态，不主张补充过量液体，导致肺水肿甚至呼吸衰竭。主要的药物治疗为：① α$_1$ 受体激动剂：去甲肾上腺素是最常用的血管收缩药，用法：0.05～0.4 μg/(kg·min) 静脉泵注；② 血管升压素替代治疗：当去甲肾上腺素效果不佳或需要剂量过大时，应加用血管升压素，目前最常用的是垂体后叶素，用法：4～6 IU/h 静脉泵注。

（十一）辅助循环

辅助循环是部分或全部替代心脏的泵血功能，维持良好全身循环状态的一类机械装置，其目的为改善心功能不全患者的循环状态，减轻心脏前、后负荷及降低心肌耗氧量，提高舒张期血压，增加冠脉血流，改善心肌收缩力，促进损伤心肌的恢复，并在心脏移植前替代衰竭心脏维持全身循环。包括：

1. 主动脉内球囊反搏（IABP）

IABP 是通过动脉系统置入一根带气囊的导管到降主动脉内左锁骨下动脉开口远端，在舒张期气囊充气，使主动脉舒张压升高，冠状动脉血流量增加，心肌供氧增加；心脏收缩前排气，主动脉压力下降，心脏后负荷下降，射血阻力减少，心肌耗氧量下降，起到辅助衰竭心脏的作用。IABP 装置由气囊导管和气囊导管的驱动部分组成，适用于高危心脏病患者术中预防性应用，心脏手术中脱离体外循环困难，心脏术后低心排综合征，急性心肌梗死并发心源性休克，心脏移植前后的辅助等。若术后患者心包、纵隔引流管未拔，渗血多，可暂时不用抗凝药；术前应用或术后渗血少，可应用肝素 0.5 ~ 1 mg/kg，4 ~ 6 h 静注一次，使 ACT 维持在 150 ~ 200 s。

IABP 并发症的防治：

（1）下肢缺血：穿刺置管时应选择搏动较好的一侧股动脉，选择合适的导管以防阻塞股动脉血流，适当抗凝防止血栓形成脱落；一旦发生，表现为肢体苍白、疼痛、肌肉痉挛、足背动脉搏动消失，应加强监测。若下肢缺血肿胀严重，应行筋膜切开术减压，若下肢已坏死，应行截肢手术。

（2）感染：注意无菌操作，局部加强护理，全身应用抗生素。

（3）穿刺部位出血或血肿：体外循环后建立 IABP，暂不用抗凝药，应加强监测及早发现，腹股沟局部加压包扎或沙袋压迫止血，血管损伤严重者应外科修复。

（4）导管插入动脉夹层：穿刺时需回抽血液通畅，植入导管时应动作轻柔，遇阻力不得强行进入，夹层动脉瘤造成脏器肢体缺血，需急诊手术修复。

（5）动脉穿孔：表现为腰背疼痛，不可解释的低血容量、低血压，应加强监测，一旦发生应立即快速输血维持血压，并急诊手术。

（6）导管插入困难：选择较细的气囊导管，用引导钢丝置入，或换对侧股动脉植入。

（7）气囊导管破裂：表现为反搏波形消失，导管内有血液吸入，应加强监测，一旦发生，立即拔出气囊导管。

2. 体外膜氧合器（ECMO）

ECMO 是采用体外循环技术进行操作和管理的一种心肺辅助治疗技术，将静脉血从体内引流到体外，用血泵驱动血液经过膜式氧合器氧合后再灌入体内，临床上用于呼吸功能不全和心脏功能不全的支持。ECMO 的实施需要一整套基本设施，包括氧合器、血泵、插管和管道、恒温水箱、空氧混合调节器、应急电源以及 ACT、连续 SO_2/HCT 等监测仪器。插管方式包括静脉-动脉转流（右房-主动脉、股动-静脉、右颈动-静脉插管，用于呼吸、循环衰竭）和静脉-静脉转流（股静脉-右颈内静脉插管，用于呼吸衰竭）。ECMO 可使心脏和肺脏得到充分休息，有效改善低氧血症，避免长期高浓度吸氧和机械通气带来的并发症，增加心排血量，改善全身循环灌注，使心肺功能逐渐恢复。适用于体外循环心脏手术因严重心肺功能不全而不能停机者，心脏移植前的过渡，心脏移植术后肺高压危象或心肺功能不全，肺移植手术后严重肺高压或肺功能不全，急性呼吸窘迫综合征，肺炎，肺梗死，肺泡蛋白沉积症及严重肺创伤，还可用于气管手术、主动脉手术、基底动脉瘤手术等。禁忌证包括早产低体重儿、长期机械呼吸治疗、不可逆的肺疾患（如广泛性肺纤维化等）、不可逆的中枢神经系统损害、颅内出血、晚期恶性肿瘤等。

ECMO 的并发症包括机械并发症和生理并发症两大类。前者如回路血栓堵塞或脱落、氧合器功能不良、机械泵或加热器故障、置管和拔管相关并发症等；后者主要包括：① 中枢神经系统：ECMO 无脉搏转流和右颈动脉的结扎改变了正常的血液循环方式，有可能造成右脑损伤和听力障碍。② 血液系统：出血倾向，血栓和栓塞，溶血。③ 肾功能不全，水、电解质、酸碱平衡紊乱等。

ECMO 转流期间应加强监测，及时发现机械故障和生理并发症，及时纠正。

3. 心室辅助装置（ventricular assist device，VAD）

VAD 又称人工心脏，是将心房或心室的血液引出，通过血泵驱动每搏血液再输入到动脉系统，起到部分或全部替代心室做功，维持循环的作用。VAD 装置包括人工心室、驱动系统和监测调控系统，根据功能不同分为左心室、右心室和全心辅助装置，根据供能方式不同分为临时和永久性 VAD，根据置入形式分类分为部分植入式和全植入式。适用于心脏移植患者等待期的过渡，心脏移植失败后的循环支持，心脏手术后严重低心排，终末期心力衰竭患者，重度心肌炎使用 VAD 支持，等待心功能恢复。禁忌证包括：多器官功能衰竭、感染性休克、不可逆的脑损伤、恶病质等。

VAD 的抗凝治疗：心脏术后 8h 可不抗凝，8～16 h 如仍有明显出血，可暂时不抗凝。无创面出血后可开始肝素静脉连续输注，维持 ACT 140～160 s；第 2～4 天继续肝素抗凝；第四天起口服华法林，维持 APTT 30～50 s，PT 18～22 s，INR 2.0～3.0，当血小板 > 10×10^4/L 时加用阿司匹林和双嘧达莫。VAD 患者一方面要严格术后抗凝，及时监测凝血指标，调整药物剂量；另一方面要严密观察血泵内是否有血栓形成。

VAD 的并发症：① 出血，发生率为 20%～45%，术中应确切止血，术后 24 h 出血多时可暂不用肝素，必要时可应用新鲜冰冻血浆及血小板。② 右心衰竭，发生率为 11%～20%，是 VAD 术后较严重的并发症，临床表现为左房压正常而中心静脉压升高、外周循环不良、少尿和血压不平稳。③ 神经系统并发症，发生率为 9%～47%，应尽早安装 VAD，减少低血压时间，术后应高度重视抗凝治疗，高磷、左心功能不全、心房颤动患者均可出现脑血管栓塞症状。④ 感染：VAD 术后患者容易发生感染，应严格注意无菌操作，积极抗感染预防。

五、相关学科交叉与特色

（一）与其他亚专业外科的交叉

随着我国的城市化建设和人口的老龄化，慢性病成为我国人口最主要的死亡原因，其中心脑血管疾病为第一，肿瘤排名第二。因肿瘤住院行手术的老年患者常合并严重的冠心病、瓣膜病变等心脏病，内科治疗效果不佳，须行心脏外科手术纠治；而行心脏外科手术患者，术前检查意外发现肿瘤者也不在少数，常见的有肺癌和消化道恶性肿瘤等。罹患这两种疾病的患者常常面临三种治疗选择：① 肿瘤手术前处理心脏病，由于冠脉搭桥或瓣膜置换术后患者常需抗血小板或抗凝治疗 1 个月至 1 年，再行肿瘤手术时面临出血危险，对于恶性肿瘤可导致早期手术时机的错失，且停药又会导致血栓或桥血管堵塞等严重后果；② 肿瘤术后处理心脏病，虽然尽早处理了恶性肿瘤，但围手术期各种心律失常、心肌缺血梗死等严重心脏事件的发生率骤升，甚至造成心搏骤停而死亡；③ 心脏病和肿瘤手术同期进行，可最大限度地避免以上缺点。于是目前心脏外科与其他亚专业外科交叉的越来越多，常见的有冠脉搭桥术同期行肺癌根治、腹腔镜下消化道肿瘤根治等。但此类手术复杂性高、创伤大、时间长，术中对心肺功能的影响明显增大，极大增加了围手术期麻醉管理的难度。术前应做好充分准备，多科室会诊，制订完善的麻醉手术方案。麻醉者需熟知心脏外科麻醉和各亚专业外科手术麻醉的特点，例如，单肺通气和腹腔镜气腹对心脏病患者病理生理的影响，术中和术后可能出现的并发症，做好麻醉管理。

（二）与心内科、心脏超声和放射介入科的交叉

杂交手术是指同期进行外科手术和介入治疗的治疗方式，可以结合两种治疗方法的优点，随着心内科、心脏超声和放射科介入治疗的快速发展，与心脏外科合作实施杂交手术越来越普遍，实时三维超声心动图和 C 臂造影机的应用，可使更多患者应用复合手术得到"一站式"治疗。详见本章第二节"心血管杂交手术的麻醉问题分析"前述。

（三）与其他内科的交叉

心脏外科手术患者常伴其他多系统合并症，如 COPD、支气管哮喘、肺功能不全等呼吸系统疾病，糖尿病、甲状腺功能亢进或减退等内分泌系统疾病，贫血、血小板减少、凝血功能障碍等血液系统疾病，或是肝肾功能不全和内环境紊乱等，而心脏手术的高风险要求术前这些指标须纠正到接近正常范围。故术前应与各相关内科合作，共同进行术前评估、完善术前准备，纠正患者术前的病理状态，增加患者对手术麻醉的耐受力，降低手术麻醉风险，减少术中、术后的并发症发生率。术后应继续合作，治疗术后肺部、肝、肾、神经等系统并发症，帮助手术患者尽快恢复，改善预后。

（四）心脏外科术后加速康复

术后加速康复外科（ERAS）理念最早由心脏外科快通道（fast-track）技术发展而来。传统心脏手术麻醉策略是使用大剂量阿片类药物，术后患者普遍需要在 ICU 接受 12～24 h 的机械通气；20 世纪 90 年代以来，各大心脏中心由于面临有限的资源和经济压力，开始实施快通道策略，目的是通过减少阿片类药物的用量，实现术后 6 h 内早期拔管并减少 ICU 资源的使用。而ERAS 更进一步涵盖了整个围手术期，以患者的整体快速康复为核心，包含多学科合作，以循证医学为依据，目标为建立一个标准化的围手术期医护方案，不断审核效果并持续优化，对患者进行精细化和个性化管理，谋求最好的预后。

心脏外科手术的高并发症发生率和病死率，伴随高额费用，使之成为 ERAS 的理想对象。但其 ERAS 开展却非常缓慢，2019 年才在 JAMA Surgery 首次发表了针对心脏外科 ERAS 的专家共识建议，相对落后于其他外科领域。究其原因，与其患者病情严重复杂、手术种类繁多、性质各异、专业特性强有关。

目前心脏外科围手术期加速康复的策略包括术前、术中和术后管理三个方面。术前管理包括患者教育与术前诊疗优化，改善贫血及营养状态，禁烟禁酒、减少常规肠道准备，补充碳水化合物，避免过度禁饮禁食；术中管理包括采用微创手术，合理使用抗生素，短效麻醉药物的使用、区域阻滞，目标导向的血流动力学管理，维持正常体温，预防术后恶心呕吐；术后管理包括早期拔除气管插管及其他插管，预防深静脉血栓，早期营养干预，多模式镇痛，促进胃肠动力恢复和早期下床活动等。我国一些大型心脏中心近些年亦通过不断对 ERAS 的尝试推行和改进，形成中心内部的一套多学科围手术期标准化医护流程，可观察到感染、急性肾损伤、呼吸衰竭、心房颤动、心肌梗死等并发症发生率及病死率明显降低，住院天数也随之减少。

第三节 心脏外科患者精确麻醉护理规范和培训

一、思维导图

1. 心脏外科手术的术前评估与准备
1）成人心脏外科手术的术前评估

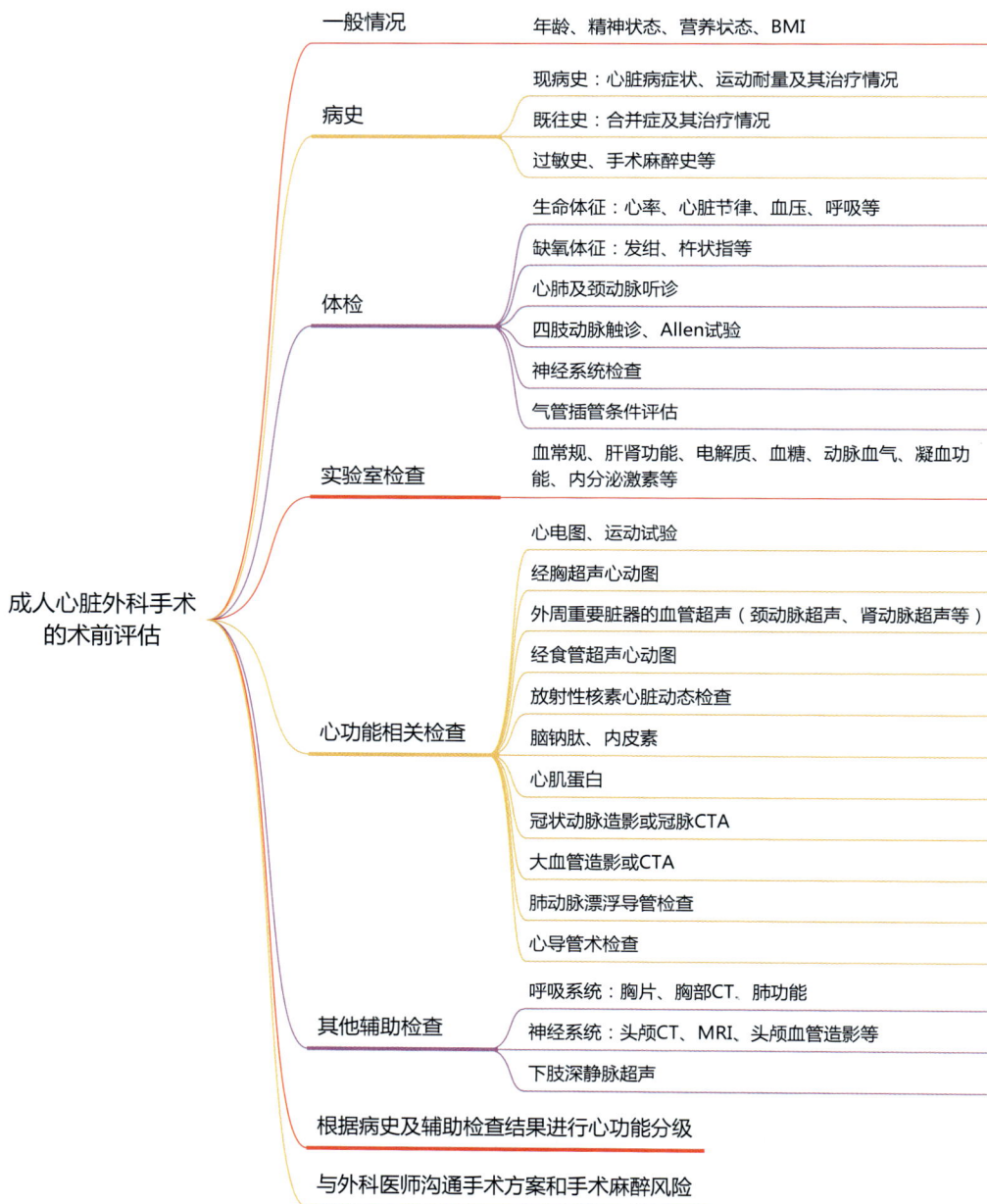

成人心脏外科手术的术前评估	一般情况	年龄、精神状态、营养状态、BMI
	病史	现病史：心脏病症状、运动耐量及其治疗情况
		既往史：合并症及其治疗情况
		过敏史、手术麻醉史等
	体检	生命体征：心率、心脏节律、血压、呼吸等
		缺氧体征：发绀、杵状指等
		心肺及颈动脉听诊
		四肢动脉触诊、Allen试验
		神经系统检查
		气管插管条件评估
	实验室检查	血常规、肝肾功能、电解质、血糖、动脉血气、凝血功能、内分泌激素等
	心功能相关检查	心电图、运动试验
		经胸超声心动图
		外周重要脏器的血管超声（颈动脉超声、肾动脉超声等）
		经食管超声心动图
		放射性核素心脏动态检查
		脑钠肽、内皮素
		心肌蛋白
		冠状动脉造影或冠脉CTA
		大血管造影或CTA
		肺动脉漂浮导管检查
		心导管术检查
	其他辅助检查	呼吸系统：胸片、胸部CT、肺功能
		神经系统：头颅CT、MRI、头颅血管造影等
		下肢深静脉超声
	根据病史及辅助检查结果进行心功能分级	
	与外科医师沟通手术方案和手术麻醉风险	

2）成人心脏外科手术的术前准备

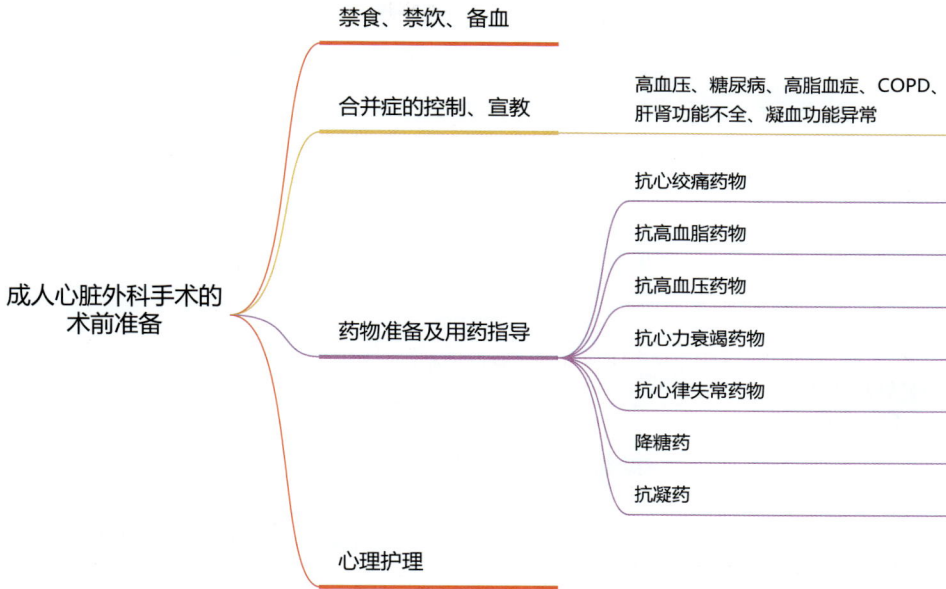

成人心脏外科手术的术前准备
- 禁食、禁饮、备血
- 合并症的控制、宣教
  - 高血压、糖尿病、高脂血症、COPD、肝肾功能不全、凝血功能异常
- 药物准备及用药指导
  - 抗心绞痛药物
  - 抗高血脂药物
  - 抗高血压药物
  - 抗心力衰竭药物
  - 抗心律失常药物
  - 降糖药
  - 抗凝药
- 心理护理

3）小儿心脏外科（先天性心脏病）手术的术前评估

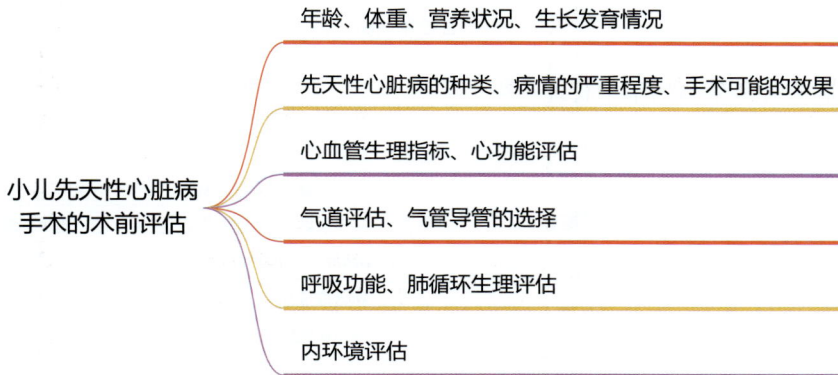

小儿先天性心脏病手术的术前评估
- 年龄、体重、营养状况、生长发育情况
- 先天性心脏病的种类、病情的严重程度、手术可能的效果
- 心血管生理指标、心功能评估
- 气道评估、气管导管的选择
- 呼吸功能、肺循环生理评估
- 内环境评估

4）小儿心脏外科（先天性心脏病）手术的术前准备

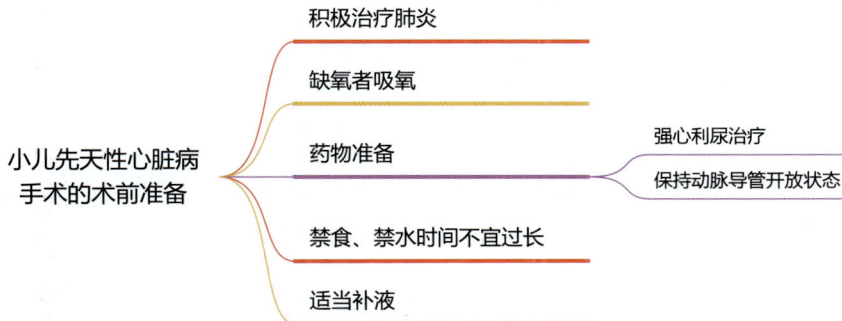

小儿先天性心脏病手术的术前准备
- 积极治疗肺炎
- 缺氧者吸氧
- 药物准备
  - 强心利尿治疗
  - 保持动脉导管开放状态
- 禁食、禁水时间不宜过长
- 适当补液

2. 心脏外科手术的术中监测和管理

1）心脏外科手术的术中监测

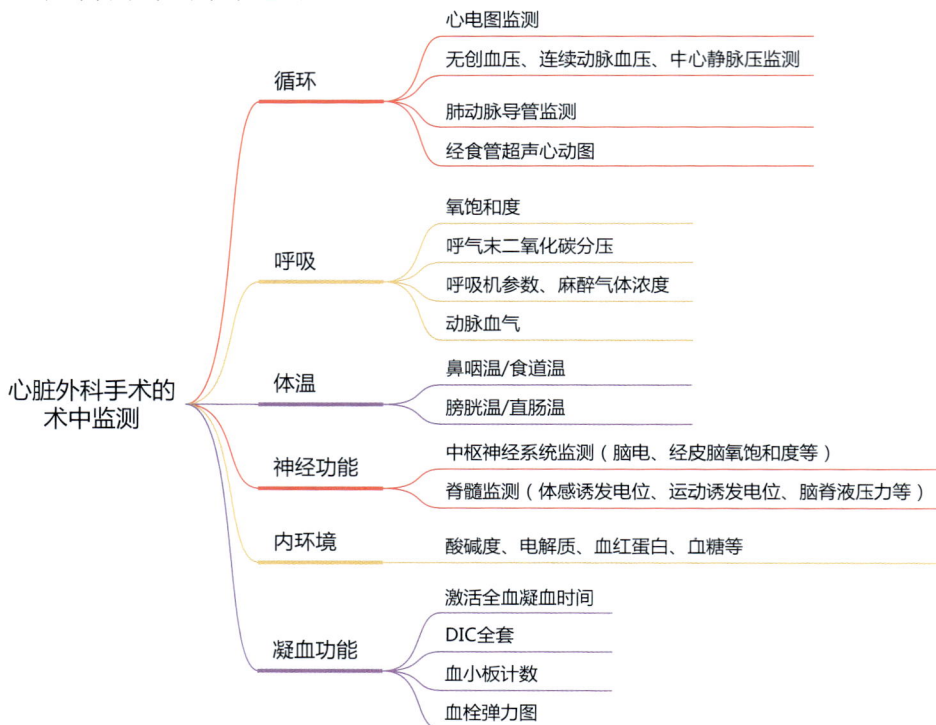

心脏外科手术的术中监测
- 循环
  - 心电图监测
  - 无创血压、连续动脉血压、中心静脉压监测
  - 肺动脉导管监测
  - 经食管超声心动图
- 呼吸
  - 氧饱和度
  - 呼气末二氧化碳分压
  - 呼吸机参数、麻醉气体浓度
  - 动脉血气
- 体温
  - 鼻咽温/食道温
  - 膀胱温/直肠温
- 神经功能
  - 中枢神经系统监测（脑电、经皮脑氧饱和度等）
  - 脊髓监测（体感诱发电位、运动诱发电位、脑脊液压力等）
- 内环境
  - 酸碱度、电解质、血红蛋白、血糖等
- 凝血功能
  - 激活全血凝血时间
  - DIC全套
  - 血小板计数
  - 血栓弹力图

2）成人心脏外科手术的术中管理

（1）患者入室前准备。

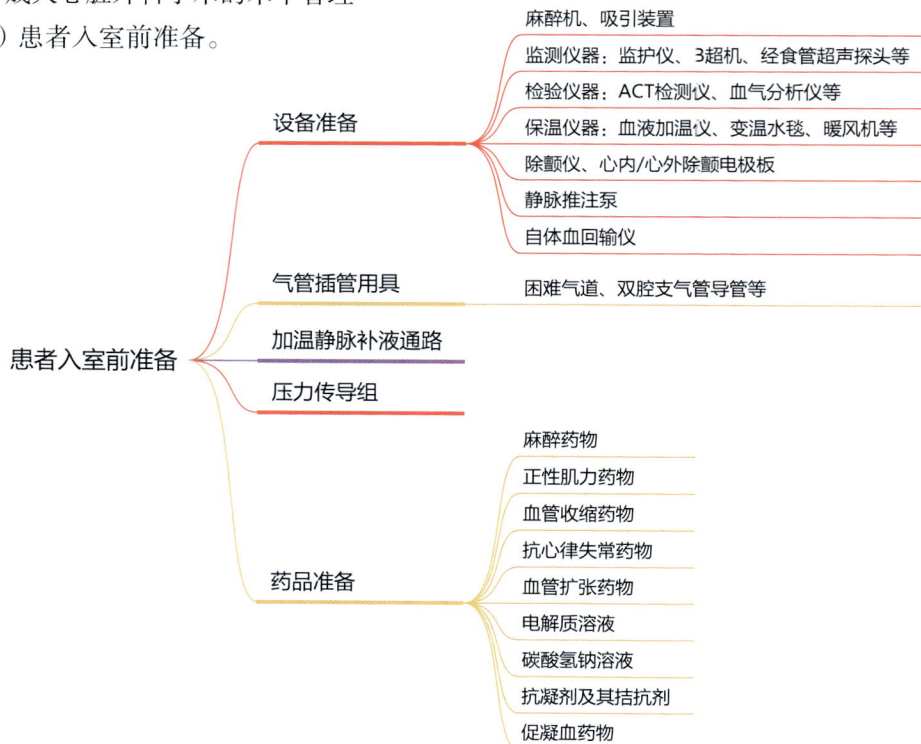

患者入室前准备
- 设备准备
  - 麻醉机、吸引装置
  - 监测仪器：监护仪、3超机、经食管超声探头等
  - 检验仪器：ACT检测仪、血气分析仪等
  - 保温仪器：血液加温仪、变温水毯、暖风机等
  - 除颤仪、心内/心外除颤电极板
  - 静脉推注泵
  - 自体血回输仪
- 气管插管用具
  - 困难气道、双腔支气管导管等
- 加温静脉补液通路
- 压力传导组
- 药品准备
  - 麻醉药物
  - 正性肌力药物
  - 血管收缩药物
  - 抗心律失常药物
  - 血管扩张药物
  - 电解质溶液
  - 碳酸氢钠溶液
  - 抗凝剂及其拮抗剂
  - 促凝血药物

（2）患者入室后至手术开始前准备。

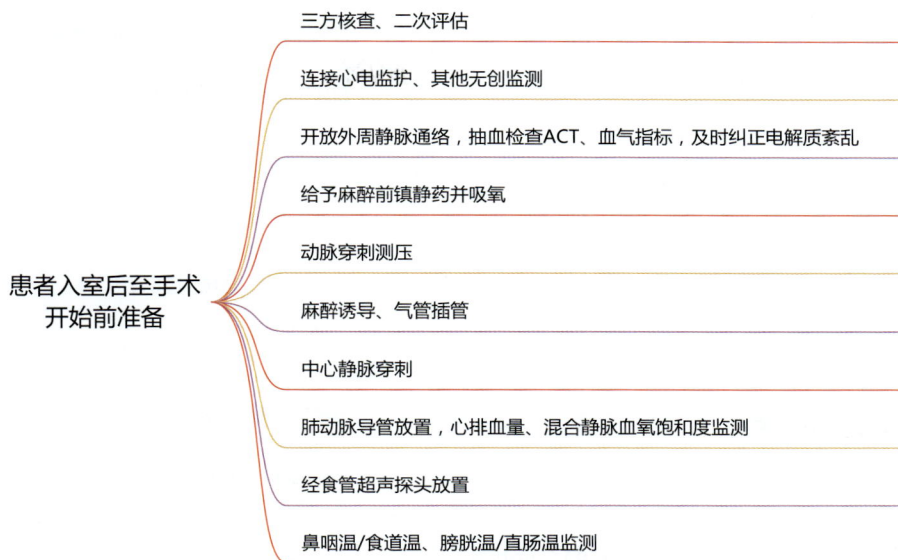

患者入室后至手术开始前准备
- 三方核查、二次评估
- 连接心电监护、其他无创监测
- 开放外周静脉通络，抽血检查ACT、血气指标，及时纠正电解质紊乱
- 给予麻醉前镇静药并吸氧
- 动脉穿刺测压
- 麻醉诱导、气管插管
- 中心静脉穿刺
- 肺动脉导管放置，心排血量、混合静脉血氧饱和度监测
- 经食管超声探头放置
- 鼻咽温/食道温、膀胱温/直肠温监测

（3）手术期间管理。

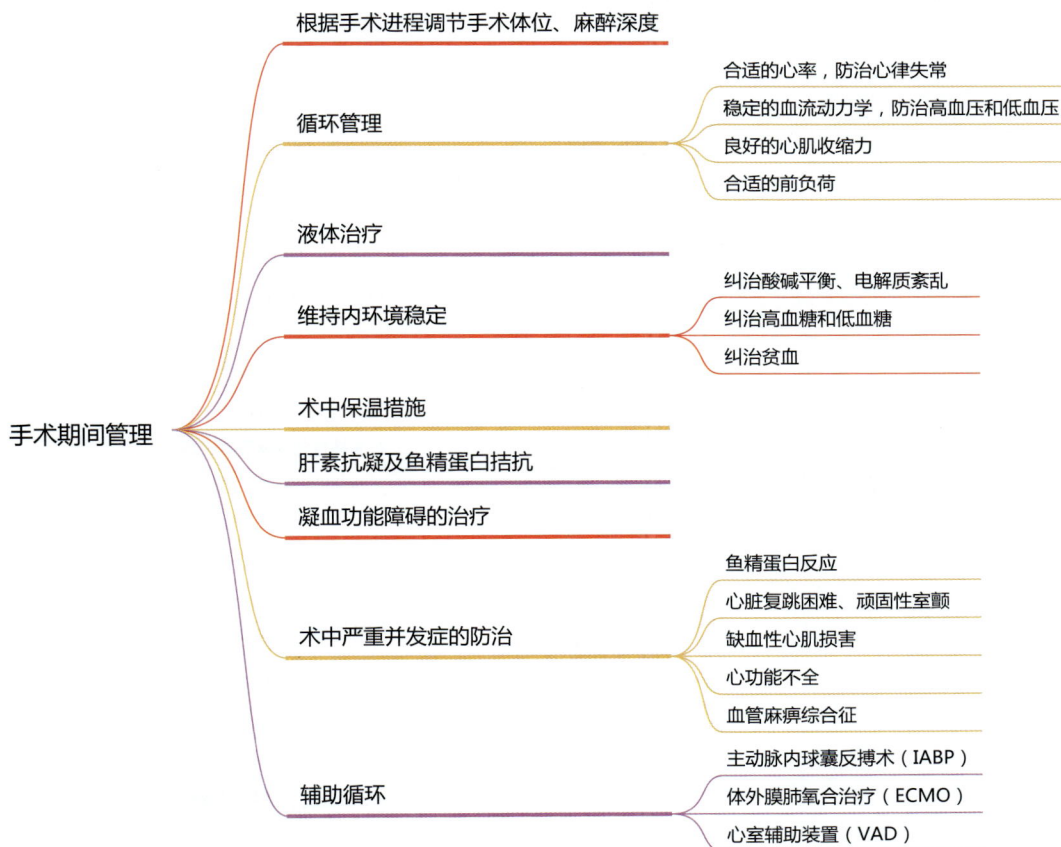

手术期间管理
- 根据手术进程调节手术体位、麻醉深度
- 循环管理
  - 合适的心率，防治心律失常
  - 稳定的血流动力学，防治高血压和低血压
  - 良好的心肌收缩力
  - 合适的前负荷
- 液体治疗
- 维持内环境稳定
  - 纠治酸碱平衡、电解质紊乱
  - 纠治高血糖和低血糖
  - 纠治贫血
- 术中保温措施
- 肝素抗凝及鱼精蛋白拮抗
- 凝血功能障碍的治疗
- 术中严重并发症的防治
  - 鱼精蛋白反应
  - 心脏复跳困难、顽固性室颤
  - 缺血性心肌损害
  - 心功能不全
  - 血管麻痹综合征
- 辅助循环
  - 主动脉内球囊反搏术（IABP）
  - 体外膜肺氧合治疗（ECMO）
  - 心室辅助装置（VAD）

10

（4）手术结束后管理。

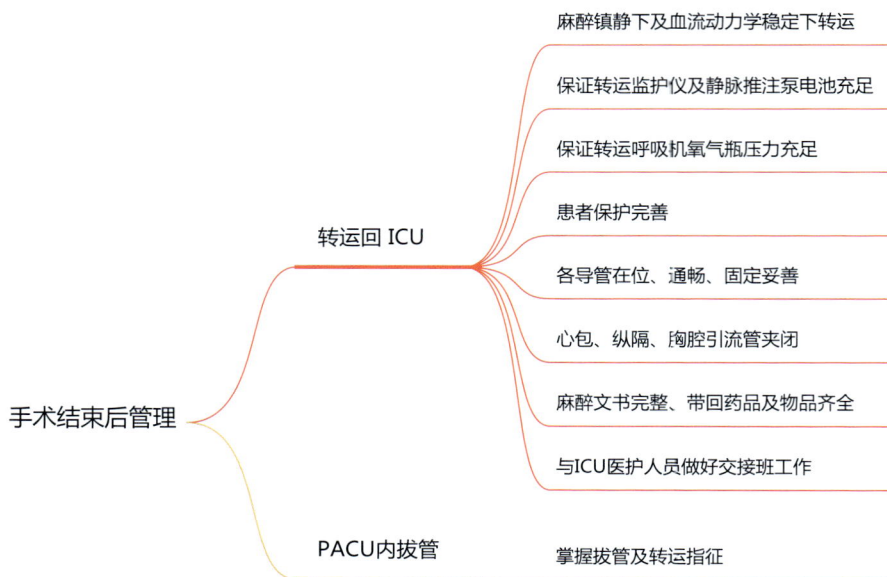

手术结束后管理
- 转运回 ICU
  - 麻醉镇静下及血流动力学稳定下转运
  - 保证转运监护仪及静脉推注泵电池充足
  - 保证转运呼吸机氧气瓶压力充足
  - 患者保护完善
  - 各导管在位、通畅、固定妥善
  - 心包、纵隔、胸腔引流管夹闭
  - 麻醉文书完整、带回药品及物品齐全
  - 与ICU医护人员做好交接班工作
- PACU内拔管
  - 掌握拔管及转运指征

3）小儿心脏外科（先天性心脏病）手术的术中管理

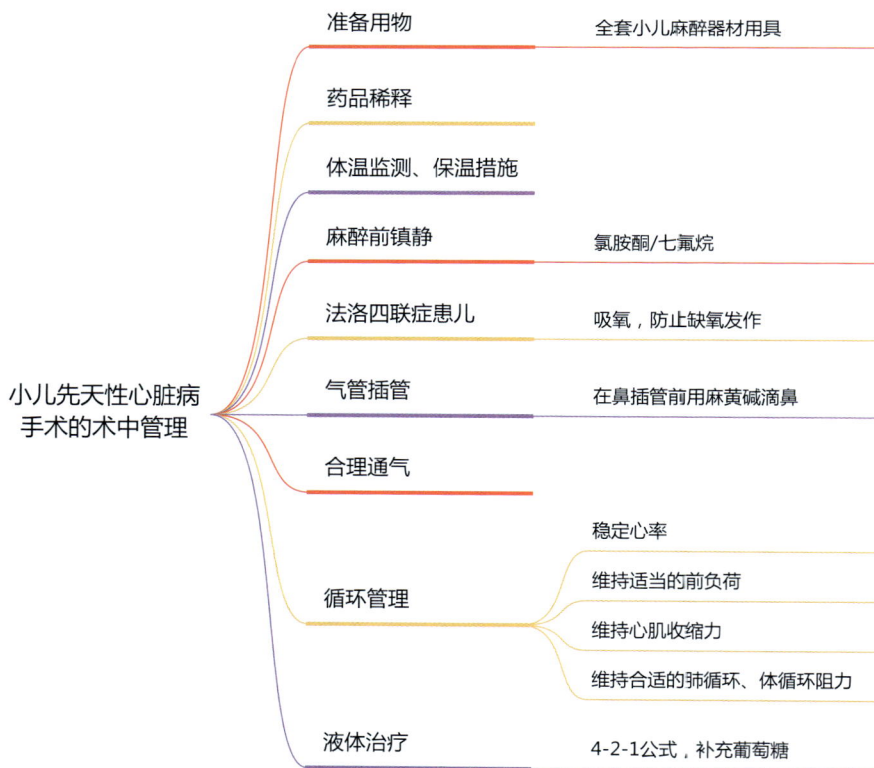

小儿先天性心脏病手术的术中管理
- 准备用物
  - 全套小儿麻醉器材用具
- 药品稀释
- 体温监测、保温措施
- 麻醉前镇静
  - 氯胺酮/七氟烷
- 法洛四联症患儿
  - 吸氧，防止缺氧发作
- 气管插管
  - 在鼻插管前用麻黄碱滴鼻
- 合理通气
- 循环管理
  - 稳定心率
  - 维持适当的前负荷
  - 维持心肌收缩力
  - 维持合适的肺循环、体循环阻力
- 液体治疗
  - 4-2-1公式，补充葡萄糖

3. 各类心脏手术的麻醉管理

1）体外循环手术的麻醉管理

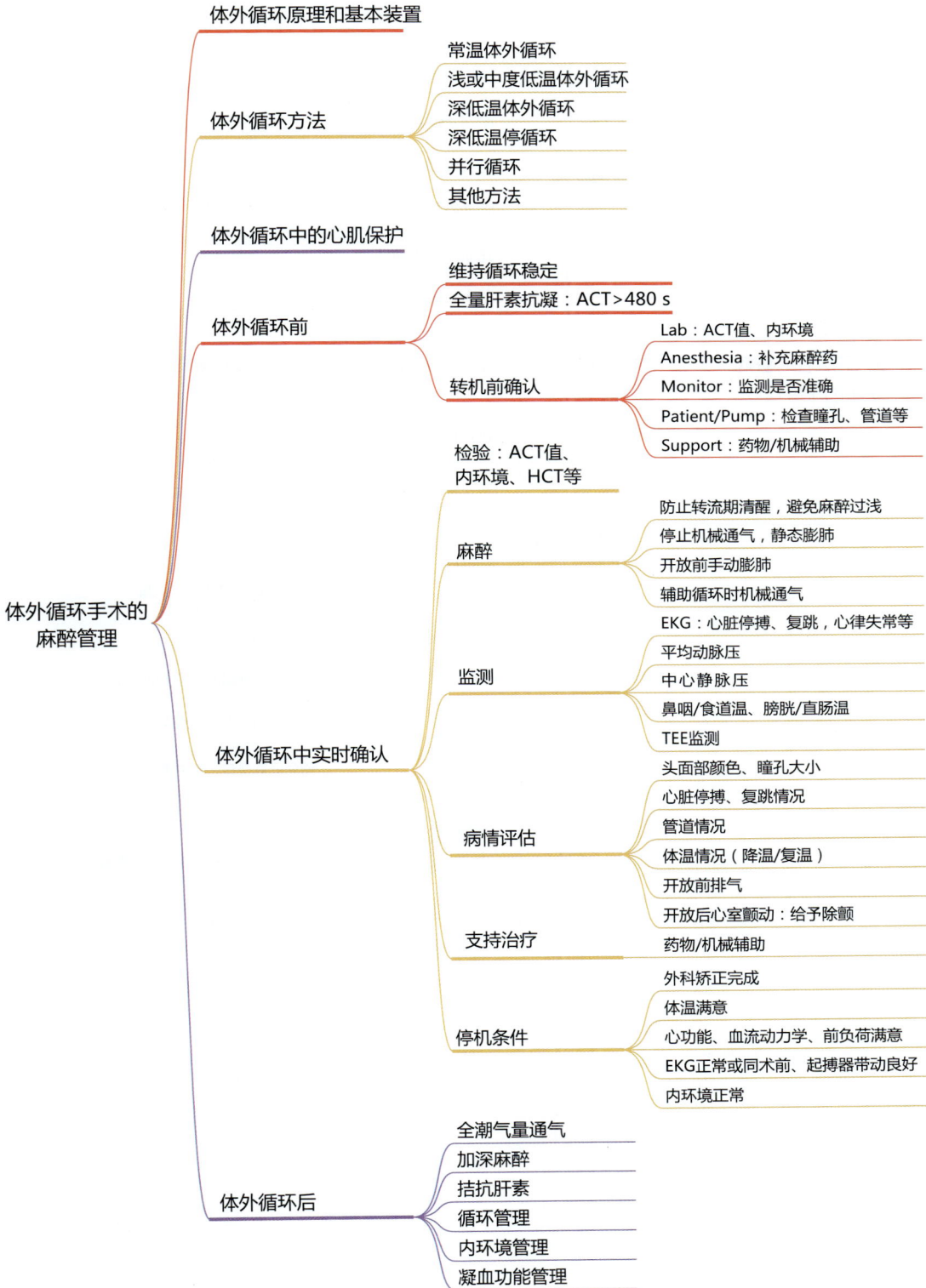

体外循环手术的麻醉管理
- 体外循环原理和基本装置
- 体外循环方法
  - 常温体外循环
  - 浅或中度低温体外循环
  - 深低温体外循环
  - 深低温停循环
  - 并行循环
  - 其他方法
- 体外循环中的心肌保护
- 体外循环前
  - 维持循环稳定
  - 全量肝素抗凝：ACT>480 s
  - 转机前确认
    - Lab：ACT值、内环境
    - Anesthesia：补充麻醉药
    - Monitor：监测是否准确
    - Patient/Pump：检查瞳孔、管道等
    - Support：药物/机械辅助
- 体外循环中实时确认
  - 检验：ACT值、内环境、HCT等
  - 麻醉
    - 防止转流期清醒，避免麻醉过浅
    - 停止机械通气，静态膨肺
    - 开放前手动膨肺
    - 辅助循环时机械通气
  - 监测
    - EKG：心脏停搏、复跳，心律失常等
    - 平均动脉压
    - 中心静脉压
    - 鼻咽/食道温、膀胱/直肠温
    - TEE监测
  - 病情评估
    - 头面部颜色、瞳孔大小
    - 心脏停搏、复跳情况
    - 管道情况
    - 体温情况（降温/复温）
    - 开放前排气
    - 开放后心室颤动：给予除颤
  - 支持治疗
    - 药物/机械辅助
  - 停机条件
    - 外科矫正完成
    - 体温满意
    - 心功能、血流动力学、前负荷满意
    - EKG正常或同术前、起搏器带动良好
    - 内环境正常
- 体外循环后
  - 全潮气量通气
  - 加深麻醉
  - 拮抗肝素
  - 循环管理
  - 内环境管理
  - 凝血功能管理

2）成人先天性心脏病手术的麻醉管理

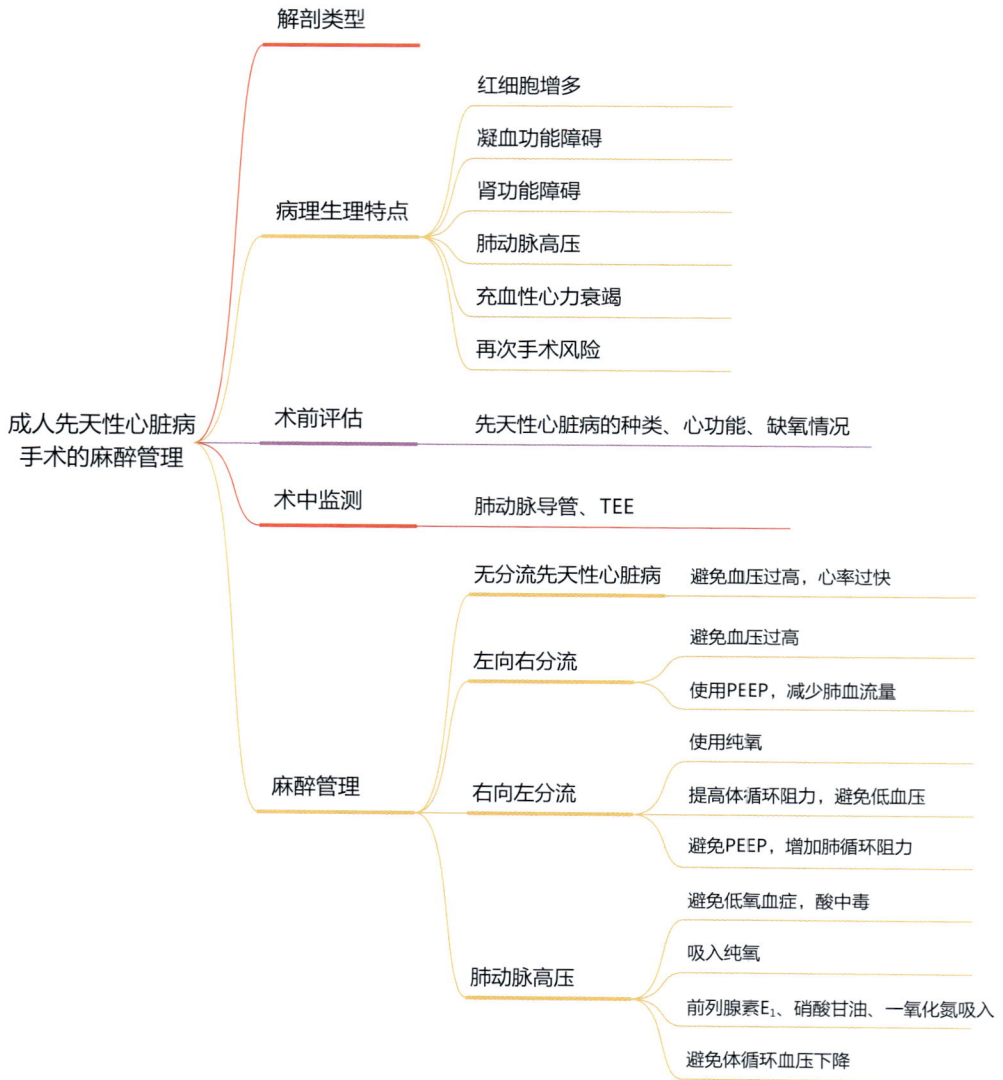

成人先天性心脏病手术的麻醉管理
- 解剖类型
- 病理生理特点
  - 红细胞增多
  - 凝血功能障碍
  - 肾功能障碍
  - 肺动脉高压
  - 充血性心力衰竭
  - 再次手术风险
- 术前评估
  - 先天性心脏病的种类、心功能、缺氧情况
- 术中监测
  - 肺动脉导管、TEE
- 麻醉管理
  - 无分流先天性心脏病
    - 避免血压过高，心率过快
  - 左向右分流
    - 避免血压过高
    - 使用PEEP，减少肺血流量
  - 右向左分流
    - 使用纯氧
    - 提高体循环阻力，避免低血压
    - 避免PEEP，增加肺循环阻力
  - 肺动脉高压
    - 避免低氧血症，酸中毒
    - 吸入纯氧
    - 前列腺素E_1、硝酸甘油、一氧化氮吸入
    - 避免体循环血压下降

3）冠状动脉旁路移植术的麻醉管理

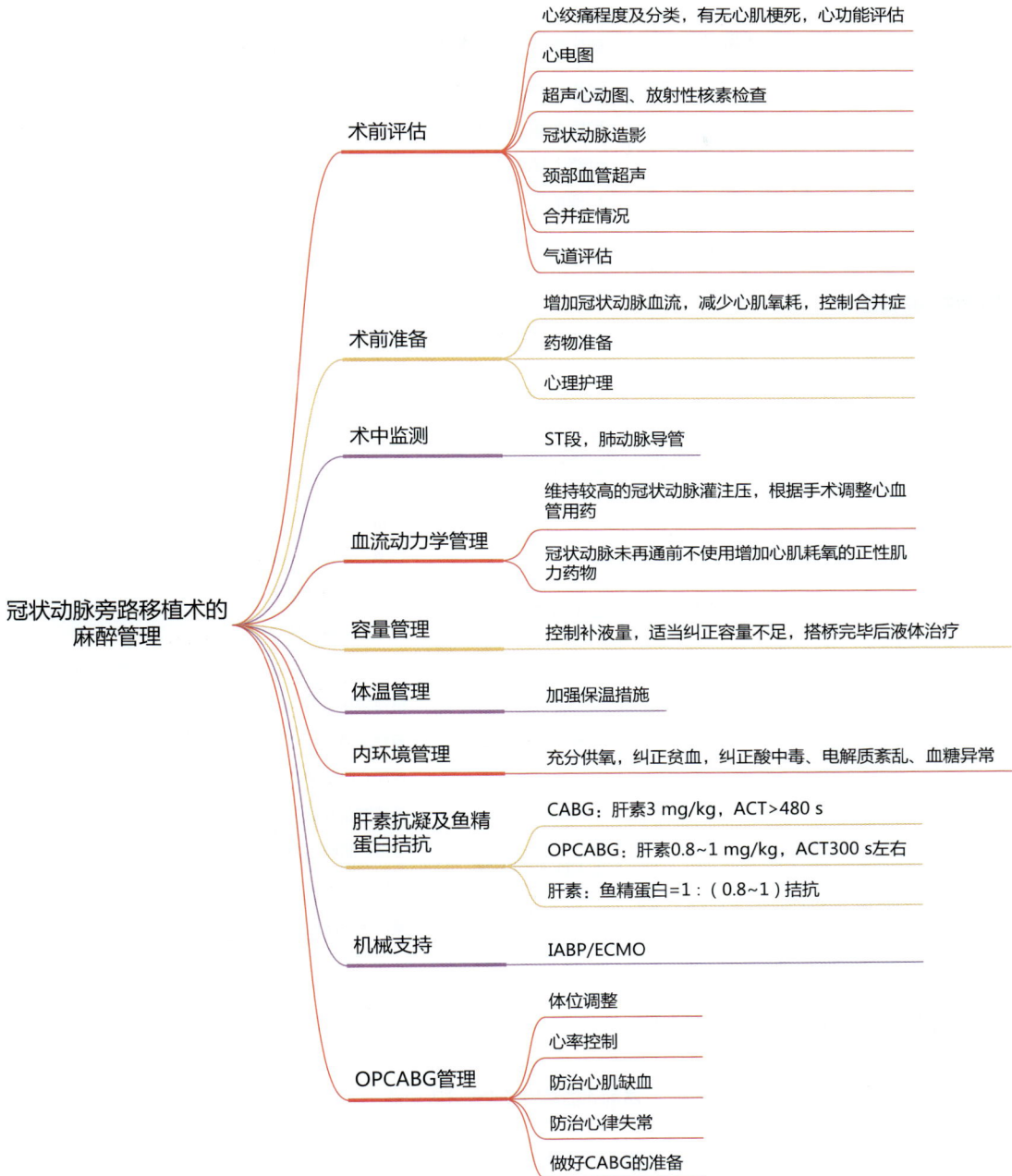

```
                              ┌─ 心绞痛程度及分类，有无心肌梗死，心功能评估
                              ├─ 心电图
                              ├─ 超声心动图、放射性核素检查
                      术前评估 ┤─ 冠状动脉造影
                              ├─ 颈部血管超声
                              ├─ 合并症情况
                              └─ 气道评估

                              ┌─ 增加冠状动脉血流，减少心肌氧耗，控制合并症
                      术前准备 ┤─ 药物准备
                              └─ 心理护理

                      术中监测 ── ST段，肺动脉导管

                              ┌─ 维持较高的冠状动脉灌注压，根据手术调整心血
                              │  管用药
                  血流动力学管理 ┤
                              └─ 冠状动脉未再通前不使用增加心肌耗氧的正性肌
冠状动脉旁路移植术的              力药物
     麻醉管理
                      容量管理 ── 控制补液量，适当纠正容量不足，搭桥完毕后液体治疗

                      体温管理 ── 加强保温措施

                    内环境管理 ── 充分供氧，纠正贫血，纠正酸中毒、电解质紊乱、血糖异常

                              ┌─ CABG：肝素3 mg/kg，ACT>480 s
                  肝素抗凝及鱼精 ┤─ OPCABG：肝素0.8~1 mg/kg，ACT300 s左右
                      蛋白拮抗    └─ 肝素：鱼精蛋白=1：（0.8~1）拮抗

                      机械支持 ── IABP/ECMO

                              ┌─ 体位调整
                              ├─ 心率控制
                   OPCABG管理 ┤─ 防治心肌缺血
                              ├─ 防治心律失常
                              └─ 做好CABG的准备
```

10

4）瓣膜性心脏病手术的麻醉管理

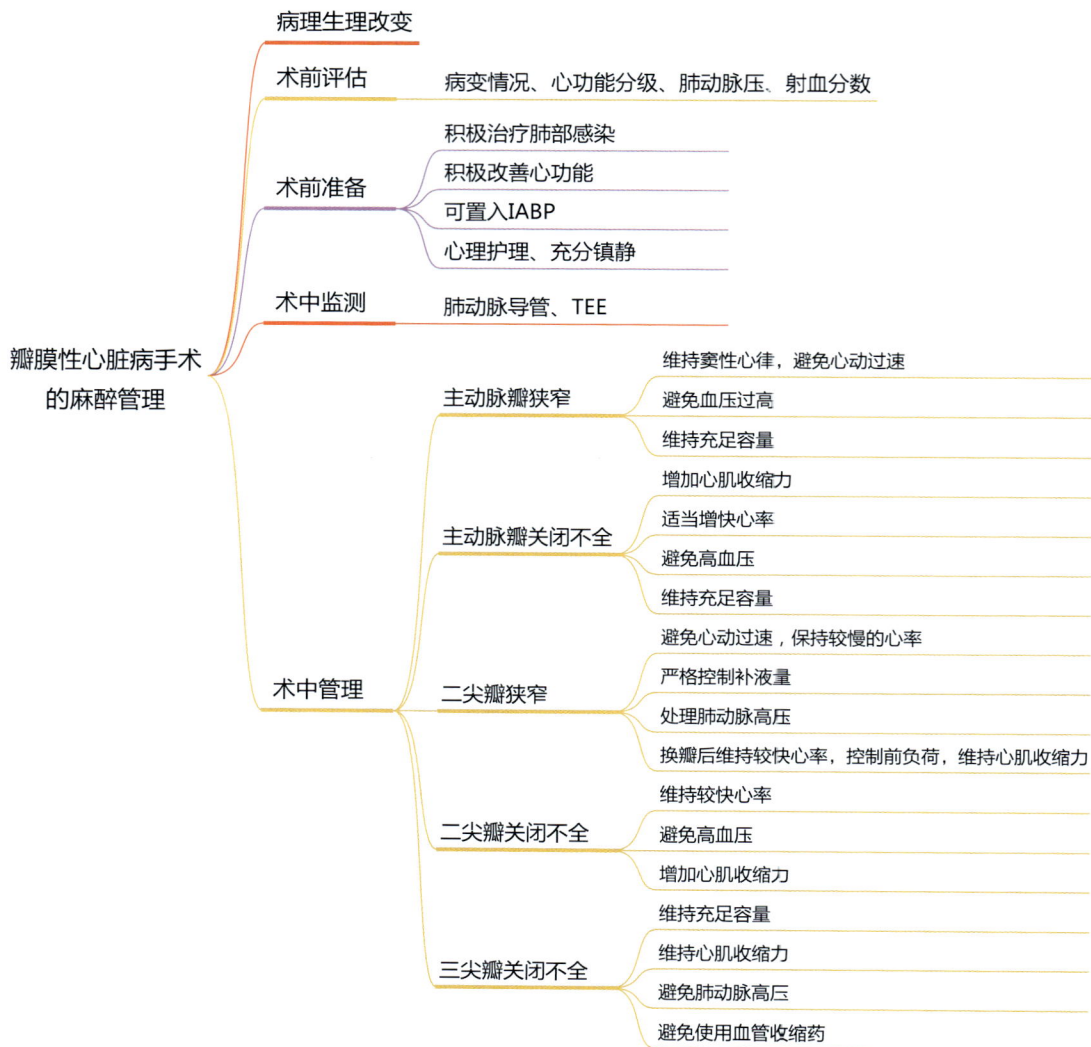

- 瓣膜性心脏病手术的麻醉管理
  - 病理生理改变
  - 术前评估 —— 病变情况、心功能分级、肺动脉压、射血分数
  - 术前准备
    - 积极治疗肺部感染
    - 积极改善心功能
    - 可置入IABP
    - 心理护理、充分镇静
  - 术中监测 —— 肺动脉导管、TEE
  - 术中管理
    - 主动脉瓣狭窄
      - 维持窦性心律，避免心动过速
      - 避免血压过高
      - 维持充足容量
    - 主动脉瓣关闭不全
      - 增加心肌收缩力
      - 适当增快心率
      - 避免高血压
      - 维持充足容量
    - 二尖瓣狭窄
      - 避免心动过速，保持较慢的心率
      - 严格控制补液量
      - 处理肺动脉高压
      - 换瓣后维持较快心率，控制前负荷，维持心肌收缩力
    - 二尖瓣关闭不全
      - 维持较快心率
      - 避免高血压
      - 增加心肌收缩力
    - 三尖瓣关闭不全
      - 维持充足容量
      - 维持心肌收缩力
      - 避免肺动脉高压
      - 避免使用血管收缩药

5）胸腔镜心脏手术的麻醉管理

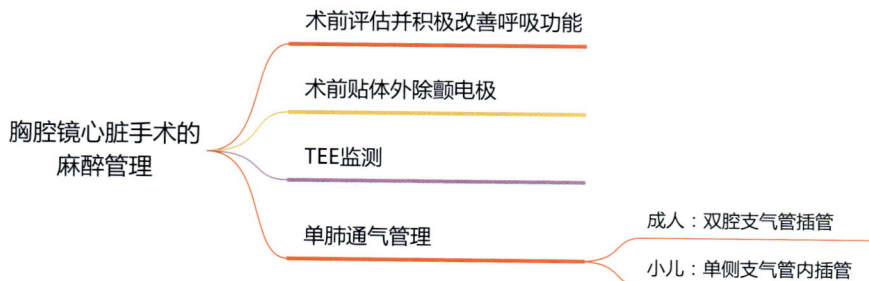

- 胸腔镜心脏手术的麻醉管理
  - 术前评估并积极改善呼吸功能
  - 术前贴体外除颤电极
  - TEE监测
  - 单肺通气管理
    - 成人：双腔支气管插管
    - 小儿：单侧支气管内插管

6）慢性缩窄性心包炎手术的麻醉管理

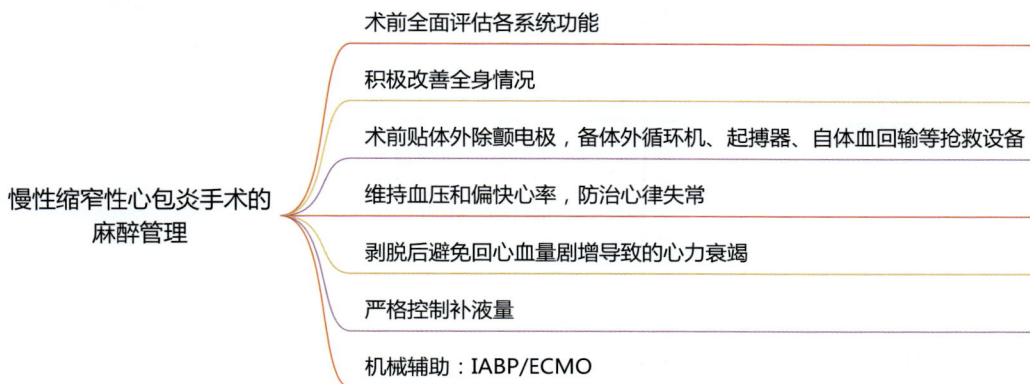

慢性缩窄性心包炎手术的麻醉管理
- 术前全面评估各系统功能
- 积极改善全身情况
- 术前贴体外除颤电极，备体外循环机、起搏器、自体血回输等抢救设备
- 维持血压和偏快心率，防治心律失常
- 剥脱后避免回心血量剧增导致的心力衰竭
- 严格控制补液量
- 机械辅助：IABP/ECMO

7）大血管手术的麻醉管理
（1）胸腹主动脉瘤手术的麻醉管理。

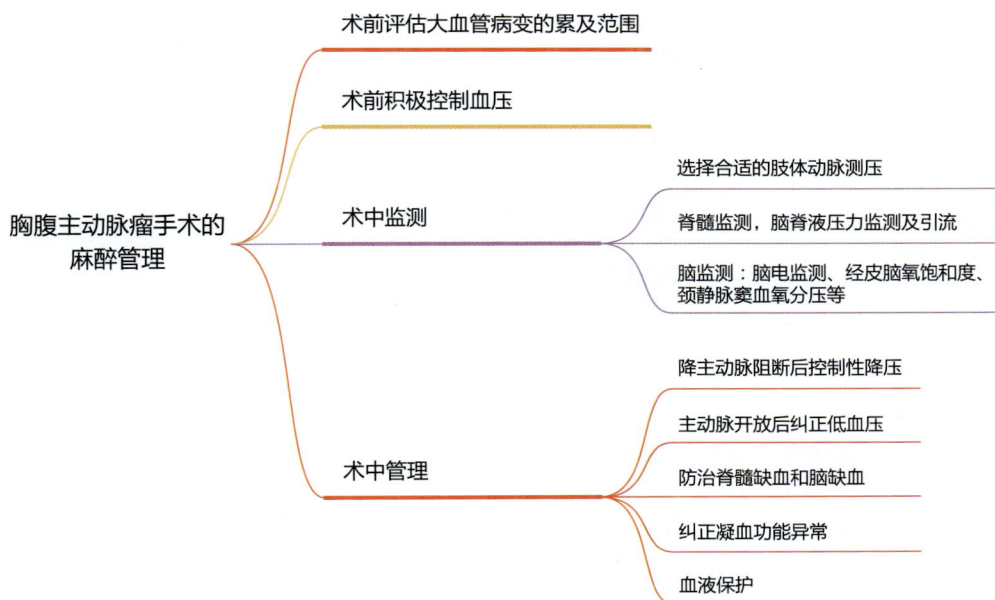

胸腹主动脉瘤手术的麻醉管理
- 术前评估大血管病变的累及范围
- 术前积极控制血压
- 术中监测
  - 选择合适的肢体动脉测压
  - 脊髓监测，脑脊液压力监测及引流
  - 脑监测：脑电监测、经皮脑氧饱和度、颈静脉窦血氧分压等
- 术中管理
  - 降主动脉阻断后控制性降压
  - 主动脉开放后纠正低血压
  - 防治脊髓缺血和脑缺血
  - 纠正凝血功能异常
  - 血液保护

10

（2）颈动脉内膜剥脱术的麻醉管理。

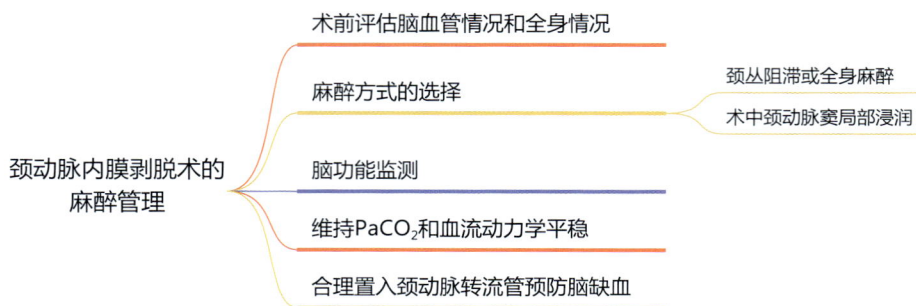

颈动脉内膜剥脱术的麻醉管理
- 术前评估脑血管情况和全身情况
- 麻醉方式的选择
  - 颈丛阻滞或全身麻醉
  - 术中颈动脉窦局部浸润
- 脑功能监测
- 维持$PaCO_2$和血流动力学平稳
- 合理置入颈动脉转流管预防脑缺血

8）心脏外科介入手术的麻醉管理

（1）大血管介入治疗术的麻醉管理。

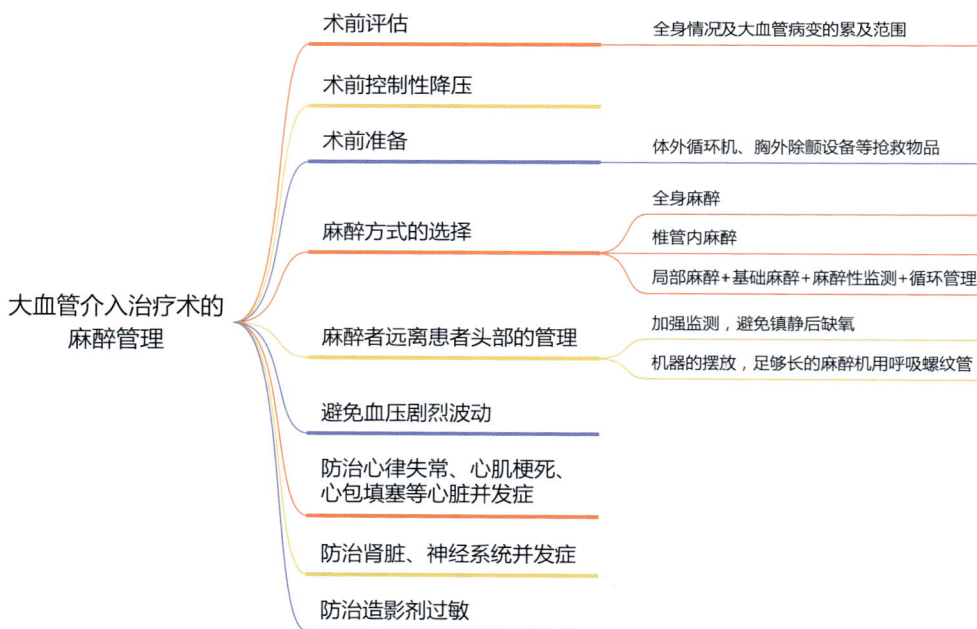

大血管介入治疗术的麻醉管理
- 术前评估
  - 全身情况及大血管病变的累及范围
- 术前控制性降压
- 术前准备
  - 体外循环机、胸外除颤设备等抢救物品
- 麻醉方式的选择
  - 全身麻醉
  - 椎管内麻醉
  - 局部麻醉+基础麻醉+麻醉性监测+循环管理
- 麻醉者远离患者头部的管理
  - 加强监测，避免镇静后缺氧
  - 机器的摆放，足够长的麻醉机用呼吸螺纹管
- 避免血压剧烈波动
- 防治心律失常、心肌梗死、心包填塞等心脏并发症
- 防治肾脏、神经系统并发症
- 防治造影剂过敏

（2）先天性心脏病介入治疗术的麻醉管理。

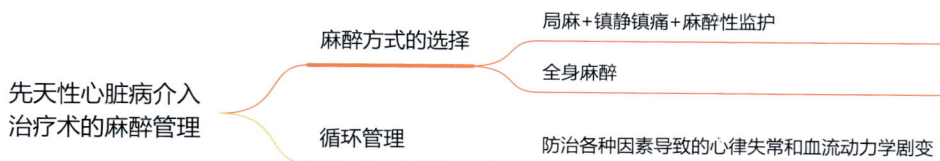

先天性心脏病介入治疗术的麻醉管理
- 麻醉方式的选择
  - 局麻+镇静镇痛+麻醉性监护
  - 全身麻醉
- 循环管理
  - 防治各种因素导致的心律失常和血流动力学剧变

9）心血管杂交手术的麻醉管理

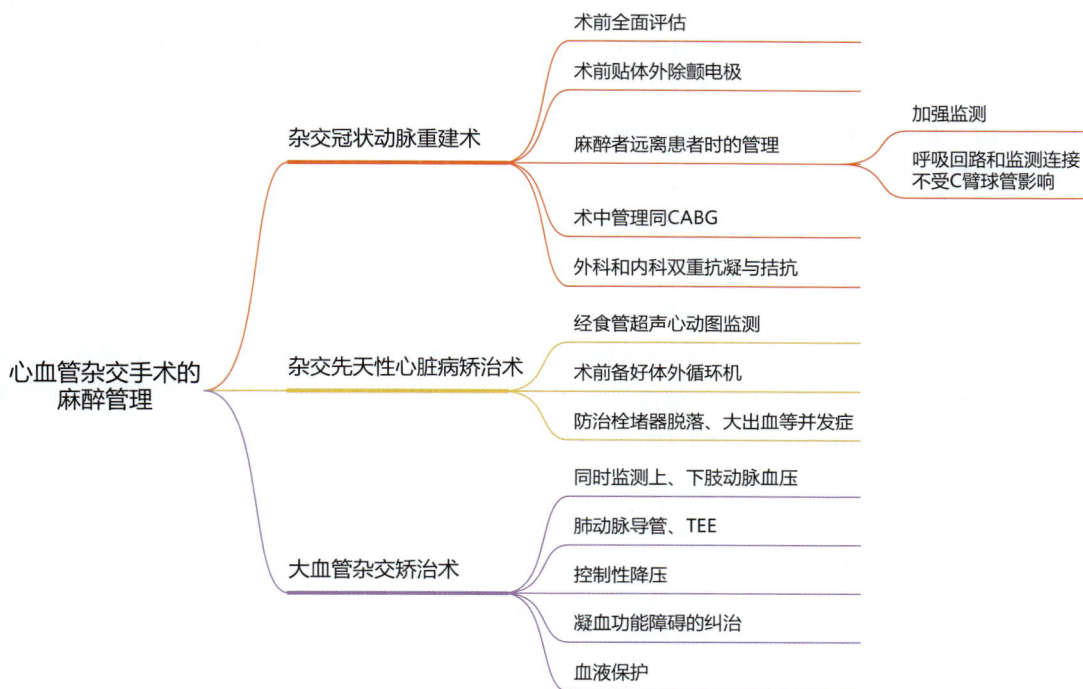

二、典型案例

案例一： 患者，男，66 岁，58 kg，因"冠状动脉粥样硬化性心脏病，不稳定性心绞痛，陈旧性心肌梗死，心功能Ⅲ级，高血压，糖尿病"入院。入院前半个月因胸痛、胸闷在外院查心超：左心房增大，左心室肥厚，EF 39 %，二尖瓣轻度反流；冠脉造影示左主干狭窄 50%，左前降支开口处狭窄 95%，回旋支远端狭窄 90%，右冠齐口闭塞，可见同向侧支血管网。经抗血小板、扩张冠状动脉、利尿治疗后症状、心功能均好转，转入我院心脏外科。复查心超：左室下壁及下侧壁收缩活动减弱，EF 62%，二尖瓣、主动脉瓣轻度反流；颈动脉超声示左颈总动脉狭窄 70%，右颈动脉、左颈内动脉狭窄小于 50%；心电图：窦性心律，ST-T 改变；胸部 CT 显示瓷化主动脉。拟行"非体外循环下冠状动脉旁路移植术，备左手桡动脉"。

讨论：

1. 术前对该患者还需要评估哪些内容？麻醉准备方案是什么？

术前对该患者还需要评估：① 患者心绞痛的性质和程度、活动耐量和心功能评估，前次心肌梗死的治疗恢复情况，目前的用药情况。② 其他系统合并症，高血压、糖尿病的治疗控制情况；既往有无脑梗等神经系统合并症。③ 体检：生命体征，颈动脉听诊，右手 Allen 试验。④ 实验室检查：血常规、肝肾功能、凝血功能、电解质、动脉血气等指标是否在正常范围内。⑤ 与手术医生沟通手术方案。

麻醉准备方案为：① 麻醉方式为静吸复合全身麻醉，按常规准备麻醉机和吸引装置。② 术中监测：按心脏外科标准监测准备，包括心电图、无创动脉血压、氧饱和度、鼻咽温、脑电（麻醉镇静深度）监测、经皮脑氧饱和度监测（因患者颈动脉狭窄）；计划右桡动脉穿刺监测有创动脉压，置入肺动脉导管监测中心静脉压、肺动脉压、肺动脉楔压、连续心指数等，置入经食管超声探头监测 TEE，需要准备压力传导组和相关仪器耗材；打开 ACT 检测仪、血气分析仪待用。③ 药品准备：按心脏外科标准药品准备，包括液体和静脉通路、麻醉药品、抢救药品、心血管活性药、肝素和鱼精蛋白等；药品按科室常规稀释备用，或连接延长管上静脉推注泵备用，设置静脉泵参数。④ 抢救设备准备：除颤仪和心内除颤电极板，自体血回输仪等，床边体外循环机和主动脉球囊反搏机备用。

与外科医生沟通，因患者升主动脉瓷化，故采用双乳内动脉＋左桡动脉全动脉搭桥的方案，即左乳内动脉与左前降支吻合，右乳内动脉连接左桡动脉序贯吻合中间支、钝缘支和右冠后降支。按计划实施麻醉，气管插管、漂浮导管置入操作等均顺利，手术开始；动脉离断前给予 60 mg 肝素抗凝，5 min 后复测 ACT 307 s；左乳内动脉吻合左前降支期间使用去氧肾上腺素间断推注维持动脉血压，循环稳定；吻合完毕后搬抬心脏进行其他冠脉探查时，出现 ST 段抬高，血压持续下降至 60 mmHg，使用去氧肾上腺素推注无效，检查右桡动脉通路在位通畅后，改用去甲肾上腺素推注仍无效，血压下降至 30 mmHg，SpO_2 降至 88%，脑氧饱和度降至 45%，ST 段持续抬高，出现心率下降至 30～40 次/min，异搏心律，随之出现心室颤动。

2. 出现这种情况的原因可能是什么？应如何预防、诊断及抢救？

这种情况是由心肌缺血梗死造成的，可能的原因为：① 搬抬心脏时出现血压下降后未及时纠正，长时间低血压导致大面积心肌缺血梗死、心肌收缩力下降、心力衰竭，恶性循环后造成顽固性低血压和心室颤动。② 搬抬心脏时出现冠状动脉血栓脱落，造成大面积心肌缺血梗死、心力衰竭和循环衰竭。③ 移植血管内有气泡栓塞或吻合口不通畅，造成心肌缺血梗死。

诊断方法：ST 段的改变即可早期提示心肌缺血，还需要排除药物过敏、容量过低、内环境紊乱导致的低血压；直视下观察右心收缩情况，使用经食管超声心动图检查左心收缩情况，判断心肌缺血梗死部位和面积；通过肺动脉导管观察肺动脉压、肺动脉楔压、连续心排量以了解心力衰竭程度；通过多普勒超声测移植血管流量以了解其通畅程度。

预防方法：麻醉后即持续泵注硝酸甘油、地尔硫䓬等改善心肌血供；搬抬心脏前可置头低位，预防性使用升血压药，搬抬时手法轻柔、尽量缩短搬抬时间，有血压下降时应及时提醒外科医生停止操作，将心脏恢复原位，加大硝酸甘油的注药速度，同时推注升压药维持循环稳定，避免长时间低血压，待循环稳定后再行操作。

抢救措施：① 术者应立即停止手术操作，将心脏恢复原位，开始心内按压，寻求其他同事的帮助。② 立即进行心内除颤，同时使用肾上腺素、利多卡因、硫酸镁等药物提升血压、稳定心律。③ 若除颤成功、循环恢复正常，继续使用肾上腺素、硝酸甘油、多巴胺、米力农等微泵持续注入，以维持心功能和循环；复测血气，纠正酸中毒和电解质紊乱；同时给予全量肝素，建立体外循环，行体外循环辅助下冠脉搭桥术，并弃用桡动脉，使用大隐静脉作为桥血管（因抢救时使用的血管收缩药物会导致动脉桥强烈收缩痉挛）。④ 若除颤不成功或反复心室颤动、循环仍无法维持，予持续心内按压等抢救措施，紧急给予全量肝素并建立体外循环，减少全身低血压持续时间，给予冰帽、糖皮质激素等脑保护措施；体外循环开始后，复测血气，纠正酸中毒和电解质紊乱；注意体外循环中的心肌保护。

经过心内按压、心内除颤和肾上腺素等抢救措施后患者恢复窦性心律，血压恢复至90 mmHg，SpO_2 恢复至99%，脑氧饱和度恢复至65%以上，检查双侧瞳孔对称正常；TEE下可见左室普遍收缩减弱，以左室下壁为甚，复查血气给予纠酸等处理，持续肾上腺素、硝酸甘油、多巴胺、米力农等微泵持续注入，以维持心功能和循环。给予全量肝素，左股动脉-右房插管建立体外循环，予以体外循环辅助下不停跳冠脉搭桥，弃用桡动脉，重新取大隐静脉，连接右乳内动脉，序贯吻合中间支、钝缘支和右冠后降支，搭桥完毕测桥血管流量满意，准备停机，体外循环时间2 h。

3. 停机前需要做哪些准备？若停机困难可采取什么措施？若停机顺利，后续需要做哪些处理？

停机前的准备：① 复查血气、酸碱度、电解质，及时纠正酸中毒、高钾、低钾等内环境紊乱；血红蛋白浓度满意；② 心电图基本正常，直视下及TEE检查心肌是否收缩有力，并行循环中血压可以维持，CVP、PCWP适合；③ 体温恢复满意，鼻咽温大于37℃，末梢温暖；④ 检查双侧瞳孔，记录转流中尿量；⑤ 设置呼吸机全潮气量进行通气，持续使用肾上腺素、去甲肾上腺素、多巴胺、硝酸甘油、米力农等心血管活性药物泵注，以维持停机后心功能和循环稳定。

该患者出现的停机困难一般由心肌收缩力差、药物无法维持导致，可置入主动脉内球囊反搏或ECMO辅助心脏，稳定循环后试行停机。

顺利停机后，若循环稳定，应加深麻醉，打开吸入挥发罐，给予阿片类镇痛药和肌松剂；使用鱼精蛋白拮抗肝素，首剂为肝素∶鱼精蛋白=1∶（0.8～1），5 min后复查ACT，根据其结果和术中渗血情况补充鱼精蛋白；由于体外循环时间长，凝血功能可能受到影响，在充分拮抗肝素的基础上可根据血栓弹力图结果补充血浆、凝血因子等；适当补充血容量，根据血红蛋白结果输入红细胞纠正贫血，使Hb大于9.0 g/L；调节心血管活性药物，维持心指数大于2.0，动脉血压维持在90～130 mmHg；监测尿量，必要时使用呋塞米利尿；并根据血气结果纠正内环境。

案例二： 患者，男，70岁，65 kg，因"先天性主动脉瓣二叶畸形，主动脉瓣重度狭窄伴中重度反流，二尖瓣中重度反流，三尖瓣轻中度反流，左心肥厚，肺动脉高压，心功能不全"入院。术前心超提示左房68 mm，左室63/72 mm，室间隔12 mm，主动脉根部内径47 mm，估计肺动脉压72 mmHg，射血分数（Simpson法）27%；冠脉造影示左前降支近端狭窄30%，余冠脉（－）。入室后常规行心电监护、左桡动脉穿刺测压，诱导后右颈内静脉置肺动脉漂浮导管，测肺动脉压力35 mmHg，连续心指数2.5左右；置入经食管超声探头监测TEE。手术方式为体外循环下Wheat术（保留主动脉窦部的主动脉瓣和升主动脉置换）+二尖瓣、三尖瓣成形术，阻断升主动脉后经左、右冠脉口灌注氧合血高钾停搏液，心脏停搏，心电图呈一直线；转流过程中采用浅中低温，监测动静脉压、鼻咽温和膀胱温、血气分析及电解质；开放升主动脉前鼻咽温34.5℃，平均动脉压53 mmHg，血气、血电解质均正常，置头低位、手动膨肺帮助排气后开放升主动脉；开放后心脏不能自动复跳，出现心室颤动，予以肾上腺素 20 μg、利多卡因 40 mg 静推，并予以 20 J 心内除颤，除颤 4 次后心脏仍不能恢复搏动，或仅有几次搏动后，又转为心室颤动；TEE 检查可见左心室、主动脉根部少量气栓，再次给予肾上腺素 20 μg、利多卡因 40 mg、硫酸镁 0.5 g 静推，并给予肾上腺素、多巴胺、硝酸甘油、米力农微量泵维持，手法按摩心脏、持续升温，再次 20～30 J 心内除颤 6 次，心脏仍不能恢复搏动，时间长达 10 min。

讨论：

1. 该患者出现心脏复跳困难、顽固性心室颤动可能的原因是什么？可采用哪些方法判断并预防？

体外循环中开放升主动脉后出现心脏复跳困难、顽固性心室颤动的原因有：

（1）体温过低，开放前应复温至鼻咽温＞34℃，该患者开放前鼻咽温已至 34.5℃，可继续升温帮助心脏复跳成功。

（2）血气、电解质异常，尤其是高钾血症导致的心脏复跳困难；应在开放前复查，出现高钾时可通过补充钙剂、应用 5% 碳酸氢钠、加强利尿，血糖不低的情况下可使用胰岛素，并安装超滤器快速滤除高钾血液，以帮助降低血钾，复查血钾正常后再开放升主动脉；该患者开放前已复查血气、电解质正常，可基本排除，必要时再次复查。

（3）灌注压过低，应调整灌注流量，必要时使用血管收缩剂，使平均动脉压 ≥ 55 mmHg，以保证重要脏器及开放后冠脉的血液供应；该患者开放前灌注压为 53 mmHg，可适当升压以帮助心脏复跳成功。

（4）左心室胀，肉眼可见，可放置左房管充分引流，降低左心室内压及张力，减少心室做功。

（5）心肌保护不好，体外循环中心电机械活动未完全停止，应注意避免，开放前灌温血停搏液。

（6）冠状动脉进气，肉眼可见冠脉进气，或在经食管超声心动图下看到主动脉根部气栓，即使恢复搏动，仍然心跳无力，心电图显示 ST 段红旗样抬高，极容易转为心室颤动；应在开放升主动脉前充分排气，少量进气可使用硝酸甘油扩冠、升高灌注压的方法处理，肉眼可见的冠状动脉气栓可使用细针析出，或重新阻断后经冠状静脉窦逆灌氧合血驱除气栓。

（7）合并冠状动脉狭窄，心肌缺血导致心脏复跳困难，须行冠状动脉旁路移植术纠正；该患者仅左前降支狭窄 30%，可暂时排除该原因。

（8）该患者为巨大心脏、心肌肥厚的瓣膜病患者，病程长，心功能差，对缺氧耐受能力差，且有一定的冠脉狭窄病变，给术中心肌保护造成一定的困难，出现心肌缺血缺氧，加上冠脉少量进气可能，导致心脏复跳困难和顽固性心室颤动。

2. 该患者经积极处理后心脏仍长时间无法恢复搏动，应采取什么手段？

应重新阻断升主动脉，灌温血半钾停搏液，使心电机械活动完全停止；二次温血停搏液可以为已发生潜在缺血性损害的心肌提供充分氧供，用于恢复受损害的心肌，并可以二次冲洗代酸性产物，为心脏复苏创造良好条件。同时复查血气、电解质是否正常，持续升温，3～5 min 后重新开放升主动脉，开放前充分排气，使用 TEE 监测排气效果，做好左心室减压，观察心脏是否可以自动复跳，或经过除颤后复跳。

案例三：患者，女，52 岁，因"风湿性心脏病，二尖瓣中重度反流，三尖瓣轻中度反流，肺动脉高压（心超估计 48 mmHg），心功能 Ⅲ 级"入院拟行手术，平时有虾过敏史。入室后行标准心脏外科心电监护、左桡动脉穿刺测动脉压，常规麻醉诱导、气管插管后，右颈内静脉置入双腔深静脉导管测中心静脉压。手术方式为在体外循环下二尖瓣置换 + 三尖瓣成形术，常规全量肝素 3 mg/kg 抗凝，5 min 后 ACT 满意后开始体外循环，主动脉阻断时间为 65 min，开放后心脏自动复跳，测内环境基本正常，血钾 4.3 mmol/L，血钙 1.01 mmol/L，Hb 8.3 g/L，鼻咽温 37.3℃，辅助循环 30 min 后顺利停机，血流动力学稳定，动脉收缩压 95 mmHg，心率 88 次/min，中心静脉压 7 cmH$_2$O，转流中尿量 50 ml。停机后，在拔主动脉插管前予以静推葡萄糖酸钙 0.5 g，按鱼精蛋白：肝素 =1.5：1 比例拮抗，经中心静脉缓慢静注，注射完 1 min 后，出现动脉压下降至 20～30 mmHg，心率减慢至 45 次/min，心跳无力，CVP 上升至 19 cmH$_2$O，气道压上升至 28 cmH$_2$O，指脉氧饱和度下降至 92%。立即给予静脉推注肾上腺素 0.5 mg，葡萄糖酸钙 1 g，甲强龙 80 mg，血压无回升趋势；再次经心内推注肾上腺素 1 g，同时给予心内按压，血压逐渐恢复、心率加快；随后给予肾上腺素 0.3 μg/（kg·min）、多巴胺 8 μg/（kg·min）、硝酸甘油 0.2 μg/（kg·min）等静脉泵注维持，调节呼吸机参数，复测血气给予纠酸、补钾、补钙、输血、利尿等治疗，动脉收缩压可维持在 80 mmHg 左右，心率 95 次/min，SpO$_2$ 97%，CVP 降至 13 cmH$_2$O，气道压降至 21 cmH$_2$O，转后尿量 100 ml，术中肺动脉测压 42 mmHg。观察 1 h 后止血关胸，送入 ICU 继续治疗，于术后第三天撤去升压药物，拔除气管导管。

讨论：

1. 该患者术中出现了什么并发症？具体表现为什么？

该患者出现了严重的鱼精蛋白反应，并且以肺动脉收缩型为主。具体表现为：肺血管剧烈收缩、肺动脉压力升高、肺血管阻力增加，支气管收缩、呼吸道阻力增加，右心室后负荷急剧增加，右心过度膨胀，导致心率减慢、中心静脉压增高，而左心前负荷严重下降，血压严重降低，心跳无力。

2. 该并发症的预防、抢救措施有哪些？对该患者的处理措施中还有哪些可以改进？

鱼精蛋白反应的预防措施有：① 推注前补充钙剂，使血钙浓度处于正常范围；② 推注前给予糖皮质激素如地塞米松 5～10 mg；③ 补足血容量，提升动脉压后再给药；④ 推注前加深麻醉；⑤ 对于高危患者可经主动脉缓慢给药，推注时间大于 5 min。一旦出现鱼精蛋白反应，应立即停止注射鱼精蛋白，抢救措施有给予肾上腺素静脉或心内注射，提高血压、增加心肌收缩力；给予钙剂、糖皮质激素抗过敏；使用硝酸甘油、丙泊酚、加深麻醉来降低肺动脉压；同时需要正性肌力药物如肾上腺素、多巴胺、多巴酚丁胺持续微泵注入支持心功能和循环。

该患者为风湿性瓣膜性心脏病伴肺动脉高压，术前可置入肺动脉漂浮导管监测肺动脉压和连续心指数，在出现鱼精蛋白反应时可快速诊断并指导治疗；患者有虾过敏史，为过敏体质，应考虑为鱼精蛋白反应高危人群，应在推注前给予激素、加深麻醉、提高动脉压、补足血容量；该患者停机前呈低血钙 1.01 mmol/L，补葡萄糖酸钙 0.5 g 可能不够，应补足 1 g，使血钙在正常范围，可减少鱼精蛋白对心肌收缩力的抑制；并采用经主动脉给药，缓慢给药时间大于

10

5 min，使鱼精蛋白迅速扩散、稀释，减少未结合鱼精蛋白进入肺循环和冠脉循环，减少引起肺血管收缩和心肌抑制。

3. 若该患者使用肾上腺素抢救后仍无效，血压无法维持，继之出现心室纤颤，该如何处理？

应立即给予肝素化，重新插管、二次体外循环转机辅助循环，电除颤纠正心室纤颤，待循环稳定、心肌收缩力恢复后试停机；停机后持续使用升压药物包括肾上腺素、多巴胺、多巴酚丁按等，保持收缩压在 90～100 mmHg，循环稳定后缓慢减量，不可过快、过早停药；再次使用鱼精蛋白前须做好充分准备，于主动脉内缓慢推注，准备好升压药物维持血压；或不再使用鱼精蛋白，应仔细止血关胸，保持引流管通畅，并使用其他止血药物，如维生素 K、氨甲环酸、氨甲苯酸、立芷血等，输注血小板、新鲜冰冻血浆、冷沉淀凝血因子、纤维蛋白原等减少渗血，纠正贫血，补充血容量，保持体温正常，利尿加速肝素排泄，术后 4 h 渗血较多，给予支持治疗，之后可明显减少。

第四节　心脏外科患者精确麻醉护理的热点和前沿

一、领域热点

心脏外科发展的新热点在于对患者快速、高质量康复的追求，包括对整个围手术期管理的持续改进及外科手术的微创化。我国的心脏外科在微创领域不断探索，经肋间小切口用于二尖瓣、三尖瓣、房间隔缺损修补，机器人辅助冠脉搭桥，经胸骨旁切口、胸骨上段切口的主动脉瓣及主动脉手术，经导管的瓣膜手术以及杂交手术等广泛开展，有些领域甚至处于世界领先水平，明显减轻了手术创伤、降低了输血率，缩短了患者住院时间。心脏外科麻醉也向快通道、可控性好的短效麻醉药、复合麻醉、多模式镇痛等个性化精确麻醉发展，并在围手术期管理方案，如术中血液保护、液体管理、肺保护策略、体温管理、神经系统并发症预防方面进行大量研究和探索。针对心脏外科和心脏麻醉的发展，心脏外科麻醉护理应建立并细化术前、术中、术后的专科指标，如术前患者的宣教指导，术前各项仪器、物品和药品准备，术中体温保护，各类心脏大血管包括介入手术的麻醉护理流程，术后镇痛评估管理等。建立标准流程与规范，通过培训提高麻醉护士对心脏外科手术麻醉管理的认识，对严重危急并发症的反应处理能力，提高心脏外科手术麻醉的整体质量，为患者提供更加优质的医疗体验。同时，还应鼓励大力开展心脏外科麻醉护理的相关研究，促进麻醉护理管理理念和技能推陈出新，推动学科发展。

二、发展前沿

心脏外科麻醉管理要求复杂且专业性高，需要麻醉护士具备丰富的专业知识和良好的临床素养，代表着临床麻醉护理领域较高的水平。所以在麻醉护理的规范化培训和麻醉护理人员的职业规划中，经过其他麻醉亚专业的轮转实践，熟练掌握麻醉的基本理论知识和临床技能，积累一定的临床经验后，然后再进行心脏外科麻醉亚专业的轮转或进修，进一步提高麻醉护士的专业知识水平和专业能力。尤其是培养对严重并发症和危急情况的反应处理能力，选拔出一批优秀的心脏麻醉专业性护理人才，提高麻醉护理人员专业整体素质，从而有助于改善围手术期患者医疗体验、减少术后并发症、降低住院天数和改善患者预后。

参考文献

［1］　邓小明，姚尚龙，于布为，等.现代麻醉学［M］.5版.北京：人民卫生出版社，2020.
［2］　卿恩明，赵晓琴.临床麻醉系列丛书-胸心血管手术麻醉分册［M］.北京：北京大学医学出版社，2010.

10

［3］ 王义军,沈杰,卢家凯,等. 心脏手术患者术前焦虑与抑郁的影响因素［J］. 中华医学杂志,2008,88(39): 2759-2762.

［4］ LEVINE WC, LEE JJ, BLACK JH, et al. Thoracoabdominal aneurysm repair: anesthetic management［J］. Int Anesthesiol Clin, 2005, 43(1): 39-60.

［5］ MOMMERTZ G, LANGER S, KOEPPEL TA, et al. Brain and spinal cord protection during simultaneous aortic arch and thoracoabdominal aneurysm repair［J］. J Vasc Surg, 2009, 49(4): 886-892.

［6］ MORDECAI MM, CRAWFORD CC. Intraoperative management: endovascular stents［J］. Anesthesiol Clin North Am, 2004, 22(2): 319-vii.

［7］ LIPPMANN M, LINGAM K, RUBIN S, et al. Anesthesia for endovascular repair of abdominal and thoracic aortic aneurysms: a review article［J］. J Cardiovasc Surg, 2003, 44(3): 443-451.

（杜园园　张　丽）

精确麻醉护理

第十一章
胸外科患者精确麻醉护理

第一节　概　述

胸科手术时剖胸和侧卧位对患者的呼吸和循环将带来一系列的不良影响，加之胸腔是一个内感受器十分丰富的体腔，这些感受器主要分布在肺门、主动脉弓部、膈以及肋间神经分布的胸壁部位，手术的强烈刺激常可引起应激反应的加剧。一些肺部手术又容易引起肺内感染的扩散或气道梗阻以致窒息。胸腔内手术以气管内，特别是支气管内全身麻醉为主，也可将胸段硬膜外间隙阻滞或胸椎旁神经阻滞与全身麻醉联合应用。胸科手术麻醉对麻醉管理特别是呼吸管理有较高的要求，术中必须维持呼吸道通畅，并有较深的麻醉深度，尽可能避免低氧血症和高二氧化碳血症。

一、胸部手术患者的生理变化

（一）开胸后的纵隔摆动和反常呼吸

一侧剖胸，胸腔负压消失，产生同侧肺萎陷，肺泡通气面积锐减，通气量降低可达 50%，同时，由于左右胸腔出现压差，使处于正中位的纵隔随着呼吸周期，而出现向健侧和开胸侧左右移位，侧卧位吸气时纵隔下移，呼气时上移．出现纵隔摆动，这种摆动使得气体并不参加交换；而气流在健侧和开胸侧的气管来回移动形成反常呼吸。根据上述机制，一侧剖胸的后果是导致缺氧和 CO_2 潴留，同时使静脉回流受阻，心排血量减少。其有效的解决方法是气管内插管和应用肌松药进行控制呼吸。

（二）侧卧位下开胸对呼吸的影响

胸腔手术患者多被置于侧卧位，一侧开胸后对呼吸的影响为：① 由于重力影响，使得下肺的血流量比上肺多。② 腹腔脏器向胸腔方向移动，使膈肌上升约 4 cm，功能残气量（functional residual capacity，FRC）减少约 0.8 L。③ 纵隔压迫下肺，影响下肺的通气。侧卧位时，由于气管插管、肌松药和机械通气，理论上是上肺通气良好，但血流减少；而下肺由于重力原因，纵隔下移，腹腔内压增加，使 FRC 进一步减少，虽然血流增加，但通气不足。且在胸腔手术时，鉴于手术操作和压迫等，常使上肺萎陷、通气不足，因此，胸外科手术中确保下肺的有效通气至关重要。

（三）全身麻醉侧卧位时单肺通气对呼吸的影响

全身麻醉下侧卧位双肺通气时上肺平均血流量为心排血量的 40%，而下肺则为 60%。由于在侧卧位时静脉血掺杂为心排血量的 10%，每侧肺分流相当于 5%。因此，参加气体交换的肺血流量在上肺为心排血量的 35%，下肺为 55%。

单肺通气引起明显肺内分流。由于发生低氧性肺血管收缩，进入上肺的肺血流量减少50%，因为其分流量为 17.5%，再加上原来的肺分流 5%，所以单肺通气时上肺的肺血流量为心排血量的 22.5%。

二、胸科手术麻醉基本要求

（一）消除或减轻纵隔摆动与反常呼吸

纵隔摆动与反常呼吸可严重干扰呼吸、循环功能。如果麻醉深度偏浅或手术操作刺激相对强烈，在患者有自主呼吸的情况下就会出现剧烈的纵隔摆动，而反常呼吸的程度与摆动气量的大小和气道阻力成正比，所以要消除或减轻纵隔摆动与反常呼吸，首先就应保持呼吸道通畅和有适当的麻醉深度，其次是管理好呼吸。临床上一般采用静吸复合全身麻醉或静脉复合全身麻醉的方式，应用肌肉松弛药在较深的麻醉控制呼吸下开胸，基本上可克服纵隔摆动和反常呼吸的干扰。如能用局部麻醉药阻滞肺门等敏感部位，麻醉会更加平稳。

（二）避免肺内物质的扩散

剖胸后的肺萎陷和肺部手术操作均可将肺内病灶处的分泌物、脓液挤压到气管内甚至到对侧的支气管内，在手术操作过程中特别是切断支气管时，痰、血可经断端流入同侧健肺或对侧支气管内，这些均可引起感染的扩散以及气道的阻塞或肺不张。如果脓、血、分泌物量大，情况就更为严重，例如，肺脓肿、支气管扩张症或原有大咯血史的患者，大量脓、血涌入气道可以造成窒息。避免肺内物质扩散的原则是：凡能吸除的物质必须尽量吸除干净，不能吸除者则利用体位或分隔、堵塞等办法使其不致扩散。因此，在麻醉过程中及时进行呼吸道内的吸引至关重要。对肺内分泌物多的患者，吸引更应配合麻醉和手术操作来进行，即在分泌物有可能自胀腔或支气管流出时均进行吸引。一般来说，在气管内或支气管内插管后、体位由仰卧改侧卧位后、开胸肺萎陷后、挤压病灶后均进行吸引。如呼吸道有痰鸣音应及时吸引。

对肺内物质扩散可能性较大的患者，一般均行支气管内插管进行双侧肺隔离和健侧单肺通气,以防止健侧肺被污染并保持健肺呼吸道通畅。即使如此,残留于支气管断端内的物质仍可随支气管导管的拔出而进入气管或对侧支气管内。因此,在患侧支气管切断后最好由术者经断端进行吸引清除。必要时应进行纤维支气管镜检查、吸引,以免发生急性窒息或肺不张。

(三)保持 PaO_2 和 $PaCO_2$ 于基本正常水平

剖胸手术均是在剖胸侧肺部分萎陷的情况下进行手术,肺内分流量增加,导致肺静脉血掺杂,可出现低氧血症。如行单肺通气,这种情况更为明显。故无论做气管内全身麻醉还是行单肺通气,呼吸管理的任务之一都是要尽量缩小肺通气/灌注(V/Q)比值的失调。

(1)一般在手术全程均吸入大于 50% 浓度的氧,潮气量以 8～10 ml/kg 为宜,过低则有可能出现卧侧肺部分萎陷。由于剖胸后卧侧肺及胸廓顺应性均降低,吸气正压应稍高于非剖胸手术。稍高的吸气正压有助于改善 V/Q 比值,防止术后肺不张。可适当加快吸入气流或延长吸气时间,以使吸入气在终末气道的分布比较均匀,增强气体交换。对于术侧肺,因其尚有部分肺血流,可能以不完全肺萎陷为宜,在不影响手术的前提下,可每小时定时使塌陷的肺膨胀数次,对于减少术中、术后的低氧血症和预防术后肺不张均有益处。手术侧萎陷肺也可应用持续气道正压通气(CPAP)以预防低氧血症。

(2)注意保持生理范围内的 $PaCO_2$ 水平。如出现 $PetCO_2$ 或 $PaCO_2$ 增高,不宜增大潮气量,因潮气量过大可增加卧侧肺的气道压和肺血管阻力,从而增加肺血流向剖胸侧肺的分布。可适当增加每分钟的通气频率,即增加每分通气量来降低 $PaCO_2$,但不宜过度通气致 $PaCO_2$ 明显降低造成呼吸性碱中毒。

在有关监测方面,血气分析是需要的,但 $PetCO_2$、SpO_2 和气道压力的反映更为及时。

(四)减轻循环障碍

剖胸后该侧胸腔内负压消失,腔静脉的回心血量即减少,心排血量也相应减少。如欲维持腔静脉术前的回心血量和心排血量,就需要适当增加输液量和维持稍高的中心静脉压(接近于术前)。故对于剖胸手术的患者,除应考虑禁食的影响外,还应注意剖胸这一因素,在胸腔剖开前适当加快输入一定量的液体,至于输入的量和速度应根据患者的心脏情况,宜在有中心静脉压监测的情况下进行。此外,胸科手术麻醉的患者均采用间歇正压通气,正压过大时将影响腔静脉血回流;麻醉偏浅或呼吸管理不当时,剖胸后出现纵隔摆动,也会使腔静脉回流受到间歇性的阻碍,致回心血量下降。因此,为消除剖胸所带来的循环障碍,还必须麻醉深度适宜,呼吸管理得当。

剖胸手术时,体液和血液的丧失常较一般手术多。因胸腔蒸发面积大,手术创面往往较大,故失液较多;失血则因手术而异,多数情况下可能失血较多,特别是在胸膜有慢性炎症粘连或再次手术的病例。对失血、失液应进行合理的估计,特别要注意胸腔的深部可能有血液蓄积而未察觉,或血液经敞开的对侧胸膜进入对侧胸腔导致估计失误,应重视对血流动力学的监测,做出合理的判断。对估计失血较多或病情较重的患者,应对中心静脉压进行监测。血液适当稀释和一般的输血原则也同样适合于胸科手术患者。对全肺切除的患者,因术后心脏输出的血液

11

全部由一侧肺通过，肺血管床骤然大量减少，宜采取减量输血的原则，在病肺循环钳闭后，输液、输血即应减速、减量，以免发生急性肺水肿。胸腔镜手术时因胸腔蒸发失液较少，加上单肺通气时，健侧肺血流量增大，所以应适当控制输液速度。

（五）保持体热

胸腔剖开后，体热的丧失远较腹腔手术时多。对术时较长的病例特别是小儿患者，应注意体温监测。如有条件，可用变温毯保温，用加热器加温输血、输液。胸腔镜手术时因胸腔暴露面积小，体热丢失比剖胸手术少。

（六）单肺通气

单肺通气是指胸科手术患者经支气管导管只利用一侧肺（非手术侧）进行通气的方法。由于支气管导管的改进，对单肺通气所引起的生理改变认识的深入，以及必要时利用纤维支气管镜进行协助定位，单肺通气的安全性和成功率已明显提高。目前，支气管内麻醉的应用范围已经大大扩展，除用于肺内分泌物多、肺脓肿、大咯血、支气管胸膜瘘等患者外，还常规用于胸腔镜、肺叶切除、全肺切除等手术以方便手术操作，防止两肺间的交叉感染。

1. 单肺通气的器具

（1）双腔支气管导管（double lumen endobronchial tube，DLT）：是单肺通气最常用的首选肺隔离技术。但 DLT 有其局限性，如困难气道，身材矮、声门小的女性患者 DLT 不能通过声门进入气管，气管支气管明显偏移的患者 DLT 不能到达正确位置。当患者不能应用 DLT 时，可选用支气管阻塞器和单腔支气管导管。

（2）支气管阻塞器：常用的有 Univent 和 Arndt 阻塞器，其基本结构是前端带有一套囊的较长的中空管，套囊用于阻塞患侧（肺萎陷侧）主支气管或叶支气管，中空管用于抽痰或抽气（以加快患侧肺萎陷），也可用于萎陷侧肺 CPAP。一般先插入内径足够大的单腔气管导管，支气管阻塞器通过单腔管进入气管和患侧主支气管。全肺切除患者禁用支气管阻塞器，因手术在患侧主支气管操作时会引起支气管阻塞器错位和套囊破裂。

（3）单腔支气管导管：当某些患者不能选用 DLT 和支气管阻塞器时，如困难气道需行全肺切除的患者，可直接将单腔支气管导管插入通气侧主支气管。因无适合各年龄段小儿的 DLT 和支气管阻塞器，可将合适大小的小儿气管导管插入通气侧主支气管行单肺通气。以上三种单肺通气器均应尽量在纤维支气管镜下定位或调整位置。

2. 单肺通气时的呼吸管理

为减少单肺通气时低氧血症的发生，麻醉时应注意以下事项。

（1）尽可能采用双肺通气，在取得术者配合的情况下尽量缩短单肺通气时间，因单肺通气时间越长，肺（特别是萎陷肺）损害越重。

（2）单肺通气的潮气量应维持在 8～10 ml/kg，过低可致通气侧肺萎陷，过高则可致非通气侧肺血流量增加。当潮气量为 6～7 ml/kg 时，建议对萎陷侧肺给予持续气道正压（CPAP）或通气侧肺加 PEEP 3～5 cmH$_2$O。潮气 6～7 ml/kg 时纵隔易沉向健侧，使心脏和大血管不同

精确麻醉护理

程度扭曲，回心血量和心排血量均减少，导致血压下降，氧饱和度下降。此时应膨肺，使通气侧肺充分复张，同时加大潮气量至 8～10 ml/kg。在排除机械性梗阻的前提下，如果气道压明显提高，则需要增加呼吸频率，减少潮气量。

（3）应调整呼吸频率使 $PaCO_2$ 维持于 37～40 mmHg，避免过度通气和高二氧化碳血症。一般通气频率约较双肺通气时增加 20%。

（4）应监测 SpO_2 和 $PetCO_2$，进行血气分析，同时监测气道压力。当气道峰压＞ 30 cmH_2O 时，应考虑插管过深，左上或右上肺叶开口部分或全部阻塞，也可能是支气管内痰液或肺顺应性减退导致气道压力增加。如发现 PaO_2 下降或低氧血症，其处理包括：① 首先用纤维支气管镜检查并重新调整双腔支气管导管位置。单肺通气后 $SpCO_2$ 降低，最常见的原因是双腔支气管导管错位。② 将吸入氧浓度提高到 100%，如麻醉用了氧化亚氮，应立即停止使用。③ 检查有无操作不当、麻醉机有无故障、纵隔是否沉向健侧肺、血流动力学状态是否稳定等，做相应的纠正；并进行支气管内吸引，清除分泌物。

如经以上处理仍无改善，可酌情使用以下措施：① 先改善上肺（非通气肺）的肺通气/灌注（V/Q）比值。有多种办法，如经该侧总支气管置入细管进行高频喷射通气；或用另一 Mapleson 环路以 5～10 cmH_2O 压力做 CPAP 以改善氧合。② 如果上述效果不佳，可再采用通气侧呼气末正压通气（PEEP），也可一开始就行通气侧 PEEP 以改善 V/Q 比值，但压力不宜过高，以免更多的血被驱入非通气侧肺。PEEP 值以不超过 5 cmH_2O 为宜，最多不超过 10 cmH_2O，进行通气侧肺 PEEP 时可结合进行改善非通气肺 V/Q 比值的有关措施。③ 若前述处理无效，SpO_2 明显降低，应通知术者进行双肺通气，至情况好转后再让术侧肺萎陷。以后可能需间断定时双侧肺通气才能完成手术。④ 如低氧血症持续存在，术者可压迫或钳夹术侧肺动脉或其分支以改善 V/Q 比值。从以上可以看出，处理的原则为减少非通气侧的肺血流（减少肺内分流）和避免通气肺的肺不张或肺泡顺应性降低。对个别氧合极度障碍的患者，结合进行心肺部分转流可能是改善氧合的唯一方法。对于术前肺功能正常的患者，如果双腔支气管导管位置正确，潮气量达到 8 ml/kg，呼吸道痰液少，则单肺通气期间一般不会发生低氧血症。在由单肺通气恢复至双肺通气时，应先进行手控通气，并适当延长吸气时间，使萎陷的肺组织膨胀。

第二节　胸外科患者精确麻醉护理实践

一、精确评估与监测

胸腔手术围手术期呼吸系统的并发症发生率为 15%~20%，病死率为 3%~5%。主要包括肺不张、肺炎和呼吸衰竭等。

1. 肺功能的评估

术前肺功能检查是肺切除患者评估的重要组成部分，主要是肺的通气功能、肺实质功能和心肺储备功能三个方面。预期施行肺切除的患者进行肺功能检查有三个主要目的：① 了解、评价手术效果及术后危险性。② 评估术后是否需要呼吸支持及支持时间。③ 评估小气道阻塞的可逆性，在使用支气管扩张药后对气道阻塞改善的程度。

（1）对手术耐受性的评估：全面的肺功能检查，对评估患者能否耐受手术，以及对手术后患者的生活质量有重要意义。目前临床认为有实用指导意义的为肺活量（VC）和最大通气量（maximal voluntary ventilation，MVV），VC <预计值的 50% 或 VC < 2 L 提示手术风险大。

（2）肺叶、全肺切除对肺功能的要求：肺癌已成为目前胸部外科的主要治疗对象。由于近年来对术后呼吸管理、呼吸衰竭的治疗水平进一步提高，故对肺功能的禁忌范围有一定放宽。文献报道以下三个指标为适于手术的指征：① 运动负荷下阻断肺动脉后肺动脉压力 < 35 mmHg 者。② 动脉血气 PaO_2 > 45 mmHg。③ 手术后余肺 FEV_1 预计值 > 0.8 L。该三项中如两项合格，则认为能施行全肺切除术。施行肺切除术的肺功能最低标准见**表 11–1**。

表 11–1　肺功能最低标准

检查项目	正常值	全肺切除	肺叶切除	肺段切除
最大通气量（L/min）	>100	>50	>40	40
最大肺通气量预计值（%）	100	>55	>40	>35
用力肺活量（L）	>5	>2.1	—	—
FVC 预计值（%）	100	>51~64	—	—
FEV_1（L）	>2	>1.7~2.1	>1~1.2	>0.6~0.9
FEV_1 预计值（%）	>80~100	>55~65	40~50	40~50
运动后 SaO_2（%）	无改变	—	改变≤2	—
登楼	—	5楼	3楼	3楼

2. 呼吸动力学评估

评估呼吸动力学最常用和最有价值的单项指标是第一秒用力呼气容积占预计值的百分比

（FEV$_1$% 预计值），尤其是术后预计 FEV$_1$%。

3. 肺实质功能评估

动脉血气分析结果是常用的评估指标，PaO$_2$ > 60 mmHg、PaCO$_2$ < 45 mmHg 是界定能否耐受肺叶切除的传统指标，但临床上低于此条件进行肺癌或肺减容术均有成功报道。最能反映肺实质功能的是肺一氧化碳弥散量（DLCO），术后预计 DLCO < 40%，与呼吸和心脏并发症发生率增加相关；DLCO < 20% 则围手术期死亡率很高。

4. 肺通气灌注扫描

对于病变部位可能存在严重的通气/灌注比值失常患者，为修正和调整术前对术后残留呼吸功能的评估，可采用分侧肺功能放射性核素扫描和通气/灌注扫描来确定肺和各肺段的通气、血流状况。

5. 心血管疾病和心脏功能

（1）年龄：没有绝对年龄限制，但 80～92 岁患者手术死亡率为 3%，呼吸及心血管并发症各占 40%。相对于年轻人，65～75 岁患者全肺切除手术死亡率升高 1 倍，> 75 岁则升高 2 倍。所以老年患者胸腔手术的危险性高，术前应全面评估，特别是呼吸和心血管功能，对术后转归有较大影响。

（2）冠心病：老年患者常合并冠心病，术前进行登楼试验是传统评估心肺功能的有效方法，最大氧消耗量（VO$_{2max}$）是反映心肺储备功能最有价值的指标，也是评估心肺功能和预测肺切除术后结局的金标准。依据测定的 VO$_{2max}$ 值可将患者分为低危、中危和高危三类：低危 > 20 ml/（kg·min），中危 15～20 ml/（kg·min），高危 < 15 ml/（kg·min）。术后预计的 VO$_{2max}$ < 10 ml/（kg·min）是肺切除的绝对禁忌证。术前运动试验也很重要，若患者不能在速度为 3 mile/h（1 mile=1609.344 m）倾斜 10° 的踏板上走完 2 min，则不能行全肺切除。

（3）其他：正常情况下，当肺血流量增加时，由于肺小血管再充盈，肺动脉压力增高。但慢性阻塞性肺疾病患者的肺血管代偿能力受限，当心排血量增加时，肺循环阻力增高，肺动脉压力上升。在临床麻醉中，酸中毒、脓毒血症、低氧血症、正压通气等都可使肺血管阻力增加，并可引起右心衰竭，麻醉处理中要予以重视。

6. 反流误吸

食管功能道障碍易引起反流，长期的反流易导致慢性误吸。对有误吸可能者应行肺功能评价并进行合理治疗。反流的主要症状有灼热、胸骨后疼痛不适。对反流者麻醉时应进行气道保护，行快速诱导插管时应采用环状软骨按压的手法，或采用清醒插管，麻醉诱导时采用半坐位也有一定帮助。

7. 营养状况

因吞咽困难导致摄入减少，加上恶性疾病的消耗，食管疾病患者多有不同程度的营养不良。营养不良对术后恢复不利，因此，术前应改善患者的营养状况。

8. 辅助检查

结合患者 CT、MRI 等影像学检查资料进一步评估，如患者患有颈部间隙感染或气道肿瘤，要结合 CT 等影像学检查或纤维喉镜等检查，确定和评估是否存在气管偏移及偏移的程度，气

11

管插管的困难程度，是否需选择使用纤支镜在清醒状态下完成气管插管术。

二、精确问题分析

（一）术前存在问题

1. 双腔气管插管困难

胸外科手术要求麻醉医生能够使术侧肺停止通气并塌陷，以保护非手术侧肺免受血液、肿瘤或感染性物质的污染，并维持非术侧单肺通气。双腔气管插管是大多数胸科手术患者首选的肺分隔技术。双腔管外径明显大于单腔管，所以会有相关的并发症，如喉咙痛、声嘶等。也有可能发生严重喉损伤，如环杓关节脱位。如何实施有效的插管、定位准确，值得进一步深入思考。

2. 侧卧位对呼吸生理的影响

在清醒状态下，成人从直立位或坐位改为仰卧位时，由于腹腔内脏器向胸腔方向移动，可使膈肌向胸腔方向推移约 4 cm，从而使肺功能余气量（FRC）降低 0.5~1 L，与仰卧位时相比，侧卧位时的肺通气/灌注（V/Q）比值基本上无明显变化。

如施行全身麻醉，则情况有所不同。在仰卧位全身麻醉诱导后 FRC 可进一步减少约 20%，在改侧卧位后，即使在自主呼吸的情况下，卧侧膈肌不再能因顶部较高而增强收缩和加强卧侧肺通气；加之卧侧膈肌活动较对侧膈肌更为受限，纵隔也压迫卧侧肺而减少其通气，故非卧侧肺的通气量大于卧侧肺。而重力作用对肺血流的影响仍如前述，因而造成 V/Q 比值失调。即非卧侧肺无效腔增大，卧侧肺的肺内分流增多。

（二）术中存在问题

1. 纵隔摆动与反常呼吸

纵隔摆动与反常呼吸可严重干扰呼吸、循环功能。如果麻醉偏浅或手术操作刺激相对强烈，在患者有自主呼吸的情况下就会出现剧烈的纵隔摆动，而反常呼吸的程度与摆动气量的大小和气道阻力成正比。

2. 肺内物质的扩散

剖胸后的肺萎陷和肺部手术操作均可将肺内病灶处的分泌物、脓液挤压到气管内甚至到对侧的支气管内，在手术操作过程中特别是切断支气管时，痰、血可经断端流入同侧健肺或对侧支气管内。这些均可引起感染的扩散以及气道的阻塞或肺不张。如果脓、血或分泌物的量大，情况就更为严重，例如，肺脓肿、支气管扩张症或原有大咯血史的患者，大量脓、血涌入气道可以造成窒息。

3. 低氧血症

剖胸手术均是在剖胸侧肺部分萎陷的情况下进行手术，肺内分流量增加，导致肺静脉血掺杂，可出现低氧血症。如行单肺通气，这种情况更为明显。故无论做气管内全身麻醉还是行单肺通气，呼吸管理的任务之一都是要尽量缩小 V/Q 比值的失调。

4. 循环障碍

剖胸后该侧胸腔内负压消失，腔静脉的回心血量即减少，心排血量也相应减少。如欲维持腔静脉术前的回心血量和心排血量，就需要适当增加输液量和维持稍高的中心静脉压（接近于术前）。剖胸手术时，体液和血液的丧失常较一般手术多。因胸腔蒸发面积大，手术创面往往较大，故失液较多。失血则因手术而异，多数情况下可能失血较多，特别是在胸膜有慢性炎症粘连或再次手术的病例，对失血、失液应进行合理的估计。

5. 术中低体温

胸腔剖开后，体热的丧失远较腹腔手术时多。对术时较长的病例特别是小儿患者，应注意体温监测。

（三）恢复室内常见问题

1. 入恢复室

手术结束后，待患者清醒、血压稳定、潮气量和动脉血气基本正常后拔除气管导管。如患者有早期低氧血症，则在返回病室途中，常规给予氧气治疗。下列患者应考虑更换双腔气管导管为单腔气管导管或延迟拔管：① 术前肺功能严重减退者；② 合并冠心病；③ 重症肌无力；④ 年龄 > 70 岁在 FiO_2 100% 时 SpO_2 < 90% ~ 92%；⑤ 术中大出血、休克；⑥ 病态肥胖患者。对于留置气管导管的患者，送外科重症监护室持续呼吸和循环监护。运送过程中应吸氧，用简易呼吸囊人工或呼吸机支持呼吸，并监测 SpO_2。外科重症监护室中可选用 CPAP 或 SIMV 模式支持呼吸功能。一般维持术后 6 ~ 24 h，根据血气分析决定拔管与否。术后发生呼吸衰竭者，需要较长时间使用呼吸机支持呼吸。

2. 出血

术后出血一般发生在 12 h 内，多由于术中止血不彻底、血管结扎线脱落、大量输入库血或凝血功能障碍。若出血较多时，患者常主诉口渴、心悸、呼吸困难，出现血压下降、心率增快、面色和口唇苍白。

3. 心律失常

心律失常是胸科手术围手术期常见的并发症，其中心房颤动的发生率可达 12% ~ 44%，好发于术后第 2 ~ 3 日。对肺切除范围大（全肺 > 双叶 > 单叶 > 楔形）、手术时间长、有心包炎、男性、高龄（> 70 岁）、既往有充血性心力衰竭史，有心律失常病史伴有肺部并发症、术后疼痛严重的患者需要格外注意。

（四）术后常见问题

1. 疼痛

胸科手术术后疼痛较为剧烈，其主要来源于手术切口，肋间神经牵拉或损伤，胸膜和肺实质的挤压或损伤，及胸腔引流管刺激等引起的疼痛。术后疼痛可引起许多严重不良后果，不利于患者的术后恢复，因此，行之有效的术后镇痛策略尤为重要。

11

2. 手术后血胸、脓胸及支气管胸膜瘘

其发病率很低。手术后血胸是一种后果严重的并发症，需紧急救治，必要时应及时再次剖胸止血。肺部手术时，支气管或肺内分泌物污染胸腔而致脓胸。此时除选择有效抗生素治疗外，及时而彻底地胸腔穿刺抽脓极为重要。如效果欠佳，可考虑采用胸腔闭式引流。肺切除术后支气管残端癌存留，低蛋白血症或手术操作不当等可致手术后支气管残端愈合不良或形成瘘管，近年来此类并发症的发生已大为减少。

3. 感染

电视胸腔镜外科手术会严重影响人体呼吸、循环等重要生理功能，导致术后肺部受压，加之患者以年老者居多，因此，气管功能退化、肺复张欠佳、免疫力低下等使患者易发生术后感染。研究表明，烟雾长期刺激可使呼吸道上皮细胞及其功能发生变化，纤毛运动和排痰功能减弱，诱使炎性渗出堵塞气管，支气管分泌物增多，不易咳出，增加了术后发生肺不张、肺炎等呼吸道感染的机会。有资料显示，长期大量吸烟患者术后易并发肺部感染，发生率为38.2%，而少量吸烟者术后并发肺部感染的发生率为12.5%。

4. 肺漏气

电视胸腔镜外科手术术后肺漏气的产生主要与术中因视野显露不清而导致肺组织或细支气管缝合或吻合的严密性欠佳有关。

三、精确计划措施

（一）术前准备

1. 患者准备

（1）停止吸烟：停止吸烟4周以上一般可获得较好的效果。气道分泌物减少，激惹性降低，支气管上皮纤毛运动改善。术前停止吸烟24~48 h达不到上述目的，但可降低血中碳氧血红蛋白含量，通过血红蛋白氧离解曲线右移而有利于组织对氧的利用。术前至少应停止吸烟24~48 h。

（2）控制气道感染，尽量减少痰量：抗生素的应用最好根据痰液细菌培养及药物敏感试验的结果，一般也常采用术前预防性给药。术前尽量减少痰量是一项非常重要的措施，因为痰液可增加感染、刺激气道，甚至造成气道阻塞或肺不张等。控制气道感染固然是有效地减少痰量的措施，但更重要的是鼓励患者自行咳痰。使黏稠的痰量易于咳出的办法是适当地湿化痰液，常用的方法有热蒸气或加用药物雾化吸入，加强液体口服，必要时进行输液等。对咳嗽乏力的患者常需用叩打背部的方法使痰液松动，助其咳出。对支气管扩张或肺脓肿等分泌物量大的患者，则常需采用体位引流的方法排痰。在排痰方面应重视物理疗法的作用。

（3）保持气道通畅，防治支气管痉挛：对有哮喘征象或正处于哮喘发作期的患者应控制其发作。对气道反应性（激惹性）增高，如有哮喘史、慢性支气管炎或气道仍有某种程度感染的患者，应警惕在围手术期各种对气道的刺激均可诱发严重的支气管痉挛。

（4）锻炼呼吸功能：术前鼓励并指导患者进行呼吸功能的锻炼十分重要，有利于减少术后的肺部并发症。例如，可进行吹气锻炼、健侧胸部呼吸训练（患者自己手压患肺相应部位的胸部，然后用力呼吸）、侧卧位呼吸训练等。对患者还应进行术后增强咳嗽、咳痰动作的训练，即让患者预习以手按预定手术部位用力咳痰的动作，使患者能适应手术后的情况，并有相应的心理准备。

（5）低浓度氧吸入：对某些低氧血症患者或未达诊断标准而 PaO_2 偏低者，可经鼻塞或鼻导管给予氧吸入，必要时可经面罩给氧。

（6）应注意对并存的心血管方面情况的处理。

2. 仪器设备准备

1）纤支镜准备

2）双腔气管插管准备　有 Carlens 双腔管和 Robershaw 双腔管两种，目前临床应用较多的是 Robershaw 双腔管。

（1）Carlens 双腔管：主要特点为接近末端处管腔变细，并向左偏；在其右侧，有一小孔，孔的上方有一舌形小突起，用以骑跨于总气管隆嵴的分叉处，防管深入。其变细的管道可插入左主支气管；它的小孔正好对向右支气管开口。不足之处：小突起阻挡顺利通过声门，舌形小突起为一固定装置，此管开口若不能对准右支气管的入口，就无法调节。

（2）Robershaw 双腔管：取消小突起，使管道易于通过声门。为适应主支气管的不同解剖特点，此管又分为左右两型，其向对侧支气管的开孔较大，便于做一定限度的深浅调节。

（3）双腔导管型号：Robershaw 双腔管有 41、39、37、35、33、31、28 和 26 F 八种型号，其中 F 28 管只有左侧型管。

（二）围手术期监测

1. 氧合和通气监测

（1）胸腔手术麻醉的各个不同时段应常规听诊两侧呼吸音，包括麻醉前、气管插管及置侧卧位后、术中有问题时、术毕转平卧位及拔管后均需听两侧呼吸音，有助于早期发现肺部并发症。

（2）常规使用脉搏氧饱和度监测，动脉置管测压后，必须在 FiO_2 为 21% 时测得动脉血气基础值。开胸后观察肺的上下移动，机械通气时，监测潮气量、呼吸频率、每分通气量、气道压力，并设置气道压力报警范围。

（3）呼气末 CO_2 分压监测与动脉血气 $PaCO_2$ 比较，是评定通气是否良好的指标，正常情况下两者阶差在 $4 \sim 6$ mmHg。观察呼气末的 CO_2 波形，有助于早期判断气道阻塞、双腔管移位、气管导管是否在气管内、心搏骤停等突然的变化。

2. 循环功能监测

（1）心电图：对所有胸外科手术患者均需监测心电图（Ⅱ导联或Ⅴ导联），心电图Ⅱ导联的轴心与 P 波平行，是常用的连续心电图监测的导联，采用单极心前区导联Ⅴ，观察 ST 段和 T 波变化，可监测心脏前壁心肌缺血。

（2）直接动脉压监测：因手术创伤大、出血多，较大的胸外科手术均需施行直接动脉压监测。一般在健侧的桡动脉进行穿刺置管。动脉测压除获得压力数据外，还可获得压力变化的波形。一般而言，脉搏波形的升支斜率与心肌收缩力成正比，下降支形态与外周阻力有关，而中线下面积则与心排血量成正比，可供临床衡量循环功能做参考。

（3）中心静脉压监测：中心静脉压能够反映患者血容量、静脉张力和右心室功能，但亦受到胸膜腔内压的影响。在临床使用中的注意点是：① 了解中心静脉压的影响因素。② 观察动态改变比单次测量的绝对值更有意义。③ CVP 可反映血容量和右心室功能，是常用的输血补液的指标。④ 对于伴有严重肺疾患或瓣膜功能发生改变的患者，CVP 并不能提示左心功能。⑤ CVP 导管一般从右侧颈内静脉置入，经中心静脉还可插入静脉起搏导管或肺动脉漂浮导管。

（4）肺动脉导管：胸外科应用肺动脉导管的指征：① 伴有心血管疾患（尤其是冠心病）。② 危重患者（伴呼吸衰竭、脓毒血症、肺动脉高压、肺血管阻力增高者）。③ 伴肺心病。④ 预期肺移植或全肺切除。

采用肺动脉漂浮导管可同时测定肺动脉压、中心静脉压和心排血量，并可计算出重要的血流动力学参数，有利于对左心室功能的判断。理论上，当二尖瓣和左心室功能正常时，肺毛细血管楔压（PCWP）与左心室舒张期末压（LVEDP）有较好的相关性，但在实际临床中的大量观察表明：PCWP 和 LVEDP 相关性差，并在使用 PEEP 后进一步受影响。因此，在胸腔手术中应用必须全面结合临床，并对参数的临床价值做出准确的估计。在肺动脉漂浮导管监测中可进行混合静脉血氧饱和度（S_vO_2）测定，S_vO_2 正常值为 65% ~ 77%，增加或减少 10%，在临床上有显著意义。导致 S_vO_2 下降的因素有心排血量下降、氧消耗增加、血红蛋白浓度下降等，对进一步了解组织的氧摄取和消耗有一定的临床意义。

（三）恢复室管理

胸科手术期间常发生心律失常，采取预防策略优于发生后的对症治疗。预防策略包括：术前使用 β 阻滞剂的患者术后应继续使用，术前未使用 β 受体阻滞剂的患者术后使用地尔硫䓬、镁剂，以避免围手术期低血压、心动过缓、肺水肿等。发生心律失常时，如心房颤动，对血流动力学稳定的患者以药物控制，对血流动力学不稳定的新发心房颤动患者推荐立即电复律。

四、精确评价反馈

（1）气道管理：保证气道通畅是胸腔手术麻醉的重要保障。术前有大量脓痰者，在手术当天早晨再进行充分的体位引流，并有效排痰，其后肌注东莨菪碱以减少气管分泌物。有大咯血者应在诱导前尽量使咯血终止，并抓紧在短暂的气道通畅间隙进行麻醉诱导和气管插管，以防诱导时气道出血而发生窒息。在插管操作之前，可静注利多卡因 1 ~ 2 mg/kg，以预防反射性支气管痉挛；切断气管或支气管前，应充分吸痰，以免在气道开放后，痰液进入术野；进行呼吸道内吸引时应注意：① 如麻醉深度偏浅，应适当加深麻醉；② 每次吸引时间一般在成人中不宜超过 10 s，并观察 SpO2 改变，如需再次吸引应在吸引间歇期内吸氧，以免发生急性缺氧造成严重后果；③ 吸引负压不应超过 25 kPa，吸引管外径不超过气管导管内径的 1/2，吸引操作应符合无菌要求；④ 吸引要及时，在气管、支气管吻合后要充分吸引流入气管、支气管内的血液。

整个围手术期麻醉医生需要与手术医生密切交流，必要时外科医生可协助调整导管位置，在手术的重要步骤可暂停呼吸以保证手术进行。

（2）循环管理：剖胸后，由于胸腔负压消失，影响静脉回流，血压略下降 10～20 mmHg，一般均能自行代偿。肺门周围操作、冷盐水刺激可引起心律失常；术中牵拉压迫或纱布填塞过紧都可机械性地影响心肌，从而导致低血压；巨大纵隔肿瘤在游离时可造成上腔静脉回流受阻，造成面色暗红、眼压过高、颈部肿大等上腔静脉综合征现象。食管癌根治术在游离食管时，也可能影响上腔静脉回流而引起低血压。出入量平衡是循环稳定的关键，术中失血量评估很重要，一般采用计重法。而中心静脉压监测是重要的输血、输液的依据，同时中心静脉也为术中大出血和及时补充容量提供了方便。在大量输血时应做到补钙和纠正酸中毒等，必要时可给予去甲肾上腺素等血管活性药物以维持血流动力学稳定。

（3）关胸前应将萎陷侧的肺完全膨胀，在缝合胸壁时，肺的膨胀要小，以免缝针刺破肺。关胸完毕，应再次膨肺，直至水封瓶压力呈负压。

（4）保持体温：胸内手术时保持体温十分重要，开胸可致一侧胸腔失去热量，在小儿和老年患者中尤其显著。所以使用主动加温毯或保温毯、维持合理的手术室温度、输注加温的液体等措施，均有助于减少热量损失、维持患者体温。

（5）液体管理：虽然目前对使用的液体种类、数量、方法还没有统一的标准，但就已有的文献资料，一般认为胸内手术液体正平衡 < 20 ml/kg；对于一般成年患者晶体液要控制在 < 3 L/24 h；肺切除手术不需要补充第三间隙的液体损失量，要保证 > 5 ml/（kg·h）的尿量。

五、相关学科交叉和特色

由于对专业化程度要求的提高，胸外科已经分化为普通胸外科、心脏外科、大血管外科以及小儿心脏外科等，这能使专科医生们在专业知识和技能上更加精湛和深入，使其专业化水准更加得以提升。但这种现象也带来另一方面的弊病，一些复杂的、多脏器混合性疾病的诊治工作也许因此将被忽视。为了避免这种状况的出现，强调多学科的基础知识和基本技能的训练。

胸外科领域中的疾病常常发生在与生命相关的脏器，如心脏、肺、胃等，其治疗过程亦常影响到这些脏器功能的稳定，从而对生命造成威胁。胸外科领域中的知识随着人们对疾病认识的不断深入而在不断扩展，与其他学科之间相互渗透愈来愈广泛，因此，多学科参与共同发展是对整体的最好诠释。

第三节　胸外科患者精确麻醉护理规范和培训

一、思维导图

1. 概述

```
                          ┌─ 侧卧位下开胸对呼吸的影响
          胸部手术患者的生理变化 ─┼─ 全身麻醉侧卧位时单肺通气对呼吸的影响
          │                └─ 开胸后的纵隔摆动及反常呼吸
概述 ─────┤
          │                ┌─ 消除或减轻纵隔摆动与反常呼吸
          │                ├─ 避免肺内物质的扩散
          │                ├─ 保持氧分压和二氧化碳分压于基本正常水平
          胸科手术麻醉基本要求 ─┼─ 减轻循环障碍
                           ├─ 保持体热
                           │         ┌─ 单肺通气的器具
                           └─ 单肺通气 ─┤
                                     └─ 单肺通气时的呼吸管理
```

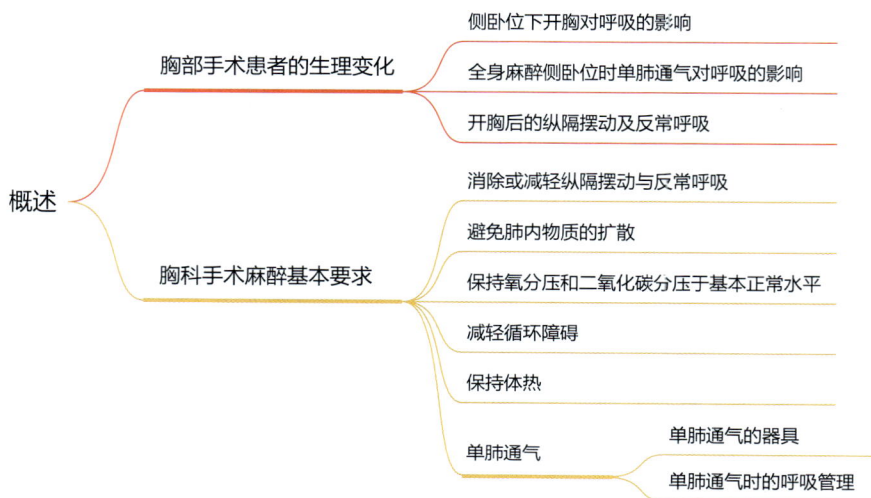

2. 精确评估与监测

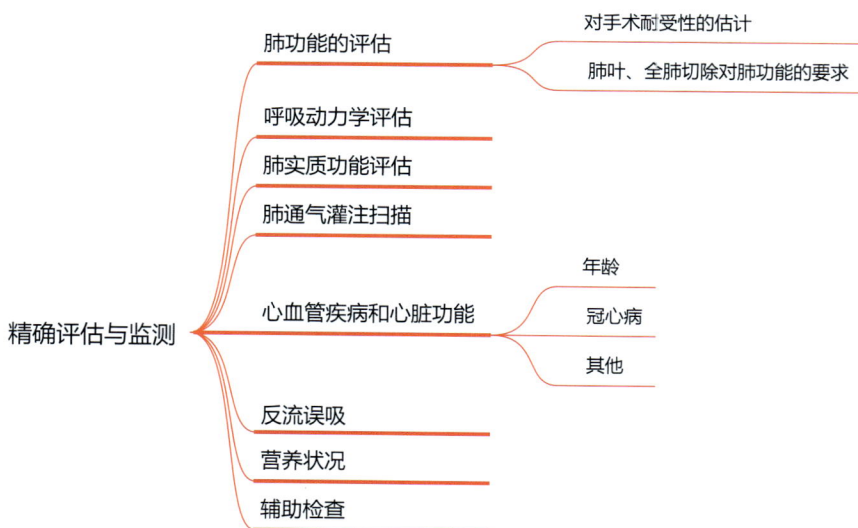

```
                        ┌─ 肺功能的评估 ─┬─ 对手术耐受性的估计
                        │             └─ 肺叶、全肺切除对肺功能的要求
                        ├─ 呼吸动力学评估
                        ├─ 肺实质功能评估
                        ├─ 肺通气灌注扫描
                        │             ┌─ 年龄
精确评估与监测 ──────────┼─ 心血管疾病和心脏功能 ─┼─ 冠心病
                        │             └─ 其他
                        ├─ 反流误吸
                        ├─ 营养状况
                        └─ 辅助检查
```

3. 精确问题分析

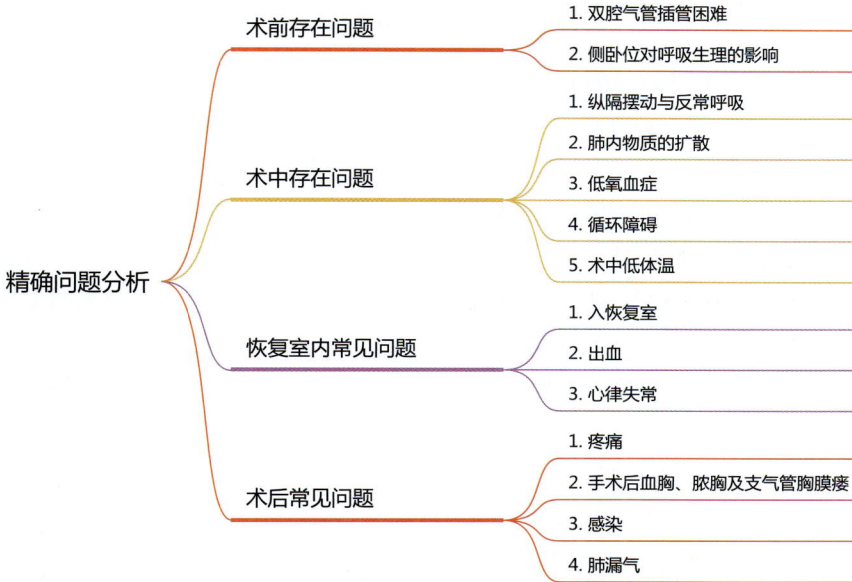

```
                              ┌─ 术前存在问题 ──┬─ 1. 双腔气管插管困难
                              │                 └─ 2. 侧卧位对呼吸生理的影响
                              │
                              │                 ┌─ 1. 纵隔摆动与反常呼吸
                              │                 ├─ 2. 肺内物质的扩散
                              ├─ 术中存在问题 ──┼─ 3. 低氧血症
精确问题分析 ─────────────────┤                 ├─ 4. 循环障碍
                              │                 └─ 5. 术中低体温
                              │
                              │                 ┌─ 1. 入恢复室
                              ├─ 恢复室内常见问题┼─ 2. 出血
                              │                 └─ 3. 心律失常
                              │
                              │                 ┌─ 1. 疼痛
                              └─ 术后常见问题 ──┼─ 2. 手术后血胸、脓胸及支气管胸膜瘘
                                                ├─ 3. 感染
                                                └─ 4. 肺漏气
```

4. 胸腔闭式引流管理

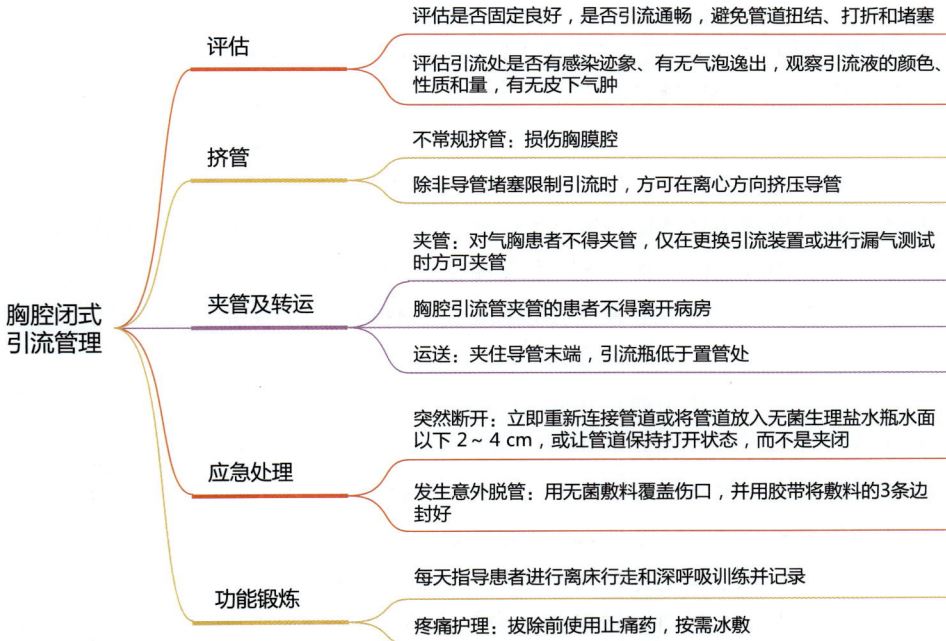

```
                        ┌─ 评估 ──────┬─ 评估是否固定良好,是否引流通畅,避免管道扭结、打折和堵塞
                        │             └─ 评估引流处是否有感染迹象、有无气泡逸出,观察引流液的颜色、
                        │                性质和量,有无皮下气肿
                        │
                        ├─ 挤管 ──────┬─ 不常规挤管:损伤胸膜腔
                        │             └─ 除非导管堵塞限制引流时,方可在离心方向挤压导管
                        │
                        │             ┌─ 夹管:对气胸患者不得夹管,仅在更换引流装置或进行漏气测试
胸腔闭式                │             │  时方可夹管
引流管理 ───────────────┼─ 夹管及转运 ┼─ 胸腔引流管夹管的患者不得离开病房
                        │             └─ 运送:夹住导管末端,引流瓶低于置管处
                        │
                        │             ┌─ 突然断开:立即重新连接管道或将管道放入无菌生理盐水瓶水面
                        │             │  以下 2~4 cm,或让管道保持打开状态,而不是夹闭
                        ├─ 应急处理 ──┼─ 发生意外脱管:用无菌敷料覆盖伤口,并用胶带将敷料的3条边
                        │             │  封好
                        │
                        └─ 功能锻炼 ──┬─ 每天指导患者进行离床行走和深呼吸训练并记录
                                      └─ 疼痛护理:拔除前使用止痛药,按需冰敷
```

11

二、典型案例

患者，男，61岁，61 kg，168 cm。因右肺上叶占位1周入院。既往体健，否认高血压、冠心病、糖尿病史。体格检查：神清，血压130/75 mmHg，右上肺语颤减弱，右上肺叩诊实音，双肺未闻及明显干、湿啰音，心律齐，未及杂音，ASA Ⅱ级，心功能Ⅱ级。头颈活动度正常，张口度5 cm，无松动牙齿，甲颏距离三横指，Mallampati Ⅰ级。辅助检查：① 外院肺部CT示右上肺占位，右上肺阻塞性炎症。本院肺部CT示右上肺门团块影并右肺上叶支气管狭窄闭塞，右肺上叶不张，右侧胸腔少量积液。② 外院肺功能肺活量轻度减低，其余无明显异常。③ CT引导下细针活检病理示肺鳞状细胞癌。④ ECG提示完全性右束支传导阻滞。⑤ 术前血常规Hb 101 g/L，肝肾功能、电解质、凝血功能均未见异常。诊断：肺癌。拟全身麻醉下行胸腔镜肺袖式切除术。

讨论：

1. 本案例有哪些重要的信息？

本例患者术前无发热，无明显咳嗽、咳痰及咯血，术前肺部CT示右上肺门团块影实则为肿瘤阻塞气道导致痰液引流不畅，分泌物局限性包裹及大量聚集（术前手术医生和麻醉医生均未引起足够重视，留下了隐患）。肺癌导致的阻塞性肺炎常见于：① 年龄大于40岁，男性多见。② 多为鳞状上皮癌。③ 起病缓慢、逐渐发热。④ 首发症状常为刺激性呛咳、咳痰、痰中带血丝。⑤ 有时出现顽固性剧烈胸痛。⑥ 查体时局部可闻及固定性哮鸣音。⑦ 抗感染治疗时炎症吸收缓慢，疗程达2周以上。⑧ 在同一部位反复发生感染，且不断恶化，尤其是肺段、肺叶肺炎，伴肺体积缩小。

2. 本病例有哪些注意事项？

（1）肺癌导致的阻塞性肺炎，很可能合并陈旧性浓痰聚集，手术切开将会大量涌入气道，导致气道堵塞，无法通气。

（2）肺隔离技术应落实到最佳，需要常规使用纤维支气管镜（flexible bronchoscope，FOB）定位，使导管对位正确，夹闭一侧导管后，常规听诊双肺呼吸音，判断肺隔离的效果。

（3）体位改变和手术牵拉会导致气管导管移位，变动体位后需要再次确定导管深度，记录导管位于门齿的刻度。

（4）积极与手术医生协作沟通，开放已阻断肺应急通气，由手术医生将气管导管插入右肺中下叶，麻醉医生手捏呼吸皮囊进行通气，麻醉机继续从原先气道机械通气，保证患者氧供。积极吸引痰液，保证气道通畅。

（5）加压通气可导致健侧肺出现分泌物阻塞，需要积极行FOB下吸引。

（6）由于现有的FOB的管径较细（无吸痰开口），视野比较小，而且受双腔管管壁的阻挡，未能吸引气管、支气管等其他部位的肿瘤组织和痰液，导致术中因肿瘤组织和痰液阻塞气道，引起通气困难。应及时联系相关科室帮助探查病因、讨论处理方法。

（7）吸痰时切忌粗暴操作，遇到阻力不可继续强行插入，否则容易引起气管内肿瘤出血或者脱落。FOB 检查较容易发现原因。

（8）为避免拔管后可能出现出血或痰液堵塞气道，需要谨慎气管拔管。如有条件送至 ICU，待患者完全清醒后再拔管。

3. 针对本案例中的护理问题，如何采取措施？

双腔支气管导管（DLT）插管的临床定位方法有很多，其中听诊法是最常用的，但用 FOB 对 DLT 管端进行定位更准确。左 DLT：①FOB 从左管腔窥视导管端口进入，距左上、下肺叶支气管分嵴约 2 cm，左上、下肺叶支气管开口清晰。②FOB 从右管腔窥视开口接近右主支气管开口，气管隆突清晰，充气的支气管套囊基本在左主支气管内。右 DLT：①FOB 从右管腔窥视右中、下肺叶支气管开口清晰，侧孔接近正对右上肺叶支气管开口；②FOB 从左管腔窥视开口接近左主支气管开口，气管隆突清晰，充气的支气管套囊基本在右主支气管内。

该法具有可视直观，定位准确率高，减少错位发生的优点，但是 FOB 价格昂贵，需要操作者熟练掌握其使用，还需要特别消毒和保养。同时 FOB 定位不足之处即不适合呼吸道出血、异常分泌物等呼吸道病变者。FOB 的使用也需要一定的时间，而且在术中不能持续地使用 FOB 对 DLT 位置进行监测，这也在一定程度上限制了其使用。

右侧支气管长约 2 cm，且右侧上叶支气管开口变异较大，而左侧主支气管长约 5 cm，左侧导管定位容易且安全范围大，因此，绝大多数单肺通气均可选择左-DLT，除非有左-DLT 插管禁忌（如左主支气管狭窄、左主支气管肿瘤、左侧气管主支气管断裂、左主支气管分叉角度过大、左肺移植等）。研究表明，在听诊法确认 DLT 到位后再以 FOB 检查，发现错位率高达 36.1% ~ 54.3%，不能排除插管过浅（部分小套囊在支气管口以外）或过深（导管支气管套囊以下部分超过上叶支气管口近侧缘）的情况。

4. 哪些方法能提高 DLT 的准确到位率？

（1）支气管套囊充气法：麻醉诱导后，左-DLT 通过声门后向左旋转 90°，支气管套囊充气 1 ~ 2 ml（使支气管套囊少量充盈，也能减轻导管前端对气管黏膜的损伤），呼吸回路直接接左侧主管，手控呼吸，同时右手缓慢推进 DLT，助手持续听诊右肺呼吸音，当右肺呼吸音减弱时表明支气管导管已进入左主支气管，再推进 1 cm 则右侧呼吸音基本消失，此时位置基本准确。该方法简单实用，但不能完全排除置入过深的情况。

（2）吸痰管通畅法：当使用支气管套囊充气法基本判断 DLT 到位后，再以标有对侧 DLT 管腔深度标记的吸痰管插入右侧管腔，当吸痰管到达侧孔位置时继续前进，若遇较大阻力时，放空支气管套囊，若吸痰管所遇阻力毫无改善，仍无法通过标记线，则表明 DLT 置入过深，右侧导管开口骑跨在隆突上或已进入左主支气管，因而吸痰管所遇阻力与支气管套囊的膨胀与否无关。此时，应将 DLT 回撤 1 cm，膨胀支气管套囊后再以上述方法判断导管是否在位，如此每次回撤 1 cm 直至就位为止。

如果支气管套囊放气后，吸痰管插入时所遇阻力明显变小或能顺利通过原阻力部位，则表示 DLT 位置过浅，支气管套囊的膨胀部分或全部阻塞了右侧主支气管开口。此时将左-DLT 送入 1 cm 后膨胀支气管套囊，再插入吸痰管看是否仍有阻力，直至吸痰管可无阻力地伸出时，位置即基本正确。该方法结合支气管套囊充气法可大大提高 DLT 的准确就位率，尤其是可准确预

11

测是否插管过深。

（3）PetCO₂ 监测法：因为 PetCO₂ 监测在判断有无呼吸方面较听诊法更为敏感，结合前述几种方法，如结合支气管套囊充气法一并使用。单肺通气时，当 PetCO₂ 接至非通气侧，若无波形则说明 DLT 位置基本正确。该方法不能单独使用，因不能完全排除置管过浅或过深。

麻醉诱导成功，左-DLT 进入声门后，向左旋转 90°，并给予支气管套囊（蓝色套囊）充气 1~2 ml（支气管套囊充气法），呼吸回路直接接左侧主管，PetCO₂ 监测探头接右侧分支（PetCO₂ 监测法），手控呼吸，同时右手缓慢推进 DLT，有助手时，让其持续听诊右肺呼吸音，当右肺呼吸音减弱时或 PetCO₂ 波幅突然降低时，表明支气管导管已进入左主支气管，再推进 l cm，右侧呼吸音或 PeCO₂ 基本消失，此时位置基本准确。

撤去 PetCO₂，再以标有对侧 DLT 管腔深度标记的吸痰管插入右侧管腔，当吸痰管到达侧孔位置时继续前进，若能无阻力通过标记线，则表明位置正确，否则以措施二的方法进行调整。

采用上述方法的患者，经 FOB 验证后均显示对位良好，良好率达 95% 以上。

第四节　胸外科患者精确麻醉护理的热点和前沿

一、领域热点

（一）肺隔离技术的革新

肺隔离是大多数胸外科手术所需要的麻醉技术，双腔管是肺隔离较常用的工具之一。可视双腔管的插管时间短，成功率高，避免或减少了纤维支气管镜的使用。然而，可视双腔管较粗，缺乏右侧导管，影响纤维支气管镜顺利进入，故需要进一步对其进行研发和革新。建立并细化麻醉护理胸外手术专科培养，通过建立标准流程与规范、开展培训提高护士对于新技术的认识和研究能力，收集数据，分析评价，达到持续质量改进的效果。

（二）开展胸外科相关护理研究

1. 胸腔闭式引流循证护理相关研究

运用循证理论，开展基于临床实践的证据变革，促进气道护理管理理念和技能推陈出新，改善临床实践，提高管理质量，推动学科发展。

2. 胸外科风险管理相关研究

胸外科患者存在病情复杂、危重症多、病种繁多、治疗性操作多、病情变化快等特点，护理人员工作时面对的潜在风险较大。如果不能采取预见性的护理措施，则很容易导致不良事件的发生。护理人员针对胸外科存在的风险点制订针对性的管控措施，抓好护理管理工作中的关键环节，对保证护理安全、提高护理质量具有重要的意义。

3. 胸外科围手术期患者呼吸道管理相关研究

在临床胸外科手术中，各类型疾病众多，而手术治疗方式则是胸外科有效治疗疾病的手段。一般说来，手术过程中开胸的时间过长时，往往产生的创伤也就越大，对手术后肺部功能的影响也就越大。因此，护士应该做好胸外科围手术期呼吸道管理工作，并提前预见性地制订各种预防措施，并从实践中不断改进预防措施的具体流程，消除护理工作中存在的漏洞，对提高护理管理质量、减少护患纠纷、降低医院的经济损失、保障患者的安全、建设和谐医院具有重要意义。

（三）加大麻醉气道相关亚专科护士培养

借鉴发达国家高级实践护理理论和实践经验，结合我国实际情况，探索具有中国特色的麻醉专科护士尤其是气道管理亚专科护士培养方案，培养一批批活跃在临床实践及科研一线的麻醉专科护士，为患者提供更加优质的服务。

二、发展前沿

国内麻醉护理在不断探索前进的过程中涌现出了多种护理模式，如人性化麻醉护理、心理护理、优质护理、预见性护理、精细化护理及综合性护理等。在麻醉护理基础上实施人性化服务，有助于降低患者麻醉中的疼痛评分，减少不良反应发生，并能提升患者的舒适评分、依从性评分及满意度水平。在胸外科患者的麻醉护理中，辅以神经阻滞和心理护理，则可减少患者术中麻醉药物的用量、缩短术后苏醒时间、大大减轻患者术后疼痛，有利于降低患者术后并发症的发生率，有效改善患者的不良情绪，提高患者对护理服务的满意度。

科学研究是医学进步的核心动力，麻醉护理专业的发展同样离不开科研。国内外麻醉护理研究的热点存在一定差异。近几年国外麻醉护理的研究主要涉及麻醉护理教育、术后疼痛的治疗护理和管理、术后麻醉并发症的控制和护理以及患者安全等方面。患者麻醉护理与疼痛管理、麻醉护士工作能力与医护团队协作、围手术期患者的心理状况及并发症干预是目前国际麻醉护理领域研究的热点。

参考文献

［1］ 魏莹莹, 徐银铃, 周金阳, 等. 成人胸腔闭式引流护理最佳证据总结及临床应用［J］. 护理研究, 2021, 35(12): 2190-2194.
［2］ 梁超, 缪长虹. 胸外科手术麻醉管理相关进展［J］. 上海医学, 2021, 44(3): 160-164.
［3］ HOOGENBOOM EM, ONG C, CHRISTODOULIDES G. Placement of VivaSight (TM) double lumen tube ［J］. Anaesthesia, 2016, 71(6): 725-726.
［4］ ROLDI E, INGHILERI P, DRANSART-RAYE O, et al. Use of tracheal ultrasound combined with clinical parameters to select left double-lumen tube size: A prospective observational study［J］. Eur J Anaesthesiol, 2019, 36(3): 215-220.
［5］ 支修益, 刘伦旭. 中国胸外科围手术期气道管理指南(2020版)［J］. 中国胸心血管外科临床杂志, 2021, 28(3): 251-262.

（方　亮　孙海康）

精确麻醉护理

第十二章

骨科患者精确麻醉护理

第一节　概　述

随着骨科手术学的发展，其学科内涵也越来越丰富，从新生儿到高龄老年患者，从单纯的外伤骨折到复杂的脊柱畸形，各手术领域对麻醉护理的要求也越来越高。由于骨科手术患者的特殊性，麻醉医护人员面临的主要问题包括困难气道、出凝血机制异常、大量输血输液、止血带的使用、骨黏合剂的使用、术后严重疼痛、深静脉血栓以及脂肪栓塞等方面，且骨科手术体位改变较多，从侧卧、俯卧、牵引位到半截石位，这些体位的变化都会对气道、血压、皮肤护理造成不同的影响。麻醉医生除了掌握常规的麻醉方法外，还需要熟练掌握困难气道的处理、血液保护、休克的紧急处理、疼痛治疗等技术，麻醉科护士则应做好相应的配合和护理。另外，对术中的体液平衡、末梢血供以及一些矫形外科手术特殊的并发症也应引起足够的重视。

骨科手术患者围手术期护理内容繁多，临床护理管理者和一线护士应根据患者的情况进行个性化的问题梳理，针对问题发生的机制进行深入挖掘，从而确定该问题的干预靶点，逐步形成相应的麻醉护理体系。本章通过相关内容的叙述，以期为骨科手术围手术期麻醉护理的临床工作提供思路。

一、骨科手术的分类

临床上骨科手术一般由简单到复杂，分为四级。一级手术主要是指清创缝合术、四肢骨折脱位手术复位、肌腱吻合术等。二级手术主要是指四肢骨折开放整复＋内固定术、关节成形式融合术、周围神经吻合术等病症。三级手术主要是指复杂的四肢、骨干骨折内固定术及关节内骨折的手术，复杂的手外伤处理，骨骼的矫形手术，大关节的病灶清除术等。四级手术主要是指椎管式椎体肿瘤，脊柱侧弯矫形术，颈椎部位的手术，半关节、全关节的置换或者翻修术，还有其他新手术、新技术等。

二、麻醉方法的选择

1. 全身麻醉

全身麻醉能很好地维持气道通畅，患者易于接受，可用于时间较长的手术。脊髓手术首选全身麻醉，这与创伤较大，应激反应强，手术体位对呼吸有影响相关，此外脊柱矫形、退行性脊柱疾患等手术也首选全身麻醉。

2. 全身麻醉合并神经阻滞麻醉

随着神经刺激器和超声技术的发展，神经阻滞技术被广泛应用于上下肢手术的麻醉和术后镇痛。为便于术中气道管理，多选用全身麻醉或全身麻醉与臂丛神经阻滞联合应用。全身麻醉联合臂丛神经阻滞的优点是可以减少术中全身麻醉药的用量，有利于术后早期恢复。大部分骨科上肢手术均适用于此种复合麻醉方式。

3. 神经阻滞麻醉

单纯的神经阻滞麻醉不联合全身麻醉，因患者是清醒的，这是与上述麻醉方式最大的区别。上臂中上 1/3 交界处以下手术可选用经锁骨上臂丛神经阻滞；上臂中上 1/3 以上手术可选用肌间沟臂丛神经阻滞；肘部手术可选用经锁骨上或锁骨下入路的臂丛神经阻滞，以阻滞正中神经、尺神经、桡神经和肌皮神经；肘关节以下部位尤其手掌手术可选用腋路臂丛神经阻滞，因腋路臂丛神经阻滞不易发生同侧膈神经阻滞，可能阻滞得更完善。如手术时间较长，可采用持续臂丛神经阻滞法。

4. 椎管内麻醉

与全身麻醉相比，椎管内麻醉具有减少失血量，降低深静脉血栓和肺栓塞发生率的优点。连续硬膜外阻滞还可用于术后镇痛。椎管内麻醉常用于下肢手术和髋关节手术。

第二节　骨科患者精确麻醉护理实践

一、精确评估与监测

（一）呼吸系统评估

1. 呼吸功能评估

由于骨科手术患者自身疾病的特点，如颈椎骨折、颈椎间盘突出、类风湿关节炎、强直性脊柱炎、严重的脊柱侧弯及营养不良性疾患等，都可影响呼吸功能。肌营养不良、肌强直、先天性肌无力患者，可因呼吸肌无力而致肺活量降低；强直性脊柱炎患者因胸廓顺应性下降，肺功能受限；脊柱侧弯患者因呼吸功能的损害，出现以限制性通气功能障碍为主的肺功能减退。

通过肺功能检查可以了解患者的肺功能损害情况，以引起对肺功能改变的重视。对于合并慢性阻塞性肺疾病、哮喘等肺部疾病的患者，或者有吸烟史和颗粒暴露史且存在相关呼吸道症状的患者，可用肺功能检查辅助诊断、进行病情监测和评估严重程度。若检查提示肺功能降低，则预示患者存在术后通气不足或咳痰困难等风险，提示严重术后肺部并发症风险，如术后坠积性肺炎、肺不张，甚至呼吸衰竭。

另外还有一些关于呼吸困难的评分方法，如改良英国医学研究委员会（Modified British Medical Research Council，mMRC）呼吸困难指数，与肺功能检查结果具有相关性，在临床上更简单易行。mMRC呼吸困难指数根据患者出现气短时的活动程度分为 $0 \sim 4$ 个等级，0级为轻度呼吸困难，1级为中度，2级为重度，$3 \sim 4$ 级为极重度（见**表12-1**）。一般 $0 \sim 1$ 级可按期手术，2级围手术期需强化呼吸功能锻炼、持续吸氧、预防肺部并发症发生。$3 \sim 4$ 级术后预示可能出现严重呼吸系统并发症，应待患者呼吸状况改善后再行择期手术。

表 12-1　mMRC 呼吸困难指数

分级	活动程度
0级	仅在费力运动时出现呼吸困难
1级	平地快步行走或步行爬小坡时出现气短
2级	由于气短，平地行走时比同龄人慢或者需要停下来休息
3级	在平地行走100米左右或数分钟后需停下来喘气
4级	因严重呼吸困难以至于不能离开家，或在穿/脱衣服时出现呼吸困难

2. 呼吸道感染的评估

对于高位截瘫、长期卧床或者胸廓畸形的患者，由于胸廓活动受限或者活动不便，术前可能存在呼吸道感染。急性呼吸系统感染可增加围手术期气道反应性，易发生呼吸系统并发症，故术前排除肺部感染很重要。对于急性上呼吸道感染者择期手术应在治疗好转后施行。若存在肺部感染，应使用敏感的抗菌药物，感染控制后至少2周再行择期手术。

3. 气管插管困难程度的评估

特殊骨科手术患者在气管插管时易出现声门暴露困难，因此，常合并困难气道。如类风湿关节炎的患者，颞下颌关节滑膜炎可限制患者的下颌活动度和张口度，关节损害累及环杓关节可能引起声带活动度下降，导致声门狭窄，也给气管插管带来影响；强直性脊柱炎患者容易出现颈椎和颞下颌关节活动严重受限，导致气管插管困难，很多患者需要在清醒状态下使用纤维支气管镜进行气管插管；重度颈椎和胸椎侧弯患者也常常合并有困难气道。

（二）循环系统评估

1. 术前评估

随着骨科手术患者年龄跨度大，老年患者多数合并有高血压、冠心病、心律失常、心功能异常等内科疾病，术前评估需了解患者既往病史及其发作情况，目前服用的药物种类及其效果，有无服用抗凝药物，术前是否停药，以及目前的心功能和运动耐量。

2. 术中及术后的评估

在整个术中、术后过程均需要严密监测骨科手术患者的血压、心率、心电图及尿量，并进行容量评估。对行动脉导管置管者可直接连续监测麻醉手术过程中血压的动态变化；行深静脉穿刺置管可监测中心静脉压，以了解患者的有效循环血容量；观察每小时尿量，当尿量＞1 ml/（kg·h）表明血液循环良好，准确记录每小时液体出入量，根据血压、心率、中心静脉压、尿量等情况，遵医嘱给予静脉补液，并为是否备血提供依据。除此之外，大部分骨科手术，尤其是脊柱矫形手术、骨盆骨折、骶骨和骨肿瘤手术，患者手术时间长、手术难度大，经常会导致大量失血，失血的严重程度随着脊柱融合数的增加而增加；一旦年龄超过50岁、肥胖、肿瘤、俯卧位腹内压增加以及经椎弓根截骨术等，手术风险也随之增加，这就要求术中严密监测、评估和及时补足血容量。

（三）肌肉骨骼系统和体位评估

术前访视时评估患者有无类风湿性关节炎等疾病引起的关节受损情况，以及关节的活动范围，因为关节活动受限可能会影响有关手术体位的决定。麻醉诱导期再次评估以确定患者的手术体位：骨科手术要求多种体位，不同体位将会带来不同的麻醉问题，并且术后转入麻醉恢复室或病房时要做好手术交接，详细交接患者的手术部位、术中经过以及术后管理要点。

（四）神经系统评估

术前访视时需评估、识别并记录现有的运动和感觉神经功能受损情况。如对脊髓损伤患者应记录脊髓损伤的程度和时间，为麻醉医生做好围手术期出现心血管和呼吸系统功能紊乱预案提供参考。同时完善其他神经系统评估，包括患者的感觉异常、运动障碍及各个肢体的肌力等，特别注意患者有无因肌肉萎缩而增加术后反流误吸的风险。麻醉诱导期再次进行评估。

在患者麻醉苏醒后再次识别有无运动和感觉神经功能损伤，并与术前的神经功能进行对比，及时发现问题。护理人员在进行神经功能观察前，首先了解患者的手术部位，再进行相对应的评估。上肢主要观察三角肌、肱二头肌和肱三头肌的力量以及双手的握力，主要通过对抗外展肩关节、屈肘、伸肘及握手这四个动作进行判断；下肢主要观察髂腰肌、股四头肌、胫前肌、拇长伸肌、腓骨长短肌以及腓肠肌的肌力，因术后多为卧床状态，因此，主要通过对抗髋关节屈曲、膝关节伸直、踝关节跖屈和背伸等动作进行判断。护理人员如发现进行性肌力下降或肢体疼痛加剧，应及时反馈给麻醉医生并协助医生进行积极处理。

（五）皮肤压力性损伤评估

部分骨科手术由于体位特殊、手术时间较长，术后体位制动等因素，患者的骨突出部位皮肤持续受压，易引起皮肤缺血、皮下组织坏死，导致术中压力性损伤（intraoperatively acquired pressure ulcer，IAPU）发生，增加患者的身心痛苦和经济负担，延长住院时间。文献报道 IAPU 的发生因素有：① 术前感知能力，骨科患者感知能力受限主要表现为感觉障碍，多见于神经损伤，肢体对外界刺激反应能力降低或无反应，降低患者自身防御功能，从而增加 IAPU 发生的风险。② 术前活动能力，患者骨折后惧怕疼痛，变换体位困难，被动长期保持低疼痛体位，使局部组织长期受压，如受压点与术中体位受压点一致，患者发生 IAPU 风险性更高。③ 有压力性损伤病史，既往发生过压力性损伤的患者，再次发生压力性损伤的可能性大。④ 手术因素对成人骨科手术患者 IAPU 发生的影响，手术因素是指手术带来的可能导致压力性损伤的危险因素，手术时长、使用骨科医疗器具、手术体位、术中体温变化、外力（敲击、牵引）操作均可能是成人骨科手术患者 IAPU 发生的手术危险因素。

（六）疼痛评估

骨科手术创伤较大，疼痛是骨科手术患者最为突出的不适症状，术后即使轻微的体位变动也会对切口造成牵拉而引起疼痛，因此，应准确评估患者的疼痛情况。目前常用于术后疼痛强度评估的工具有以下几种：语言描述评估工具、数字评估工具、视觉模拟评估工具、五指法评估工具和重症监护疼痛观察工具。

二、精确问题分析

（一）止血带问题

止血带普遍应用于四肢手术中，使手术野清晰、出血减少，便于手术的操作。术中止血带持续时间：上肢不超过 1 h，下肢一般不宜超过 1.5 h，超过规定时间可导致神经损伤或短暂的肌肉功能障碍等情况发生。

1. 局部组织细胞缺血、缺氧

长时间使用止血带可引起局部血供阻断，缺血缺氧产生细胞内酸中毒，导致细胞膜结构破坏，且随着止血带充气时间的延长（> 60 min），血管内皮完整性受损，导致组织水肿。而长时间的神经轴索缺氧和神经过度受压会导致不可逆性神经损害。处理：止血带充气压由外科医生或麻醉医生根据患者手术部位、病情、手术时间、收缩压等决定。上肢止血带的止血压力为200～250 mmHg，时间 < 60 min；下肢止血带的止血压力为300～350 mmHg、时间 < 90 min。如根据患者血压设定，上肢压力为患者收缩压加50～75 mmHg，下肢压力为患者收缩压加100～150 mmHg，每隔1 h（上肢或下肢）放松10～15 min；放松期间，应用指压法暂时止血。

2. 松止血带时的全身反应

缺血肢体得到灌注，代谢产物进入循环系统后可导致 $PaCO_2$、血乳酸和血 K^+ 的升高。患者清醒时，这种改变会导致患者分钟通气量的增加，甚至出现不规则呼吸。处理：止血带放气应缓慢、逐步进行，并对患者的全身反应进行评估，包括生命体征、皮温、皮肤颜色、远端动脉搏动。

3. 血流动力学反应

肢体缺血和止血带充气时，回心血量增多，外周血管阻力增加，临床上表现为中心静脉压或动脉压轻微增高。然而，当患者有严重的静脉曲张或心室顺应性极差时，肺动脉压会显著升高。若双侧下肢止血带同时充气，可导致中心静脉压力明显增高。止血带放松时缺血的肢体发生再灌注，循环容量的相对减少、中心静脉压下降，患者多有心率增快、血压下降的表现。若血压下降极其明显时，可导致心搏骤停，发生因素包括外周血管阻力突然下降、急性失血以及代谢产物对循环的抑制。处理：止血带充气后、放气后应对患者的全身反应和失血量进行评估，包括生命体征、皮温、皮肤颜色、远端动脉搏动、手术伤口部位以及失血量。

4. 止血带痛

上止血带数分钟后就有可能产生，随着时间的延长，止血带痛逐渐加重。非全身麻醉患者主诉为一种烧灼样胀痛，全身麻醉患者则表现为心率加快、血压升高和出汗。处理：评估患者的生命体征、皮温、皮肤颜色、远端动脉搏动。同时为避免神经、血管挤压伤，可以通过术中使用甘露醇和氧自由基清除剂来减少并发症的发生。有文献报告，静脉麻醉药丙泊酚、咪达唑仑、氯胺酮、右美托咪啶等均有减轻肢体缺血再灌注损伤的作用。

（二）脂肪栓塞

脂肪栓塞（fatty embolism，FE）是指脂肪进入人体血液循环，可伴或不伴有临床症状，是一种病理诊断。脂肪栓塞可表现为低氧血症、心动过速、意识改变以及在结膜、腋下、上胸部有出血点。脂肪栓塞的病理生理特点是毛细血管内皮细胞破坏，导致毛细血管周围出血、渗出，主要表现在肺部和脑部。肺血管渗出造成肺水肿和低氧血症，脑缺氧和脑水肿可导致神经功能障碍。比较严重的脂肪栓塞常发生于股骨和胫骨骨折术后，延迟骨折固定和大幅度扩髓可增加其发病率和严重性。处理：及早发现，充分供氧和控制输液量。大剂量激素在严重创伤后短期内应用可减轻脂肪栓塞的临床症状，但大多数患者只要适当输液并充分通气以保障氧供，其预后通常良好。

（三）深静脉栓塞

骨科手术常发生深静脉栓塞，肺栓塞是造成术后死亡的主要原因，尤其是全髋置换术、全膝置换术。本病一般无自觉症状，有症状者主要表现为肢体疼痛、肿胀及浅静脉曲张，全身反应不明显。单凭临床表现诊断困难，需结合实验室检查和影像学检查，包括凝血功能，D-二聚体以及多普勒超声检查。术中预防血栓形成的措施有：缩短手术时间，增加下肢血流量，给予抗凝药物等。术后预防深静脉血栓形成的措施有：间歇气体压迫下肢，活动足部，早期下床活动，术后遵医嘱应用抗凝药。

（四）体位相关并发症

体位相关并发症时有发生，难以完全避免，偶有严重并发症的报道，如：① 术后视觉丧失：脊柱手术后的视觉丧失最常见的原因是缺血性视神经病变（由于全身性低血压），其次是视网膜中央动脉阻塞和皮质性失明。为了预防术后视觉丧失，应尽可能采取持续血压监测，避免低血压和贫血，并避免眼球受压。② 外周神经损伤：脊柱手术后的外周神经损伤较罕见，其原因是多方面的，预防的措施包括合理摆放体位、避免神经受压、充分保护、定期抬起和检查易损伤部位。

（五）骨水泥反应

骨水泥反应的主要问题是骨水泥植入综合征：低血压、支气管痉挛、低氧、心跳停止、猝死。发生机制：骨水泥进行关节成形术中髓内压峰值为 680 mmHg，不用骨水泥的患者髓内压小于 100 mmHg，长骨骨髓腔操作、扩髓出现脂肪颗粒及骨碎屑栓塞，骨髓腔内的压力超过骨髓腔内静脉丛的压力，脂肪和碎屑进入静脉系统。骨水泥综合征的预防：更换新型骨水泥装置，远端长骨钻孔，应用骨水泥前灌洗骨髓腔，减少骨髓腔内碎屑的数量。

三、精确计划措施

（一）困难气管插管的评估与准备

困难气道患者反复插管可致低氧、组织水肿、出血，处理不当易导致无法通气、无法插管的气道紧急情况。因此，术前访视做好患者气道评估，充分了解患者颈椎活动度、张口度等；麻醉医生根据评估结果选择相应的气管插管方式作为首选方案和备选方案，对预计有插管困难的患者在麻醉诱导前应充分准备好插管用具，必要时采用清醒插管、经纤维支气管镜引导插管，甚至气管切开以保证患者气道通畅。另外，对于未预料到的困难气道，首先保证面罩通气，不要轻易尝试多次插管，以免处理不当而导致无法通气、无法插管的气道紧急情况。

（二）术中监测

术中呼吸功能监测指标包括脉搏血氧饱和度、氧分压、$PaCO_2$、呼吸末二氧化碳分压（$PetCO_2$），其中 $PetCO_2$ 正常值为 $35 \sim 45$ mmHg，可以反映 $PaCO_2$ 的变化，以监测患者的通气功能。如中高平面脊髓损伤患者、脊柱侧弯患者的术前肺通气功能已受影响，手术中常采用俯卧位或侧卧位及侧卧 + 头低位，肺活量和潮气量均减少，在手术中应随时观察通气量与 $PaCO_2$

的变化。

（三）体位安置

术前应了解手术部位和采取何种手术体位。① 对已确诊有颈椎损伤的患者，麻醉前必须检查颈部活动度，评估气管插管的难度，术前强迫头位的患者应尽可能保持在相对合适的头位。② 安放患者体位时要注意气管导管的位置，在满足手术暴露需求的同时不影响患者的生理功能。颈椎手术气管插管应注意尽量不要改变头颈位置，改变体位和搬动头颈部时保持患者头颈与躯干中轴方向一致，避免颈椎扭曲或移位而加重损伤发生或加重脊髓功能损伤。③ 术中应注意防止气管导管受压、打折、变形，尤其是俯卧位手术。④ 脊柱手术患者在术后初期应保持制动，如患者手术涉及颈椎或上胸椎，则需颈部制动。在患者卧床期间予以轴线翻身以保证手术部位脊柱的稳定性，在翻身过程中，避免手术部位的脊柱发生扭曲，尤其是颈部制动的患者，保证鼻尖和胸骨在一条直线上。若患者发生脑脊液漏，根据具体情况遵医嘱调整患者的体位。⑤ 患者在起床和躺下的过程中脊柱容易发生扭曲，向患者及其家属做好相应宣教，术后首次起床和佩戴支具时应在医护人员的指导下完成。

（四）麻醉恢复期护理

1. 颈椎手术呼吸道管理

应注意颈部制动，加强患者的呼吸道管理，尤其高位颈椎颈前路手术因牵拉气管易造成喉头水肿，术后可能引起缺氧、CO_2 蓄积、呼吸机依赖而导致拔管困难。当患者达到完全清醒、循环稳定、体温正常，呼吸功能恢复满意，主动咳嗽排痰的能力恢复，可考虑拔除气管导管。拔除气管导管后密切观察有无气道梗阻、切口渗血压迫气管等，以确保气道通畅。如有喉头水肿征象，应尽早再次插管，避免缺氧。同时注意检查患者的声音是否正常，判断是否存在神经损伤。

2. 脊髓损伤患者呼吸道管理

脊髓损伤可能致使患者肋间肌肉和腹肌麻痹，使得其气体交换明显减弱，造成肺的膨胀不全，使得痰液积聚在体内，极易发生肺炎。同时手术刺激可致气管内分泌物显著增多，痰液堆积，但是患者却因为疼痛或无力，无法将痰液咳出。因此，术后应该加强镇痛和有效咳嗽训练，积极化痰。对术前已有高位截瘫患者，呼吸支持治疗时间长者应注意预防肺部感染和肺不张。

3. 维持循环稳定

一般骨科手术时间长、术中出血较多，因此，术后应严密监测患者的动脉血压、中心静脉压和尿量，按时行血气分析以监测内环境的变化，行 Hb 监测以指导输血、输液，维持患者血压在目标水平。如为脊髓损伤者，为保证脊髓的灌注，一般舒张压不应低于 70 mmHg，同时避免过度通气致 $PaCO_2$ 严重降低而减少脊髓血流。对自主神经功能不稳定的患者，遵医嘱根据需要给予血管收缩药、血管扩张药或正性肌力药治疗。

4. 伤口及引流管护理

伤口及引流管护理要点包括：① 密切观察伤口有无渗血、血肿等潜在出血症状，查看引流液的颜色、性状及引流量，定时挤压引流管，保持引流管通畅，并注意全身其他部位有无出血，当术后引流量在 1 h 内超过 200 ml 时立即汇报，并做相关处理，注意生命体征、尿量监测。② 肢体手术切口部位适当加压包扎，以减少出血。③ 密切监测神经功能的变化，预防出血或组织水肿导致脊髓受压。④ 遵医嘱使用药物预防消化道应激性溃疡出血，减少医源性红细胞丢失。

5. 神经系统功能的观察

脊髓神经功能在颈椎手术、脊柱手术、脊柱侧弯矫形过程中可能会受到一定影响和刺激，术中行神经电生理监测，术后严密观察肢体感觉运动功能，以掌握神经功能变化的动态。全身麻醉清醒后，应立即检查患者双手肌力、双上肢及双下肢感觉运动功能，了解有无神经损伤。当患者主诉困倦或发现双下肢疼痛、麻木或运动障碍等术前没有或术后加重的神经症状，应该高度警惕神经功能损害的发生，立即报告医生。

6. 深静脉血栓的预防

做好相关病情、实验室和影像学检查结果（凝血功能，D-二聚体以及多普勒超声检查）的交接及评估，对于有临床诊断的患者尤其要密切关注。术后深静脉血栓的预防有：在患者入室后将其下肢抬高，指导麻醉苏醒患者在床上行踝泵运动，同时无禁忌证的患者可使用气压泵，遵医嘱使用抗凝类药物，同时注意预防出血。

7. 皮肤的护理

翻身时注意查看全身皮肤受压情况。对颈椎手术的患者，定时观察颈托的松紧度，使用合适辅料给予皮肤保护；对脊柱手术的患者，注意查看背部敷料及其固定情况，避免发生医疗器械压力性损伤和黏胶性皮肤损伤，每班做好记录和交接。四肢手术尤其联合神经阻滞麻醉的患者，肢体感觉弱，应注意监测患肢皮肤受压情况，积极预防压力性损伤产生。

8. 疼痛护理

骨科手术创伤较大，疼痛是骨科手术患者最为突出的不适症状，术后即使轻微的体位变动也会对切口造成牵拉而引起疼痛。脊柱矫形手术切口长、创伤大，可能术后疼痛尤为明显。护士积极参与到围手术期预防性、多模式等镇痛措施的全程管理。加强评估患者的镇痛情况，并及时与医生沟通以调整镇痛方案和用药。① 患者苏醒后即行疼痛评分，根据疼痛分级进行心理疏导，及时报告医生，予以合理的镇静、镇痛药物干预。② 为配有镇痛泵的患者正确连接，并有效使用镇痛泵，观察镇痛效果。③ 注意经镇痛处理后仍感疼痛难忍者，应排除其他并发症导致的疼痛，如脊柱手术后的血肿压迫、四肢手术后石膏固定过紧、缺血等，切忌盲目追加镇痛药，造成误诊或漏诊，导致严重不良后果。④ 加强疼痛相关宣教。除指导患者正确描述疼痛外，可重点强调预防性镇痛和多模式镇痛的重要性，以获取患者积极的配合。

四、精确评价反馈

1. 全面的呼吸功能监测

全身麻醉时的呼吸监测指标包括脉搏血氧饱和度、二氧化碳波形图、吸入氧浓度和回路断开报警等。麻醉期间患者的呼吸功能变化常很急骤，除了利用监测仪器辅助外，临床体征的观

12

察也不容忽视，通过直接观察胸廓起伏和心前区听诊还可获得更多的患者呼吸情况。

2. 系统的气管导管护理

保障气管导管在位、通畅。气管内插管是实施气管内麻醉的一项必要手段，骨科手术患者体位除了平卧位外，更多的是侧卧、俯卧、牵引位、半截石位等特殊体位，因而观察气管插管情况困难，或由于气管导管固定不牢而发生气管导管移位或脱落不易及时发现，即使及时发现，由于受患者的手术体位、手术部位等的影响，重新插管和固定十分困难。因此，固定好气管导管，保障特殊体位下手术时患者的呼吸道通畅至关重要。

3. 有效的麻醉恢复期呼吸功能训练

脊柱外科手术会受患者自身原有疾病的影响，如脊柱侧弯患者，特别是胸段侧弯的患者，因胸廓的畸形，对心肺的压迫使肺脏受压、变形，造成肺泡萎缩，肺膨胀阻力加大，因而造成不同程度的肺功能障碍；脊髓损伤致呼吸肌麻痹，造成肺通气不足等，加上全身麻醉和手术的刺激，可导致患者功能残气量下降，肺活量降低。术后呼吸功能训练是改善患者呼吸功能，减少术后并发症的有效方法之一，而要改善呼吸功能就必须加强呼吸肌（包括胸大肌、肋间肌、膈肌和腹肌）的锻炼。呼吸肌训练可分为非特异性和特异性两种。非特异性呼吸肌训练系指全身锻炼，如吹气球或吹瓶子练习等；特异性呼吸肌训练主要通过增加呼吸负荷的方法来达到，如加压腹式呼吸练习。

4. 有效的术中配合及护理管理

围手术期配合是多方面的，应包括体位调整、减少出血、保温、防治静脉气栓及保护凝血机能等措施。适当地行控制性低血压可减少术中出血，并可缩短手术时间。但控制性低血压也有引起脊髓缺血和神经功能损害的报道，其影响因素包括术前高血压、术中二氧化碳分压过低、平均动脉压低于 60 mmHg、血压下降过快和贫血。减少出血和输血的措施包括合适体位、术中自体血回收、术中血液稀释，合理使用止血药物等。静脉气栓是脊柱手术的严重并发症之一，发生原因是大量骨组织的暴露，加之手术部位高于心脏水平，虽然其确切发生率并不明确，不过确有致死的报道。静脉气栓表现为无法解释的低血压、呼气末二氧化碳（end-tidal carbon dioxide，$ETCO_2$）水平降低。麻醉监测护士应警惕这一并发症的发生，早期发现和处理可提高患者存活率。

第三节 骨科患者精确麻醉护理规范和培训

一、思维导图

1. 骨科患者精确麻醉评估与监测

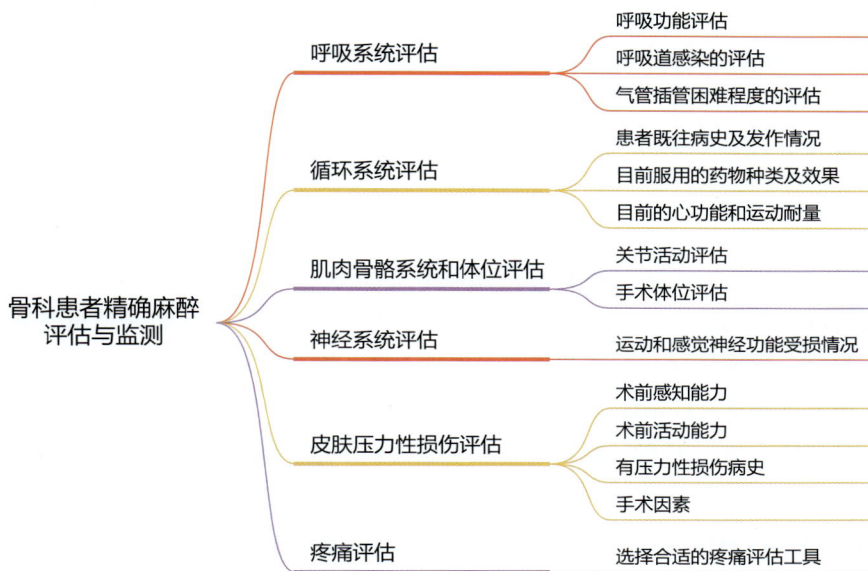

骨科患者精确麻醉评估与监测
- 呼吸系统评估
  - 呼吸功能评估
  - 呼吸道感染的评估
  - 气管插管困难程度的评估
- 循环系统评估
  - 患者既往病史及发作情况
  - 目前服用的药物种类及效果
  - 目前的心功能和运动耐量
- 肌肉骨骼系统和体位评估
  - 关节活动评估
  - 手术体位评估
- 神经系统评估
  - 运动和感觉神经功能受损情况
- 皮肤压力性损伤评估
  - 术前感知能力
  - 术前活动能力
  - 有压力性损伤病史
  - 手术因素
- 疼痛评估
  - 选择合适的疼痛评估工具

2. 骨科患者精确麻醉问题分析

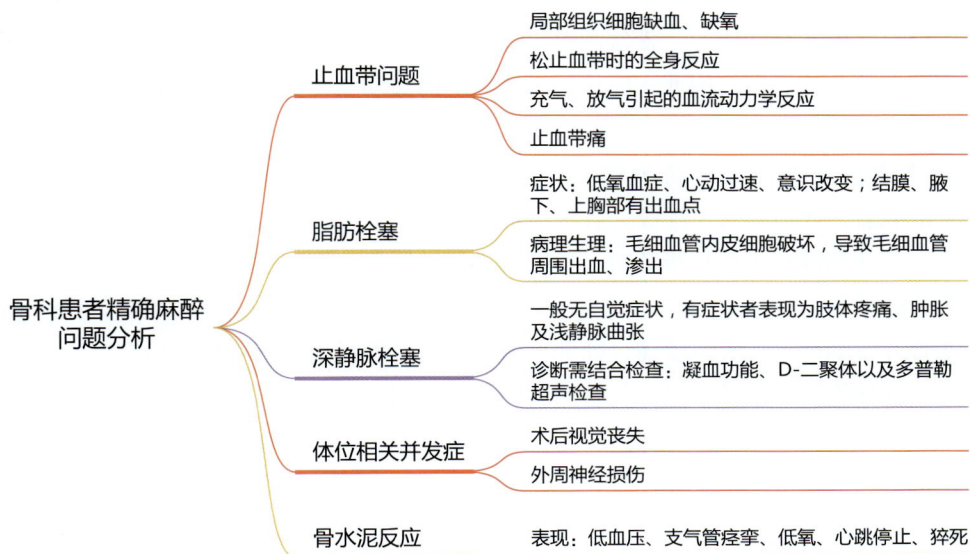

骨科患者精确麻醉问题分析
- 止血带问题
  - 局部组织细胞缺血、缺氧
  - 松止血带时的全身反应
  - 充气、放气引起的血流动力学反应
  - 止血带痛
- 脂肪栓塞
  - 症状：低氧血症、心动过速、意识改变；结膜、腋下、上胸部有出血点
  - 病理生理：毛细血管内皮细胞破坏，导致毛细血管周围出血、渗出
- 深静脉栓塞
  - 一般无自觉症状，有症状者表现为肢体疼痛、肿胀及浅静脉曲张
  - 诊断需结合检查：凝血功能、D-二聚体以及多普勒超声检查
- 体位相关并发症
  - 术后视觉丧失
  - 外周神经损伤
- 骨水泥反应
  - 表现：低血压、支气管痉挛、低氧、心跳停止、猝死

二、典型案例

患者，女，14岁，身高164 cm，体重60 kg，ASA Ⅲ级。因脊髓性肌萎缩症（spinal muscular atrophy，SMA）伴脊柱侧凸畸形收入院。患儿自幼出现起蹲困难、步态不稳症状。5岁时曾外院行肌肉活检和SMA基因检测被诊断为"SMA Ⅲ型"，且随年龄增长肌无力症状逐渐加重，不能独自站立和行走。13岁时出现脊柱侧弯、骨盆倾斜，甚至不能依靠轮椅坐立。查体：双下肢髂腰肌、股四头肌、胫骨前肌、双上肢三角肌、肱三头肌、肱二头肌肌力1级，肌张力显著减弱，双膝腱反射减退，病理征阴性。立位全脊柱正位X线摄片示脊柱侧弯畸形，Cobb角62°。心电图提示：窦性心律不齐。肺功能提示：限制性通气功能障碍，用力肺活量（FVC）58%。患儿在全身麻醉下行后入路胸腰椎融合术，手术持续近7 h，术中生命体征平稳，考虑患儿手术创伤大，转入麻醉后监护病房进一步监护治疗。后患者清醒，自主呼吸恢复，各种生理反射基本恢复，遵医嘱拔除气管导管。术后第1天转入脊柱外科普通病房，术后第14天顺利出院。

讨论：

1. 对该患者进行术前访视的要点有哪些？

对拟行脊柱手术的患者进行护理评估是临床护理决策的第一步，也是最重要的一步。评估内容包括人口学、家庭情况、睡眠和排泄等生活习惯、既往疾病史、本次就诊原因及治疗经过等。对于此患者需要重点评估以下内容。

（1）心肺功能评估：① 肺功能检查：观察患者肺活量、最大自主通气量、肺活量占预计值百分比、最大自主通气量占预计值百分比。② 血气分析：观察有无低氧血症，二氧化碳潴留。③ 呼吸情况：评估患者呼吸频率、节律和深度，有无口唇、黏膜发绀，有无气促等。

（2）神经系统评估：① 双下肢感觉运动：了解患者双下肢感觉运动情况，牵引过程中密切观察感觉运动情况。② 听取患者主诉：询问有无肢体麻木、剧烈疼痛等异常情况。③ 影像学检查：术前明确是否合并椎管畸形，有无椎管狭窄、脊髓受压。

（3）体位：此患儿脊柱侧弯、骨盆倾斜，气管插管时体位配合存在一定难度。由于局限性可能会影响有关体位的决定。因此，应评估患者关节的活动范围，为气管导管插管及术中体位摆放做好充分的准备。

2. 为该患者拔除气管导管的护理要点有哪些？

待患者清醒后，评估其自主呼吸、各种生理反射是否恢复，再次评估其能否配合完成勾脚和语言指令。若达到呼吸机脱机指征时，遵医嘱进行试脱机，期间监测患者生命体征、口唇黏膜颜色、肢体运动等，脱机30 min后进行动脉血气分析，各项指标均正常时可尝试拔除气管导管。此患儿合并吞咽困难，舌肌萎缩，咽部反射减弱，应警惕拔除气管导管后有反流误吸的风险。因此，气管导管拔管前备好再次气管插管的药品、用具及气管拔管的吸引设备，以降低反流误吸的风险。拔管前充分吸痰，保持口腔、鼻腔清洁，正压通气拔管。拔管后病情允许时头偏向一侧，密切观察有无胃食管反流现象，及时清除口腔、鼻腔分泌物，以免误吸或窒息。

精确麻醉护理

第四节 骨科患者精确麻醉护理的热点和前沿

一、领域热点

1. 关于骨科手术的疼痛护理研究

运用循证理论，结合临床研究，探讨不同骨科手术术后疼痛的影响因素、疼痛评估、镇痛措施相关的实践探讨，为护士提供了一种规范有效的实践方法，通过优化护理流程以减少骨科手术围手术期镇痛相关并发症的发生，为促进患者术后康复提供科学依据。

2. 关于预防深静脉血栓的相关研究

深静脉血栓的预防是围手术期护理工作的核心，探讨细化的、集束化的一系列治疗及护理干预措施，术前、术后全程进行防治，更好地预防深静脉血栓的发生，保障患者的生命安全。

二、发展前沿

随着医学的发展，临床专业分科呈现精细化趋势，这不仅有利于技术水平的提升，也能提高患者的满意度。骨科手术种类繁多，目前大部分医院骨科病区已经进行细分亚专科，亚专业的划分使外科医生更专注于某一领域的手术操作，手术技术和效率明显提高。随之而来的是越来越复杂的骨科手术，尤其是疑难危重及高龄骨科手术患者越来越多，这对骨科手术围手术期麻醉护理提出了更高的要求。因此，根据手足外科、创伤、脊柱等不同手术的临床护理特点，探讨实施更加专业化、标准化、精准化的麻醉护理方案尤为重要，特别是对疑难危重患者在麻醉恢复期的呼吸、循环护理，可以使患者接受更高效、更个性化、更人性化的麻醉护理服务，从而提高了护理服务质量。

参考文献

[1] 马俊,廖刃,倪忠,等.骨科择期手术加速康复围手术期并存呼吸系统疾病华西医院多学科评估与处理专家共识[J].中华骨与关节外科杂志,2020,13(12):969-975.

[2] ALBARRATI AM, GALE NS, MUNNERY MM, et al. Daily physical activity and related risk factors in COPD[J]. BMC Pulm Med, 2020, 20(1): 60.

[3] IRWIN MG, CHUNG CKE, IP KY, et al. Influence of propofol-based total intravenous anaesthesia on peri-operative outcome measures: a narrative review[J]. Anaesthesia, 2020, 75 Suppl 1: e90-e100.

[4] KUIZENGA MH, VEREECKE HE, STRUYS MM. Model-based drug administration: current status of target-controlled infusion and closed-loop control[J]. Curr Opin Anaesthesiol, 2016, 29(4): 475-481.

［5］ 国家麻醉专业质量控制中心,中华医学会麻醉学分会.围手术期患者低体温防治专家共识(2017)［J］.协和医学杂志,2017,8(6):352-358.

［6］ 余文静,肖瑶,胡娟娟,等.预防围手术期患者低体温的最佳证据总结［J］.中华护理杂志,2019,54(4):589-594.

［7］ 陈哲颖,吴晓蓉,吴梦媛.术中获得性压力性损伤发生的影响因素分析［J］.中国护理管理,2019,19(1):43-48.

［8］ 中国康复技术转化及发展促进会,中国研究型医院学会,中国医疗保健国际交流促进会,等.中国骨科手术加速康复围手术期疼痛管理指南［J］.中华骨与关节外科杂志,2019,12(12):929-938.

［9］ 黄伟琼,蓝海瑜.预见性护理干预对预防骨科患者术后深静脉血栓形成的影响［J］.中国医药科学,2021,11(9):121-124

［10］ 邓小明,姚尚龙,于布为,等.现代麻醉学［M］.4版.北京:人民卫生出版社,2014.

（华　薇　张转运　张偌翠）

精确麻醉护理

第十三章
整形外科患者精确麻醉护理

第一节　概　述

在 21 世纪生命科学新世纪里，属于世界潮流的"整形美容热"近年来在国内也日益风行，成为时尚。随着经济的发展、生活水平的提高，人们对美的渴望日趋强烈，医疗整形美容项目开展的越来越多，随之而来是对麻醉和镇静镇痛等舒适化医疗需求的剧增。麻醉专业的技术水平和队伍建设应适应医学技术发展的形势，满足医学整形美容手术的无痛需求，努力提高麻醉质量和技术水平，提升接受整形美容手术者的围麻醉期医疗安全，从而推动医疗美容产业高质量、可持续发展，保证手术的成功和受术者的安全康复。

一、整形外科的治疗范围

（1）先天性畸形与缺损，如唇裂、腭裂、尿道下裂、小耳畸形、上睑下垂等。

（2）后天性畸形与缺损，包括因创伤、体表良性或恶性肿瘤、感染及其他原因造成的畸形与缺损。

（3）美容外科，如眼袋切除、隆鼻、鼻整形、隆颏、下颌角切除、除皱、吸脂术、激光美容等。

二、整形外科手术麻醉技术特点

（一）一般特点

1. 年龄

整形外科手术者年龄分布广，从小儿到老年，以中青年居多。大多数对麻醉药的耐受性较好。

2. 性别

医学整形美容手术者男女均有，但以女性居多。大多数女性对疼痛的耐受性较高，一般性小手术在局部麻醉下即可完成，但配合强化局部麻醉后效果较好。

3. 体质

医学整形美容手术者一般身体素质较好，身体健康者居多，而体弱多病者呈少数；受术者一般对麻醉药的耐受性较强，麻醉药的用量较大，但应除外老年人和小儿，并且应预防麻醉药的中毒反应。

4. 心理

医学整形美容手术者年龄跨度大、社会背景不同、文化程度不同、审美水平各异，并且对麻醉的认识和理解不一致，思想顾虑较大，而且在受术者中，可能会有不同程度的心理障碍。麻醉医生在进行术前访视时，告知受术者有关麻醉、围麻醉期治疗及疼痛处理的事项，获得病史、体格和精神状况的数据，制订诊疗计划，并获得知情同意，减轻手术患者的焦虑，消除其紧张情绪，同时取得拟接受手术患者的信任，提高配合度，使手术患者术后尽快地恢复。

5. 手术特点

医学整形美容手术可涉及人体的所有组织，但多以表皮和骨骼组织的中小手术为主，深部位手术较少，要求麻醉有良好的镇痛效果，无需肌肉松弛等麻醉要求。医学整形美容手术多采取清醒镇痛麻醉或局部麻醉完成，且以门诊手术麻醉居多数。对每一种麻醉方式、每一个手术患者，都应严格进行麻醉前准备和评估；对每个手术患者都应采取个体化用药方式，并做好严密监测和抢救的准备。

6. 局部麻醉

局部麻醉在医学整形美容手术中具有特殊作用和地位。局部麻醉下可以完成大多数医学整形美容外科手术，而麻醉药注射操作则由美容手术医生完成。麻醉前应熟悉各种局部麻醉药的特性、剂量及不良反应等，熟练掌握局部麻醉浸润和神经阻滞等各种麻醉方法，学会识别和处理局部麻醉药的不良反应。

7. 对麻醉并发症的限制更严格

医学整形美容手术对麻醉并发症应有更严格的管控，如果一个小手术后出现呕吐不止或疼痛难以控制等并发症，以致需要住院治疗，这将会影响手术患者的身心健康以及造成经济利益的损失，故应将麻醉并发症的发生率降至最低。医学整形美容手术的范围很广，对于某些特殊手术部位的麻醉更应重视预防并发症，如头面部、会阴部的血运丰富，在注射局部麻醉药时需反复回抽注射器针芯，确保回抽无血后方可注射，以防局部麻醉药误注入血管内；一旦局部麻醉药注入组织后迅速吸收入血或直接注入血管内，将会出现局部麻醉药毒性反应甚至导致死亡。故实施这些部位的局部麻醉时，一次性药量不应超过限值，并根据手术患者的具体情况和用药部位，酌情减量或使用毒性较低的局部麻醉类药。

8. 麻醉方法选择的灵活性大

手术一般可在门诊局部麻醉下完成，但特殊情况需要具体分析处理。小儿、老年人或一次性手术部位多、面积大或行综合性大型医学整形美容手术者应收住院治疗，与专职麻醉医生配合选择适宜的麻醉方法去完成手术，以提高麻醉的有效性、安全性和医学整形美容手术的整体效果。

（二）麻醉要求

1. 镇痛完善，麻醉平稳

医学整形美容手术操作细致，部分手术时间长，要求有优良的麻醉效果，维持长时间的浅而平稳的麻醉，确保术中肢体制动。手术后，还要保证包扎固定等过程的麻醉效果，不可过早地终止麻醉。

2. 严密细致的麻醉护理管理

在满足手术操作要求、止痛完全、麻醉平稳和受术者舒适的同时，加强麻醉管理，加强对液体、容量、循环和呼吸的管理以及对体温的控制，严密监测和观察生命体征的变化，及时处理麻醉过程中的异常情况。

3. 安全度过苏醒期

麻醉苏醒期恢复平稳，无恶心、呕吐或躁动，可以降低术后切口缝线扯开、伤口出血、皮片移位、皮瓣撕脱及其植入物移位、脱出等风险。若有明显低血压、术后苏醒延迟等并发症，可能是受术者对麻醉药敏感、术中出血或受术者假性胆碱酯酶缺乏等原因，应根据情况对症处理。

第二节　整形外科患者精确麻醉护理实践

一、麻醉前评估

麻醉医护人员对手术患者最首要的任务就是麻醉前评估。Klafta 和 Rozien 确定了麻醉前评估的 6 个相关联目标：① 评估健康状况，确保能耐受手术的体力准备；② 制订一个双方都同意的麻醉计划，并指导患者了解相关知识；③ 减少由于焦虑所造成心理和生理负担；④ 计划术后的护理和疼痛治疗方案；⑤ 协调统一术后护理流程，降低成本，提高成效；⑥ 患者获得麻醉知情同意权。

表 13-1　6 个麻醉前目标

序号	目标内容
1	评估生理和心理对手术的准备情况
2	制订麻醉计划并将此告知患者
3	减少焦虑
4	计划术后护理及疼痛管理
5	协调患者护理
6	获得麻醉知情同意书

麻醉前评估是麻醉医护人员需要重视的问题，是保证麻醉安全的重要举措之一。麻醉护士应主动进行术前评估，与患者进行沟通交流，使患者感到放松和信任，缓解患者对手术过程的焦虑；麻醉前评估可了解患者的基本健康情况，让患者了解麻醉方法和手术过程，同时可获得患者的病史，签署麻醉知情同意书。由于麻醉术前评估的重要性，整形美容手术需要对患者各个方面进行评估。

（一）病史评估

1. 既往病史

（1）高血压：许多美容手术患者有高血压病史，而且术前在持续服用降压药物，这些患者在手术当天应该继续服用降压药物。利尿剂不应该在术前使用，因为有可能造成术前遗尿。有些患者在手术时其血压呈较高水平状态。这种情况可能与患者心理状态有关，手术的焦虑可使血压升高。

全身麻醉的患者血压会呈阶段性升高，尤其是麻醉诱导进行气管插管时。与喉镜直视下插管相比，光纤引导插管和应用喉罩发生高血压的风险要低。对于老年患者来说，控制收缩压要比舒张压更重要，收缩压高的老年患者发生卒中和心血管意外的风险会更高。应在麻醉诱导前或是麻醉前期，或者在患者应用去甲肾上腺素前，做好患者的血压控制管理。

（2）心脏疾病：很多老年患者有心脏病病史，但通过药物能够得到较好的控制，如窦性心动过速、窦性心动过缓、室性期前收缩、房性期前收缩等心律失常。窦性心动过缓常见于经常运动的人群，或者是服用了致心率减慢的药物。排除以上原因后的窦性心动过缓是一种需要手术前进行研究和治疗的疾病。对于有心肌梗死病史的患者来说，事件发生于 6 个月内最好不要进行整形外科手术。不稳定型急性冠脉综合征的患者（例如，不稳定型心绞痛，或者由局部缺血引起的非代偿性充血性心力衰竭的患者），他们在围手术期具有进一步发展为失代偿、心肌坏死的高危因素。除非绝对必要，具有不稳定型急性冠脉综合征的患者，不考虑进行整形外科手术。

（3）糖尿病：很多行整形外科手术的患者都有糖尿病史。糖尿病是最常见的内分泌性疾病，是由遗传和环境因素共同作用而引起的一组以慢性高血糖为特征的代谢性疾病。因胰岛素分泌和作用缺陷导致对碳水化合物、蛋白质、脂肪、水和电解质等代谢紊乱。随着病程延长，可出现多系统并发症，重症和应激时还可发生酮症酸中毒、高渗高血糖综合征等急性代谢紊乱。麻醉医生的目标是维持患者生理状态，维持正常糖代谢，避免术中急性代谢紊乱的发生。对于所有的糖尿病患者，血糖测试可作为术前评估和应用胰岛素调控血糖的参考。

2. 麻醉史

术前对患者既往手术史和麻醉史进行回顾，评估有无麻醉禁忌证。了解患者既往麻醉或患者家族成员在麻醉过程中有无并发症及麻醉药物过敏史，制订一个安全、舒适、高效的麻醉护理方案。

（二）体格检查

术前要考虑到麻醉风险和所要进行的手术，应及时对患者的身体状况进行整体评估。体格检查的内容应包括气道评估、肺功能和重要的生命体征等。麻醉前气道检查的重要性在整形外科手术患者中不能低估。为了预防困难气道，要有预期的气道支持，无论采用气管内插管、喉罩，或是其他方法。如果有紧急情况发生，气管插管就变得十分必要。在整形外科手术中，监测和维持开放气道方面的失败，是麻醉相关致残和致死的主要原因，维持和保护气道是麻醉医护人员的重要责任。

（三）心理评估

麻醉前除了体格方面的评估外，心理问题也不容忽视。大多数整形外科手术患者可能因为明显的身体缺陷或畸形，而存在自卑、焦虑、抑郁等心理活动。接受整形外科手术的患者可能有夸大自身不良外形、害怕承担麻醉风险、对手术效果患得患失等心理活动。对已接受了多次手术治疗的患者而言，手术麻醉的痛苦体验与不良回忆则会使其在再次手术前存在极度恐惧甚至抗拒心理。另外，整形外科中有不少小儿和老年患者。6 个月以上的小儿会因离开父母、陌生环境等而感到害怕；1 岁以上的小儿则开始有一些初级简单的心理活动；而老年人多会伴有衰

13

弱感、孤独感和忧郁感；女性患者则更多担心术后的形象和美观，以及可能的并发症对未来生活的影响。对于此类手术患者可能出现的这些心理问题，麻醉护士均应予以高度重视，麻醉前做好耐心细致的解释工作，尽可能取得患者和家属的合作。不良心理活动的抑制与阻断，无疑对减少麻醉用药量、维持生理状态稳定和减少术后并发症都有着重要意义。

二、整形外科手术的麻醉方式

（一）区域麻醉

1. 局部麻醉

局部麻醉适用于部位表浅、范围较小的手术，对生理干扰小，易于管理。

2. 神经阻滞

较常用的有头面部神经阻滞、颈丛神经阻滞、臂丛神经阻滞和下肢神经阻滞。局部麻醉药多采用 0.5%～1.5% 利多卡因或 0.25%～0.5% 布比卡因。常用的头面部神经阻滞有以下几类。

（1）头皮神经阻滞：头皮神经位于深部软组织内，在头皮筋膜下绕头呈线状排列并在耳上方穿过枕后及眉间，通过阻滞深筋膜下的神经可麻醉颅骨、颅骨膜、腱膜、皮下组织及皮肤，其范围呈帽状分布。

（2）上颌神经阻滞：阻滞三叉神经的第二分支即上颌神经，可实施上颌和颊部区域的手术。

（3）下颌神经阻滞：阻滞三叉神经的第三支即下颌神经，可实施面部外下区域的手术。

（4）眶下神经阻滞：眶下神经起源于上颌神经，阻滞眶下神经可实施下眼睑、鼻外侧部分上唇、口腔黏膜及上切牙部位的麻醉。

（5）颏神经阻滞：下牙槽神经的终末分支形成下切牙神经和颏神经，颏神经阻滞可麻醉下唇（包括黏膜部分）和颏部皮肤的感觉。

（6）上牙槽后神经阻滞：上牙槽后神经为上颌神经的分支，阻滞后可麻醉上颌磨牙、牙槽突和颊侧牙周膜、骨膜、牙龈黏膜。

（7）下牙槽神经阻滞：下牙槽神经阻滞后可麻醉下颌骨、下颌牙、下唇等。

（8）鼻部神经阻滞：支配鼻部皮肤感觉的神经为滑车神经、眶下神经和鼻神经外支，支配鼻腔黏膜感觉的神经为蝶腭神经节分支和鼻腭神经，阻滞鼻部神经可实施外鼻和鼻腔内手术。

（9）外耳神经阻滞：外耳腹面部分受耳颞神经支配，背面部分受耳大神经、枕神经及枕神经的乳突分支支配，在耳周围形成环形浸润阻滞可施行外耳手术。

3. 椎管内麻醉

椎管内阻滞麻醉适用于各类胸、腹壁及会阴和下肢的整形外科手术。整形外科中，常取肋骨做移植充填、乳房增大或缩小、腹部脂肪抽吸或切除等，这些手术可用胸段硬膜外麻醉；取髂骨、移植修复、指趾移植、阴茎再造、处女膜修补等手术可用低位硬膜外或蛛网膜下腔阻滞。

（二）全身麻醉

（1）局部或神经阻滞麻醉难以完全阻断其疼痛反应和不良神经反应的手术。

（2）患者对局部麻醉下手术所伴随的应激反应耐受力差。

（3）范围大、时间长、出血多及多个部位的手术。

（4）手术操作直接或间接影响气道通畅的手术。

（5）术中需行低温麻醉、控制性降压和机械通气的患者。

（6）术前思想负担过重、精神极度紧张和无法合作的小儿。

三、整形外科特殊手术的麻醉

（一）乳房缩小整形术

1. 术前

（1）双侧乳房缩小整形手术不仅仅是一个整形外科手术，这类患者也可能患有严重的颈背部疼痛，以致不能进行劳动和运动，还可伴有精神方面的症状。

（2）这类患者一般身体健康，年龄20～40岁。对大多数外科医生来说，体重指数＞30 kg/m² 的患者通常属于禁忌证。因为此类患者伤口裂开后，感染及血栓形成的发生率较高。

（3）乳房固定术是当乳房过大时纠正乳房下垂的手术方式。麻醉方式是相同的，出血很少。

（4）较大的乳房缩小整形手术，需要交叉配血。

（5）选择手术时间应注意避开月经期。

2. 术中

一般选择全身麻醉。由于手术过程中手术医生经常按压胸部，进而影响呼吸功能，故应运用呼吸机的 IPPV 通气模式。IPPV 有助于保证胸部充分扩张和良好换气，控制 $PaCO_2$ 和减少出血。在运用 IPPV 模式时配合使用喉罩可产生较好的麻醉效果。

麻醉诱导前应脱去患者衣服，将心电监护仪电极放置在患者的背部，以免术中心电监护受到干扰。患者身下放置可吸收液体的海绵垫，以利于吸收出血。

注意术中患者体位的摆放。麻醉机通常放置在患者的头端，确保胸部和手臂的位置对称。需将双手放置在臀部时，要确保静脉穿刺针固定良好；静脉穿刺针突出的塑料部分用纱布包好，防止其长时间压迫造成皮肤损伤；可使用延长的输液管路，并确保静脉输液通路保持通畅。

3. 术后

双侧乳房缩小整形术不会导致明显的术后疼痛。手术结束时给予长效阿片类镇痛剂，使用常用的简单的镇痛药及非甾体类抗炎药物即可。必要时可临时肌内注射阿片类药物。

恢复室需严密观察血肿是否形成。血肿形成是术后早期并发症，轻的血肿可用针筒经过乳头抽吸，重者必须切开减压引流，返回手术室止血。远期并发症包括感染、伤口裂开、脂肪液化等。

4. 注意事项

有些患者手术较大，切除组织较多。术前需备血2～4单位。年长的患者可能合并心肺疾病，需要严密监测。

（二）游离皮瓣移植手术

1. 术前

游离皮瓣手术一般用于把组织覆盖在创伤面或恶性肿瘤切除处，是一种应用广泛的重建技术，需要了解手术要求和外科目的。典型的手术方式包括：① 游离腹直肌肌皮瓣以修补乳房切除术后的乳房重建。② 游离股薄肌瓣，以覆盖下肢创伤后的组织丢失。③ 游离桡侧前臂筋膜皮瓣以覆盖口咽部肿瘤切除处。麻醉的目的是要创造一个高动力循环状态；高心排血量，充分扩张血管，增大脉压。下肢创伤手术的患者通常年轻，一般情况良好。

2. 术中

做好长时间手术的准备，所有的患者均应采用全身麻醉。吸入性麻醉药选择异氟烷，可降低体循环血管阻力（SVR）；丙泊酚维持也可降低 SVR，代谢快，抗呕吐，能避免挥发性药物引起的术后寒战。

区域阻滞可以强化麻醉效果，交感阻滞和镇痛可增加皮瓣存活，这对下肢皮瓣手术尤其适合，但在多部位的手术无法全部行区域阻滞。

麻醉管理要求充分掌握循环生理，保证循环正常，因为通过微血管的血流必须通畅才能保证皮瓣存活，而影响血流的因素主要有灌注压、血管口径和血流黏滞度。

术中严密监测核心温度（如直肠、食管、膀胱）和外周温度。确保皮肤探头和保温毯隔绝。维持核心温度正常甚至是高于正常水平以及核心-外周温度差小于 2℃，必须在微血管吻合前达到这一要求，核心-外周温度差增大提示血管收缩，而局部血管痉挛会影响手术效果。

纠正术前液体不足并开始液体治疗。持续补充晶体液，必要时补充胶体液负荷 10 ml/kg，以增加血管内容量，使中心静脉压（CVP）达到 12 cmH$_2$O（或比正常值高 2 cmH$_2$O），保持尿量 2 ml/(kg·h)，脉压增大，SVR 降低。胶体液比晶体液能更有效扩张血管内容量。对老年人要注意避免容量负荷过量，否则容易导致肺水肿。

在分离皮瓣的早期阶段，适当的低血压和血液稀释有助于减少血液丢失。随之皮瓣游离后，根据术前的血压，要维持收缩压 > 100 mmHg 或更高。

不必常规使用强效血管舒张剂，只要患者体温正常，容量充足，镇痛充分，血中二氧化碳分压正常即可，因为麻醉药本身就可以使血管充分扩张。

3. 术后

密切精确观察病情。下肢皮瓣手术可行持续硬膜外镇痛；对前臂和手部手术可放置臂丛神经阻滞导管行持续镇痛；对胸腹部手术建议采用患者自控镇痛（patient controlled analgesia，PCA）；头颈部手术最好采用 PCA。NSAID 可以镇痛并减少血小板黏附，但若手术时间长、范围大会增加渗出，术后如有血凝块形成则可使用 NSAID。

4. 注意事项

断指或断肢再移植的麻醉处理同游离皮瓣。

（三）脂肪抽吸术

1. 术前

手术适应证：① 吸除脂肪。② 男性乳房发育。③ 减少移植皮瓣的体积，使之与周围皮肤更加贴合。④ 吸除腹壁、股部、臀部和臂部的多余皮下脂肪，达到美化体形的整形外科效果。⑤ 患者一般情况良好。

2. 术中

（1）抽吸的脂肪量要根据患者的要求和外科判断。

（2）常用浸润液配方为 Hartmann 液：1 000 ml 含 50 ml 的 1% 利多卡因和 1 ml 的 1∶1 000 肾上腺素。通常采用 1 ml 浸润液对应 1 ml 抽吸物（即超湿技术）。

（3）肿胀技术：又称肿胀麻醉，是一种局部麻醉方法，在脂肪抽吸时将大量含有稀释的肾上腺素和利多卡因的生理盐水溶液注射至皮下，使之肿胀，注射量与预计抽吸脂肪量之比为（2~3）∶1。肿胀麻醉可以选择单独的局部麻醉方式，也可以在全身麻醉或区域阻滞麻醉时合并使用，若单独使用，镇痛效果不佳，有必要另加镇静或全身麻醉。

（4）失血量的判断要根据使用的局部麻醉药和肾上腺素的用量。在肿胀麻醉技术中，失血量是吸出量的 1%。如果未做皮下浸润则为 40%。

（5）大范围的吸脂术从生理上来说类似于烧伤创伤，会导致大量的液体丢失。当吸出量 >1 500 ml 时要注意补液，1 ml 吸出量需补充 1 ml 晶体液。麻醉护士应严密观察患者生命体征的变化，根据医嘱及时补充液体。

3. 术后

（1）严密观察伤口加压包扎情况。

（2）监测尿量。

（3）大范围吸脂术后检查血细胞比容（吸引量大于 2 500 ml）。

（4）观察有无明显的瘀斑。

（5）用 NSAID 和镇痛药止痛。

4. 注意事项

大范围吸脂术的并发症多。死亡原因主要为肺水肿和利多卡因中毒，病死率与吸出量及利多卡因剂量过多有关。相对于常规的利多卡因剂量（5 ml/kg），在该手术中使用剂量要大得多，如 30~70 ml/kg。

（四）植皮术

1. 术前

移植适应证：① 在一处孤立的创伤点行单纯切除和移植的患者，可能一般情况良好。② 老年患者可能一般情况差，首选局部麻醉或区域阻滞麻醉。③ 对伴有广泛烧伤的患者术前需要进行全面的评估，对危重患者要实时密切监护。④ 植皮术一般和其他大手术同时进行，如取皮肤覆盖在游离肌瓣。⑤ 评估烧伤患者的液体治疗状态。注意尿量和正在输注的液体，检查血细胞比容（hematocrit，HCT）、凝血功能、动脉血气分析、胸片。

2. 术中

取皮手术包括全厚皮片移植和中厚皮片移植。用27 G针头皮下注射局部麻醉药下取全厚皮片。加用透明质酸酶可以加快扩散，取中厚皮片可用EML.A乳膏，至少提前2 h涂于取皮区并用闭合的敷料覆盖。股部供皮区的麻醉可以采用股外侧皮神经或股部3合1阻滞。切取的多余皮片可以在4℃下保存2~3周。

3. 术后

做好患者疼痛评估。中厚皮片的供皮区一般疼痛剧烈，必要时采用局部阻滞镇痛。敷料的类型对缓解供皮区疼痛很重要，常用藻酸盐敷料浸透局部麻醉药（如40 ml 0.25%布比卡因）使用效果满意。股部的敷料不易固定，患者活动时经常会滑掉，用薄的黏性纤维敷料能更好地保护受皮点，缓解受皮区不适。NSAID和镇痛药要持续使用3~4天。当急性疼痛缓解，伤口开始愈合时，伤口往往会痒。

（五）唇腭裂修复手术

1. 术前

术前1天至病房访视患儿，了解患儿的基本情况、身体状况及各项检查指标，有无其他疾病史。患儿体温调节中枢尚未发育完善，容易受外界环境影响，应注意保暖。重点了解患儿有无感冒、发热、咳嗽、上呼吸道感染等疾病。重视与患儿家属的沟通，因家长对麻醉知识缺乏了解，担心麻醉药物可能会对患儿智力或心理上造成严重影响，应做好解释工作，减轻家长的顾虑。严格要求禁食和禁饮的时间，小于6个月的患儿术前禁食4 h、禁饮2 h，6~36个月的患儿术前禁食6 h、禁饮3 h。加强与患儿家属的交流，采用通俗易懂的语言介绍麻醉方法和手术方法，缓解其紧张、焦虑情绪。

2. 术中

1）吸入诱导麻醉

麻醉诱导过程会在患儿记忆中留下深刻的印象，从清醒状态过渡到麻醉状态应当是愉快和平静的经历。护士提前去接诊室与患儿建立良好的关系，消除陌生感，多与患儿进行肢体接触。吸引患儿的注意力，利用带声音特效的玩具或者颜色鲜艳的物品吸引患儿的注意力，亲切地抚摸患儿头部，可以酌情拥抱患儿，消除其对环境的陌生感和恐惧感，从而使其获得安全感。安慰患儿家属，减轻家属的焦虑。患儿进入手术间后，麻醉护士迅速连接血氧装置，监测血氧饱和度，协助麻醉医生扣面罩，安抚患儿。随着麻醉深度的增加，患儿生命体征逐渐恢复平稳，与麻醉医生确认后再进行静脉输液，减少不必要的刺激。

2）气管插管麻醉

（1）麻醉护士遵医嘱给予麻醉药物，大声复述，2人核对无误，静脉缓慢推注。

（2）麻醉护士站于患儿右侧头部，协助麻醉医生进行气管插管。

（3）喉镜暴露困难时，麻醉护士右手食指、中指下压环状软骨辅助麻醉医生暴露声门，左手取型号合适的口弯管递于麻醉医生手中，顺利完成气管插管，并与麻醉医生确认插管深度。

（4）严重的先天性唇腭裂是造成困难气道的常见原因，同一患儿有时会反复插管2~3次，易导致喉痉挛、喉头水肿。因此，可用棉卷垫于颈下开放气道，辅助医生正压通气，遵医嘱给予琥珀胆碱等药物，必要时使用纤维支气管镜。

（5）插管后先用眼贴膜八字固定法保护双眼，既可充分暴露鼻部术区，又可防止患儿双眼闭合不全，同时可防止固定气管导管时损伤角膜。

（6）麻醉护士右手食指、拇指固定口弯管，其余三指压在患儿下颌部位，稳固气管导管。

（7）麻醉医生用胶布将气管导管压于下唇中部固定，压力合适，手术时间较长者可将大小合适的棉球垫于口弯管下，减轻压力，避免下唇皮肤压伤。

（8）麻醉护士将贴膜紧密贴于气管导管上方，覆盖固定导管的胶布，防止消毒液浸湿胶布影响消毒效果和导管的稳固性。

3. 插管后维持期

患儿围麻醉期发生呼吸系统不良事件的病理生理基础是气道高反应，其典型临床表现是喉痉挛和支气管痉挛。术中发生喉痉挛，应立即停止手术，去除所有不良刺激，立即协助麻醉医生加深麻醉并给予肌肉松弛药，同时协助麻醉医生抬下巴，托下颌，持续正压通气，必要时胸部按压。此外，还应注意插管后及时调整滴速，防止大量液体迅速输入患儿体内造成肺水肿。由于小儿各种调节机能尚不完善，对麻醉和手术耐受性差，且病情变化迅速，手术中的护理难度增加，麻醉护士要密切关注手术进程，密切观察患儿的各项生命体征，防止意外发生。围麻醉期输血和输液反应不易觉察，应予以特别关注，密切观察生命体征，发现异常及时处理，以确保患儿生命安全。

4. 术后

（1）麻醉恢复期由于唇腭裂患儿年龄小，耐管性差，拔管时机不易掌握，拔管时极易出现危险。患儿气管拔管后气道梗阻十分常见。多数为轻度梗阻，表现为胸骨上凹、轻度下陷；部分是由于深麻醉拔管后上呼吸道软组织塌陷所致；还有部分患儿可能为口腔分泌物部分阻塞呼吸道，或由轻、中度喉痉挛所致。患儿喉痉挛比较常见，患儿苏醒时喉痉挛的临床表现与成年患者不同，成年患者主要表现为严重的三凹征，患儿尤其是婴儿则表现为呼吸停止，且面罩加压给氧时胸廓无起伏。

（2）麻醉护士应密切观察患儿，在患儿未清醒前备好负压吸引装置，急救药品（如丙泊酚、琥珀胆碱、氨茶碱等），就近放置，守在患儿身旁，防止患儿突然醒来躁动坠床，随时准备应对各种突发情况，配合麻醉医生进行抢救。

（3）拔管前口腔有填塞纱布的患儿，麻醉护士及时取出纱布，去除眼贴膜，降低患儿醒来后的不适感。

（4）温度过低时，用暖风机辅助提高局部温度，以利于患儿清醒。

（5）拔管后密切观察患儿的生命体征，头偏向一侧，及时清除口腔分泌物，防止窒息和肺部感染，吸痰时动作轻柔，避免碰到患儿口腔内的伤口，减少患儿的疼痛不适。

（6）腭裂患儿术中缝舌牵引线，既能很好的暴露术区，又能防止术后舌后坠的发生，麻醉护士在麻醉拔管后妥善固定舌线，舌牵引线不能太长，也不能脱落。

（7）上呼吸道感染恢复期患儿，麻醉拔管后对呼吸道刺激比较大，分泌物较多，患儿常出现哭声无力，痰液不能咳出。可将患儿侧卧拍背，促进痰液排出，保持呼吸道通畅。

四、整形外科手术麻醉并发症

（一）局部麻醉药并发症

局部麻醉药在整形与美容手术中的应用较广，尤以普鲁卡因、利多卡因、布比卡因和丁卡因最为常用。由于此类药物均具有一定毒性，如应用不慎或患者体质较弱，可发生不良反应，由此而致命的情况屡有发生。麻醉医务人员必须熟知局部麻醉药的不良反应及其防治方法。

1. 不良反应

不良反应包括局部不良反应和全身性不良反应。

（1）局部不良反应包括组织毒性、神经毒性和细胞毒性反应。

（2）全身性不良反应主要为毒性反应和类过敏反应，尤以前者更为多见。全身性毒性反应系因所用局部麻醉药超过规定剂量，或虽未过量但将其注入血管内，或因患者体质较差（高热、休克、恶病质、严重贫血、肝功障碍等）降低了对局部麻醉药的解毒能力所致。局部麻醉药的全身性毒性反应可分为兴奋期与抑制期。类过敏反应局部麻醉药不是抗原物质，虽然有人认为脂类局部麻醉药（普鲁卡因、丁卡因）可与蛋白结合而形成半抗原。因此，所谓局部麻醉药的过敏反应，实为类过敏反应。类过敏反应的临床表现与过敏反应相似，但前者并不涉及免疫系统。

2. 高敏反应

高敏反应指发生不良反应的个体对局部麻醉药极为敏感，仅注入少量即引发了不良反应。必须指出，此种反应极为罕见，有时将少量局部麻醉药注入血管内（抽吸可无回血）所引发的毒性反应，被误认为是高敏反应。

一旦确认为毒性反应，应按以下原则处理：立即停止注药；予以吸氧，对呼吸抑制者行人工呼吸；血压下降时给予升压药（多巴胺或麻黄碱）；对心率缓慢者静脉注射阿托品；对肌肉抽搐或惊厥者，静脉注射地西泮或硫喷妥钠；频繁抽搐难以用上述药物控制时，可给予肌肉松弛药同时行人工呼吸；发生躁动或惊厥时，保护患者免遭意外损伤；心跳停止时，立即做胸外按压和人工呼吸。

（二）术后加压包扎对呼吸的影响

整形外科手术结束，进行创面包扎往往需要较长时间，多达 30 min 以上，头面部或躯干的包扎还须不断变换头位或体位，这都要求较深的麻醉，其麻醉深度甚至要比手术缝合期还要深，否则患者会因为不能耐受气管导管的刺激而发生呛咳、躁动，严重的会造成手术失败。

整形外科手术需加压包扎，胸腹部加压包扎必然影响患者的呼吸运动；头面部加压包扎可加重舌后坠，造成上呼吸道梗阻，妨碍呕吐物排出，因而术后的呼吸监护不可忽视。

精确麻醉护理

五、整形手术麻醉并发症的护理措施

1. 呼吸和循环管理

（1）气道评估：对于接受头颈颌面部整形外科手术患者，在麻醉前访视时应更注重气道评估。询问气道方面的病史，必要时还应查阅相关的麻醉记录，了解困难气道处理的经历。体格检查包括张口度、甲颏距离、下颌前伸幅度、寰椎关节的伸展度、喉镜显露分级等。

（2）气道设备准备：每个麻醉科都应准备一个困难气道设备车或设备箱。准备常规直接喉镜及各种型号和尺寸的镜片，适合的困难气道插管装置（如可视喉镜、管芯类、纤维支气管镜等）；准备至少一种紧急气道工具（如喉罩、环甲膜穿刺通气装置等）。设备车应由专人负责，定期检查并补充和更换设备，使各种器具处于备用状态并定位摆放。

（3）已预料的困难气道气管插管：告知患者风险，使患者及其家属充分理解和配合。确保至少有一个对困难气道有经验的高年资麻醉医生主持气道管理，并有一名助手参与。麻醉前应确定建立气道的首选方案和至少一个备选方案，当首选方案失败时迅速采用备选方案。尽量采用操作者本人熟悉的技术和气道器具，首选微创方法；可考虑选择清醒气管插管，保留自主呼吸。反复三次以上未能插管成功时考虑推迟或放弃麻醉和手术。

（4）未预料的困难气道气管插管：对能通气但显露和插管困难的患者，选择可视喉镜或纤维支气管镜辅助插管。

（5）通气困难时，应立即寻求帮助。采用口咽通气道、扣紧面罩、托起下颌、双人加压通气。有使用喉罩经验的麻醉医生在场时，则立即置入喉罩。以上方法效果不佳时，建立紧急外科气道。考虑唤醒患者和取消手术，以保证患者生命安全。

（6）术中气道管理应注意到头颈颌面部整形外科手术操作邻近气管插管导管和麻醉管路，术中发生麻醉管路接头脱落、气管导管扭曲和移位的风险高于普通外科手术，可能造成患者缺氧引发严重后果。手术消毒前应再次检查并确认气管导管位置正确以及固定牢靠、麻醉管路接头连接紧密。术中严密观察气管导管位置和麻醉管路密闭性，加强呼气末二氧化碳、气道压力和脉搏血氧饱和度等监测。

（7）术后气道管理应注意到头颈颌面部整形外科手术，尤其是上下颌骨手术术后气道问题多发，需引起足够重视。术后排除气道安全问题后可以拔除气管导管，同时给予吸氧。对于术前存在困难气道以及术后可能存在气道安全问题的头颈颌面部整形外科手术，应根据患者术后气道状况和手术情况综合考虑是否需要带管，以确保气道安全为标准。

对于历时较长的复杂手术，加强循环系统的监测尤为重要。非创伤性监测具有简便易行、并发症少的优点，常被应用于临床，主要包括心电图、脉搏、无创动脉压、动脉血氧饱和度、周围灌注、尿量、失血量以及无创心排血量的测定等。遇有重大手术和危重患者时，则应在非创伤性监测的基础上使用创伤性监测手段，常用项目有直接动脉压、中心静脉压、肺动脉压和心排血量的测定等。监测这些创伤性指标，有助于及时了解血流动力学变化、肺循环和心功能状况，以维持围麻醉患者期循环功能的稳定。创伤性监测具有一定的并发症，但这种监测更加直观、可靠。针对监测过程中可能发生的多种并发症，制订有针对性的循证护理方案，有效的无菌操作和严密观察是保证成功的关键。加强监测期间对各个护理环节的管理，规范每一步操作，由其他护理人员进行监督，制订有针对性的细节管理，面对出现的问题，要及时准确地给予处理，从根源上降低各种并发症的发生概率，保证治疗的有效性。

2. 颅内压监测与控制

严重畸形整复等手术常涉及颅脑，持续监测颅内压应是常规的监测项目。正常人群颅内压水平为 80～180 mmH$_2$O，超过 180 mmH$_2$O 提示存在颅内压升高，颅内压水平越高，脑循环损伤越严重。颅内压监测仪可以快速、准确地反映颅内压水平，是患者病情监测的重要手段。密切关注患者的病情、颅内压、生命体征变化情况，并做好风险防范措施，从而有效降低病死率，优化治疗效果。

对于可能有颅内压增高倾向的患者，应注意尽力保持麻醉平稳、避免术后躁动不安。临床上，常采用的降颅内压措施有：① 施行过度通气；② 输注利尿药，如甘露醇等；③ 应用肾上腺皮质激素；④ 实施低温；⑤ 脑脊液外引流。但这些措施所取得的效果常是暂时的，数小时后颅内压可自动回升，甚至高于原来水平，故术中和术后应持续监测并有效控制颅内压，以预防脑疝和脑水肿的发生。

3. 控制性降压和低温技术

在预计有大量失血的整形外科手术中，采用控制性降压技术能有效地减少手术失血量，避免大出血对患者造成的生命威胁和输注库存血带来的种种不良反应。而对于需使用精细的显微外科技术、需降低大动脉张力或血管瘤体内张力以方便操作的手术，以及为避免手术麻醉期间血压急剧增高的病例，应用控制性降压技术可获得满意效果。在老年患者中，更应注重考虑其全身情况和重要脏器的功能状况等因素；对于超高龄、全身情况不佳或伴有脑、心、肺、肝、肾等重要脏器功能严重损害的患者，应禁忌使用。另外，还需引起注意的是，对伴有颅内压增高的患者实施降压须慎重，由于颅内压增高本身可引起脑血流量的下降，故一般宜在降低颅内压后或切开脑膜后再实施降压。

低温的目的在于降低体内重要器官尤其是脑的代谢，使耗氧量减少，从而显著延长机体耐受缺血缺氧的时间。在整形外科手术中，低温常被应用在创伤大、出血多和涉及颅脑部的手术，例如，巨大的颌面神经纤维瘤、颅颌面复杂畸形整复等手术。低温实施中降温的程度应视手术或治疗的具体情况而定，因此，麻醉护士根据患者的情况、医生的需要，持续监测体温变化情况，及时通过使用保温毯、温液仪、冰袋来调节患者的体温。同时，术中观察的重点是患者有无发冷、寒战、抽搐，并注意手足末梢的温度情况。麻醉护士应了解术中患者体温变化的原因，以便正确处理和预防，减少患者体热散失，有利于减少术后并发症的发生，促进患者康复。

六、问题反馈

（一）困难气道的处置

术前已预料的困难气道患者，宜采用保留自主呼吸气管插管；已麻醉诱导无自主呼吸的患者插管困难时，应在面罩有效通气的情况下选择各种插管技术；对有极端困难气道的患者应紧急采取应急措施，目前常使用各种可视喉镜或可视纤维支气管镜，解决了大部分困难气管插管。困难气道的处理需要团队合作，麻醉科护士应当详细了解困难气道处理流程，以便与医生密切配合，及时挽救患者的生命。

（二）术中大量失血的处置

术中大出血是临床常见的危重综合征之一，可导致患者有效循环血量与心排血量减少、组织灌注不足、细胞代谢紊乱和功能受损及失血性休克，处理不及时将直接影响到患者的预后。患者术前应完善检验结果，充分估计出血的可能性和出血量，准备充足的血源。

在患者入室后开放外周静脉及颈内静脉置管，既能保证静脉输液通畅，又能监测中心静脉压。有效的监测可以对术中大出血患者的病情和治疗反应做出及时、正确的评估和判断，利于指导和调整治疗计划，改善患者预后。在麻醉诱导前行桡动脉或足背动脉置管，能连续监测动脉压，在有创动脉血压监测下分次、少量进行诱导，大大降低了麻醉风险，又方便采集动脉血测量血气、乳酸等。

估计术中可能发生大出血的患者应首选气管插管全身麻醉，加强对患者术中生命体征的观察及监测，以及时对出血量做出估计，采取合理的救治措施。当估计出血量达到全身血容量的20%～25%时，需检测 Hb 和 HCT，准确估计失血量；对出血量超过全身血容量40%或 HCT 低于30%时，应进行血气分析、电解质检查，了解机体氧代谢、酸碱平衡及内环境变化。

（三）严重局部麻醉药中毒的处理

停用局部麻醉药，保持气道通畅，必要时实施气管内插管，确保气道通气良好。给予吸氧并控制抽搐发作。对心脏停搏者立即开始实施标准模式的心肺脑复苏。

13

第三节　整形外科患者精确麻醉护理规范和培训

一、思维导图

1. 整形外科手术麻醉概述

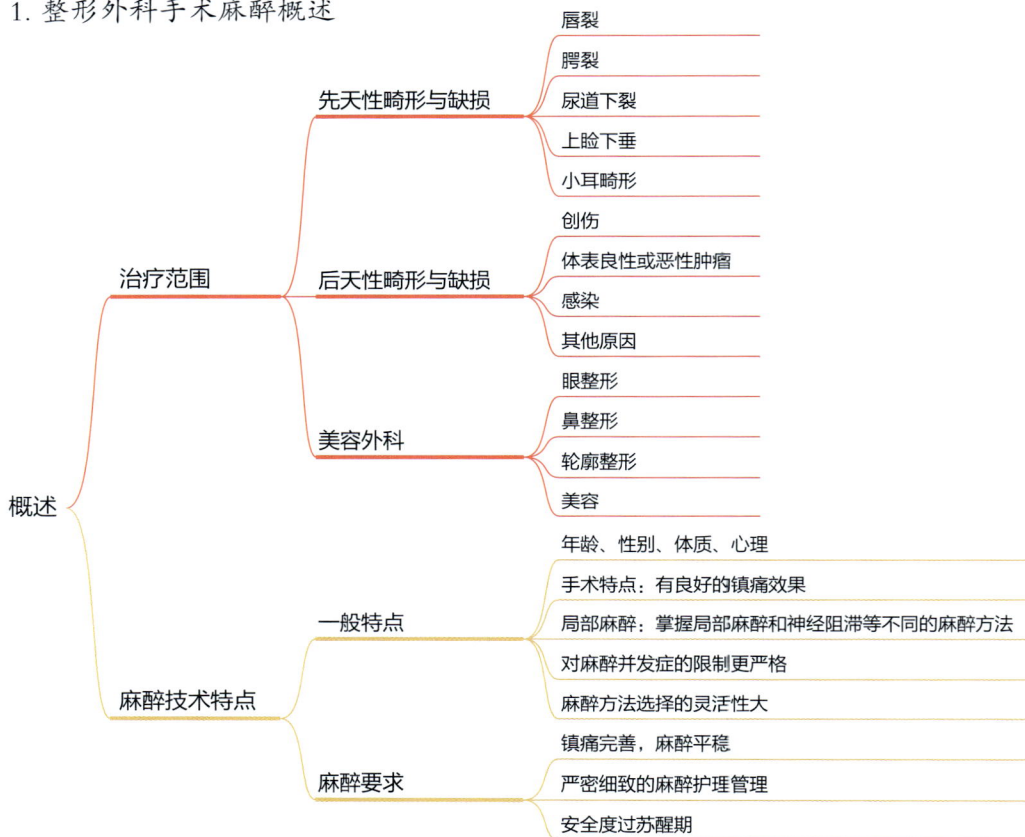

```
概述
├── 治疗范围
│   ├── 先天性畸形与缺损
│   │   ├── 唇裂
│   │   ├── 腭裂
│   │   ├── 尿道下裂
│   │   ├── 上睑下垂
│   │   └── 小耳畸形
│   ├── 后天性畸形与缺损
│   │   ├── 创伤
│   │   ├── 体表良性或恶性肿瘤
│   │   ├── 感染
│   │   └── 其他原因
│   └── 美容外科
│       ├── 眼整形
│       ├── 鼻整形
│       ├── 轮廓整形
│       └── 美容
└── 麻醉技术特点
    ├── 一般特点
    │   ├── 年龄、性别、体质、心理
    │   ├── 手术特点：有良好的镇痛效果
    │   ├── 局部麻醉：掌握局部麻醉和神经阻滞等不同的麻醉方法
    │   ├── 对麻醉并发症的限制更严格
    │   └── 麻醉方法选择的灵活性大
    └── 麻醉要求
        ├── 镇痛完善，麻醉平稳
        ├── 严密细致的麻醉护理管理
        └── 安全度过苏醒期
```

2. 整形外科手术麻醉前评估

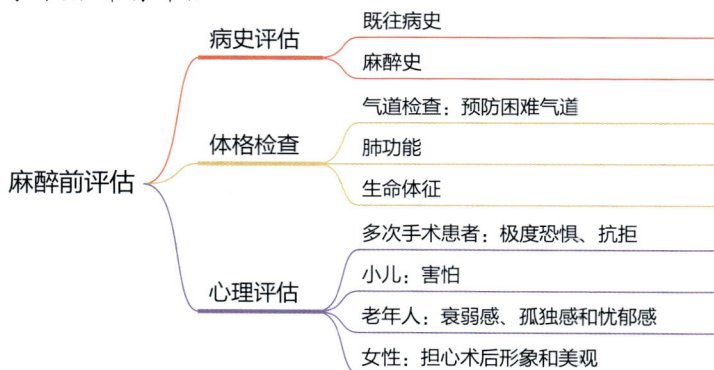

```
麻醉前评估
├── 病史评估
│   ├── 既往病史
│   └── 麻醉史
├── 体格检查
│   ├── 气道检查：预防困难气道
│   ├── 肺功能
│   └── 生命体征
└── 心理评估
    ├── 多次手术患者：极度恐惧、抗拒
    ├── 小儿：害怕
    ├── 老年人：衰弱感、孤独感和忧郁感
    └── 女性：担心术后形象和美观
```

3. 整形外科特殊手术的麻醉

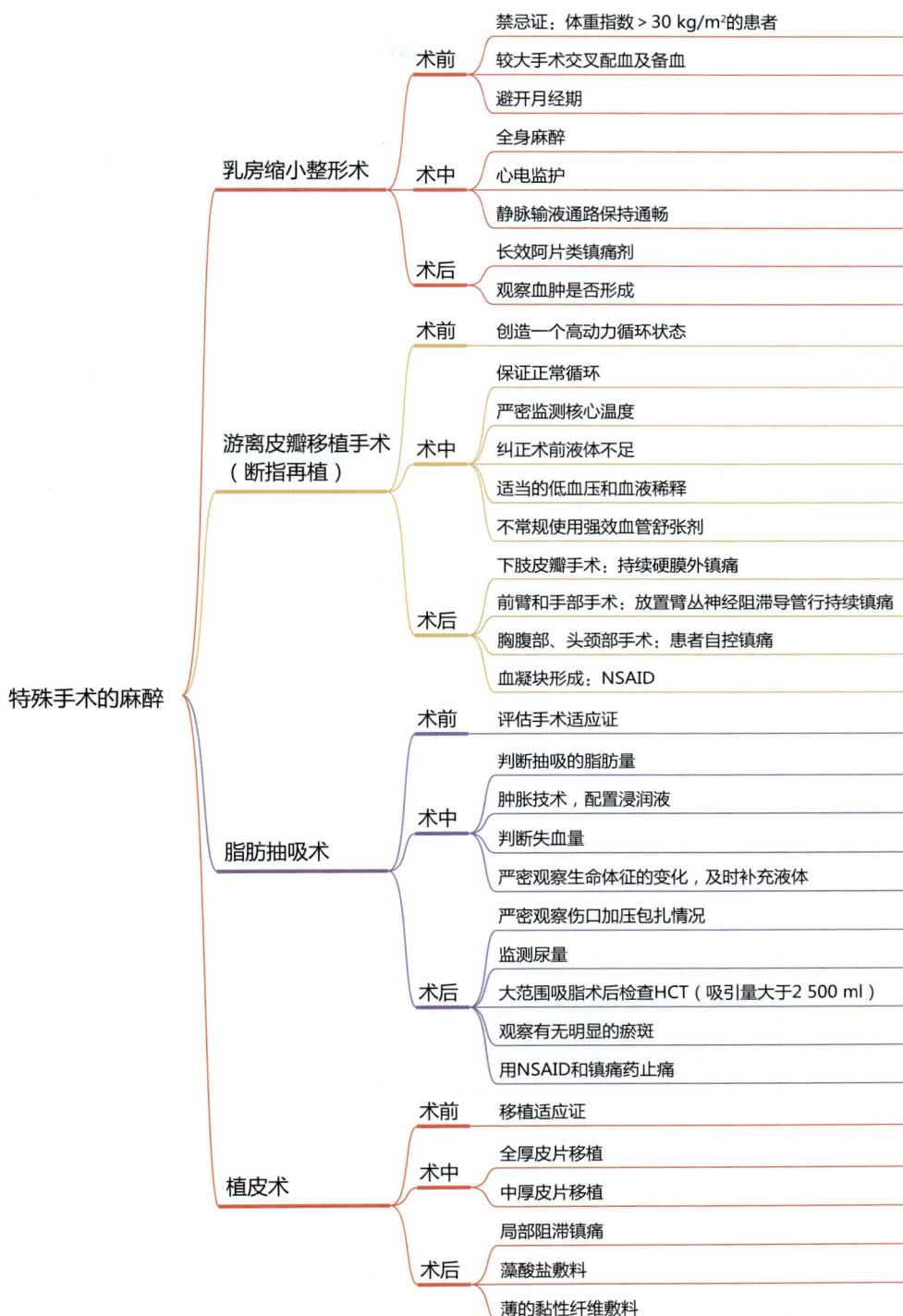

特殊手术的麻醉
- 乳房缩小整形术
  - 术前
    - 禁忌证：体重指数 > 30 kg/m² 的患者
    - 较大手术交叉配血及备血
    - 避开月经期
  - 术中
    - 全身麻醉
    - 心电监护
    - 静脉输液通路保持通畅
  - 术后
    - 长效阿片类镇痛剂
    - 观察血肿是否形成
- 游离皮瓣移植手术（断指再植）
  - 术前
    - 创造一个高动力循环状态
  - 术中
    - 保证正常循环
    - 严密监测核心温度
    - 纠正术前液体不足
    - 适当的低血压和血液稀释
    - 不常规使用强效血管舒张剂
  - 术后
    - 下肢皮瓣手术：持续硬膜外镇痛
    - 前臂和手部手术：放置臂丛神经阻滞导管行持续镇痛
    - 胸腹部、头颈部手术：患者自控镇痛
    - 血凝块形成：NSAID
- 脂肪抽吸术
  - 术前
    - 评估手术适应证
  - 术中
    - 判断抽吸的脂肪量
    - 肿胀技术，配置浸润液
    - 判断失血量
    - 严密观察生命体征的变化，及时补充液体
  - 术后
    - 严密观察伤口加压包扎情况
    - 监测尿量
    - 大范围吸脂术后检查HCT（吸引量大于2 500 ml）
    - 观察有无明显的瘀斑
    - 用NSAID和镇痛药止痛
- 植皮术
  - 术前
    - 移植适应证
  - 术中
    - 全厚皮片移植
    - 中厚皮片移植
  - 术后
    - 局部阻滞镇痛
    - 藻酸盐敷料
    - 薄的黏性纤维敷料

13

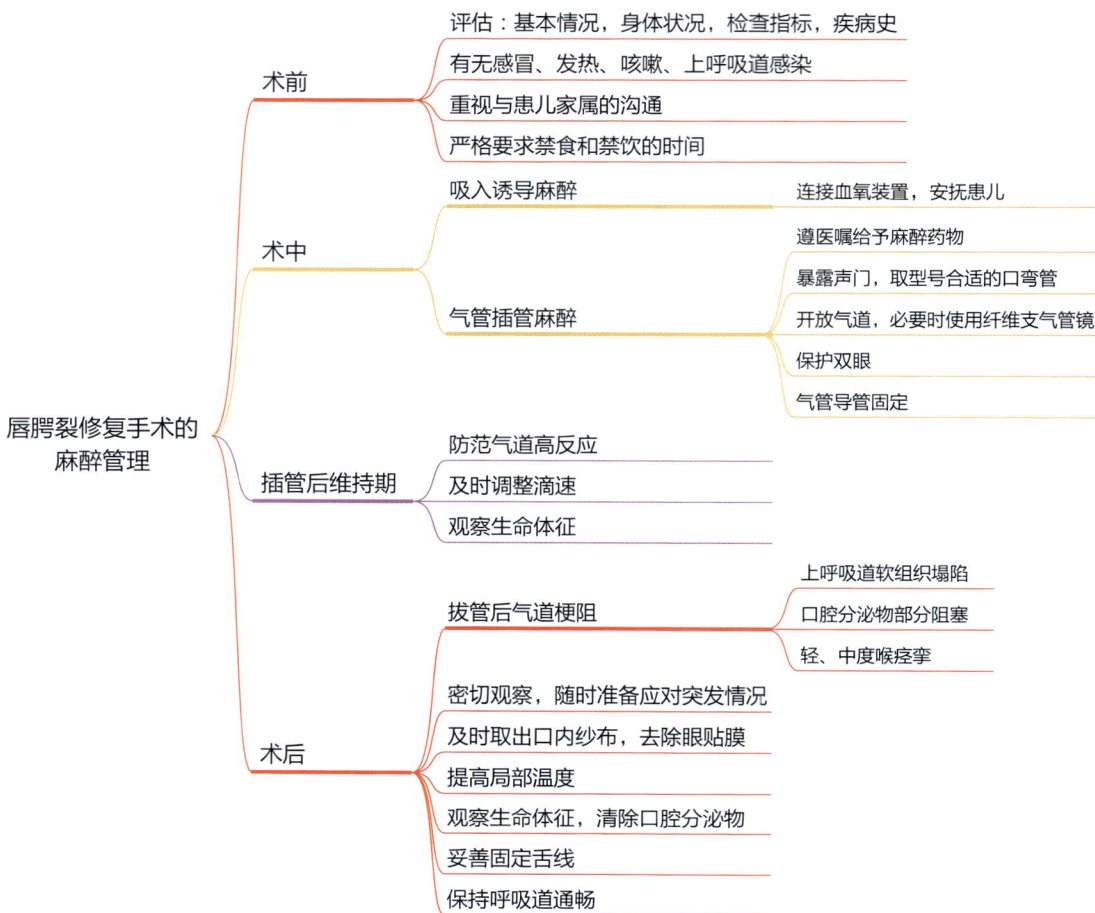

唇腭裂修复手术的麻醉管理

- 术前
  - 评估：基本情况，身体状况，检查指标，疾病史
  - 有无感冒、发热、咳嗽、上呼吸道感染
  - 重视与患儿家属的沟通
  - 严格要求禁食和禁饮的时间
- 术中
  - 吸入诱导麻醉
    - 连接血氧装置，安抚患儿
  - 气管插管麻醉
    - 遵医嘱给予麻醉药物
    - 暴露声门，取型号合适的口弯管
    - 开放气道，必要时使用纤维支气管镜
    - 保护双眼
    - 气管导管固定
- 插管后维持期
  - 防范气道高反应
  - 及时调整滴速
  - 观察生命体征
- 术后
  - 拔管后气道梗阻
    - 上呼吸道软组织塌陷
    - 口腔分泌物部分阻塞
    - 轻、中度喉痉挛
  - 密切观察，随时准备应对突发情况
  - 及时取出口内纱布，去除眼贴膜
  - 提高局部温度
  - 观察生命体征，清除口腔分泌物
  - 妥善固定舌线
  - 保持呼吸道通畅

二、典型案例

案例一： 王某，男，13 个月，因"不完全性腭裂"在全身麻醉下行腭裂修补术。在常规麻醉诱导下准备气管插管，发现声门暴露不全，插管困难，患者氧饱和度下降至 90%、口唇发绀，给予面罩加压纯氧吸入，遵医嘱准备纤支镜插管、给予激素药物预防，待氧饱和度升至 100% 维持 5 min 之后，在纤支镜的引导下行气管插管，完毕妥善固定导管，加深镇痛镇静。

讨论：患者为什么出现该病情变化？应如何避免？

儿童麻醉诱导期病情变化快，儿童对低氧的耐受力差，患者麻醉深度不够，声门暴露不明显，导致插管困难。判断麻醉深度可以使用 BIS 监测或者 TOF 监测。对于插管困难的手术，麻醉用物准备要充足、完好，以备随时取用，确保患者安全。

案例二： 患者，男，68 岁，患者出生时发现背部肿物，局部无破溃和出血，未予治疗。患者 20 岁后肿块逐渐增大、肤色变深，近年来随着年龄增长而缓慢增大，曾有两次背部肿块破溃出血，现患者要求手术治疗，拟"神经纤维瘤病"收治入院。入室吸氧，常规监测，开放静脉，镇静后动脉穿刺，常规诱导，机控呼吸，股静脉穿刺，有创动、静脉连续心排血量监测。先俯卧位行背部肿块切除，妥善固定气管导管，保护患者皮肤完整性，预防压力性损伤。由于手术时间较长，使用温液仪器维持患者体温。后侧卧行颈部肿块切除时，患者血压下降，心率加快，CVP 降低，遵医嘱快速输液、输血，血管活性药物维持，及时监测患者电解质的变化，维持水电解质及酸碱平衡。经过 18 h 的手术，患者生命平稳，带管入监护室。

讨论：

1. 患者出现了什么病情变化？有何危险？

患者出现了容量不足，表现为低血压、心率快，提示患者出现了低血容量性休克的症状。

2. 对该患者应如何进行紧急处置？

监测凝血功能，及时补充血容量，加压输液、输血，给予血管活性药物，维持循环的稳定，密切观察患者生命体征的变化，及时监测电解质变化，维持电解质及酸碱平衡。

3. 进行长时间手术时，如何防止患者发生低体温？

输液、输血通路使用温液仪器，手术床铺设保温毯，维持患者的体温。房间的温度、湿度要适宜。

第四节 整形外科患者精确麻醉护理的热点和前沿

一、领域热点

1. 疼痛管理

整形外科有大量小儿患者，婴幼儿和儿童患者与成人相比，对疼痛的耐受度更低，非药物性疗法如听音乐、看动画片等能减轻操作时患者的疼痛感觉。

2. 麻醉护士工作能力及医护团队合作

麻醉护士开展工作需要与外科医生、手术护士和麻醉医生这些专业人员紧密配合。颅颌面整形手术需在头面部施行操作，手术涉及口底、口咽部、舌、颌骨、颈部等部位，与气道息息相关，在围麻醉期间应加强气道管理。开展麻醉护士针对整形专科插管配合和病情监测的规范化培训，提升业务水准，保障患者安全，加强医护之间的协作。

二、发展前沿

在以美容为目的的手术中，整形外科手术患者术前因身体存在缺陷或畸形、术后担忧手术效果，因而焦虑情绪非常严重。围麻醉期患者的心理干预包括术前焦虑调查和干预、术后并发症护理等内容。干预可改善患者的心理预期，减少焦虑情绪，保持良好心态。心理护理干预应在整形外科围麻醉期推广，缓解患者因疾病带来的负面情绪，增加患者对麻醉护理工作的满意度，进而提升整体医疗工作质量。

参考文献

［1］ 杭燕南.当代麻醉手册［M］.上海：世界图书出版公司，2016.

［2］ 杨国勇，高春燕，国燕，等.正颌外科手术患者经鼻气管插管相关鼻翼压力性损伤危险因素的病例对照研究［J］.护理学杂志，2017，32(22)：44-47.

［3］ 曹红，王洪琼.术中控制性降压的护理配合［J］.川北医学院学报，2003，18(2)：113-114.

［4］ 鲁伟，毛永惠，汤文山，等.口腔颌面部创伤并发呼吸道梗阻急救50例［J］.口腔颌面外科杂志，2004，14(3)：269-270.

［5］ 中国心胸血管麻醉学会日间手术麻醉分会，中华医学会麻醉分会小儿麻醉学组.儿童加速康复外科麻醉中国专家共识［J］.中华医学杂志，2021，101(31)：2425-2432.

［6］ 李晶，周婷，田丽平，等.连续无创血压监测系统在全身麻醉中的应用［J］.广东医学，2016，37(1)：24-26.

［7］　梁强，邵淑琦，段磊.颅内压监测研究进展［J］.中国神经精神疾病杂志，2019，45(4)：242-245.

［8］　董薪，陈秀梅，金莉，等.低体温干预在机器人手术患者围术期的应用效果［J］.中华医院感染学杂志，2018，28(20)：3156-3159.

［9］　张磊，张锦华，林宗航，等.不同方法监测全麻患者麻醉深度准确性的比较［J］.中华麻醉学杂志，2016，36(5)：635-636.

［10］　郝学超，闵苏.美容整形外科手术麻醉安全管理［J］.临床麻醉学杂志，2016，(32)：1034-1037.

［11］　夏伟鹏，魏灵欣，邓晓明，等.镇静镇痛麻醉用于俯卧位整形外科手术的可行性和安全性［J］.中华整形外科杂志，2017，33(z1)：110-114.

［12］　赵雨意，左云霞.小儿麻醉围术期气道管理策略［J］.中华麻醉学杂志，2017，37(7)：773-777.

［13］　中国整形美容协会瘢痕医学分会常务委员会专家组.中国瘢痕疙瘩临床治疗推荐指南［J］.中国美容整形外科杂志，2018，29(5)：前插3-前插14.

［14］　罗香，杨冬，王倩钰，等.中国医学科学院整形外科医院困难气道告知现状调查［J］.临床麻醉学杂志，2021，37(3)：302-305.

［15］　PANDIT JJ，MARSHALL SD. The 2015 Difficult Airway Society guidelines: what about the anticipated difficult airway? A reply［J］. Anaesthesia，2016，71(4)：468-469.

［16］　ALLEGAERT K，CASTEELS K，VAN GORP I，et al. Tympanic，infrared skin，and temporal artery scan thermometers compared with rectal measurement in children: a real-life assessment［J］. Curr Ther Res Clin Exp，2014，76：34-38.

［17］　CONSTANTINE RS，KENKEL M，HEIN RE，et al. The impact of perioperative hypothermia on plastic surgery outcomes：a multivariate logistic regression of 1062 cases［J］. Aesthet Surg J，2015，35(1)：81-88.

（杨悦来　龚澄霞）

第十四章
神经外科患者精确麻醉护理

第一节　概　述

　　神经外科麻醉与其他手术麻醉一样，应做到无痛、镇静、肌肉松弛，维持有效的呼吸、循环功能，保证重要器官的功能，力求达到氧供需平衡。由于神经外科患者病变本身带来的一系列特殊问题，就麻醉而言，一方面要考虑到颅脑解剖和生理的特殊性，另一方面要充分认识颅内疾病不仅累及颅神经、脑干和脑内稳态的平衡，还可能影响全身各系统的功能，包括心血管、呼吸、消化、泌尿、内分泌、免疫、代谢系统以及体温调节等方面的变化。如何在良好的麻醉管理下，使手术患者的生理功能和应激反应尽可能接近正常，不因麻醉因素加速病情变化，术后生活质量有增无减，这是麻醉医生和麻醉护士共同追求的目标。因此，熟悉神经外科手术患者的特点及神经外科麻醉的基本要求，做好精准的围手术期管理，对保证患者的围手术期安全有重要意义。

　　大脑中枢是维持生命和意识的重要器官，也是神经外科原发疾病的发生地。颅脑和脊髓的疾病，无论其病因如何，临床症状常常是由两方面引起。一是病灶直接侵犯、压迫、破坏局部脑组织、颅神经及脑血管的结果，从而产生相应功能损害的症状与综合征，例如，偏瘫、失语、后组颅神经损害综合征，依此可做出病灶的定位诊断；另一部分是继发于病变导致的颅内压增高，不同的颅内疾病或早或晚都可能引起颅内压增高综合征。神经外科病变产生的症状复杂多样，而大脑中枢是外科手术和全身麻醉药物的共同作用靶点。这一特点使得神经外科比其他专科麻醉的风险大大增加，由此提醒麻醉护士应熟练掌握中枢神经系统相关的生理、药理学知识，准确地进行麻醉前评估和麻醉前准备，并做好麻醉意外的应急预案。

14

一、神经系统相关概念

（一）脑血流量

一般用单位时间内单位质量脑组织的血液灌流量来表示。脑组织血流量非常丰富，正常情况下，脑组织重量约 1 400 g，占体重的 2%，然而脑血流（CBF）却占心排量的 12% ~ 15%，相当于每 100 g 脑组织 50 ~ 70 ml/min。高血流量灌注是脑组织的一个显著特征。脑血流量与以下因素有关：① 脑灌注压（cerebral perfusion pressure，CPP）和脑血管阻力。脑灌注压与平均动脉压（MAP）和颅内压（intracranial pressure，ICP）密切相关，CPP = MAP − ICP。② 颅内压：当各种原因引起颅内压升高时，通过库欣反射引起血压升高、心跳加速，以维持足够的脑血流量。③ 化学调节：缺氧和动脉血二氧化碳分压升高会引起脑血流量增加。当动脉血二氧化碳分压在 25 ~ 80 mmHg 范围内变动时，对脑血流量的调节最灵敏。

（二）脑代谢

脑是机体代谢率最高的器官，高代谢是脑组织的另一显著特征。无论是在睡眠还是在清醒状态下，脑组织耗氧量均占全身总耗氧量的 20% 左右，这一比例高于脑血流量占全身总血流量的比值。因此，脑对血液中的氧摄取率明显高于其他器官，同时大脑的能量供应完全由葡萄糖的有氧氧化提供，其能量储备有限，对缺氧的耐受性极差。所以氧和能量储备不足是脑的另外两个显著特征。

（三）颅内压

颅内压是指颅腔内容物对颅腔壁产生的压力。正常人平卧时脑室内压力 80 ~ 180 cmH$_2$O（相当于 5 ~ 15 mmHg），成人的颅腔是由颅骨构成的刚性腔隙，没有任何伸缩性。正常情况下，脑组织、脑血流和脑脊液的体积与颅腔相适应，保持颅内压相对稳定。当颅内容物的体积与颅腔容积之间失去平衡，并超过了生理代偿的能力时，就会发生颅内高压。颅内高压的典型症状是"三联征"，即：头痛、喷射性呕吐、视盘水肿。颅内高压分为三个等级，轻度：15 ~ 20 mmHg，中度：20 ~ 40 mmHg，重度：> 40 mmHg。

（1）颅内高压的常见原因：① 颅内因素：颅内占位性病变、脑组织体积增加、脑脊液循环障碍。② 颅外因素：颅腔狭小、动脉血压和静脉血压持续升高、胸腹内压长时间升高、医源性体位不当。

（2）颅内低压的常见原因：① 原发性因素：可能与病毒感染有关；② 继发性因素：脑脊液大量漏出或脑脊液生成减少。

二、麻醉药物对脑血流、脑代谢和颅内压的影响

（一）静脉麻醉药

依托咪酯：与巴比妥类药物相似，依托咪酯能引起脑血流、脑代谢和颅内压剂量相关性下

降。但二者不同之处在于，依托咪酯注射初期首先引起脑血流急速下降，即其引起的脑血流降低先于脑代谢率的降低，其原因可能是依托咪酯直接收缩脑血管所致。

丙泊酚：与巴比妥类药物一样呈剂量相关性抑制脑血流和脑氧耗，不影响脑血管对二氧化碳的反应性。丙泊酚降低或不改变颅内压，可降低平均动脉压或脑灌注压。此外，丙泊酚还可抑制兴奋性氨基酸的释放，减少钙离子内流和清除氧自由基，从而降低兴奋性氨基酸的神经毒性，保护细胞膜，对脑缺血再灌注损伤有保护作用。丙泊酚靶控输注是神经外科较理想的麻醉维持用药。

（二）吸入麻醉药

所有的吸入麻醉药均具有不同程度的脑血管扩张作用，使脑血流量增加，颅内压升高。氟烷对脑血管的扩张效应最强，恩氟烷次之，氧化亚氮、七氟烷和异氟烷的作用较弱。

（三）肌肉松弛药

肌肉松弛药不能通过血脑屏障，对脑血管无直接作用。一般认为肌肉松弛药对脑血流、脑代谢和颅内压影响轻微。此外，去极化肌肉松弛药琥珀胆碱由于引起肌纤维成束收缩，也有可能导致颅内压一过性增加。

三、常见神经外科手术的麻醉特点

（一）颅脑创伤

颅脑外伤患者的特点如下：大部分为急诊性质，术前准备的时间短。患者多为饱胃，甚至有酗酒史，伤后部分患者已发生反流、呕吐和误吸，或者麻醉诱导期反流、误吸可能性大。

患者多数伴有颅内压升高和意识障碍，难以配合检查和麻醉操作。丘脑、脑干和边缘系统损伤或脑疝患者出现生命体征不稳，随时可能发生呼吸心搏骤停，可能伴随全身多器官系统的严重损伤，而且致命伤害可能发生在其他器官系统。手术前麻醉医生应全面了解患者的受伤经过、既往身体状况以及近期情况；重点了解患者的神志情况，有无肢体运动障碍，瞳孔对光反射是否正常和有无视盘水肿。对意识不清的患者采用 Glasgow 昏迷评分法对意识障碍程度做出准确判断，Glasgow 得分越低表示意识障碍程度越严重，7 分以下可诊断为昏迷。此外，还要对患者的伤情做出全面判断，对实质性内脏器官破裂、重要血管破裂、失血性休克等严重威胁生命的情况，应首先进行处理，必要时可组织多科室协作进行抢救。

（二）颅后窝手术

颅后窝疾病多为肿瘤，包括小脑半球肿瘤、小脑蚓部肿瘤、第四脑室肿瘤、脑桥小脑角肿瘤及脑干肿瘤。颅后窝邻近脑干，与呼吸循环中枢、运动传导通路、感觉传导通路、上行网状激活系统等特殊结构联系紧密，该部位病变可引起生命体征不稳定或意识障碍。小脑肿瘤还容易累及第三脑室和中脑，阻塞脑脊液通路而导致脑积水和严重颅内压升高，甚至引起小脑扁桃体疝，晚期可出现阵发性去大脑强直和意识丧失。由于颅后窝部位邻近生命中枢，手术大多属于显微操作，时间长、难度大、并发症多、死亡率高，麻醉风险也极大。

（1）麻醉诱导力求平稳，避免呛咳、屏气等引起颅内压升高的因素。第四脑室肿瘤有一定范围的活动性，在气管插管或安放手术体位过程中，可因肿瘤移位导致第四脑室出口阻塞，出现急性脑脊液梗阻，颅内压急剧升高，严重者可发生血压升高、心律失常甚至呼吸停止。遇此情况应立即施行脑室穿刺引流脑脊液，缓解颅内压升高，以免因脑干受压时间过长而发生不可逆损伤。

（2）颅后窝手术的常见体位有坐位、俯卧或侧卧位。坐位有利于暴露手术野，出血少，不易损伤脑干，但坐位容易引起气管导管滑出，因脑静脉压力降低还可能发生空气栓塞。术中若出现呼气末二氧化碳分压突然降低，听诊心前区发现特殊的"磨轮音"，或压迫颈静脉时手术野开放血管有泡沫溢出，是气栓形成的可靠表现。对气栓的处理，首先应封闭术野开放的血管断端，适当加快输液和提高静脉压力，尽量将患者改为平卧位或左侧卧位，保证充足氧供，必要时可尝试从右心房抽出气泡。近年来，临床上提倡侧卧位下施行颅后窝手术，安全性较前有所提高。

（3）颅后窝手术过程中常要求保留患者的自主呼吸，以便在分离肿瘤和脑干粘连时，及时发现手术操作是否涉及呼吸中枢，避免造成脑干损伤。在麻醉平稳状态下，若呼吸突然发生变化，应及时通知手术医生暂停操作。对保留自主呼吸的患者，还应注意监测呼吸功能的有效性，尤其是潮气量、呼吸频率和呼气末二氧化碳分压。

（4）在排除体温升高、缺氧、二氧化碳蓄积及血容量不足等因素的情况下，对于手术过程中出现的心率和心律的变化，多由牵拉脑干引起，暂停手术操作即可复原。此种情况不要盲目使用抗心律失常药。

（5）术后保持头位相对固定，特别是术前脑干已被肿瘤挤压移位的患者，术后短期内应保持与术中相同的头位。在搬动患者的过程中若头颈部活动幅度过大，可能导致脑干移位而出现呼吸、心搏骤停。

（三）脑血管手术

脑血管疾病的发病率逐年增高，且呈年轻化趋势。该病的病死率高，后遗症多，围麻醉期死亡的可能性大。临床上常见的脑血管手术有高血压动脉硬化性脑出血和颅内动脉瘤手术。

（1）高血压动脉硬化性脑出血患者常有长期高血压病史。由于高血压引起颅内小动脉痉挛或闭塞，形成软化灶，使血管周围组织的支持作用减弱。当各种原因引起血压波动时就可能因血管破裂而发生出血。临床常表现为突然发作的剧烈头痛、呕吐和不同程度的意识障碍。意识障碍的程度与出血量和出血部位有关，出血量大或出血部位位于脑干者，可很快表现为深度昏迷，发病数小时即可死亡。脑出血首先要注意和脑梗死进行鉴别诊断，二者病史大多类似，但脑出血一般在清醒状态下发病，且大多有运动、咳嗽、情绪波动等诱因，意识障碍严重而神经定位体征不明显；脑梗死多在安静或睡眠状态下发生，一般有明确的神经定位体征而意识障碍发生率低，可经 CT 检查而确诊。脑出血常需施行紧急手术进行止血和清除颅内血肿。术前要注意患者有无饱胃和反流误吸，搬运患者时动作要轻柔。诱导前首先要求清理呼吸道，确保畅通。力求麻醉诱导平稳，尤其要注意避免血压大幅度波动，以免加重出血或使脑血管发生二次破裂，增加手术复杂性。部分高血压脑出血的患者入院时伴有血压升高，此时是否应该控制血压要根据具体情况而定。一般收缩压不高于 200 mmHg 者可不进行降压处理，而应积极进行其他术前准备，否则，可因为血压降低而导致正常脑组织缺血，或因降压引起的颅内压降低加重颅内出血。在降压的过程中，若出现定位性神经系统症状或原有症状加重，则应慎重考虑是否降压速度过快或血压降低太多，故术中要尽量维持血压平稳。由于高血压患者脑血管自动调节功能已经发生了变化，为防止引起正常脑组织缺血，一般不推荐术中采用控制性低血压。若因手术需要必须施行时，应注意不能降得太低，并应尽量缩短低血压的持续时间。

（2）颅内动脉瘤是自发性蛛网膜下隙出血的最主要原因，常以自发性蛛网膜下隙出血为首发症状，通过颅脑 CT 和核磁共振扫描可以早期确诊。颅内动脉瘤多进行瘤体切除或夹闭术。麻醉诱导要力求平稳，避免呛咳等使颅内压力增加的因素，以免瘤体破裂或使本已破裂的瘤体出血加重。术中分离瘤体时，为便于手术操作和清晰暴露视野，常要求进行控制性低血压，使平均动脉压降至 50～70 mmHg，一旦瘤体夹闭或切除，应逐步将收缩压提升至 100 mmHg 以上或达到患者术前水平，以免脑缺血发生。术后应采用尼莫地平、罂粟碱等扩张脑血管的药物治疗，防止脑血管痉挛。在颅内血管手术过程中，有可能出现大出血，为了减少出血和显露术野，有时还可能暂时阻断部分或全脑血液供应。此时除配合进行控制性低血压外，必要时还应实施控制性低体温，以降低脑代谢，同时要注意尽量缩短缺血时间，避免缺血性脑损害。

（四）垂体瘤手术

垂体瘤分为有功能性垂体瘤和无功能性垂体瘤。无功能性垂体瘤的麻醉操作处理和一般颅脑手术类似，但若瘤体较大，可引起脑脊液循环通路梗阻，出现明显的颅内高压，对此应按照颅内高压原则进行处理。有功能性垂体瘤患者常有下颌突出、舌体肥大等体征，可发生气管插管困难，甚至难以显露会厌。对此应事先做好困难插管的准备，可在纤维支气管镜引导下进行操作，或采用表面麻醉下清醒气管插管。手术结束后一定要等待患者完全清醒后才考虑予以拔除导管，拔管的同时应做好重新插管或气管切开等急救准备。

垂体瘤手术的路径有两种，开颅手术入路病灶显露困难，对脑组织的牵拉容易使患者发生呼吸、循环紊乱；经蝶窦入路出血量小，手术不牵拉脑组织，术后恢复也快，但出血容易积聚于口鼻腔内，应当严密观察，尤其是拔除气管导管后，要防止出血进入气道或血块引起上呼吸道梗阻。

（五）脑膜瘤手术

脑膜瘤是常见的颅内良性肿瘤，其最显著的特点是血液循环丰富，它接受颈内和颈外双重血液供应，术中出血量大。为了减少出血，一般在术前可结扎或暂时阻断颈外动脉，在处理肿瘤时辅助实施控制性低血压。麻醉过程要求平稳，切忌血压波动过大。由于脑膜瘤一般病程较长，患者全身情况较差，对手术及麻醉的耐受能力较差，应仔细选择麻醉药物和调节麻醉深度，术中做好直接动脉压、中心静脉压和出入量监测，及时补充血容量。对于大出血的患者，必要时还可实施控制性低温，以避免脑组织损害。

（六）脊髓手术

脊髓是中枢神经系统的一部分，大部分白质是由灰质内神经元发出的轴突以纤维束形式所构成的上行传导束和下行传导束。主要功能是将外界对机体的各种刺激信号传递到大脑皮质，并将神经中枢发出的冲动传递到效应器。

常见脊髓手术有脊髓外伤、椎管内肿瘤和脊髓血管畸形。① 脊髓损伤患者由于椎体骨折、移位或骨片嵌入脊髓，产生不同程度的损伤。手术目的是尽早恢复脊柱的稳定性和解除脊髓压迫，阻止脊髓损伤的进一步发展，但无法重建脊髓的生理功能。② 椎管内肿瘤可以是原发于脊髓或脊神经组织，也可能是远隔器官的转移病变，可位于硬脊膜外、硬脊膜下和脊髓实质，以髓外良性肿瘤最多见。其主要临床表现是肿瘤压迫而引起的脊髓和神经根功能受损，轻者表现为神经根刺激症状，重者可发生截瘫。治疗手段主要是肿瘤摘除。③ 脊髓血管畸形多见于下胸段、腰段和髓段，畸形血管破裂可引起脊髓蛛网膜下隙出血或脊髓内血肿。脊髓病变除引起相应节段的感觉运动功能障碍外，还常导致呼吸和循环功能障碍，尤其是颈髓病变或损伤，可引起严重的呼吸和循环功能障碍，手术危险性大，死亡率高。

膈神经来源于第 3～5 颈神经前支，以第 4 颈神经为主，该部位脊髓病变或损伤时，可因膈神经功能障碍而发生呼吸肌麻痹，导致严重通气量不足而窒息死亡。第 6 颈椎以下节段脊髓损伤时，虽膈肌功能尚保存，但因肋间肌麻痹，仍将导致通气量明显减少，可产生缺氧或二氧化碳蓄积。

颈段脊髓损伤早期，由于失去大脑中枢的抑制作用，患者可表现为血压升高、心率增快等循环高动力状态。但很快可因心脏、静脉和大血管反射而转入抑制状态，出现低血压、心动过缓，甚至心律失常。

脊髓手术可干扰血流动力学的稳定性，常采用侧卧位或俯卧体位，对患者呼吸、循环管理的难度增大。而且为了防止硬膜外穿刺操作时特殊体位对原发疾病和损伤的不良影响，推荐脊髓手术尽量选择气管插管行全身麻醉，术中采用机械通气以确保供氧和排出二氧化碳。对于脊髓损伤或病变部位在胸段或以下、颈部活动不受影响、没有呼吸困难者，麻醉诱导和气管内插管的方法同一般全身麻醉。但要注意避免使用去极化肌肉松弛药琥珀胆碱，以免引起血钾升高；颈段脊髓损伤或病变的患者，麻醉诱导期应注意保持原有体位，禁止使头颈部前倾或后仰，否则有加重原有损伤的可能。必要时可在纤维内镜引导下实施气管插管。脊髓手术操作精细，时间较长，术中麻醉维持应保证一定深度，避免呛咳和身体活动，以免妨碍手术进行或导致意外损伤。对出血量大的患者应及时进行输血，防止血压降低，保证脊髓灌注。

（七）神经外科介入手术

介入神经外科技术是通过人体的血管用各种规格的导管对颅脑及椎管内疾病进行治疗的过程，也称神经外科血管内治疗。现已发展为神经外科学的重要分支，许多脑血管疾病患者因此避免了开颅手术，提高了生存质量。由于神经外科介入手术在场所、设备、技术要求等方面的特殊性，对麻醉医生也提出了新的要求。

1. 介入手术麻醉特点

通常神经外科的介入治疗地点都远离手术室，使得其麻醉要求较手术室内工作又多了些困难。神经外科介入麻醉具有以下特点。

（1）麻醉设备有限。场地设计时没有考虑到麻醉的需要，通常没有便利的插座、吸引、中心供氧等，麻醉设备的放置场地也局限。

（2）观察患者受限。由于庞大的放射设备和工作时的射线环境，麻醉医生常难以接近患者，使得观察患者受限。

（3）周边人员难以提供帮助。麻醉经常会遇到一些突发情况，如意料外的困难气道，但可能由于介入治疗室的工作人员不是十分熟悉麻醉而难以提供到位的帮助。

（4）缺乏相应监测设备。介入治疗室监测设备往往不及手术室完善，行介入治疗的患者往往病情又比较复杂，手术过程中也会有一些突发事件，因此，介入治疗室的患者监护标准不能低于手术室内。

（5）放射线防护问题注意：① 利用屏蔽的保护作用：穿着铅衣、铅帽、铅领，戴铅眼镜，使用铅屏风；② 尽可能选小的光栅；③ 透视时间尽可能缩短；④ 双手尽量少暴露在 X 线下；⑤ 与被检查部位保持尽可能远的距离；⑥ 有双向球管时远离水平射线球管；⑦ 使用对比剂自动注射设备；⑧ 使用个人射线剂量检测笔。

2. 常见并发症

神经外科血管内治疗术中并发症的发生常常是突然的，且后果严重。神经外科介入医生与麻醉医生应及时进行有效的沟通，及时发现脑血管痉挛、血管破裂等情况。以下是常见并发症的表现和处理。

（1）脑血管痉挛：是血管内治疗最严重的并发症之一，最常见于动脉瘤血管内治疗中，因动脉瘤与载瘤动脉成角小，微导管进入动脉瘤内困难，反复操作使得已经敏感的血管发生挛缩。脑血管痉挛分 3 级：Ⅰ级为局部血管痉挛范围不到 50%；Ⅱ级为局部血管痉挛范围超过 50%；Ⅲ级为弥漫而广泛的血管痉挛，预示预后不良。轻、中度的脑血管痉挛可暂停血管内治疗，经微导管注入罂粟碱（1 mg/ml）20～30 ml（整个过程可用罂粟碱 30～90 mg），据报道可获得 25%～50% 的缓解率，但应警惕罂粟碱的不良反应，包括单眼盲、瞳孔散大、惊厥、颅内压短暂升高、一过性高血压、心动过速、加重传导阻滞及反常的血管痉挛加重等，同时给予尼莫地平或尼卡地平也认为有一定作用。可采用加深麻醉、适当升高血压、扩容的方法以达到提高血容量扩张血管的目的，稀释血液。脑血管痉挛缓解后可继续血管内治疗，重度脑血管痉挛常危及患者生命，应停止血管内治疗，输入甘露醇降颅压、减轻脑水肿，维持血流动力学的稳定。全脑血管痉挛的救治是比较困难的，关键是快速解除血管的痉挛，减轻脑损害。诱发血管痉挛的因素包括血管兴奋性增高、精神紧张、寒冷刺激、手术操作刺激、血压波动等。

（2）脑出血：脑出血通常伴发动脉压的升高，应立即中和肝素（每 1 mg 鱼精蛋白中和 100 单位肝素），快速输入甘露醇降颅压，适当降低动脉压，维持血流动力学稳定，保证充分供氧和二氧化碳排出。同时根据导管的位置及出血的情况决定继续导管内治疗或行开颅手术。若决定行开颅手术，应注意转运途中患者的安全。① 血管破裂：插入导引钢丝或导管遇阻力时，暴力插入或不恰当地应用压力注射器，以过大的压力注入过多的对比剂，均可能引起血管破裂。颅内动脉破裂时引起意识障碍、血肿形成。② 动脉瘤破裂：可为操作相关性，包括微导管头、微弹簧圈顶破动脉瘤壁，或弹簧圈过度堵塞撑破动脉瘤；也可为自发性破裂，如以往破裂过的动脉瘤在术中再次发生破裂；或导管粘于供血动脉，抽出导管时动静脉受牵拉破裂出血。此时导管到位者，可继续填塞动脉瘤腔，直至完全闭塞；导管未到位者，终止手术，急诊开颅手术，此时应中和肝素。③ 过度灌注综合征：见于动静脉畸形的引流静脉与静脉窦被栓塞；微导管牵拉出血；脑血管痉挛；术中血压过高；畸形血管自然再破裂；动脉瘤球囊栓塞过程中球囊过大撑破动脉，或过小发生"水锤效应"将血管击破等。④ 血管破裂出血：球囊进入畸形血管团，膨胀球囊时血管破裂出血；脑血管痉挛拔管时牵拉出血。

（3）误栓塞包括供血动脉和引流静脉及静脉窦的栓塞。误栓塞供血动脉主要由于微导管插管不到位，没有避开供应正常脑组织的分支动脉。引流静脉或静脉窦栓塞多见于高血流病变时，应用栓塞剂尝试调配不当，栓塞剂很快流入引流静脉或静脉窦将其栓塞，而畸形仍存在。在正常供血动脉栓塞而产生相应的神经功能缺损症状时，一定要将微导管送到位，如果不能避开供应正常脑组织的分支时，不能实施栓塞治疗。在高血流病变栓塞 IBCA 时，一定要根据动静脉循环时间来调配栓塞浓度或改用其他方法进行栓塞。

（4）脑血栓形成：在血管造影和血管内治疗期间患者可能发生脑血栓形成或栓塞意外，尤其多见于老年动脉硬化、颈动脉、椎动脉存在动脉粥样硬化性狭窄，血液黏滞度极高的患者。在治疗过程中如突然发生病情变化，应考虑此种并发症的发生，立即行血管造影证实。一经证实应立即进行以下治疗：① 溶栓治疗：在确定栓塞部位的主要输入动脉干注入尿激酶，每 15 min 动脉造影一次了解血管再通情况。② 脑水肿治疗：应用肾上腺皮质激素、高渗溶液、浓缩白蛋白。③ 保证血管扩张：可给予硝普钠。④ 维持动脉压和脑灌注压。⑤ 保持充分供氧和二氧化碳排出。

（5）脑过度灌注综合征：① 栓塞后脑血管自动调节功能不适应，引起过度灌注性脑水肿。② 栓塞剂弥散到静脉端，使静脉回流不畅，而畸形供血动脉未完全栓塞使畸形血管团压力升高而血管破裂。主要发生在高血流病变，如脑动静脉畸形、颈动脉海绵窦瘘、椎动静脉瘘、硬脑膜动静脉瘘等血管病变和应用 NBCA 栓塞过程中。由于在瞬间将动静脉短路阻断，原处于低灌注的正常脑组织供血动脉的血流迅速增加，加之脑血管长期处在低血流状态下，其自动调节功能失调，不能适应突如其来的血流动力学变化而导致严重的脑水肿、脑肿胀甚至颅内出血。为避免发生脑过度灌注综合征，对高血流的巨大病变栓塞时应逐渐闭塞动静脉短路，每次只能栓塞病变体积的 1/3 或 1/4，同时在栓塞时甚至栓塞后酌情采用控制性低血压治疗。若脑血管畸形靠近静脉窦，无明显的回流静脉，血液直接回流入静脉窦，或畸形伴有动静脉瘘，栓塞时IBCA 进入静脉窦而将静脉窦栓塞，使颅内静脉回流障碍，脑肿胀和脑出血，可导致患者死亡。对一侧横窦栓塞者，可采用脱水、脑室外引流等降低颅内压措施，等待对侧横窦回流代偿。

（6）对比剂过敏：目前最常用的对比剂是非离子型的。据报道非离子型对比剂的轻中度过敏反应发生率明显低于离子型，但致命性过敏反应的发生率相近（约 1/10 000）。对于有过敏史的患者，术前建议给予抗组胺药物和糖皮质激素。轻度的过敏反应有皮肤潮红、瘙痒、打喷嚏、出汗、流涎、恶心、呕吐和风疹等，重度可表现为休克、喉头水肿、喉痉挛、哮喘样发作和惊厥等。

（7）气体栓塞：由于操作不正规而导致空气进入血管内，动脉气体栓塞，可导致供血器官组织缺血坏死，功能障碍，出现相应的症状。气体栓塞重在预防，注意严格按规程操作。

（8）操作并发症：① 微导管断于颅内，多由于注射 NBCA 栓塞剂时粘于颅内；或因真丝线段堵塞微导管末端，用力推注时，将线段卡在微导管，继而卡住血管致拔管困难；或因脑血管痉挛致拔管困难；或因微导管经过的动脉过于扭曲，形成襻，拔管困难；或因导管质量问题所致。如微导管断于颅内较小的供应正常脑组织的血管，一般影响不大，无须特殊处理。如断于颅内主干血管，则术后应用肝素化治疗 3～5 d。② 可脱性球囊脱落于正常部位，这种情况见于输送球囊出现困难的时候，由于血管弯曲、扭折（如因动脉硬化），使可脱球囊卡在此部位，向后抽拉时球囊解脱而存留于正常血管内。如被栓塞的血管无较好的侧支循环进行代偿，将会出现相应神经功能障碍症状。③ 可脱性球囊位置不当，其尾端存留于载瘤动脉内，致载瘤动脉远端供血障碍。若动脉瘤栓塞后造影时出现以上情况，应尽快置入另一末端带有球囊的 Magic 导管，经导引管放入，使球囊接触解脱于动脉瘤内的可脱球囊，此时间断向球囊内注入对比剂使其膨胀，利用此冲撞力改变动脉瘤内球囊位置，解除其尾端对载瘤动脉的堵塞。④ 球囊内对比剂过早溢出，海绵窦内血栓形成不完全，使瘘复发或假性动脉瘤形成。一旦发生，必须再行栓塞治疗，以闭塞瘘口或假性动脉瘤。

（9）癫痫发作。术前即有癫痫发作病史或病变在致痫区附近、较大的病灶，或紧张、寒冷都可诱发癫痫发作，加重脑损害。患者有发生坠床和自伤可能。应用全身麻醉后，应警惕全身麻醉拔管时诱发癫痫。

（10）对比剂肾病。此为医院获得性肾病的第三大原因，大约占 12%。危险因素包括糖尿病、大剂量使用对比剂、容量不足、同时使用肾毒性药物、患者本身患有肾脏疾病。一般认为对比剂的渗透压与肾毒性直接相关，非离子型的对比剂肾毒性较小。为了预防肾脏并发症，围手术期应维持有效的血容量。有报道认为术前和术后使用 N-乙酰半胱氨酸 600～1 200 mg，每日两次，能显著减少肾损害的发生。输注碳酸氢钠碱化尿液，减小肾小管的损害，也能减少对比剂相关肾损害的发生。其他药物如血管扩张剂、钙离子通道阻滞剂、抗氧化剂无明显证据证明其有效性。

第二节 神经外科患者精确麻醉护理实践

一、精确评估与监测

作为麻醉工作的一项重要内容，麻醉前病情评估对于神经外科手术显得尤为重要。即使是急诊患者，术前也应当尽量抽出时间评估患者。除了做出准确的 ASA 分级判断和了解重要器官、系统的功能外，还应着重对神经系统进行检查。

1. 专科检查

详细了解患者的 CT 或 MRI 检查结果，明确有无脑水肿、脑积水、中线移位以及占位性病变的性质和定位。对外伤患者要明确其受伤部位及其对生命体征的可能影响，并尽可能对伤情的演变过程提前做出预计，以便于确定麻醉方案和相应的处理预案。在术前访视的过程中，要注意对患者的意识、肢体运动功能、瞳孔对光反射以及眼底视网膜改变等情况做出全面判断，以便在必要时与麻醉后或术后进行对比，以确定病情转归或及早对某些手术并发症做出诊断。

2. 水、电解质变化

神经外科患者在接受术前准备措施的过程中，一般都进行了限制液体量和脱水治疗，容易发生水、电解质紊乱甚至酸碱平衡失调。其次，某些特殊疾病如功能性垂体瘤可能导致机体液体分布和排泄发生严重改变。

3. 麻醉前用药

应根据病情而定，尤其应注意以不抑制呼吸功能和不增加颅内压为基本原则。对已经存在呼吸功能不良、呼吸道通常没有保障或原发病变位于呼吸中枢附近（丘脑、中脑、脑桥、延髓）的患者，可不用或少用镇静药；对术前有烦躁、焦虑和不合作的患者可适当加大镇静药的剂量，但要密切观察是否出现呼吸抑制；使用麻醉性镇痛药时应有呼吸抑制的顾虑，所以一般仅用于有较明显疼痛症状的患者；抗胆碱药一般以选择东莨菪碱为宜。

4. 其他

认真对患者的心、肺、肝、肾等重要生命脏器功能进行评价，以了解其麻醉耐受性和麻醉风险。对长期服用抗癫痫、利尿、降压、抗心律失常及抗凝药的患者，术前不能轻易停药，以免发生意外，并应事先掌握其与麻醉药物之间可能的相互作用。对外伤患者还要了解是否存在饱胃、酗酒和呼吸道梗阻等情况。对颅内动脉瘤的患者，要尽力维持其血流动力学稳定。

二、精确问题分析

（一）术前存在的问题

1. 颅内压增高

颅内压增高持续较久可引起一系列生理功能的紊乱。

（1）脑血流自动调节功能的损害：前面已提过脑灌注压由平均动脉压和颅内压来调节，即：脑灌注压 = 平均动脉压 − 颅内压。当平均动脉压升高使脑灌注压降至 40 mmHg 以下时，脑血流的自动调节功能遭到损害，脑血流量减少。如颅内压增高到达平均动脉压水平时，则脑灌注压接近于零，脑动脉端的循环停止。脑血管造影可见造影剂止于颅内前床突附近或完全不能进入颅内。

（2）库欣（Cushing）反应：Cushing 于 1900 年曾将等渗盐水灌入实验犬的蛛网膜下隙以造成颅内压升高的动物模型，发现当颅内压增高到接近舒张压时，动物的血压显著升高，脉搏减慢，脉压增大。继续注水出现潮式呼吸，血压下降，脉搏细弱，最终呼吸停止，心脏停搏而死亡。这一实验阐明了急性颅脑损伤中的部分临床现象，因此，被认为是急性颅内压增高的典型表现，称为 Cushing 反应。

（3）颅内外静脉压及静脉血容量的增高：颅内压增高使颅内外静脉压和静脉血容量都明显增高，其原因是静脉的截面积在颅内高压时由椭圆形变为圆形，从而使静脉的容积大为增加。静脉压增高导致颅外静脉的扩张，一部分静脉血从颅内分流到颅外，引起头皮静脉的怒张。这种情况在儿童中尤为明显。

（4）脑水肿：颅内压增高可影响脑的代谢和血流量而产生脑水肿，从而增加了脑的体积并使颅内压更增高，致使病情越趋恶化。脑水肿的液体积聚在细胞外间隙，称为血管源性脑水肿；如液体积聚在细胞内者则称为细胞中毒性脑水肿。临床上所见的脑损伤、脑肿瘤等病变中的脑水肿在开始时多属前类脑水肿；脑缺氧、缺血引起的脑水肿多属于细胞中毒性脑水肿。

（5）脑疝：又称颅高压危象，是脑组织在颅内的移位，即在颅压增高到一定限度时，推挤邻近或远隔部位的脑组织向某些生理性间隙或孔道移位，并引起相应的临床症状时称为"脑疝"。

（6）脑干出血：是脑干受到颅内压力的推移挤压的结果。出血最常见于中脑，出血斑呈瘀点状、片状，甚至可达直径 1～2 cm 的块状，向上它可沿神经纤维延及内囊。出血以盖部为多，有时可伴有软化及坏死。引起出血的原因可能是动脉血管受到牵拉，特别是基底动脉的穿通支在移位时被拉断或引起血栓形成。在出血区内曾发现有栓塞血管存在，这可能是脑干出血发生原理的理论依据。

（7）枕叶皮层梗死：由于大脑后动脉在小脑幕裂孔疝时被压于小脑幕裂孔的游离缘上所致。

（8）胃肠道功能紊乱：颅内高压时，一部分患者可首先表现有胃肠道功能紊乱，主要为胃及十二指肠消化性溃疡的形成和并发穿孔、出血等。这可能与颅内压增高引起下丘脑自主神经中枢缺血而致功能紊乱有关。

2. 脑疝危象

关于颅内压的高低，常依靠患者的主诉，例如：根据头痛、呕吐、出现强迫头位、眼底水肿以及腰穿测压几方面进行判断，而更确切的是利用颅内压监护仪通过颅内压（ICP）连续监测，并以数字或压力曲线表示。了解 ICP 动态变化，进行 ICP 压力波形分析很有价值。

ICP 增高与脑疝危象：需紧急脱水治疗。快速静脉滴注 20% 甘露醇 250～500 ml，呋塞米 20～40 mg，对缓解脑水肿有速效。对梗阻性脑积水，迅速钻颅行侧脑室穿刺和留置导管持续引流，脑脊液放出后，ICP 立即降低，常能解除脑疝危象，否则，处理延误，自主呼吸停止，

14

失去手术机会，预后也欠佳。

3. 呼吸困难，严重缺氧

要分清病因，一方面进行脱水治疗，一方面调整头位使呼吸道通畅，需要时尽快行气管内插管，辅助呼吸。如患者昏迷，脑损伤严重，伴有高血压脑出血、脑瘤等，估计术后难以在短期内清醒，宜尽早行气管切开术。在呼吸困难严重缺氧情况下，不可仓促进行手术。对于脑外伤误吸的患者，一定要清理呼吸道、行气管内插管后方可手术。

4. 低血压休克

应查明病因。闭合性脑损伤、脑瘤的患者一般极少出现低血压休克。颅脑伤合并严重的其他损伤时，如肝脾破裂、肾损伤、胸部挤压伤，常有低血压与休克发生。应及时输液、输血、补充血容量，使血压回升到正常。

5. 长期 ICP 增高，频繁呕吐，不能进食，脱水衰竭

如手术时期有选择的余地，最好先做调整。对于有梗阻性脑积水者，先做脑室持续引流，缓解高颅压。患者恢复进食，配合输液、输血、血浆或白蛋白进行静脉高营养，纠正水、电解质紊乱，待衰竭状态改善 3~5 日后，病情稳定，再行手术。

6. 颅颈伤、颈椎骨折脱位

患者多处于高位截瘫，存在呼吸障碍、肺通气不足、缺氧或有低血压。需做气管切开，经鼻气管内插管，保证呼吸道通畅，补充血容量，稳定血压以后再头部牵引，进行颈椎骨折脱位的处理，包括必要时脊髓探查。

7. 脑血管痉挛

常并发于脑损伤、高血压脑出血、脑动脉瘤破裂或脑动静脉畸形破裂引起的蛛网膜下隙出血。因血小板中释放的活性物质，脑血管壁平滑肌及微血管内皮组胞内钙超载使血管痉挛，脑血管痉挛的危害程度取决于脑缺血累及的范围。长时间的动脉痉挛使脑血流量显著减少，导致不可逆性脑缺血性损害，使患者昏迷、偏瘫、失语，严重时可致死亡。国内外资料表明，及早使用尼莫地平可使脑血管痉挛的并发症发生率和病死率均降低。

8. 高热

体温增高，使脑耗氧增加，加重脑缺血缺氧损害。若持续高热，将使患者衰竭，应立即采用亚低温脑保护措施。

9. 癫痫

术前需用抗癫痫药和镇静药制止癫痫。

（二）术中存在的问题

1. 脑血流速度影响

（1）脑血流量放射性 Xe 的清除率为脑血流测定的金标准。通过放射性元素被吸收或注射后在头部标定位置上的闪烁计数来记录其放射量的衰减，从而得出脑血流信息，不足之处在于因为技术上的难度和对缺血诊断缺乏特异性等问题，在手术室应用较难。

（2）脑血流速度（cerebral blood flow velocity，CBFV）。经颅多普勒通过测定大脑中动脉直径和流速变化来评价脑血流，为无创技术。术中头位的变化对精确度有一定影响，也可在术中直接监测主要脑动脉。

（3）脑局部血流。利用激光多普勒测定脑局部血流。

2. 术中颅内压监测

颅内压监测不仅数值有意义，波形分析也有价值。颅内压波形分 A 波、B 波和 C 波。A 波由一组 60～75 mmHg 的压力波构成，压力在一般水平，突然上升并持续 5～20 min 后下降到原压力水平且反复出现者，预示颅内压代偿能力耗竭，脑血管舒缩的自动调节趋于消失，颅内血容量增加，致颅内压骤升。B 波为压力 4.87～10 mmHg 的阵发性低幅波，表示颅内压顺应性降低。C 波为偶发单一的低或中波幅波形，无特殊意义。

（1）腰椎穿刺脑脊液压力测定方法简单，校正和采集脑脊液容易，但有增加感染的可能，对已有脑疝的患者风险更大，也有损伤脊髓的报道。

（2）硬脑膜外颅内压测定。通过气体压力传感器或将压力传感器直接放置在硬脑膜下测定。但术中使用受到限制，硬脑膜下颅内压数据不如脑室内精确可靠。

（3）脑室内置管测颅内压。将导管置入侧脑室内，传感器的零点与外耳道水平。需钻孔穿刺脑实质，易合并感染、出血，有脑室系统梗阻或脑室受压脑脊液较少时影响准确性。

（4）脑实质内颅内压。采用光导纤维导管通过钻孔插入脑实质，压力通过导管末端光反应膜的运动被感应，通过数字或类似方式来显示。费用昂贵，操作过程中如有梗阻可破坏光导纤维。

3. 术中脑电生理监测

（1）脑电图反映脑功能状态的电生理指标，是脑皮质神经细胞电活动的总体反映，受丘脑的节律性释放影响，也受到代谢活动因素的干扰。目前国际上脑电图的识别采用频域法，即用一种数学模型（Foriers 分析）对原始脑电波进行分析，根据分析方法不同分为 95% 边缘频率和 50% 中心频率、双频谱分析等。

（2）诱发电位根据刺激形式的不同，分为躯体诱发电位、听觉诱发电位、视觉诱发电位和运动诱发电位。优点在于监测本身对手术影响小，能及时客观反映手术操作不当引起的神经组织损伤，使手术操作由过去的神经解剖阶段进入功能解剖阶段，大大提高了手术质量，且在一定程度上可反映麻醉深度。

（三）恢复室存在的问题

1. 术后颅内压的监测

颅内压升高时若没有及时发现和治疗，可造成严重脑缺血，甚至脑疝形成。颅内压监测可根据其数值和波形来协助临床诊断和指导治疗。

2. 意识恢复延迟

手术患者全身麻醉后尽早意识恢复，对于判断有无神经功能损害、鉴别术后颅内血肿或脑水肿具有很大的价值。对于苏醒延迟的患者，只有鉴别清楚其原因，才能进行有效的逆转治疗。

3. 术后呼吸功能障碍

术后的呼吸功能障碍主要有脑神经功能不全、气道保护性反射异常、气道机械性梗阻和中枢性呼吸肌无力 4 类。呼吸道的正常反射依赖于三叉、面、舌咽、迷走和舌下神经的功能正常（表 14-1）。舌咽和迷走神经损伤时可发生吞咽功能异常；舌下神经损伤后舌体运动不良，易发生上呼吸道阻塞；迷走神经损伤可引起声带麻痹，严重时可发生肺水肿。

表 14-1　脑神经在吞咽和气道保护中的作用

颅神经	在吞咽和气道保护中的作用
三叉神经（Ⅴ）	咀嚼肌，正常下颌活动
面神经（Ⅶ）	口腔感觉
舌咽神经（Ⅸ）	触发吞咽反射
迷走神经（Ⅹ）	声带运动和感觉，声带-咽的协调，颈部食管的运动
舌下神经（Ⅻ）	舌的运动

4. 术后脑缺血和脑水肿

脑和脊髓手术时，局部组织可受到不同程度的创伤，加上麻醉、手术的应激反应和术中用药的影响，术后手术区域周围的组织可发生水肿、缺血等改变。脑外伤、高血压脑出血、血管畸形等急诊手术后，术前的一些病理生理变化仍然持续。手术中血液若进入脑脊液或术后出（渗）血，本身即是蛛网膜下隙出血，可能引起脑血管痉挛。颅内较大动脉分支的夹闭和创伤也可引起脑血管痉挛。因此，颅脑或脊髓手术后，手术局部，甚至整个神经中枢都可能出现创伤、水肿、血管痉挛、缺血或出血等一系列相当复杂的病理生理变化。

三、精确计划措施

（一）术前准备

麻醉医生要例行术前查房，复习病史并做详细体检，完善必要的补充检查，估计麻醉与手术的危险性，如发现病情不符合麻醉要求应该建议取消或更改手术日期。病史中注意有无手术史和麻醉药过敏史，以便选择适当的麻醉。体检时特别注意牙齿状态、张口度、头颈伸曲度，以作为气管插管时参考。

术前准备的充分与否与并发症及死亡率有关。有些特殊情况下需外科医生与麻醉医生共同研究。而神经外科麻醉医生更要对病情和手术方式有充分的了解，以便纠正术前准备不足，完善麻醉计划。

1. 明确诊断和病情严重程度

从病史、疾病过程特点，结合 CT、MRI、磁共振血管造影、数字减影血管造影、脑电图、脑干诱发电位检查等，一般都能做出颅内与颅外疾病的准确诊断。判断病情严重程度要依据病情急缓、神经系统定位症状和 ICP 增高情况；意识障碍、昏迷深浅和昏迷持续时间，生命体征改变和监测 ICP 高低，为临床麻醉提供有价值的指标。

关于颅内压的高低，常依靠患者的主诉（例如：头痛、呕吐、出现强迫头位、眼底水肿等）以及腰穿测压几方面进行判断，而更确切的是利用颅内压监护仪做 ICP 连续监测，并以数字或压力曲线表示，并了解 ICP 动态变化。

2. 了解重要脏器功能情况

要求常规进行血象、尿常规、出凝血时间、心电图、胸部 X 线平片、电解质、肝肾功能等多项检查，必要时做心功能与肺功能检查。了解患者既往史，有无与颅内疾病同时存在的其他疾病，有心肌梗死病史者，6 个月内不宜手术。全身情况的评估，参考美国麻醉医师学会（ASA）的分级标准。

3. 手术情况

了解手术方式、基本步骤、术中可能出现的特殊情况，如大血管静脉窦损伤后发生大出血；丘脑下部损伤引起血压升高、脑肿胀；四脑室底部、迷走神经损伤后发生呼吸和循环衰竭等。

4. 专科检查

详细了解患者的 CT 或 MRI 检查结果，明确有无脑水肿、脑积水、中线移位以及占位性病变的性质和定位。对外伤患者要明确其受伤的部位及其对生命体征的影响，在术前访视的过程中，要注意对患者的意识、肢体运动功能、瞳孔对光反射以及眼底视网膜改变等情况做详细了解。

5. 水、电解质变化

此类患者在术前准备过程中容易发生水、电解质紊乱甚至酸碱平衡失调。

6. 麻醉前药品的准备

根据医嘱准备合适的药物，必备抢救药品，包括阿托品、麻黄碱、去氧肾上腺素、硝酸甘油。必备麻醉诱导药，包括全身麻醉药（吸入麻醉药、静脉麻醉药）、中枢性镇痛药、肌肉松弛药、其他辅助备用药品等，其他麻醉诱导药依医嘱而定，神经外科手术还需准备适量的 20% 甘露醇。

7. 麻醉前物品的准备

（1）麻醉器具的准备：① 脑外专用一次性呼吸回路管道。② 进口 7.0 气管导管，涂抹丁卡因凝胶并弯曲前面部分。③ 人工鼻、牙垫、吸痰管。④ 可视化喉镜并套上一次性喉镜片、面罩充气备用、成人口咽通气管备用，对以上用具酌情调整型号的大小。⑤ 性能良好的听诊器。

（2）高值耗材的准备：中心静脉穿刺套件、压力监测传感器、血液回收耗材、三通阀、进口 7.0 气管导管、麻醉深度监测贴片。

8. 麻醉前仪器的准备

（1）性能良好的麻醉机：接电源、气源、更换钠石灰，打开电源开关，检查气源压力，安装人工鼻和呼吸回路管道，安装人工肺囊，按要求完成自检，再次检查呼吸回路的气密性，接上 $ETCO_2$ 监测管路。

（2）监护仪：打开监护仪，检查各导联线是否完好，加装体温探头或膀胱温度传感线。

（3）麻醉深度监测仪器：接通电源，检查性能是否完好。

（4）输血输液加温装置：接通电源。

14

（5）血液回收机：接通电源，运行自检。

（6）微量注射泵：接通电源，运行自检。

9. 麻醉前患者的准备

术前继续服用降压药，血压平稳，手术区域备皮、画线。心理准备充分，情绪平稳，对昏迷患者注意核对腕带。体位摆放常取仰卧位，有时需要侧卧位。

（二）麻醉诱导前护理

1. 手术安全核查

（1）在患者进入手术室后，同主刀、手术护士安全过床，并进行保护性约束。接好心电监护，测量生命体征，酌情吸氧。

（2）麻醉医护人员、手术护士、主刀医生共同完成三方核对，安全核查。

（3）准备血液回收装置。

2. 心理护理

耐心听取患者的意见和要求，向家属详细交代病情，阐明麻醉和手术的重要性和必要性，尤其要对麻醉的安全做详细的解释。

（三）麻醉诱导期护理

1. 配合麻醉诱导

（1）确保输液管路的通畅，接上液体持续输注。

（2）协助麻醉医生进行气管插管，待气管导管尖端越过声门 1 cm 后协助一边进气管导管一边退导管丝，导丝完全退出，气管插管位置放置好之后，给气囊充气 3~5 ml（气囊压力 15~20 cmH$_2$O），连接呼吸回路延长管，并把麻醉机换成机控模式。

（3）插管完成后，协助麻醉医生用听诊器再次确认气管导管的位置、深度无误后，协助麻醉医生固定导管，双重胶布上下交叉固定，遵医嘱调节麻醉机参数，并注意观察气道压和 ETCO$_2$ 波形。

（4）贴 BIS 贴片，监测麻醉深度，遵医嘱设置麻醉维持药的泵速。

（5）插管完毕后将所有用物按院感要求分类处理，将所有高值条码黏贴在麻醉收费单上，及时录入电脑计费。

（6）在患者需要侧卧位时应注意气管导管、心电监护仪导联线、各管道的放置位置。气管导管靠近头端的位置应垫无菌无纺布，避免压迫患者面部；应避免将心电导联线放置在患者身体下侧；输液管路应随着床沿妥善放置，将加药部分放置在患者尾端，方便加药。

2. 皮肤的保护

检查患者皮肤可能受压的地方，及时放置海绵垫减轻患者受压。

3. 管路护理

再次确认输液管是否通畅，妥善固定输液管路、呼吸回路导管、各监护导联线，防止管道滑脱和受压，把加药的输液管路部分放置在触手可及的位置，便于术中给药，及时调控患者的

精确麻醉护理

生命体征。

4. 麻醉仪器的摆放

微量注射泵放置在患者尾端靠近麻醉机一侧，血液回收机放置在患者尾端，麻醉机放置到手术床的一侧，适当与手术床保持一定距离。

（四）麻醉维持期护理

1. **手术前期麻醉护理**

（1）手术开始时遵医嘱设定各个麻醉维持药的泵速参数，询问主刀医生是否需要监测肌松，如不需要开启吸入麻醉，则不需要开启。

（2）再次检查各个仪器的性能，各仪器参数设置正确，摆放是否合理，导管适合并妥善固定。

2. **手术中期麻醉护理**

（1）术中严密监测患者的各项生命体征，尤其密切关注患者的血压变化。在一些脑血管手术过程中需要控制性低血压，以达到减少术野出血，便于手术操作的目的。

（2）加强液体的管理，适时遵医嘱静滴甘露醇降颅压。液体适当加温输入，除利尿降颅压液体不需控制外，其余液体均需控制输入。

（3）监测体温，做好体温保护，尽量不要暴露患者的身体，暖风机风口摆放位置合理。

（4）及时做血气分析，更深入地了解患者机体内环境的变化，及时做出调整。

（5）监测麻醉深度，及时调整麻醉维持药的泵速，以及在术中追加药物。

（6）如需输血，应严格按照输血的"三查十对"原则输血。

3. **手术后期麻醉护理**

（1）手术即将结束时，遵医嘱减慢麻醉维持药的输入，如需恢复呼吸送患者回监护室，则需要备好拮抗药。

（2）洗涤回输术中出血。

（3）提前 0.5 h 通知病房护士准备对接患者，酌情备好呼吸机和传感器接头。

4. **特殊情况的处理**

全身情况不佳。心功能、肺功能、肝肾功能异常，血糖过高，垂体功能低下，血压过高等，应先做内科的相应治疗。围手术期冠心病患者心肌梗死的发生率为 0.1%～0.4%，而有心肌梗死病史者，其发生率为 3.2%～7.7%，常发生于术后第 3 天，50% 为静止性（未被发现），由此造成的病死率为 40%～60%，有心肌梗死病史者，至少 6 个月后才能手术。

（五）麻醉苏醒期护理

1. **密切观察患者苏醒期的清醒程度**

评估患者神志、呼吸、肌力。遵医嘱给予拮抗药，吸净气管和口鼻处的分泌物。

2. **转运患者回监护室时做好充足的准备**

备好氧包、小型心电监护仪、简易呼吸器、抢救药品，转运过程中严密监测患者的生命体

14

征，尽快送回监护室。

3. 颅内压监测

（1）颅内压监测的适应证：① 怀疑术后出现严重颅内压升高者。② 严重颅脑外伤患者。③ 估计术后昏迷时间较长或出现水、电解质平衡失调者。④ 指导脱水治疗。

（2）颅内压监测的部位：可将不同的压力换能器置于或连接于脑室、硬脑膜下、硬脑膜外、腰蛛网膜下隙等部位监测颅内压或脑脊液压力。

（3）临床意义：正常清醒平卧位时颅内压为 $10 \sim 15$ mmHg。超过 20 mmHg 被称为高颅压。颅脑手术后若颅内压在 20 mmHg 以下波动，认为预后良好；若颅内压大于 20 mmHg，应给予降颅压处理；若颅内压超过 40 mmHg，则提示预后不良。

4. 苏醒延迟

（1）持续的麻醉作用。麻醉药物用量、同效作用药物复合使用情况以及在体内代谢消除速率等均会影响麻醉后的作用效果。患者的年龄、体重、术前精神状态、肝肾功能会影响药物的相对作用以及患者术后清醒速度。肌松药的作用若没有完全拮抗或发生再阻滞，不但影响患者的自主通气量，而且可能发生患者已经神志清醒但不能做出运动反应，应尽力避免这种情况的发生。一般情况下，麻醉药的持续作用在停药后 $1 \sim 2$ h 内应该逐渐消失，患者应清醒。

（2）术后颅内血肿。术后颅内血肿的发生率尽管很低（<1%），但应尽早诊断治疗。如果有术中止血困难、患者凝血功能障碍、术中大量输血输液等因素，或出现局部颅内占位体征，应尽快进行头部 CT 检查，以确诊颅内血肿的发生。

（3）脑水肿和脑缺血。局灶性脑水肿或脑缺血若尚无导致颅内高压，一般不至于明显地影响全身麻醉的神志恢复。但中脑本身手术后的直接损伤，可导致术后昏迷不醒。

（4）低氧血症和高碳酸血症。术后各种原因引起的通气量不足、肺气体交换不良和脑供氧不足均可导致低氧血症和高碳酸血症，使麻醉苏醒延迟或再发性意识障碍。

（5）体温异常。术后体温过低可使麻醉苏醒延迟，而麻醉后恶性高热可使患者长时间昏迷。

（6）其他因素。循环衰竭、血糖过高或过低、水电解质平衡紊乱等。

5. 呼吸道管理

（1）全身麻醉后，由于患者舌体肥大和没有完全清醒，气管拔管后常存在呼吸道不通畅，可采取以下方法解决：① 口咽通气道：选择适当的型号；② 鼻咽通气管；③ 头偏一侧，托起下颌；④ 喉罩；⑤ 气管切开：适用于长时间应用呼吸机、气管内痰多而稠，不易排出者。

（2）呼吸道主要护理项目包括：① 注意吸痰，防止误吸；② 气道雾化；③ 注意口腔护理；④ 气管导管的护理。

四、相关学科交叉与特色

作为生命科学和自然科学的前沿，脑科学越来越受到重视，也对科学家提出了更高的要求。美国、日本等国家相继推出了各类"脑计划"研究项目，投入巨资进行脑科学的基础与应用研究。在我国，脑科学与认知科学被列入《国家中长期科学和技术发展规划纲要（2006—2020

年）》八大前沿科学问题之一，作为事关我国未来发展的重大科技项目之一的"中国脑计划"项目也已经启动。

在当今学科越来越细化的情况下，交叉学科人才的培养具有更大的挑战。由于大脑具有极其复杂的结构，神经外科专家和神经生物学家都需要非常丰富的专业经验才能够对其有深入的理解与掌握；而高速发展的以脑科学为基础的人工智能，依赖于专业的数理计算机科学，这也是外科医生或生物学家难以理解的问题。例如，生物学前沿的脑机接口可以实现瘫痪患者对肢体的控制，其所需的手术技能高度依赖于经验丰富的神经外科学专家，而该技术所涉及的电生理解码、信号转化及控制技术等，又必须高度依赖于现代自然科学技术，若对这些相互交叉的领域有更加深入的研究，则需要对多个领域都熟悉的交叉复合型人才来处理。结合现如今脑科学的发展趋势，培养相关复合型人才至少需要以下几个重点学科的深入结合，包括：临床医学、基础神经科学、数字自然科学及计算机科学等。

14

第三节　神经外科患者精确麻醉护理规范和培训

一、思维导图

1. 概述

```
概述 ┬─ 神经系统相关概念 ──────── 脑血流量、脑代谢、颅内压
     │
     ├─ 麻醉药物对脑血流、脑代谢 ┬─ 静脉麻醉药
     │   和颅内压的影响          ├─ 吸入麻醉药
     │                          └─ 肌肉松弛药
     │
     └─ 常见神经外科手术的麻醉特点 ┬─ 颅脑创伤
                                  ├─ 颅后窝手术
                                  ├─ 脑血管手术
                                  ├─ 垂体瘤手术
                                  ├─ 脑膜瘤手术
                                  ├─ 脊髓手术
                                  └─ 神经外科介入手术
```

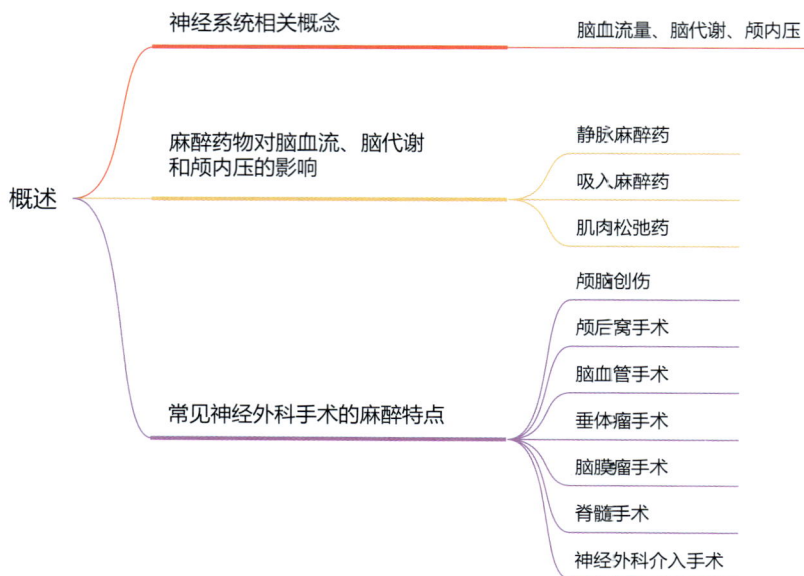

2. 神经外科手术麻醉精确问题分析

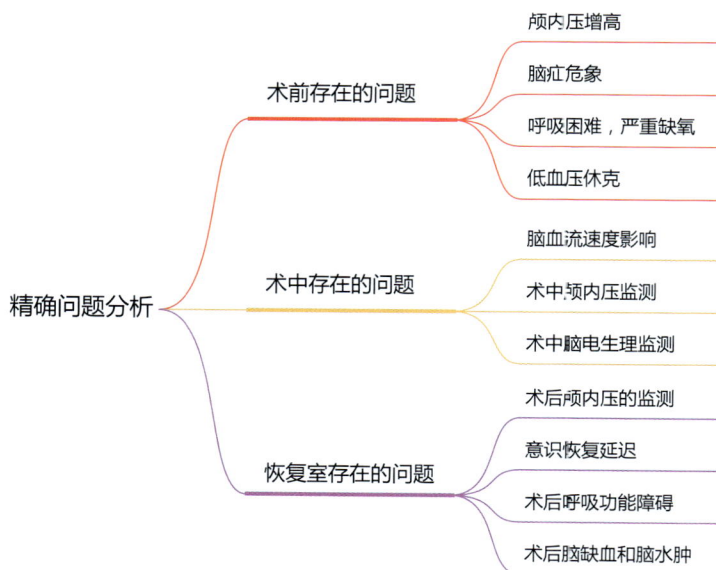

```
精确问题分析 ┬─ 术前存在的问题 ┬─ 颅内压增高
             │                ├─ 脑疝危象
             │                ├─ 呼吸困难，严重缺氧
             │                └─ 低血压休克
             │
             ├─ 术中存在的问题 ┬─ 脑血流速度影响
             │                ├─ 术中颅内压监测
             │                └─ 术中脑电生理监测
             │
             └─ 恢复室存在的问题 ┬─ 术后颅内压的监测
                                ├─ 意识恢复延迟
                                ├─ 术后呼吸功能障碍
                                └─ 术后脑缺血和脑水肿
```

精确麻醉护理

3. 神经外科手术麻醉精确计划措施

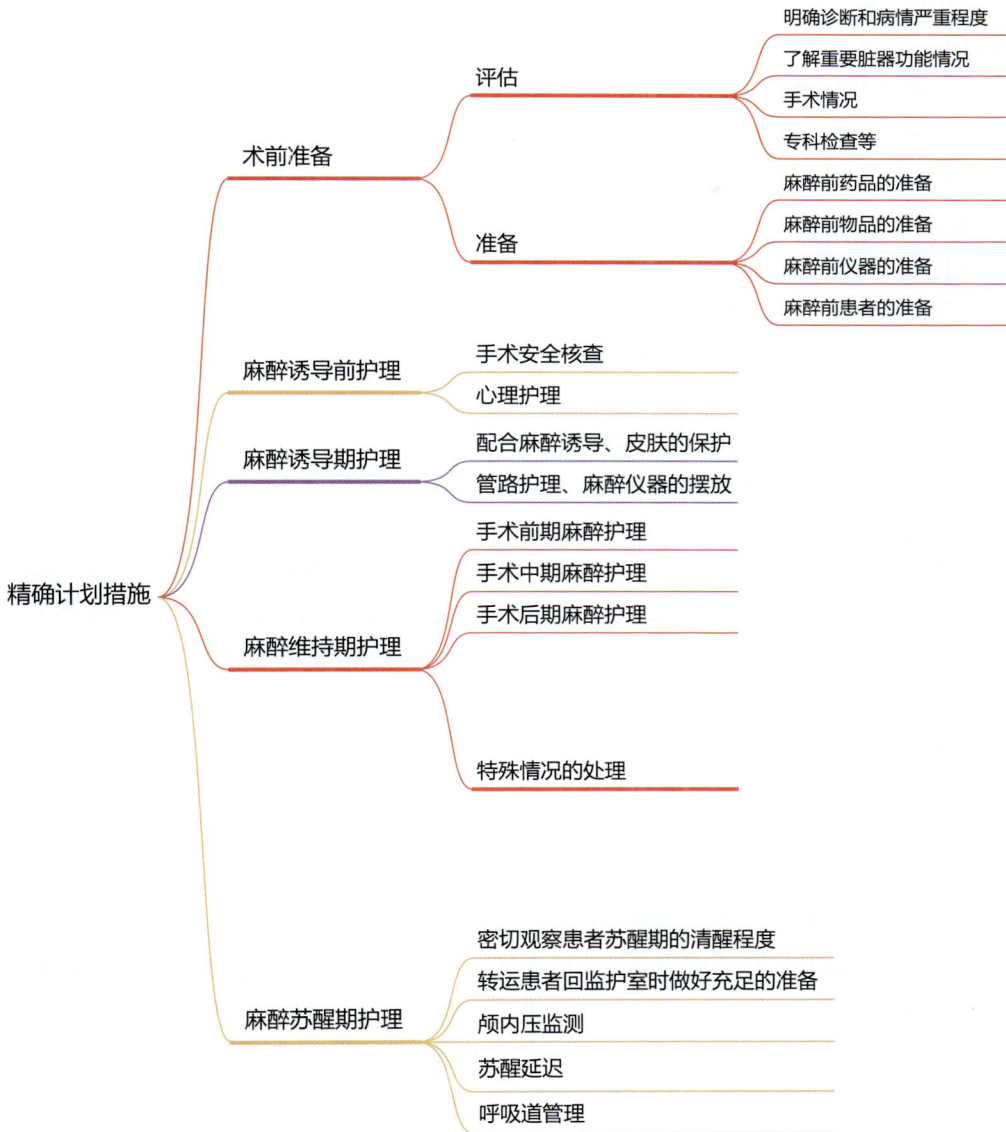

```
                                              ┌─ 明确诊断和病情严重程度
                                    ┌─ 评估 ──┤─ 了解重要脏器功能情况
                                    │         ├─ 手术情况
                                    │         └─ 专科检查等
                  ┌─ 术前准备 ──────┤
                  │                 │         ┌─ 麻醉前药品的准备
                  │                 │         ├─ 麻醉前物品的准备
                  │                 └─ 准备 ──┤─ 麻醉前仪器的准备
                  │                           └─ 麻醉前患者的准备
                  │
                  │                           ┌─ 手术安全核查
                  ├─ 麻醉诱导前护理 ──────────┤
                  │                           └─ 心理护理
                  │
                  │                           ┌─ 配合麻醉诱导、皮肤的保护
  精确计划措施 ───┤─ 麻醉诱导期护理 ──────────┤
                  │                           └─ 管路护理、麻醉仪器的摆放
                  │
                  │                           ┌─ 手术前期麻醉护理
                  │                           ├─ 手术中期麻醉护理
                  ├─ 麻醉维持期护理 ──────────┤─ 手术后期麻醉护理
                  │                           │
                  │                           └─ 特殊情况的处理
                  │
                  │                           ┌─ 密切观察患者苏醒期的清醒程度
                  │                           ├─ 转运患者回监护室时做好充足的准备
                  └─ 麻醉苏醒期护理 ──────────┤─ 颅内压监测
                                              ├─ 苏醒延迟
                                              └─ 呼吸道管理
```

二、典型案例

患者，男，54 岁，70 kg，170 cm。因外伤致神志不清 6 h 入院。家属代诉：患者昨日骑电动车突然摔倒，由 120 送至医院。患者既往身体一般，高血压病史 10 年，未正规治疗，血压控制不详。否认糖尿病、心肺疾病史。查体：神志不清，呼之不应，刺激不能睁眼，肢体对疼痛有伸展性活动，双侧瞳孔不等大，GCS 评分 4 分。血压 168/112 mmHg，心率 139 次/min，自主呼吸，听诊双肺呼吸音粗，可闻及中少量细湿啰音，心律齐，未闻及明显杂音，吸氧下血氧 95%。无松动牙齿，甲颏距离三横指。辅助检查：① ECG 示房性期前收缩，前间壁异常 Q 波，

Ⅰ、aVL、V6 导联 ST 段抬高。② CT 示脑挫裂伤，脑内多发出血灶，双侧额部硬膜下血肿，蛛网膜下腔出血，脑干陈旧性脑梗；两肺背侧少许渗出、实变。③ 血常规示：Hb 152 g/L，血细胞比容 43.9%，血小板 178×10^9/L；凝血功能大致正常，血型 A 型 Rh 阳性，其余检查未出。诊断：创伤性硬膜下血肿，脑挫伤伴出血。拟急诊在全身麻醉下行颅内血肿清除术。

1. 本病例有哪些重要的相关分析信息？

本例患者入室昏迷，病史为家属代诉，术前 ECG 示房性期前收缩，前间壁异常 Q 波，Ⅰ、aVL、V6 导联 ST 段抬高，因为急诊手术，且患者昏迷，对患者的病情无法进行系统的评估。术中持续低血压，经快速补液和运用血管活性药均未见明显改善，肌钙蛋白Ⅰ明显增高，术后床旁十二导联 ECG：Ⅰ、ⅠM、aVF 导联弓背向上型抬高，考虑急性下壁心肌梗死。推测患者术前已有心肌缺血症状，甚至已有急性心肌梗死，颅脑外伤可能是因为下壁心肌梗死晕厥所致。另外，脑外伤引起的脑水肿，加重脑血液循环障碍，从而影响神经-体液反应机制，使体内儿茶酚胺、肾上腺素水平升高，进一步导致冠脉痉挛，心肌耗氧量增加，加重心肌缺血，加之术前禁食、禁饮和甘露醇降颅内压利尿，致血液浓缩和低血容量状态、巨大手术创伤打击，进一步加重并造成患者急性心肌梗死。由于本例患者术前未行冠脉造影，术中和术后也无法行冠脉造影，故不能确定两者的因果关系。手术室心电监护仪只有三导联，且为模拟肢体导联，故无明显的急性心肌梗死弓背向上抬高的典型 ECG。由于术中被无菌单覆盖，不能行床旁十二导联 ECG，故只能在手术结束后行十二导联 ECG。急性心肌梗死患者应慎用肾上腺素，可泵注去甲肾上腺素升压和硝酸甘油，扩张冠脉和降低心脏后负荷，维持循环稳定，待患者病情稳定后可择期行冠脉造影明确诊断。

2. 本病例有哪些注意事项？

急性颅脑损伤引起 ECG 异常和心律失常在临床上较常见，通常情况下 ECG 的变化随着脑部病变的好转而消失，是可逆的，称为脑心综合征。而本例患者在颅脑损伤后 ECG 出现符合急性心肌梗死的动态变化，并伴有肌钙蛋白和心肌酶谱的升高，ECG 的变化是不可逆的，因此，不能诊断为脑心综合征，应诊断为急性心肌梗死合并急性颅脑损伤，这在临床上少有报道。以往普经有急性脑血管病引起急性心肌梗死的报道，因两者具有共同的发病基础，同时发病可能性较大。这提示我们在临床麻醉中，一旦遇到急性颅脑损伤的患者出现难以纠正的低血压时，要考虑急性心肌梗死的可能。

总之，术前未预见性的心肌缺血或急性心肌梗死患者行急诊颅脑手术，手术和麻醉风险巨大。因颅内血肿，围手术期禁忌行冠状动脉造影和冠状动脉支架植入式（需要肝素抗凝）。由于病史采集困难，故术前评估非常重要。对于此类患者，强烈建议保守治疗，予降低颅内压、扩张冠状动脉、营养心肌及脑细胞等对症治疗。

第四节　神经外科患者精确麻醉护理的热点和前沿

一、领域热点

1. 术中唤醒技术与术中电生理定位技术

术中唤醒技术与术中电生理定位技术和神经功能监测联合应用，能在外科最大范围切除位于功能区及其附近的病灶、利用脑深部电刺激治疗帕金森病，并最大限度保留脑功能。术中唤醒技术的关键在于开、关颅过程中充分镇静、镇痛，睡眠-清醒状态平稳过渡，定位时患者充分配合。患者状态评估、手术体位摆放，术中关键环节监测等环节都需要麻醉护士积极参与、探讨与研究。

2. 麻醉护士在颅脑外伤患者气道评估中作用的研究

颅脑外伤，又称创伤性脑损伤，其致残率和死亡率在各种类型的创伤中位居首位。颅脑外伤患者可能存在饱胃、颈椎不稳定、气道损伤、面部骨折等问题，增加了建立气道期间反流误吸、颈椎损伤、通气或插管失败的风险。因此，在建立气道前，麻醉护士需要利用工具对患者气道进行评估，对预防不良事件发生起到重要作用。

3. 神经外科术后患者疼痛管理相关研究

疼痛诊疗趋向于多学科合作的模式，护士正在逐渐成为患者疼痛管理中的主体，护理人员应具备丰富的疼痛相关知识和积极的疼痛管理态度，才能更好地履行职责，提高护理质量。加强对在职护士的疼痛知识培训，以提升其疼痛管理理念，提高护理人员的疼痛管理水平；同时，发展疼痛专科护理，培养疼痛专科护理人才，从而进一步促进我国疼痛护理管理工作的发展。

二、发展前沿

神经外科麻醉护理在神经外科患者术后谵妄非药物预防方面起着极大的作用，在培养专科护士的同时也要重视构建麻醉用药护理实践方案。在麻醉后死亡患者中，有一半以上出现于麻醉后 24 h 内，因而在麻醉复苏期加强病情监护至关重要，需要探索"以患者为中心"的优质护理。神经外科患者精确麻醉护理要求麻醉护理人员掌握扎实的专业知识、过硬的操作技术，以及具备敏锐的洞察力，掌握各种抢救仪器的使用方法，为麻醉护理专业发展开辟独具特色的神经外科麻醉护士专业领域教育程序与流程，拓展麻醉亚专科的发展前景，提供博深的理论知识、丰富的临床经验以及精湛的临床技能。

14

参考文献

［1］ 菅敏钰，姜泽，杨宛凝，等.2020年神经外科麻醉进展［J］.国际麻醉学与复苏杂志，2021，42(5)：537-543.

［2］ 崔佳嵩.神经外科血管介入手术麻醉复苏的临床治疗效果分析［J］.系统医学，2021，6(2)：96-98.

［3］ 毕东军，施欢欢，陈冯琳，等.多学科疼痛管理在外科康复中的实践［J］.医院管理论坛，2016，33(8)：43-45.

（方　亮　孙海康）

第十五章
五官科患者精确麻醉护理

第一节　概　述

眼、耳鼻喉、口腔颌面外科手术包含大量不同复杂程度的手术，小至拔牙术，大至肿瘤切除及游离组织皮瓣重建术。在眼、耳鼻喉、口腔手术中外科医生和麻醉医护人员之间的关系尤为重要，因为眼、耳鼻喉、口腔颌面外科手术患者可能比其他外科手术患者出现更多的呼吸道管理问题。这些手术要求麻醉和手术双方共用一个气道，麻醉医生和外科医生必须协商选择最合适的方法来管理气道。为了获得手术的成功，要求麻醉医护和外科医生紧密合作，对彼此问题相互理解，掌握眼、耳鼻喉、口腔颌面外科手术特点，熟悉专业设备知识和详细的术前评估以识别潜在的问题。只有做好围麻醉期患者的气道管理，才能维护患者的通气、换气功能处于正常状态，确保患者的生命安全与医疗质量。

一、眼科手术的麻醉

（一）眼压与麻醉

1. 眼内压

眼内压（intraocular pressure，IOP）正常值为 10～22 mmHg，主要由房水容量（即房水生成速度与引流速度之比）和眼血管内容量决定。由于巩膜无弹性，小的容量改变即导致眼内压显著变化。

（1）增加 IOP 的因素有高血压、高二氧化碳血症、缺氧、静脉充血、呕吐、咳嗽、屏气、呛咳、对眼的外在压力、药物。

（2）降低 IOP 的因素包括低二氧化碳血症、低温、中枢神经系统抑制药、神经节阻滞药、大多数吸入和静脉麻醉药、非去极化肌松药、甘露醇、利尿药、乙酰唑胺和头高位。

2. 青光眼

（1）开角型青光眼：通常由房水引流慢性阻塞引起，临床表现为隐匿性、渐进性病程，可不伴有疼痛。

（2）闭角型青光眼：系由瞳孔扩大或晶体水肿，致眼前房狭窄，引起房水排出急性受阻所致，常伴有疼痛。

3. 眼心反射

（1）眼心反射（oculocardiac reflex，OCR）的传入弓由三叉神经（第Ⅴ对脑神经）眼支神经节介导，传出弓为迷走神经（第Ⅹ对脑神经）。眼内压增高、压迫眼球或牵拉眼外肌等均可导致心动过缓，甚至心脏停搏；眼球局部麻醉也可引起眼心反射。眼心反射最常发生于行斜视手术的患者。

（2）发生眼心反射时，应立即停止刺激。如心动过缓持续存在，应给予阿托品（0.01～0.02 mg/kg，静脉注射）。反复刺激可使此反射很快减弱。如果该反射仍持续存在，用局部麻醉药行眼外肌浸润或行球周、球后阻滞常有效。预防性给予阿托品也有助于防止眼心反射。

（二）眼科手术麻醉方式选择

眼部神经支配涉及第Ⅱ～Ⅵ对颅神经和自主神经系统。眼肌由第Ⅱ、Ⅳ、Ⅵ对颅神经支配。眼球的感觉神经来自三叉神经，传导疼痛等躯体感觉。副交感神经节后纤维（源于动眼神经内脏运动纤维）支配瞳孔括约肌和睫状肌，交感神经节后纤维支配瞳孔开大肌。局部麻醉为面神经阻滞麻醉、结膜下浸润、表面麻醉及球后阻滞、球周阻滞。成年人外眼手术和简单的内眼手术均可在局部麻醉下进行。

1. 面神经阻滞麻醉

面神经阻滞麻醉是一种对面神经眼睑分支的阻滞麻醉。可消除眼轮匝肌和其他面部肌肉的运动，抑制由于瞬目反射引起的眼内压升高。

Atkinson（艾肯森）法：本法主要是对面神经主干和部分末梢阻滞的方法。具体操作：于经过外眦稍后的垂直线与颧骨下缘交界（即眶下角）处进针，深达骨膜后向顶端方向平行于眶外缘，越过颧骨弓，直达耳廓上方。边进针边注射局部麻醉药 2 ml，直至眶下缘中部。

O'Brien（欧勃恩）法：是在下颌骨髁状突处对面神经主干的上支进行阻滞的方法，可达到麻醉眼轮匝肌的目的。具体操作：首先确定准确的注射点。嘱患者张口、闭口动作，此时在耳屏前可触到下颌骨髁状突滑动，从髁状突和颧弓的交角处垂直刺入 1 cm 深至骨面，回吸无血，注入局部麻醉药 2 ml，注意不可将局部麻醉药注入关节腔内。

Van Lint（范林特）法：是对眶缘部面神经的末梢分支（额支和颧支）阻滞的麻醉方法。具体操作：距外眦部 1 cm 眶缘侧皮肤进针达眶骨骨面，注入少量局部麻醉药，然后沿眶外上缘推进到略越过眶上缘中央部，在进针和退针时注入局部麻醉药 2 ml。退针到原刺入点皮下时，将针转向眶外下缘，沿骨面推进直到眶下缘中央处，同样注入局部麻醉药 2 ml，出针后加压按摩。但需要注意的是在注射局部麻醉药时，针尖需深达骨膜，勿接近睑缘。否则麻醉剂会扩散到眼睑皮下，引起弥漫性肿胀，使睑裂变窄，不但影响麻醉效果，而且影响手术操作。

2. 上直肌鞘浸润麻醉

主要目的是在做上直肌牵引线时，防止疼痛反应。方法：患者向下注视，暴露上半部眼球，针尖于角膜缘后 7～8 mm 穿过结膜和筋膜囊旁注射 0.5～1 ml 局部麻醉药。注意不可穿通肌肉，以免发生血肿。

3. 表面麻醉

角膜化学烧伤处理、角膜或结膜表面的异物取出、结膜裂伤缝合，均可选用表面麻醉，间或辅助神经阻滞麻醉。常用 0.25%～1% 盐酸丁卡因滴入结膜囊，1～3 min 内生效，显效时间为 10～20 min，可持续 1～2 h。点药后 30 s 内出现轻度球结膜充血，无扩大瞳孔与收缩血管作用，对角膜无明显影响，但高浓度的丁卡因可引起角膜上皮脱落。当角膜损伤后丁卡因吸收迅速，因该药毒性较大，可改用 2% 利多卡因。手术中保持角膜湿润，不宜用表面麻醉剂湿润角膜，以免损伤角膜上皮。

4. 球后阻滞麻醉

球后阻滞麻醉是一种将麻醉剂直接注入肌椎内，以阻滞睫状神经节和睫状神经的麻醉方法。患者平卧，嘱向鼻上方注视，皮肤消毒后，用 5 号牙科针头（不能过于尖锐），由眶下缘中外 1/3 交界处先平行眶底垂直向后进针至赤道部，然后转向球后，从外直肌与下直肌之间缓缓推进，在肌椎内直达球后。针尖的斜面朝向眼球，进针深度不得超过 35 mm，使针尖恰好位于睫状神经节和眼球后壁之间，回吸无血时，即可注入局部麻醉药 2.5～3 ml。出针后嘱患者闭合眼睑，并轻轻下压眼球片刻，可预防出血，有利于局部麻醉药扩散及降低眼压。

5. 球周麻醉

嘱患者睁眼不动，用 25 mm 长的针头，分别于眶上缘内 1/3 与中外 2/3 交界处及眶下缘外 1/3 与中内 2/3 交界处为注射点。先皮下注射 0.5 ml 局部麻醉药进行浅表浸润，以防进一步操作引起疼痛，然后将针尖斜面朝向眼球，从注射点垂直进针，沿眶缘刺入 25 mm，接近眶底，回吸无血，上下分别缓慢注入局部麻醉药 2～4 ml，注药后 10～15 min，可阻滞 Ⅲ～Ⅳ 颅神经末梢及睫状神经节，使眼外肌麻痹，产生与球后麻醉相同甚至更完善的镇痛。

6. 静脉吸入复合麻醉

简称为静吸复合全身麻醉。常用的麻醉诱导用药为起效迅速的静脉麻醉药、强效止痛和肌肉松弛剂。巴比妥类镇静催眠药、麻醉性镇痛药均可使眼内压下降 10%～15%。异丙酚降眼压效果明显大于硫喷妥钠，尤其对已有眼压增高的患者，降眼压的效果更为显著。

7. 异丙酚全凭静脉麻醉

异丙酚静脉注射 1.5～2.5 mg/kg，2 min 后血药浓度达峰值，脑平衡半衰期为 2.6 min。该药代谢迅速，即使用异丙酚连续静注 6 h，停药后仅需 15 min 血药浓度即可降低 50%，这种快速的代谢清除率使之具有十分突出的清醒迅速而完全的优点。该药降低眼内压的作用明显大于硫喷妥钠，尤其对于已有眼内压增高的患者。其不良反应表现在该药快速大剂量静脉注射时（＞2.5 mg/kg）可引起血压下降和呼吸抑制，对心率影响则不明显。

8. 氯胺酮静脉麻醉

氯胺酮应用于临床麻醉后，由于其在良好止痛作用的同时，咽部的保护性反射依然大部分存在，自主呼吸仍保留，特别适用于手术时间较短，要求止痛作用好，但又不需控制呼吸的病例，所以较常用于眼科全身麻醉气管内不插管的儿童。为保持其呼吸道通畅，必须加强呼吸管理，密切观察通气氧合效果，及时排除潜在问题。应用氯胺酮时首次剂量 1~2 mg/kg，术中要注意临床体征的多样化和清醒期的并发症。其明显的缺点是升高眼压、颅内压和血压，噩梦及精神症状，目前已较少单独应用。禁忌单纯氯胺酮用于内眼手术。为克服氯胺酮的缺点，近年将静脉麻醉剂丙泊酚与氯胺酮合用，后者仅使用亚临床麻醉剂量，可以抑制眼压升高及梦幻发生。

9. 普鲁卡因全凭静脉麻醉

通常指用硫喷妥钠分次静脉注射，迅速加深麻醉，在肌肉松弛剂和强效镇痛药的配合下完成麻醉诱导气管内插管，静脉持续点滴 1%~2% 普鲁卡因维持麻醉。普鲁卡因只做维持麻醉用，不能单纯用于加深麻醉。加深麻醉依赖硫喷妥钠和强效镇痛药。

（三）眼科常见手术

眼的神经分布十分丰富。眼科手术需要足够深度的全身麻醉，以防止眼球运动、咳嗽、屏气或高血压。吸入性全身麻醉辅以非去极化肌松药通常可取得满意效果。氯胺酮可引起睑痉挛、眼球震颤和呕吐，还可使动脉压和 IOP 增高，因此，大多数眼科手术不宜单纯选用氯胺酮。但是静脉给予小剂量氯胺酮不会增加 IOP，可用作球后或球周阻滞时辅助静脉镇静。眼科手术后，苏醒和拔管均应力求平稳，为此，宜在深麻醉时彻底吸除患者咽部分泌物，给予阿片类药物以减少咳嗽反射，并于拔管前 5 min 静脉注射利多卡因（1~1.5 mg/kg）。然后，可在患者苏醒并保持良好的气道反射情况下拔管，也可在深麻醉下拔管。

1. 开放性眼外伤

穿透性眼外伤属眼科急症，为最大程度减少感染风险，常需 24 h 内进行手术。麻醉时需小心实施，防止误吸，以利于降低 IOP。IOP 突然增高可导致眼内容物脱出，引起永久性失明。行眼球及眼眶外伤时间长的复杂手术，患者饱胃或哭叫时，通常需用气管插管全身麻醉。

（1）琥珀胆碱：快速诱导时给予琥珀胆碱，可使 IOP 增高 6~12 mmHg，持续 10 min 预先用非去极化肌松药，可减弱但不能消除此反应。尽管如此，在对饱胃患者进行眼科手术时，仍常选用琥珀胆碱以提供快速插管的条件。也可选用大剂量非去极化肌松药，但仅 60~90 s 尚不能获得适宜的插管条件。

（2）无论选择哪种方法，窥喉和插管前必须保证充分的麻醉深度和肌松，以防止因屏气、咳嗽和挣扎而导致 IOP 增高（可高达 40~50 mmHg）。

（3）对于儿童，如因其不配合难以建立静脉通路，则应采用无刺激性的挥发性麻醉药（氧化亚氮、七氟烷）行吸入诱导，并压迫环状软骨。

2. 斜视矫正术

斜视矫正术是通过缩短或切除改变眼外肌的长度以达到矫正目的。

（1）手术操作常诱发眼心反射。

（2）手术后常发生恶心、呕吐（不经治疗发生率达 40%~85%），可采用多模式镇痛（如对乙酰氨基酚和酮咯酸），术前 30 min 给予止吐药。

3. 视网膜脱离和玻璃体积血手术

常见于老人或婴儿和（或）有合并疾病的患者；应特别注意气道处理、容量状态和体温管理及术后转运等。尤其是妊娠期短的早产儿，具有术后中枢性不呼吸的危险。在出院前，应确保其有 12 h 不发生呼吸暂停的间隔。糖尿病或镰状细胞性贫血患者也常需要行视网膜手术。手术结束后，常向玻璃体内注入 SF6、CM、C4F8 等高分子量、不易弥散的惰性气体或空气，以减少玻璃体积血。吸入氧化亚氮麻醉时，氧化亚氮可使气体小泡迅速膨胀，增加 IOP，为此，在注射气体的手术中应避免使用氧化亚氮麻醉。由于这些气体小泡在眼内保留的时间各异，故注入空气应于 5 天内，注入 SF6 应于 10 天内，注入 C3F8 应于 60 天内避免再次使用氧化亚氮麻醉。由于乘坐飞机旅行可使压力发生变化，应告知患者在玻璃体内注入气体后 3 ~ 4 周内禁止乘坐飞机旅行。

二、耳鼻喉科手术的麻醉

（一）概述

1. 气道

耳鼻喉手术时，患者可因疾病、前次手术后或放射治疗所致的瘢痕、先天畸形、创伤或手术操作而导致慢性或急性气道阻塞、出血及潜在的困难气道。手术前，应与手术医生探讨围手术期呼吸道管理，查阅前次手术的麻醉记录，了解气道内导管的口径和置放位置、患者的体位及氧化亚氮和肌松药的应用等问题。全身麻醉诱导前，可能需要在镇静和表面麻醉下行清醒气道检查，或经纤维支气管镜行清醒插管。在耳鼻喉手术期间影响气道安全的因素可以分为 8 类。

（1）患者因素：患者可能存在上呼吸道解剖异常或气道梗阻。

（2）远距离手术：在手术开始后麻醉医生远离气道，使得调整更加困难和混乱。

（3）外科手术因素：耳部手术需将头部显著侧偏，颈部手术需将头部明显伸展；在口内操作期间使用开口器可能会阻塞气道；偶尔在手术期间气管内导管可能被损坏或者无意被缝合；手术可能导致气道狭窄或水肿，使苏醒时拔管更加困难。

（4）共用气道：共用气道的手术包括声门、声门下和气管的手术，它要求熟悉专业设备、技术和激光的安全性。

（5）咽喉部的填塞敷料：口咽和鼻咽的填塞敷料应该有明确的记录，并在手术结束时清点数量。

（6）气道污染：对于鼻部和口腔手术，要求保护气道免受血液和组织碎片的污染。

（7）直视下检出血凝块：在手术结束时应该进行直接的检查和吸引，清除来自口鼻咽的血液和碎片，以防止吸入可能出现致命性的血凝块。

（8）耳鼻喉的手术，尤其是口腔、喉部、声门下和气管的手术，相比于普通外科手术的患者恢复质量偏低，在气管内导管拔除后出现咳嗽、喉痉挛和低血氧饱和度的发生率更高。

2. 相关病史

拟行手术的患者可能有严重吸烟、酗酒、阻塞性睡眠呼吸暂停及慢性上呼吸道感染的病史，应根据合并疾病确定手术前的检查范围。

3. 监测

除标准的监测外，长时间的或预计有大出血的手术还应行动脉内直接测压和监测尿量。

4. 拔管

对于任何上呼吸道手术患者，拔管时应仔细按计划进行。应先取出咽喉阻塞物，吸除咽部分泌物，待保护性咽喉反射完全恢复后方可拔除气管导管。如有严重的上呼吸道出血、水肿或有病变等，则不应在手术室内拔管。

5. 耳手术体位

手术中常将患者的头部抬高并转向对侧。手术前应估计患者转头的最大幅度，以确定头部活动的限度，尤其对有关节炎或脑血管疾病的患者更应注意。此外，最大幅度转头时应注意静脉回流是否充分。

6. 鼻部手术

失血量可能较大，且难以估计。咽喉部填塞可防止血液流入胃内，有助于减少术后恶心呕吐，也可放置胃管，吸出咽入胃内的血液。

（二）耳鼻喉麻醉方式选择

耳鼻喉科手术根据疾病与手术方式可在局部麻醉和全身麻醉下完成。

1. 局部麻醉

仅适用于时间短、操作简单，能合作的成人患者，包括表面麻醉、局部浸润、神经阻滞麻醉。鼻息肉、声带小结、扁桃体肥大等鼻、咽、喉部的小手术，常用2%～4%的利多卡因或1%～3%的丁卡因进行表面麻醉，必要时1%～2%利多卡因局部浸润或神经阻滞；外鼻手术需阻滞鼻外神经、滑车神经及眶下神经。耳廓及外耳道手术可在局部浸润麻醉下完成，耳道及鼓室成形手术则需在神经阻滞麻醉下完成，一般需阻滞耳颞神经鼓室支、耳颞神经耳支、迷走神经耳支、耳后耳大神经。局部麻醉时根据患者的一般情况及手术部位等确定局部麻醉药的浓度及用量，谨防局部麻醉药中毒。

2. 全身麻醉

全身麻醉包括全凭静脉麻醉、吸入麻醉和静吸复合麻醉。近年随着耳鼻咽喉科手术的进展及对舒适麻醉的倡导，耳鼻咽喉科手术全身麻醉的比例逐年增高。全身麻醉的优点是不受手术范围及时间的限制，气管内插管可控制气道，防止血液、痰液及分泌物的误吸；但因常与手术共用气道，气管导管的固定及通畅度会受到影响，术中气道管理风险增加。气管插管方式及插管路径应根据患者手术部位、手术要求及患者咽部阻塞情况而定。对估计插管困难者应在纤维支气管镜或电子纤维喉镜、可视喉镜等引导下保留呼吸插管，必要时需要做气管切开。为减少局部出血、使手术野解剖清晰，全身麻醉常复合局部麻醉及控制性降压技术。

（三）耳鼻喉科常见手术

1. 耳手术

（1）精细的耳显微手术：要求充分止血。可用挥发性吸入麻醉药、瑞芬太尼、α或β肾上腺素能受体阻滞药，将平均动脉压降至 60 ~ 70 mmHg。此外，将床头抬高约 15° 以减少静脉充血及手术区局部使用肾上腺素以收缩血管，常可改善手术条件。

（2）鼓膜切开置管手术：是最常见的儿科门诊手术之一。手术时间短并常可在面罩吸入麻醉下进行，有无静脉通路均可。无需肌松药，可单独用吸入麻醉药或配合使用瑞芬太尼以加深麻醉。如果没有静脉通路，可在鼻内给予芬太尼（1 ~ 2 μg/kg）或术前口服对乙酰氨基酚（20 ~ 40 mg/kg）用于术后镇痛。

2. 鼻手术

（1）内镜下鼻窦手术：有人主张用全凭静脉麻醉与吸入麻醉比较，全凭静脉麻醉可减少失血量。

（2）鼻整容手术：术后因鼻不稳定，不宜使用面罩，苏醒和拔管平稳很重要，以减少术后出血，避免喉痉挛及应用面罩正压通气。

（3）严重鼻出血：拟行颌内动脉结扎术或栓塞术者，通常有焦虑不安、高血压、心动过速和低血容量。此类患者因胃内存有血液，麻醉诱导和插管时应按饱胃患者对待；需控制高血压以减少失血；鼻后填塞虽有帮助，但可致水肿和通气障碍，取出鼻后填塞物可能会引起显著出血。由于丢失的血容量难以估计，故应建立通畅的静脉通路（用 16 G 或 18 G 穿刺针开放静脉），及时补充血容量。

3. 咽喉手术

（1）扁桃体切除手术：大多数儿童可采用吸入诱导，随后建立静脉通路。常使用挥发性麻醉药辅以阿片类药物（如吗啡 0.05 ~ 0.1 mg/kg 静脉注射），肌松药有助于气管内插管，但不是必需的。头部移动和置入张口器时，偶尔可引起气管内导管阻塞、断开或脱出。为确保手术通路，气管导管应牢固地固定于颌正中线上。手术结束时，应取出咽部填塞物，放置胃管吸出咽入胃内的血液，并彻底进行咽部吸引，可考虑给予抗呕吐药。应在深麻醉或患者已清醒且完全恢复气道反射时拔除气管导管。术后使用口咽通气道如未能准确放置在中线上，会引起手术切口破裂出血，也可选用鼻咽通气道。

（2）扁桃体出血：小儿扁桃体切除术后再出血发生率约 5%。原发性出血多发生在术后 4 h内，继发性出血是因结痂脱落即在术后 7 ~ 10 d 发生出血。临床可见呕血、心动过速、频繁吞咽、皮肤黏膜苍白和气道阻塞等。由于血液被吞咽，出血量常估计不足。扁桃体切除术后出血须急诊手术处理，对于出血和低血容量的小儿，麻醉诱导可致严重低血压，甚至心脏停搏，所以再次手术前须开放一条大的静脉通道，充分补液；应检查血细胞比容和凝血功能，备好血液制品；麻醉药的剂量也因低血容量而相应减少。因为胃内充满血液，应采用快速麻醉诱导，还应备好两台吸引器和一根比拟用气管导管小一号的带管芯的气管导管，手术医生应在场。在患者清醒状态下拔管是最安全的。

（3）扁桃体或咽旁脓肿：可表现为牙关禁闭、吞咽困难和气道受压移位。麻醉诱导前手术医生应行脓肿穿刺减压。如需要，可采用光导纤维镜清醒插管。麻醉处理和拔管要求与扁桃体切除术相似。脓性颌下炎是一种颌下及舌下间隙的蜂窝织炎，可蔓延至颈前区。临床表现为牙关紧闭、气道水肿和解剖变形，常使直接喉镜下声门显露困难，静息时喘鸣是全身麻醉的禁忌证。在此种状况，清醒光导纤维镜插管是最安全的，如不可能施行，可在局部麻醉下行气管造口以确保气道安全。

（4）直接喉镜用于诊断或治疗：可能遇到气道受累。影像学及实验室检查有助于确定气道异常和围手术期可能出现的问题。许多患者有吸烟和心肺疾病史，手术后可发生气道水肿。如估计会发生，可静脉注射地塞米松 4～10 mg。其他处理包括抬高头部、经面罩吸入湿化氧及消旋肾上腺素雾化吸入。偶尔，停止雾化吸入消旋肾上腺素会引起气道水肿复发。

4. 耳鼻喉激光手术

激光（是激发辐射增聚所产生的光束）可产生高能量高密度的连续光束，对受照射组织具有聚焦性热效应。激光的波长取决于产生单色光的发射介质：① 短波（1 μm）激光在电磁光谱的红-绿可见光部分难以被水吸收，但容易被含色素的组织（如视网膜）和血管吸收；② 红外（10 μm）CO_2 激光可很好地被水和细胞表面吸收，常用于治疗喉部病变。红外 CO_2 激光不能通过纤维光镜传递。使用激光时必须保护好眼睛，手术室内人员应佩戴相应的安全眼镜（淡绿色用于防护氩气激光，琥珀色用于防护 Nd：YAG 激光，无色用于防护 CO_2 激光）。患者应该闭眼，并用湿纱布覆盖。对麻醉的要求包括提供充分的手术视野、拔管前恢复保护性气道反射等。采用气管内插管、喷射通气，也可用面罩间歇通气，无论采用哪种方法，均应吸入氧和空气的混合气体（吸入氧＜30%）。因可能发生气道水肿，手术后患者应吸入湿化氧，并送入 PACU 密切观察，必要时可给予类固醇激素或消旋肾上腺素雾化吸入。

三、口腔颌面外科手术的麻醉

（一）概述

头颈颌面部的手术涉及对上呼吸道、喉部和咽部疾病患者的处理。头颈颌面部手术麻醉所要考虑的首要问题是建立并维持通畅的气道、组织保护和神经监测。呼吸道损伤的特点是需要按照梗阻的严重性和位置对麻醉计划做相应的调整，对所有气道损伤的患者都应该考虑到有困难插管的可能，然而也不是所有困难插管的患者都有气道损伤。为防止手术期间导管扭折，可选用带金属螺旋丝的气管导管。对于有些大手术或可能发生急性气道阻塞者，全身麻醉诱导前应在局部麻醉下行择期气管造口术。

（二）口腔颌面外科手术麻醉方式选择

1. 局部麻醉

一般由手术者自行操作。局部麻醉对生理干扰小、易于管理、恢复快，多用于智齿拔除或短小手术，也可以在全身麻醉时复合应用，以减少术中的全身麻醉药用量，缩短麻醉恢复时间。它的缺点在于手术区疼痛感受器的阻滞不易完善。对于精神紧张、焦虑者，可在局部麻醉的基础上，经静脉辅助应用镇静、镇痛药物以改善麻醉效果。

2. 全身麻醉

由于口腔颌面部手术的解剖部位特殊，多数手术时间较长且操作精细，而手术区域又毗邻呼吸道甚至颅底、眼眶、颈部重要的神经和血管的附近，术野周围血流丰富、渗血较多，有些复杂的手术还涉及重要组织和器官，因此，气管内插管全身麻醉应是最为理想的麻醉选择。全身麻醉的优点在于能完全消除手术的疼痛与不适，解除患者的焦虑感，较好地控制机体反应，并适合在术中使用低温、控制性降压和机械通气等技术，为外科手术提供最理想的手术条件。常用的全身麻醉包括以下几种。

（1）氯胺酮麻醉：氯胺酮麻醉实施相对简单，对药物输注设备要求不高。氯胺酮麻醉对骨骼肌张力的影响小，也可维持上呼吸道反射，术中基本能保持自主呼吸，不产生明显的呼吸能抑制，不影响对 CO_2 的反应性。给药 $2\sim3$ min 后可引起呼吸频率减慢，当快速大剂量给药或与阿片类药合用时可产生明显的呼吸抑制。以往被广泛用于小儿短小手术的麻醉，由于缺乏气道保护和有效呼吸支持，这种方法目前已减少使用。

（2）全凭静脉麻醉：多种静脉麻醉药、麻醉性镇痛药复合非去极化肌松药是比较理想的全凭静脉麻醉药组合。全凭静脉麻醉不刺激呼吸道，无手术时污染和燃烧爆炸的危险，起效快、麻醉效果确切。气管内插管有助于维持气道通畅，便于清理气道、实施人工通气。静脉麻醉药首选异丙酚，起效迅速、可控性好；麻醉性镇痛药常选芬太尼、舒芬太尼和瑞芬太尼，镇痛作用强大；肌松药首选中、短效非去极化类，如维库溴铵、罗库溴铵和阿曲库铵等，不但可有助于呼吸管理，而且能松弛口咽部肌肉以利于手术操作。

（3）静吸复合全身麻醉：方法多样，如静脉麻醉诱导，吸入麻醉维持；或吸入麻醉诱导，静脉麻醉维持等。由于静脉麻醉起效快，患者易于接受，而吸入麻醉便于管理，麻醉深度易于控制，故临床普遍采用静脉麻醉诱导，而吸入或静吸复合麻醉维持。

3. 全身麻醉复合外周神经阻滞

口腔颌面部外周神经阻滞可以提供超前及延迟的镇痛。一般在麻醉诱导后、手术开始前是实施神经阻滞的最佳时机。全身麻醉诱导后可行眶下神经阻滞，一旦神经阻滞起效，将减少全身麻醉药物的用量。眶下神经是三叉神经的终末支，支配上唇、下眼睑、两者之间直至鼻旁的皮肤和黏膜的感觉，它从眶下孔传出，位于颧骨突出部位（鼻外侧的骨性突起）的内侧，所以很容易被阻滞。阻滞成功可麻醉上唇、鼻翼、鼻中隔、下眼睑和面颊的中部。

（三）头颈颌面部常见全身麻醉手术

1. 颈部根治手术

此类患者最主要的是气道处理，尤其有块状病灶者。对于潜在困难气道的患者最好采用清醒纤维支气管镜（纤支镜）气管插管，纤支镜视野清晰、并备好硬质可视喉镜或清醒气管造口，最好不选用肌松药的吸入麻醉，以便手术医生能借助神经刺激器识别神经。用挥发性麻醉药、血管扩张药或瑞芬太尼行轻度控制性低血压（平均动脉压 $60\sim70$ mmHg），可减少失血量。但是长时间的深度低血压及贫血会增加终末器官损害的危险性。

颈部手术常需用旋转皮瓣或游离皮瓣。手术期间分离、牵拉或压迫颈动脉窦，可引起心律失常，如心动过缓，甚至心脏停搏。治疗上应立即停止刺激，必要时，可由手术医生用局部麻醉药阻滞颈动脉窦附近的组织。若估计术后有可能发生气道受压，应保留气管内导管或施行择期气管造口术。重建性皮瓣转移术期间应维持体温正常，输注足量的晶体液并尽量少用血管收缩药。术中游离皮瓣受损的预示指标包括：明显的合并疾病、晶体液输注超过 7 L 和手术时间过长。术后应维持足够高的血压以保证新皮瓣的灌注，但血压又不能太高，否则会形成血肿，向术者咨询适宜的灌注压是有帮助的。

2. 甲状腺手术

气管插管全身麻醉是最常采用的方法。气管附近的手术操作刺激非常强烈，而术后疼痛却是轻或中等程度。琥珀胆碱可用于气管插管，常用吸入麻醉，有时辅加瑞芬太尼以维持适宜的麻醉深度，避免使用肌松药。40% 的喉返神经麻痹继发于甲状腺手术。喉返神经损伤可引起一侧声带麻痹，表现为声音嘶哑和无力发音；双侧声带麻痹通常引起上呼吸道梗阻和喘鸣，无法发声。正压机械通气可以缓解气道梗阻，并准备重新气管插管，需长期气道处理患者应行气管造口。甲状腺或甲状旁腺手术后出血可能会压迫气道引起呼吸道梗阻。应当用无菌止血钳切开伤口将积血排出。如果引流失败而继发急性淋巴水肿时，必须立即再次行气管插管。

3. 牙科、口腔及颌面部手术

（1）常需行经鼻腔气管插管，插管时必须注意不损伤鼻甲或腺样体。插管前，鼻黏膜局部应用滴鼻液，使用涂有润滑剂、加温变软的气管导管以减少鼻腔出血。避免应用未经稀释的去甲肾上腺素（1% 溶液），因其会引起严重高血压，导致肺水肿。气管导管应固定牢靠，避免压迫鼻中隔，还应确实保护和遮盖眼睛。

（2）上下颌骨畸形、颞颌关节病变、面部骨折、颌间固定或牙关紧闭的患者，需借助光导纤维镜插管。

（3）正颌手术时，可采用吸入麻醉药、β 肾上腺素能受体阻滞药、硝普钠及抬高头部等措施行控制性降压麻醉（使平均动脉压介于 60～70 mmHg）以减少失血。某些患者可因病情而不适合行控制性低血压。用钢丝行颌间固定的患者应待完全清醒、水肿消退、出血得到控制后方可拔管。拔管及下颌钢丝固定前应行口咽部吸引，给予抗呕吐药，并经鼻置入胃管做吸引，行胃肠减压。另外，病床旁应备好剪除钢丝的器械，以备紧急开放口腔之需。

四、困难气道

1. 困难气道的定义

如果人不能吸入氧气，排出二氧化碳，就不可能存活，故气道必须是保持开放的。困难气道是指用标准的气道维持手法（头部倾斜、托下颌、复苏体位、面罩通气、声门上气道装置、气管导管、气管造口）很难通气，甚至是不可能维持通气。然而当一种方法困难时另一种方法也许较容易（例如，当一个患者面罩通气困难时，气管插管也许比较容易成功），所以广义的困难气道需根据不同患者的情况来定义。

2. 辨别

（1）困难气道：经过专业训练的有五年以上临床麻醉经验的麻醉医生遇到面罩通气困难或插管困难，或二者兼具的临床情况。

（2）困难面罩通气（difficult mask ventilation，DMV）：有经验的麻醉医生在无他人帮助的情况下，经过多次或超过 1 min 的努力，仍不能获得有效的面罩通气。根据通气的难易程度将面罩通气分为四级，1~2 级可获得良好通气，3~4 级为困难面罩通气。

（3）困难喉镜：显露直接喉镜经过三次以上努力仍不能看到声带的任何部分。

（4）困难气管插管：无论存在或不存在气道病理改变，有经验的麻醉医生气管插管均需要 3 次以上努力。

（5）困难声门上通气工具：无论置入和通气时是否存在气道病理改变，有经验的麻醉医生困难声门上通气工具置入均需 3 次以上努力，或置入后不能通气。

（6）困难有创气道建立定位困难或颈前有创气道建立困难，包括切开技术和穿刺技术。

（7）根据有无困难面罩通气，将困难气道又分为非紧急气道和紧急气道：① 非紧急气道，仅有困难气管插管而无困难面罩通气。患者能够维持满意的通气和氧合，有充分的时间考虑其他建立气道的方法。② 紧急气道，只要存在困难面罩通气，无论是否合并困难气管插管，均属紧急气道。患者极易陷入缺氧状态，必须紧急建立气道。其中少数患者既不能插管又不能氧合，可导致脑损伤和死亡等严重后果。

五、气道管理

1. 清醒镇静经鼻气管插管

主要包括患者准备、镇静镇痛和表面麻醉等几个环节：① 充分沟通以取得患者积极配合；② 评估鼻腔通畅情况，应选择患者感觉通气较好一侧的鼻腔，如两侧通气相同则以左侧为首选；③ 开放静脉通道，备好抗胆碱能药（阿托品、戊乙奎醚等）、镇静药（咪达唑仑、右美托咪啶等）、镇痛药（阿片类药）等；④ 完善的表面麻醉（依次是鼻腔、口咽、声门和气管内）是顺利实施经鼻清醒气管插管的关键；⑤ 置入气管导管：盲探插管时，将气管导管轻柔置入鼻孔，根据导管内的气流声，分次推进以接近声门，在气流声最大时推送导管；如在纤支镜引导下，可明视下将导管送入气管内，导管末端距隆突 3~5 cm 为佳。患者可能伴随呛咳反应，此时应立即连接麻醉机呼吸回路，观察 $PetCO_2$、呼吸波形、潮气量、气道压力波形及 SpO_2 等变化，以确定气管导管位置，确认成功后方可给予镇静、镇痛、肌松等药物加深麻醉。如经鼻气管插管困难时，应尽早使用视频喉镜或喉罩引导插管，尽快建立人工通气道，必要时应快速经皮气管切开插管或气管造口（切开）术。

2. 快速诱导经口 / 鼻气管插管

对无通气困难和插管困难的患者，可行快速诱导经口或鼻腔气管插管，必要时配合使用先进的辅助插管设备，以确保患者在麻醉诱导过程中的安全和舒适。

3. 快速诱导可视喉罩下气管插管

随着理念和技术更新，可视插管型喉罩已在临床推广和普及，在有条件且技术熟练的单位，对患者在头抬高体位下充分预给氧、适度镇静和局部表麻后，可先置入可视喉罩，确保在对位准确、通气良好、有效氧合的情况下，再给予肌松药、镇痛药，然后经喉罩行气管插管，以确保诱导插管顺利安全。复合喉罩的应用也为麻醉复苏期管理提供极大的帮助。

第二节　五官科患者精确麻醉护理实践

一、精确评估与监测

（一）术前评估

1. 眼科手术术前评估

接受眼科手术的患者常为合并有严重疾病的老年人或婴儿，如行视网膜手术的早产儿合并有支气管肺发育不良，行白内障摘除术的老年人合并有心血管疾病，应仔细进行术前评估。术前检查项目除常规检查外，应该由患者合并的疾病所决定，避免患者咳嗽、突然活动或屏气，以免在精细的眼内显微手术时，患者发生这些意外情况，或其眼球的突然运动可导致 IOP 增加、脉络膜出血、玻璃体脱出或视力丧失。

患者近期使用的眼科局部用药或全身用药可能对麻醉手术产生影响，充分了解这些药物的药理特性和可能发生的药物相互作用，以确定手术前是否要继续使用或停用。

2. 耳鼻喉手术术前评估

耳鼻喉手术患者一般在门诊进行直接或间接喉镜检查，以此来评估术中声门水平病变的严重性和大小，通常附有记录检查结果的图片。胸部放射摄影术、CT 和 MRI 可以提供关于声门下和气管病变的资料。

大小：病变的大小是潜在气流梗阻的一个指征。喘鸣则表明有明显的气道狭窄。在成人，喘鸣提示气道的直径小于 4 mm，但没有喘鸣并不能排除气道狭窄。

活动度：活动的病灶（如多发大的声带息肉或乳头状瘤）可能导致麻醉诱导后气道的不完全梗阻，但极少出现完全性的气道梗阻。当麻醉中保留自主呼吸时，因为失去了口咽和咽喉部的支撑而导致气道塌陷，从而会加重梗阻程度。

位置：活动的声门病变可能会导致气道梗阻，以及导致气管内导管通过困难（**详见表 15-1**）。

阻塞性睡眠呼吸暂停（obstructive sleep apnea，OSA）患者术前特殊注意事项：术前行多道睡眠图监测判断上气道阻塞的性质及程度，对重度 OSA 患者，尤其是最低血氧饱和度较低的患者，可在术前给予一段时间（具体时间依据病情严重程度及手术时机决定，一般术前至少使用 3 天）无创正压通气治疗后再行手术。

表 15-1　耳鼻喉手术术前评估

评估	意义
内镜检查史	既往通气困难，梗阻的严重程度、血供和位置，既往的麻醉方法
声嘶	非特异症状。可能不存在气道损害
声音改变	非特异症状。轻微的病变能使声音改变

评估	意　义
吞咽困难	明显提示有声门上的梗阻。如果与癌症相关，则提示蔓延至食管上端
改变呼吸体位	有意义。不完全性梗阻病变的患者通过改变体位可缓解其状况
不能够平卧	有意义。提示严重的气道梗阻，患者睡觉时需要保持直立位
夜间呼吸困难	有意义。夜间呼吸困难或因感到恐慌而惊醒，提示有严重的梗阻
睡眠时呼吸困难喘鸣	有意义。提示气道直径减少超过50%的严重气道梗阻
劳累时喘鸣	有意义。提示气道梗阻加重，患者在休息时可能没有喘鸣
平静时喘鸣	有意义。出现了严重的气道梗阻
吸气性喘鸣	有意义。提示胸腔外的气道梗阻
呼气性喘鸣	有意义。提示胸廓内的气道梗阻
没有喘鸣	一般没有顾虑，但是在胸廓运动受到限制的衰竭成人和儿童中，可能没有充分的气流产生湍流及形成喘鸣。这种情况提示可能危及生命
清醒下可弯曲的纤维光学喉镜	所有的成年患者应该通过它来显露声门。必须注意对有严重气道梗阻症状和体征的患者避免局部麻醉和使用纤维镜接触声带，以免造成完全性的气道梗阻
CXR/CT/MRI 扫描	能够明确声门、声门下、气管和胸内病变的严重性和程度

3. 头颈颌面外科手术术前评估

对头颈部病变患者的术前评估，首要的是识别上呼吸道的损伤或上呼吸道解剖异常。行择期手术时，要详细了解其病史、体检和各项检查，但是对于有严重气道损伤的急诊手术则不可能有更全面的检查。麻醉处理的关键是迅速了解其病变的位置、病变的大小、梗阻的水平、病变的扩散和气道损伤的程度。气道损伤的症状和体征包括呼吸窘迫、呼吸急促、辅助肌呼吸、胸骨凹陷、喘鸣、缺氧、心动过速和衰竭等。

4. 困难气道评估

1）核心内容　通过病史、体检和辅助检查进行充分的术前气道评估，关注患者发生反流的风险。充分的术前气道评估是及时发现困难气道，降低未预料困难气道发生风险的重要手段，也是正确处理困难气道，做好充分准备的前提。

（1）了解病史：术前访视患者，了解患者的一般情况、现病史及既往史，有助于困难气道的识别。询问患者既往手术史以及是否有困难气道的发生是一种简便有效的方法，如果可以获取既往手术麻醉记录单，应注意气道管理方法以及是否有困难气道等特殊情况发生的记录。研究发现，年龄＞55岁、BMI＞26 kg/m^2、打鼾病史、蓄络腮胡和无牙是面罩通气困难的独立危险因素。喉镜显露困难和插管困难与患者的下述特征有关：年龄＞55岁、BMI＞26 kg/m^2、牙齿异常、睡眠呼吸暂停综合征和打鼾病史。某些先天或后天的疾病，例如，强直性脊柱炎、类风湿关节炎、退化性骨关节炎、会厌炎、肢端肥大症、病态肥胖、声门下狭窄、甲状腺或扁桃体肿大、纵隔肿物、咽喉部肿瘤、咽部手术史、放疗史、烧伤等，同样也会影响喉镜显露和气管插管。

（2）体格检查：头颈部的解剖特点与困难气道发生密切相关，应通过体格检查来发现气道病理或解剖异常。具体检查内容包括：上门齿的长度、自然状态下闭口时上下切牙的关系、下颌骨

15

的发育和前伸能力、张口度、咽部结构分级（Mallampati 分级）、上腭的形状、下颌空间顺应性、甲颏距离、颈长和颈围、头颈活动度、喉镜显露分级。其中，Mallampati 分级 Ⅲ 或 Ⅳ 级、下颌前伸能力受限、甲颏距离过短（<6 cm）等是面罩通气困难的独立危险因素**（详见第四章表 4-1）**。

（3）辅助检查：了解病史并进行体格检查后，对怀疑有困难气道的患者，可以使用辅助检查帮助诊断。超声、X 线、CT 和 MRI 等有助于识别气管偏移、颈椎疾病等一部分先天或后天可能导致困难气道的疾病。对于具有高危因素的可疑困难气道患者，推荐在清醒镇静表面麻醉下行可视喉镜或可视插管软镜等工具的检查与评估，明确喉镜显露分级。辅助检查不常规应用于正常气道的评估，仅推荐用于怀疑或确定有困难气道的患者。以上各种方法预测困难气道具有一定的特异性和敏感性，但单一方法还不能预测所有的困难气道，临床上应综合应用。

2）困难气道处理流程　正确地评估气道，可以帮助麻醉科医护人员在麻醉和气道管理前更加明确地识别出更多的困难气道，以便做好充足的准备。在评估患者气道的同时也必须要关注

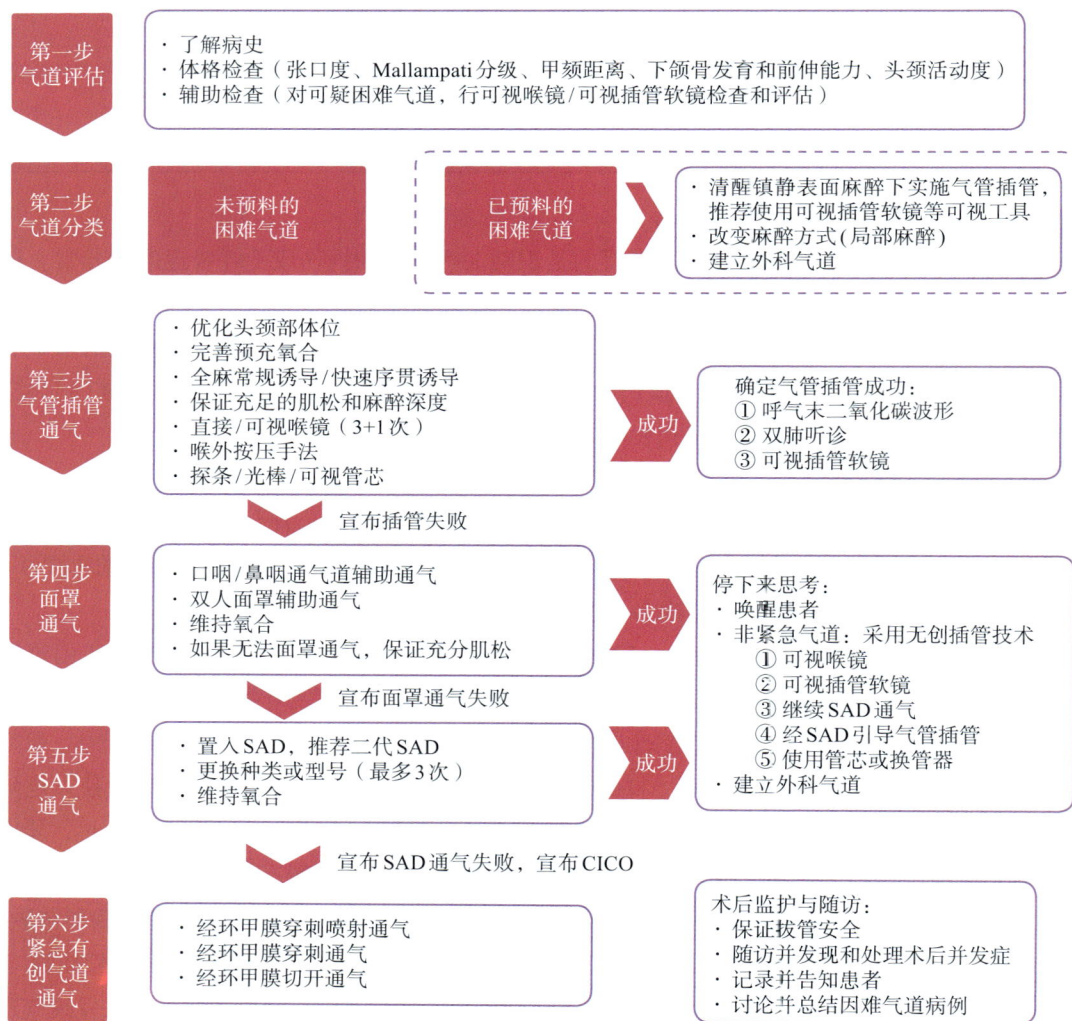

图 15-1　困难气道管理流程图

患者发生反流误吸的风险（包括饱胃状态、胃食管反流病史、胃排空延迟相关疾病等），以早期采取措施预防反流误吸的发生。

（二）麻醉术中监测

主要包括呼吸功能、循环功能、麻醉深度及术中可能发生的并发症等，应密切监测并随时观察其动态改变，尤其在麻醉诱导和苏醒期。全身麻醉气管插管后须听诊双肺呼吸音，持续监测 $PetCO_2$ 以确保导管在气管内并通气正常；连续监测气道压、潮气量、呼吸频率等参数，调整报警装置。循环功能主要包括连续监测无创/有创血压、HR、ECG、ST-T 改变，以及时诊断和处理心肌缺血、心力衰竭或心律失常等。对于较复杂手术，可行有创动脉压、CVP、心排血量监测、每搏输出量变异度、动脉血气检查及肌松监测等。尽量实施脑电双频指数、熵指数等监测，防止患者术中知晓和避免过深麻醉，维持 BIS 值于 45～60 为宜。必要时经食管超声连续评估容量状态和心脏功能。

（三）麻醉恢复期评估

1. 麻醉恢复期呼吸系统评估（详见第四章　气道管理精确护理）

2. 气管拔管危险因素的评估

1）气道危险因素

（1）困难气道：包括诱导期间已预料和未预料的困难气道，如病态肥胖、阻塞性睡眠呼吸暂停综合征等。

（2）围手术期气道恶化：包括解剖结构的改变、出血、血肿、手术或创伤导致的水肿以及其他非手术因素导致的气道恶化。需要特别注意甲状腺手术、颈动脉内膜剥脱术、口腔颌面外科手术、颈深部感染、颈椎手术、血管性水肿、后颅窝手术、气管切除术、过敏性休克、其他原因导致肺水肿或呼吸道痉挛以及长期戴气管导管的患者。拔管后再次气管插管往往比第一次插管更加困难，且常合并面罩通气困难。

（3）气道操作受限：插管时气道在可操作范围内，术后因为各种固定装置导致气道操作困难或无法进行，如与外科共用气道、头或颈部活动受限等。

2）肌松残余　术中使用肌肉松弛药物的患者，术后肌松残余发生率为 2%～64%。麻科医生对自己管理肌肉松弛药物能力的过度自信，是围手术期肌松监测应用较少的部分原因。拔管前四个成串刺激（train of four stimulation，TOF）比值＞0.95 较 TOF 比值＞0.9 能减少术后肺部并发症的发生。拔管时肌肉无力在儿童中也很常见，且与拔管后再插管有独立关系。儿童拔管时无法很好地做配合动作，从而无法准确判断儿童肌力恢复情况，通常只能从拔管前自主呼吸情况来判断。拔管前最大气道压力较低、通气时间较长、拔管后上气道阻塞、拔管后呼吸阻力较大，均为拔管危险因素。

3）手术特殊要求　部分手术要求患者平稳苏醒，避免呛咳和躁动。咳嗽和躁动可能形成血肿、气道受压和伤口裂开；眼内压和颅内压升高可破坏手术效果甚至造成手术失败；心血管系统改变可导致严重心肌缺血。

4）人为因素　工具准备不充分、缺乏经验以及与患者沟通障碍等。

5）手术并发症　腔镜手术造成高碳酸血症或全身广泛性皮下气肿或肺二氧化碳栓塞。

6）一般危险因素　患者整体情况也需引起关注，其可能使拔管过程变得复杂，甚至延迟拔管，包括呼吸功能受损、循环系统不稳定、神经功能受损、低温或高温、凝血功能障碍、酸碱失衡及电解质紊乱等。

3. 拔管后监测

监测和预警信号：拔管后监测意识、呼吸频率、心率、血压、脉搏氧饱和度、体温和疼痛。使用特制的 CO_2 监测面罩能早期发现气道梗阻。声波呼吸频率监测可以准确地连续测量呼吸频率，监测是否发生气道阻塞或呼吸窘迫。脉搏氧饱和度监测易受周围环境影响，并不适合作为通气监测的唯一指标。预警信号包括拔管后气道相关并发症危险因素，喘鸣、血性痰液、阻塞性通气症状和躁动常提示气道问题，而引流量、游离皮瓣血供、气道出血和血肿形成常提示手术方面问题。

二、精确问题分析

（一）经鼻气管插管并发症

经鼻气管插管并发症与经口气管插管相似（详见第四章）。另外，经鼻气管导管通过时造成鼻部受伤（鼻骨骨折）、鼻咽部出血及黏膜下窦道，后期有时会导致咽炎，因此，经鼻气管插管也可能出现鼻出血、黏膜下剥离、肿大的扁桃体和腺样体脱落。与经口气管插管相比，经鼻气管插管发生鼻窦炎和菌血症的概率增加。

（二）支气管镜相关性并发症

1. 呼吸抑制

呼吸抑制是镇静/麻醉以及（支）气管镜诊疗时最常见的并发症，当呼吸暂停或呼吸频率及幅度减少或患者屏气时，可出现 SpO_2 明显下降，此时应暂停操作，提高吸入氧浓度并采用面罩辅助呼吸或控制呼吸，待患者呼吸恢复正常，SpO_2 回升后再继续操作。必要时，可气管内插管或置入喉罩辅助或控制呼吸，直至患者呼吸完全恢复正常。若患者采用苯二氮䓬类药物镇静，必要时可考虑静脉给予拮抗剂氟马西尼。

2. 喉痉挛、（支）气管痉挛

口腔内分泌物直接刺激咽喉部，（支）气管镜反复进出声门诱发喉部肌群反射性收缩，发生喉痉挛。麻醉不充分，患者高度紧张或操作技术不规范和强行刺激声带、气管壁或注入药物及冷盐水等，均可造成气管或支气管痉挛。因此，必须保证良好的表面麻醉效果与适当的镇静/麻醉深度，并严密观察患者的生命体征。发生严重喉痉挛、支气管痉挛时，应立即停止所有诊疗。发生喉痉挛时，可面罩加压给氧，加深麻醉，必要时给予肌肉松弛药。轻度支气管痉挛时，可面罩加压给氧，给予支气管舒张剂和（或）静脉注射糖皮质激素；严重支气管痉挛时，如患者氧饱和度难以维持，可加深麻醉并行面罩正压通气，必要时气管内插管并控制通气，同时给予支气管舒张剂和（或）静脉注射糖皮质激素。

3. 反流误吸

镇静状态下，患者咽喉反射可能被抑制，口腔内分泌物可能误吸入气管。胃液及胃内容物可能反流并误吸入呼吸道，造成吸入性肺炎。因此，必须严格禁食、禁饮，防止发生反流误吸。一旦发生呕吐，立即使患者采取侧卧位，叩拍背部，及时清理口咽部的呕吐物，观察生命体征，特别是氧合状态，必要时插入气管内导管并在（支）气管镜下行气管内冲洗及吸引。

4. 心血管并发症

镇静/麻醉的药物、麻醉操作以及（支）气管镜诊疗操作可能造成患者心率与血压剧烈波动，甚至出现心律失常、心搏骤停等。因此，应加强监测，及时发现和处理相关并发症。

5. 出血

出血多由诊疗操作中气道损伤所致。与诊断性（支）气管镜检查相比，治疗性支气管镜检查可引起更高的出血风险。轻者可不处理，对出血较多者可局部止血，保证氧合下镜下止血，严重时应进行支气管插管隔离双肺，必要时介入或外科手术治疗。气道血液积聚、血块堵塞等造成的气体交换障碍比失血本身更为危险，与潜在的失血性休克相比，患者更有可能死于出血所致的窒息。对于气道内出血的处理应提前做好预案，操作开始前应与操作医生充分沟通，处理出血时，决策应及时准确，避免由于决策延误造成的处理困难。

6. 气道灼伤

气道灼伤多由气道内着火所致，多在高浓度氧气下应用手术电刀或激光引燃气管内导管所致。发生气道内着火时，应立即停止所有气体，移走（支）气管镜设备，去除体内可燃物质（如气管导管、喉罩等），注入生理盐水。确认火焰熄灭后可使用面罩重新建立通气，此时应检查气道管理设备（如气管导管、喉罩等），评估是否有碎片残留于气道内。可考虑用支气管镜检查气道，清除异物，评估伤情，以确定后续处理。

7. 气胸

主要见于气管与支气管异物取出术和经（支）气管镜钳活检术。术中或术后如出现持续低氧血症，胸部叩诊过清音、呼吸音减弱，则警惕并发气胸，应进行胸部 X 线检查，确诊后做出相应处理，严重者则需胸腔闭式引流。

（三）拔管后并发症

1. 预防性气管切开和留置气管导管

某些手术可能需要在术后行预防性气管切开，如：① 涉及舌根、咽腔和喉等声门上组织的手术，术后咽腔壁失去支撑，气道易塌陷；② 同期双侧颈淋巴结清扫，术后可有明显的喉头水肿；③ 大范围的联合切除，下颌骨截骨超过中线；④ 大面积的口腔内游离组织瓣；⑤ 术前有呼吸功能不全的患者。选择性气管切开的目的是保障气道的通畅，5～7 天后肿胀消退再行堵管，最后拔除气管切开导管。但术后的预防性气管切开也有一定风险和并发症，如气管切开也增加了肺部感染的风险；气管切开后不能说话，会影响到患者的心理康复等。

除非有明确的预防性气管切开适应证，通过留置导管 1～2 天也能有效维持气道通畅，降

15

低术后气管切开的比例。术后留置气管导管 24～48 h 并不明显增加插管相关并发症的发生，可以显著缩短住院的时间。留置气管导管时需注意的是：① 尽可能选择经鼻插管，因为患者对经鼻的气管导管耐受较好且容易固定和管理；② 给予适当的镇静和镇痛，避免过度吞咽增加导管和气道之间的摩擦和喉水肿的发生；③ 要加强气管导管护理，避免导管部分堵塞造成低通气，套囊间断放气，避免对气管壁的长时间压迫；④ 对需要长期呼吸机治疗的患者，应及时气管切开。

2. 急性喉痉挛

喉痉挛为拔管后严重的气道并发症，多见于小儿，处理必须争分夺秒，稍有贻误即可危及患者的生命。应立即吸除声门和会厌附近的分泌物，然后可进行如下处理：① 用 100% 氧进行持续气道正压通气，同时应注意将下颌托起，以除外机械性梗阻因素，直至喉痉挛消失；② 小剂量的异丙酚（20～50 mg）加深麻醉，直至喉痉挛消失；③ 如果上述处理无效，可应用短效肌肉松弛药改善氧合或协助进行气管插管。

3. 术后恶心呕吐

很多因素均会造成术后恶心呕吐（PONV），如术前过度的焦虑，麻醉药物的影响、缺氧、低血压以及术中大量的血液、分泌物刺激咽部或吞入胃内。由于呕吐物可能污染包扎敷料和创面，从而增加感染机会，对术后吞咽功能不全的患者也增加了误吸的风险，因此，控制 PONV 对口腔颌面部手术显得尤其重要。

对于 PONV 的高危患者，可采取一些预防措施，如：① 术后清除咽部的分泌物和血液，术后常规胃肠减压；② 避免术后低氧和低血压；③ 预防和治疗可给予三联抗呕吐药，如昂丹司琼、氟哌利多和地塞米松。

三、精确计划措施

（一）麻醉后拔管的处理

麻醉后拔除气管内的导管在大多数情况下是顺利的，但在有些特殊患者中甚至比插管的挑战更大。由于术后组织水肿、颜面部结构的改变以及术后的包扎，使得面罩通气变得困难甚至无法通气，并且由于担心会破坏修补后口咽和鼻咽的解剖，通气道或喉罩可能也无法使用。为了确保拔管安全，应首先考虑两个问题：① 套囊放气后导管周围是否漏气？② 如果患者在拔管过程中出现气道梗阻，紧急通气包括外科建立气道是否可行？如果以上答案是肯定的则可尝试拔管。

1. 拔管前准备

拔管前应做好困难气道处理准备。充分供氧并吸尽患者气道分泌物和胃内容物；拔管前可静脉注射地塞米松并将患者头稍抬高，有可能缓解气道水肿；可以应用少量气管扩张剂和短效 β 受体阻滞药如艾司洛尔，有助于改善患者呼吸和循环情况。

2. 拔管时机

确认患者已完全清醒并且没有残留肌松作用，潮气量和每分通气量基本正常，SpO_2 维持 95% 以上方可拔除气管导管。只要没有外科特殊禁忌，拔管时可让患者半卧，以增加功能残气量和减少气道梗阻。

3. 拔管操作

如果拔管后有舌后坠的可能，应先将舌牵出并用缝线固定。拔管前将气管引导管或其他类似导管如高频喷射通气管、气道交换导管或纤维支气管镜等留置于气管导管中，这样，拔管后保留的气管导管还可引导再次插管。拔管动作要轻柔，先试将气管导管退至声门上，观察有无气管狭窄或塌陷，然后再将气管导管缓慢拔除。少数患者可能出现短暂的喉水肿或喉痉挛，通过加压供氧，肾上腺素雾化吸入等处理，症状一般都能缓解，如症状持续加重甚至出现呼吸困难，应考虑再次插管或气管切开。

（二）拔管流程（四个阶段）

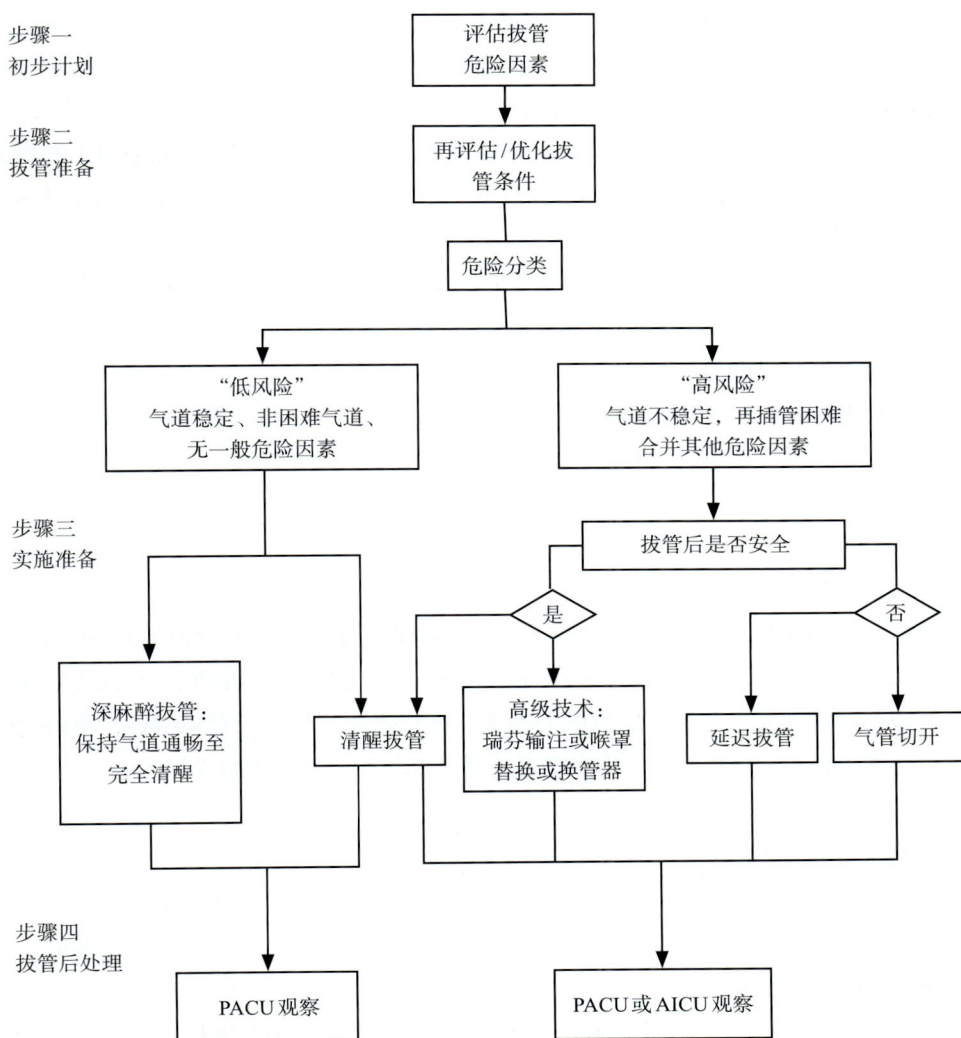

图 15-2　气管导管拔除四个阶段

四、精确评价反馈

（一）经鼻气管插管护理及配合

1. 适应证

经鼻气管插管并不常见，但是经口手术或者口腔颌面部手术的患者可能需要经鼻气管插管。与经口气管插管相比，用于经鼻气管插管的导管最大直径通常较小，气道阻力相应也较高。因为会增加气道阻力和鼻窦炎的风险，近年来在长时间的手术中很少应用经鼻导管。

2. 禁忌证

颅底骨折，特别是筛骨骨折、鼻骨骨折、鼻出血、鼻息肉、凝血疾病、计划全身应用抗凝治疗和（或）溶栓治疗（如急性心肌梗死患者），均是相对禁忌证。

3. 经鼻气管插管护理

连接心电监护；连接麻醉机、螺纹管、面罩；开放静脉；遵医嘱给药（抗胆碱药、止吐药、咪唑达伦、阿片类镇痛药、丙泊酚和肌肉松弛药）。经鼻气管插管配合：① 滴鼻液进行鼻黏膜表面麻醉和血管收缩。如两侧鼻孔均通畅，选用右侧为佳。这是因为当插入右侧鼻孔时，气管导管的斜面正对平坦的鼻中隔，减少对鼻甲的损伤，而下鼻甲妨碍插管通道，并限制了气管导管的型号。② 根据患者的年龄、体形及手术类型选择合适的气管导管型号。女性患者常用 6.0 ~ 6.5 mm 的导管，男性患者常用 7.0 ~ 7.5 mm 的导管。③ 麻醉医生进行气管插管时，如声门不能完全显露，在环状软骨和（或）甲状软骨外加压有助于显露声门。④ 鼻导管通过鼻孔进入咽部，然后进入声门。插管时可以盲探进行，也可在喉镜或纤维支气管镜直视下进行。如果麻醉医生应用持管钳协助插管，可在气管插管进入声门后辅助送管。⑤ 气囊充气量以封闭气道压在 20 ~ 30 cmH$_2$O 为宜。⑥ 连接麻醉机螺纹管，监测呼气末 CO$_2$，协助麻醉医生听诊肺部，明确插管位置是否正确。⑦ 用 Y 型胶带固定好气管导管。

（二）纤维支气管镜气管插管护理及配合

1. 纤维支气管镜的构造

1）镜体　单手握持，用同一只手的拇指操作控制杆，用示指操纵工作通道。拇指向下按控制杆，镜头尖端向前移动，反之亦然。镜体和插入镜管之间的锥形连接便于套入气管导管。镜体有一个目镜可通过屈光环调焦生成清晰的图像，操作者通过目镜可看到指针，指向镜头尖端前方。同时镜体还有一个接口，可以用来吸引及通过工作通道给予药物或氧气。

2）插入镜管　进入气管的部分。可灵活引导气管导管进入气道辅助插管，其外径大小决定了可套入的气管导管型号。气管导管直径通常比插入镜管大 1 mm，如大部分成人内镜的插入镜管直径为 4 mm，可套入直径 5 mm 或 5 mm 以上的气管导管。插入镜管长 55 ~ 60 cm，其尖端到达气管内即可顺利导入气管导管。插入镜管包含传输图像和光线的光导纤维束，图像传输束由 8 000 ~ 10 000 束纤维聚成；插入镜管还包含了从纤维内镜镜体延伸到尖端的工作通道，工作通道用于吸引、给予药物或氧气及通过导丝，吸引的力量大小取决于该通道的直径。经典的成人纤维内镜直径约 1.5 mm，可提供足够吸力，但并不是非常强力。

3）光源　纤维内镜由一个外部光源驱动，通常为密闭箱内的卤素灯，光源由光导电缆连接到镜体。现代的纤维内镜有可更换电池的电池盒以替代光导电缆，包含一个锂电池，可持续工作 60 min。

2. 纤维内镜设备安装

纤维内镜使用前检查清单：① 每次使用前确保纤维内镜已清洗和消毒。② 确保机械功能，移动控制杆时尖端能在正确的方向上移动，且控制杆和尖端运动的协调性要一致。③ 连接吸引导管和工作通道接头，确保吸引阀打开时能正常吸引。④ 将光源电缆插入光源，打开开关。⑤ 用酒精棉签擦拭镜头以除雾。⑥ 调节图像：使纤维内镜的尖端距检查对象（通常是机器上的一个字母）1 cm 左右，调整屈光环，以便在目镜上得到清晰的图像。⑦ 润滑插入镜管（避开尖端），套入气管导管，用小块胶布将气管导管固定在纤维内镜的锥形处。以上步骤完成后纤维内镜便可投入使用。

3. 适应证

（1）易弯曲的纤维喉镜可用于对清醒或麻醉患者检查气道和插管；可用于经口和经鼻气管插管。对估计气管插管困难的患者应作为首选而不是最后的手段。

（2）对已知或可疑颈椎疾病、头和颈部肿物的患者、病态肥胖患者、有通气困难或气管插管困难既往史的患者，推荐首选应用纤支镜。

4. 操作配合

（1）将润滑剂涂抹在套在纤支镜上的气管导管上，吸引管或供氧管与相应的工作接口连接。

（2）选择合适的气管导管有助于提高患者对经口纤支镜操作的耐受性。

（3）如黏膜或分泌物影响视野，麻醉医生退回或抽出纤支镜，协助清洗镜头。

（4）当镜头进入会厌下，可见声带；镜头以自然位向前推进，直至可见气管环。

（5）稳定住纤支镜，将导管向前推进，越过纤支镜即可进入气管。

（6）麻醉医生撤出纤支镜后清洗、消毒纤支镜。

五、相关学科交叉与特色

（一）耳鼻喉手术复杂气道管理

1. 共用气道

在耳鼻喉手术中，麻醉医生与外科医生常常共用气道进行操作，而且需要将气道处优先权交给外科医生，例如，直接喉镜下进行的手术。围手术期麻醉医生远离气道，术中管理很困难，需要和外科医生保持紧密沟通，共同应对气道管理的难题，才能保障患者生命安全，如气管插管路径、导管内径、插管深度、手术体位、出血量、是否易发生误吸等细节问题。

2. 困难气道

耳鼻喉科手术患者困难气道发生率高，如咽喉部肿瘤、小儿扁桃体、腺样体大、阵发性睡眠呼吸暂停的肥胖患者等，使传统的气道建立原则受到挑战。麻醉医生应遵循困难气道处理原则，术前制订详尽的应对措施，确保手术顺利进行，保障患者生命安全。

3. 通气困难

由于病变累及上呼吸道，常在术前就存在不同程度的通气困难；同时由于手术操作造成气管黏膜损伤、气道水肿、出血，会加重通气困难。麻醉医生在围手术期管理时应重视、判别是否存在通气困难，制订应对措施，尤其应重视麻醉苏醒期的气道安全管理，不应轻易拔管。

（二）口腔颌面外科气道管理

在口腔颌面外科患者中，困难气道十分常见且程度严重。易发生气道困难的常见疾病，如先天性口腔颌面畸形、口腔颌面肿瘤、颞下颌关节强直、阻塞性睡眠呼吸暂停综合征、外伤、感染、肿瘤造成口腔颌面畸形或缺损、手术或放疗引起气道附近解剖结构改变、颌颈部肿瘤压迫致气管移位等。其他的如肥胖颈短、颈椎病变、小下颌、门齿前突或松动、高喉头、巨舌等，也会给气管插管带来困难，术前应准确预测并选择好合适的诱导方法和插管技术。

第三节 五官科患者精确麻醉护理规范和培训

一、思维导图

1. 眼、耳鼻喉、口腔颌面外科手术麻醉概述

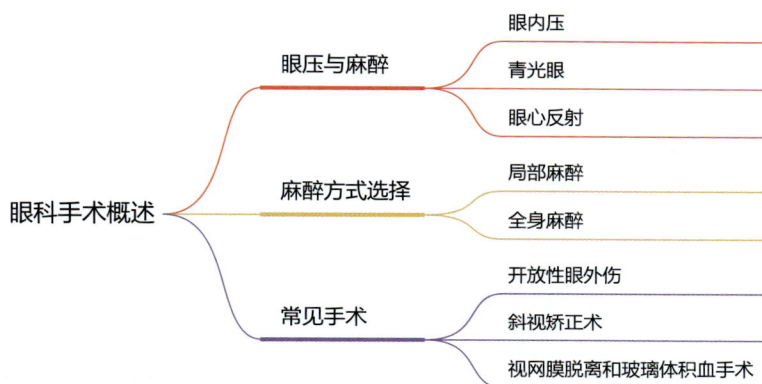

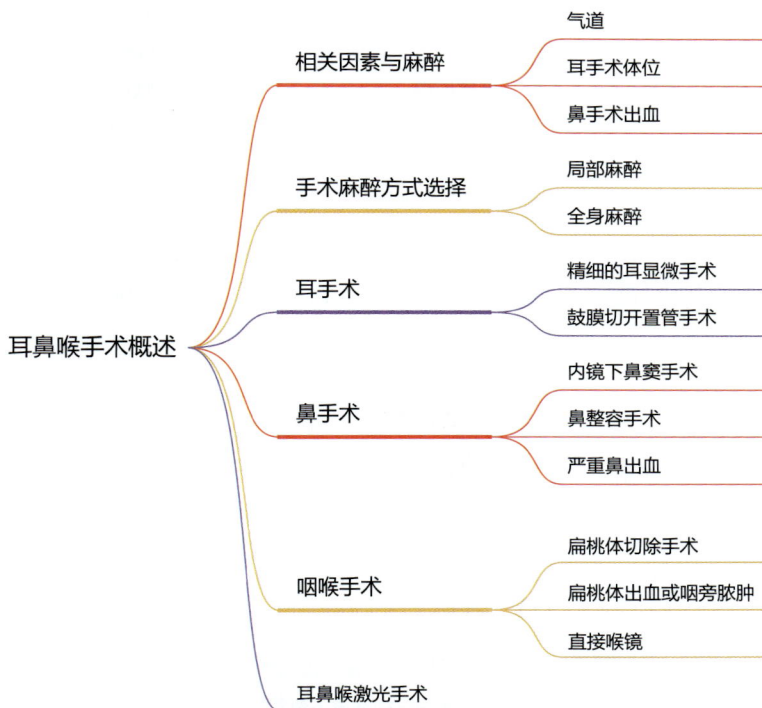

眼科手术概述
- 眼压与麻醉
  - 眼内压
  - 青光眼
  - 眼心反射
- 麻醉方式选择
  - 局部麻醉
  - 全身麻醉
- 常见手术
  - 开放性眼外伤
  - 斜视矫正术
  - 视网膜脱离和玻璃体积血手术

耳鼻喉手术概述
- 相关因素与麻醉
  - 气道
  - 耳手术体位
  - 鼻手术出血
- 手术麻醉方式选择
  - 局部麻醉
  - 全身麻醉
- 耳手术
  - 精细的耳显微手术
  - 鼓膜切开置管手术
- 鼻手术
  - 内镜下鼻窦手术
  - 鼻整容手术
  - 严重鼻出血
- 咽喉手术
  - 扁桃体切除手术
  - 扁桃体出血或咽旁脓肿
  - 直接喉镜
- 耳鼻喉激光手术

15

口腔颌面外科手术概述
- 气道损伤与麻醉
- 麻醉方式选择
  - 局部麻醉
  - 全身麻醉
  - 全身麻醉复合外周神经阻滞
- 常见手术
  - 颈部根治术
  - 甲状腺手术
  - 牙科、口腔及颌面部手术

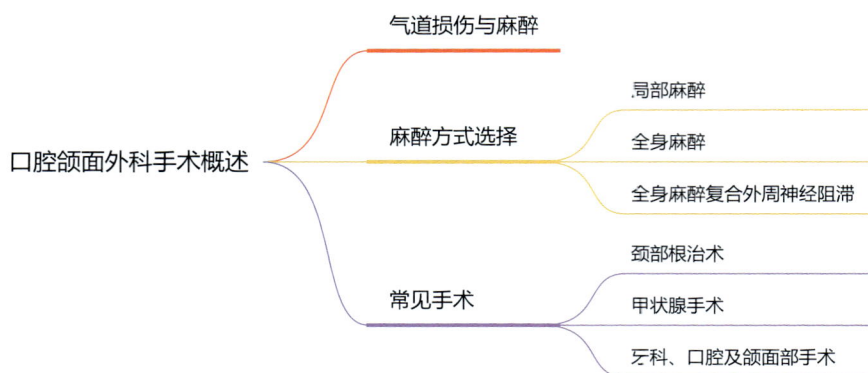

2. 困难气道评估与处理

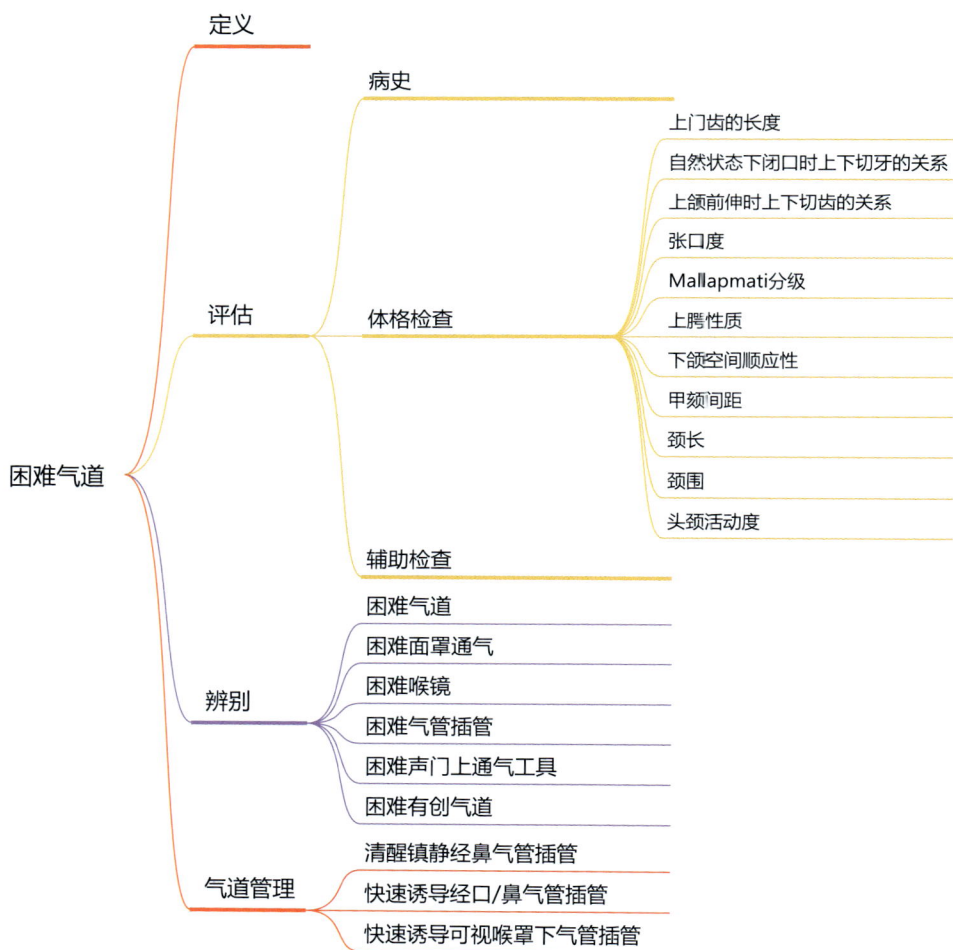

困难气道
- 定义
- 评估
  - 病史
  - 体格检查
    - 上门齿的长度
    - 自然状态下闭口时上下切牙的关系
    - 上颌前伸时上下切齿的关系
    - 张口度
    - Mallapmati分级
    - 上腭性质
    - 下颌空间顺应性
    - 甲颏间距
    - 颈长
    - 颈围
    - 头颈活动度
  - 辅助检查
- 辨别
  - 困难气道
  - 困难面罩通气
  - 困难喉镜
  - 困难气管插管
  - 困难声门上通气工具
  - 困难有创气道
- 气道管理
  - 清醒镇静经鼻气管插管
  - 快速诱导经口/鼻气管插管
  - 快速诱导可视喉罩下气管插管

3. 眼、耳鼻喉、口腔颌面外科手术的术前评估

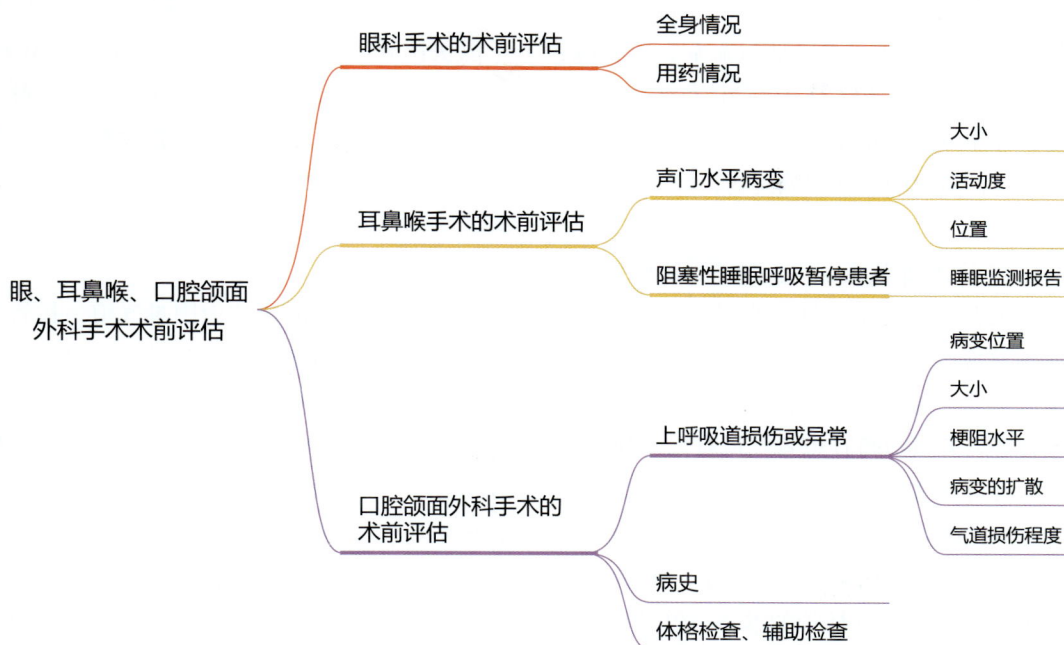

```
                                        眼科手术的术前评估 ─┬─ 全身情况
                                                          └─ 用药情况

                                                                        ┌─ 大小
                                                          声门水平病变 ─┼─ 活动度
                                        耳鼻喉手术的术前评估            └─ 位置
眼、耳鼻喉、口腔颌面                                      阻塞性睡眠呼吸暂停患者 ── 睡眠监测报告
外科手术术前评估
                                                                        ┌─ 病变位置
                                                                        ├─ 大小
                                                          上呼吸道损伤或异常 ─┼─ 梗阻水平
                                        口腔颌面外科手术的            ├─ 病变的扩散
                                        术前评估                      └─ 气道损伤程度
                                                          病史
                                                          体格检查、辅助检查
```

二、典型案例

案例一：苏某，女，8 岁，因斜视在全身麻醉下行斜视矫正手术，否认其他重要疾病史，手术医生在术中牵拉眼内直肌时，患儿心率突然由 90 次/min 降至 50 次/min，麻醉医生建议暂停操作后，患儿心率恢复至 88 次/min，继续手术，术后患儿入 PACU，全身麻醉恢复期间患儿生命体平稳，顺利拔除气管导管，达到 Steward 评分后，转回病房。

讨论：

1. 患儿在术中发生什么病情变化？有何危险？

患儿出现眼心反射。眼心反射的传入弓由三叉神经（第 V 对脑神经）眼支神经节介导，传出弓为迷走神经（第 X 对脑神经）。眼内压增高、压迫眼球或牵拉眼外肌等均可导致心动过缓，甚至心脏停搏。

2. 对该患儿应如何进行紧急处置？

发生眼心反射时，应立即停止手术刺激。如心动过缓持续存在，应给予阿托品静脉注射。反复刺激可使此反射很快减弱。如果该反射仍持续存在，用局部麻醉药行眼外肌浸润或行球周、球后阻滞常有效，预防性给予阿托品也有助于防止眼心反射。

3. 如何预防眼心反射？

预防措施：① 术前：避免精神焦虑；② 术中：加强围手术期管理和评估，适当加深麻醉，应用拟胆碱药，纠正缺氧和二氧化碳蓄积，避免强烈牵拉眼直肌或压迫眼球。

案例二： 寿某，男，59 岁，因阻塞性睡眠呼吸暂停综合征在全身麻醉下行咽腭成形术＋呼吸睡眠暂停综合征射频消融术，术前否认其他病史，多导睡眠监测提示重度阻塞性睡眠呼吸暂停低通气综合征，重度低氧血症，可视喉镜下予以快诱导经口气管插管，术后转入 PACU。11:00 am 患者进入 PACU，生命体征正常，体温 35.8℃。11:38 am 患者全身麻醉苏醒，自主呼吸恢复，心率 98 次／min，呼吸 15 次／min，SpO₂ 99%，有呛咳，定向力恢复，按指令握手，肌力基本恢复，清除咽喉部的分泌物，经 PACU 内麻醉主治医生同意后拔管，予以吸氧，SpO₂ 98%。

讨论：

1. 在该患者拔管前 PACU 应做哪些准备？

该患者是重度阻塞性睡眠呼吸暂停综合征（OSAS）患者，术前评估为困难气道。拔管前除准备常规设备（包括吸引器、吸痰管、面罩、氧源）外，还应准备改善通气的口（鼻）咽通气道、声门上通气工具，同时准备好气管插管器械：普通喉镜、可视喉镜、可视插管软镜、气管导管等，并且应检查患者气道有无水肿、出血、血凝块、外伤或气道扭曲等。需要注意的是，气道水肿可在拔管后快速进展而造成严重的上呼吸道梗阻。

2. 对 OSAS 患者进行拔管的注意事项和指征有哪些？

拔管时注意事项：① 拔管时应准备适合的口咽或鼻咽通气道，做好面罩通气的准备，且应常规做好再次气管插管的准备。② 体位采用头高位为宜。③ 拔管指征：a. 定向力完全恢复；b. 对指令有反应；c. 呛咳和吞咽反射恢复和神经肌肉传导功能恢复（T4/T1＞0.9、抬头实验＞5 s、V_T＞8 ml／kg、最大吸气峰压＜−25 cmH₂O 和 PetCO₂＜45 mmHg）。④ 对于 OSAS 矫正术患者还必须吸引咽喉部的分泌物和残留物，且确保手术野无活动性出血。

精确麻醉护理

第四节　五官科患者精确麻醉护理的热点和前沿

一、领域热点

随着时代的发展，医学各科相互渗透和促进，利用体外培养的干细胞移植进行眼表功能重建，耳显微外科、耳神经外科、侧颅底外科、听力学及平衡科学、鼻内镜外科、鼻神经外科（鼻颅底外科）、头颈外科、喉显微外科、嗓音与言语疾病科等的出现，大大丰富了五官科的组成与构造，这为我国麻醉学和麻醉护理学的发展提供了重大的发展机遇。如何制订精细化的手术麻醉护理规范化流程及加强气道护理管理，这将是今后五官科麻醉护理发展的重点。

二、发展前沿

麻醉护士开展工作需要与外科医生、手术室护士和麻醉医生等专业人员紧密配合。麻醉护士除了应具备专业能力外，还应具备团队协作、沟通和危机管理能力。在团队协作方面，未来可进一步针对安全文化、并发症防治等国外医护合作关注的热点问题，进行深入探索研究。

参考文献

[1] 郭曲练，姚尚龙，王国林，等.临床麻醉学［J］.北京：人民卫生出版社，2011.
[2] WiltonC. Levine. 麻省总医院临床麻醉手册［M］.北京：科学出版社，2012.
[3] 中华医学会麻醉学分会五官科麻醉学组.阻塞性睡眠呼吸暂停患者围术期麻醉管理专家共识(2020修订版)快捷版［J］.临床麻醉学杂志，2021，37(2):196-199.
[4] 中华医学会麻醉学分会.中国麻醉学指南与专家共识［M］.北京：人民卫生出版社，2017.
[5] 刘保江，晁储璋.麻醉护理学［M］.北京：人民卫生出版社，2013.

（杨悦来　李　燕）

15

第十六章
急诊手术患者精确麻醉护理

第一节　概　述

急诊手术是常见的一类手术，患者一般情况紧急，病情危重，甚至危及生命，往往没有足够的时间进行充分的术前准备，而麻醉成功与否决定着手术是否能够顺利进行。在充分了解急诊手术患者的病理、生理等特点的基础上，正确评估病情，完善必要的术前准备，加强术中监测并积极做好各种抢救准备，以提高麻醉的安全性。因此，精确的麻醉护理有利于提高麻醉的效果，对保证手术的顺利进行和促进患者的术后康复有着重要意义。

急诊手术患者的特点

（一）情况紧急

急诊手术患者可能存在大量失血或活动性出血，如严重创伤、消化道出血、胸腹腔脏器破裂出血、异位妊娠破裂出血等；急性呼吸道梗阻（如气管异物、分泌物或呕吐物引起的梗阻）或误吸、颌面咽喉部损伤引起的组织移位和出血堵塞呼吸道、下颌松弛舌根后坠等；急性心包填塞、张力性气胸等严重呼吸、循环功能障碍。在患者进入医院后必须对其争分夺秒组织抢救，经过初步的检查，对危及生命的情况应立即处理，待病情稳定后再做全面的检查。

（二）病情危重

严重创伤和失血患者，常因血容量急剧减少而造成失血性休克；烧伤、肠梗阻患者大量体液丢失可造成低血容量性休克；腹膜炎、急性坏死性胰腺炎或其他严重外科感染的患者可造成感染性休克。上述休克患者多数存在严重的水、电解质、酸碱平衡失调；胸部外伤、颅脑外伤、复合外伤等病情发展迅速，可因呼吸循环衰竭而死亡。胸部外伤患者死亡率约为10%，若合并

16

其他部位损伤，死亡率可上升 15%～20%。所以要充分了解患者病情的危重程度，重视早期的呼吸循环复苏，尽可能纠正低血容量和代谢紊乱，为麻醉创造有利的条件。

（三）疼痛剧烈

创伤、烧伤、急腹症等多数急诊患者均有严重疼痛，疼痛不但增加患者的痛苦，而且加重创伤性休克，促使并发症的发生。如胸部外伤疼痛干扰患者的呼吸运动，使通气量下降，肺内分泌物潴留，导致缺氧、二氧化碳蓄积和增加肺部感染的机会；下腹会阴部损伤疼痛可引起排尿困难和尿潴留。剧烈疼痛还可使患者烦躁不安，不能配合检查和治疗。因此，对急诊患者术前需要进行良好的止痛，且术前镇痛、镇静的用药量较大时，可能会影响到患者麻醉苏醒和术后恢复，应予重视。

（四）病情复杂

在外伤患者的救治过程中有两个最重要的概念：① 任何外伤患者均有可能是多发伤；② 显而易见的损伤并不一定是最重或危及生命的。若为老年人，则可能合并慢性心肺疾病，增加了麻醉的复杂性，发生并发症的概率也会增高。因此，对任何一个急诊患者应尽可能全面地了解病史，体格检查和必要的特殊检查是准确判断伤情、恰当及时治疗的基础。

（五）饱胃

创伤患者多为饱胃。严重创伤后由于疼痛、恐惧、休克等引起强烈应激反应，使交感神经功能亢进、迷走功能抑制，胃排空时间显著延长。对创伤后患者饱胃程度的判断须以进食后到受伤前的一段时间为准。

第二节　急诊手术患者精确麻醉护理实践

一、精确评估与监测

（一）精确评估

评估是护理实践的核心组成部分，是临床决策和患者护理安全交付的基础。与择期手术相比，急诊手术的患者因其发病急，病情复杂多变，往往事先没有详细的检查数据和医学诊断，其病死率更高，特别是一些高龄患者，如能在术前进行有效评估，还可减少其并发症的发生。因此，麻醉护士必须准确而全面地对患者进行评估，以减少可预防错误的发生。

1. 急诊手术患者全身情况评估

全身状态检查是对急诊患者全身健康状况的概括性观察，包括体温、呼吸、脉搏、血压、营养、意识状态、面容表情、精神状态，以及结合对周围环境的反应和器官功能进行综合评定。

2. 急诊手术患者呼吸系统评估

近期 2 周内有呼吸道感染病史患者，即使麻醉前无任何症状和体征，患者呼吸道黏膜的应激性也会增高，麻醉药物可引起腺体分泌的分泌物增加，引起气道平滑肌收缩的自主神经的兴奋阈值降低，气道敏感性增加，容易发生气道痉挛。对于急诊手术患者，术前要加强抗感染治疗，避免使用吸入麻醉，将围手术期风险降低。

3. 急诊手术患者循环系统评估

对于急诊患者，可以进行心功能测定、心脏风险评估等。根据心脏对运动量的耐受程度进行心功能分级评估；根据病史、体格检查和实验室检查结果评估围手术期心脏风险；根据病史、临床表现及心电图显示，判断患者是否存在心律失常、冠心病和高血压等，并实施相应的护理措施，麻醉处理要注意对心功能的维护、支持，尽可能保持病情平稳。

4. 急诊手术患者神经系统评估

中枢神经系统是生命活动的中枢，对于急诊手术患者，需要评估意识状态、颅内压情况、脊髓功能等。意识状态可根据 Glasgow 评分法来判断患者的昏迷程度，进而判断患者对麻醉的耐受能力；根据患者的临床表现评估是否存在颅内高压的情况，决定是否需要紧急处理；脊髓功能评估可通过躯体感觉诱发电位完成，避免麻醉操作和搬动患者时加重脊髓损伤。

5. 提高急诊手术麻醉护士的评估能力

急诊手术由于时间紧迫，手术医生优先解决的是危及生命的医疗问题，而其潜在问题无疑使急诊手术的风险系数增高。麻醉护士术前进行初步评估以及再次评估能有效地辅助临床决策，且根据评估结果进行有效的反思，制订有效的应对措施，有效减少手术中差错的发生。研究显示，对患者进行全面有效的护理干预，能够有效提高患者对麻醉护理治疗的配合。在麻醉护理过程中，注重患者的诉求，使患者的不安和不适能够在第一时间得到缓解和解决。

（二）精确监测

1. 术前病情分级

美国麻醉医师学会（ASA）将患者全身情况分为 6 级，急诊患者在每级数字前标注"E"字，该分级方法已得到全世界认可。但急诊患者因发病突然，病情变化迅速，所以用 ASA 分级尚有一定缺陷，用创伤患者分级法判断急诊患者病情，可能更具临床价值。总分为 1~16 分，评分越低表明创伤越大。

2. 气道控制

维持有效呼吸是抢救急诊患者的首要问题。急诊患者发生呼吸困难的原因很多，如呼吸道梗阻、颅脑脊髓损伤、气胸、严重腹胀、全身衰竭等。气管内插管指征包括：Glasgow 昏迷评分＜9 分、休克、呼吸道梗阻、需镇静的烦躁患者、胸部外伤、心搏骤停、全身衰竭、腹腔手术患者有剧烈腹胀和饱胃、上消化道大出血、呼吸道烧伤等。气管内插管不仅可解除呼吸道梗阻，还可有效预防呕吐、误吸。

3. 心功能测定

即使发病前心功能正常，急诊患者发病后仍有许多因素影响心肌功能。① 长时间失血性休克后，心肌缺血，影响心肌收缩力；② 创伤产生心肌抑制因子，心肌收缩力减弱；③ 脓性胆管炎、腹膜炎、胰腺炎等感染性休克，心肌大量毒素吸收可抑制心肌；④ 心肌直接受到损伤或挤压。判断急诊患者心肌功能最有效的方法是测桡动脉压、CVP 或肺毛细血管楔压、心排血量、尿量、心率和血氧饱和度。

4. 失血量估计和血容量补充

创伤、烧伤、急腹症等患者可因失血失液导致低血容量甚至休克，失血量评估和血容量补充是急诊患者围手术期处理的重点问题之一。血容量的补充以迅速恢复有效循环血量和保持正常携氧能力为原则。失血量小于全身血容量的 15% 时，可用平衡液和血浆代用品补充，单纯用晶体液时，输液量须是失血量的 2~3 倍；失血量＞20% 或仍有活动性失血时，需补部分全血。在输血、输液过程中应监测血压、CVP、尿量、血色素及输血反应等。

5. 纠正水、电解质紊乱

急诊患者水、电解质平衡失调，以脱水、低钾或高钾较为常见，且对患者的生理机能干扰也较大。急诊脱水一般为等渗性脱水，在烧伤、大面积损伤尤其是肌肉组织损伤时多出现高血钾，而在肠梗阻、颅脑外伤反复脱水治疗及创伤后剧烈的应激反应等情况下常见低血钾。

二、精确问题分析

（一）急诊手术患者胃内容物反流与误吸的预防处理

反流（regurgitation）是指由于贲门松弛或胃内压力过高等原因，胃内容物逆流到咽喉腔的现象。误吸是指由于患者咽喉反射迟钝或消失，胃内容物进入气道，造成气道阻塞或吸入性肺炎（Mendelson 综合征）。麻醉下反流较呕吐更为常见，因为是一种"无声"的动作，不易被发现，更易发生误吸。在麻醉诱导和苏醒过程中经常出现反流误吸的情况，特别是急诊饱胃手术的患者，在麻醉过程中风险很高。因此，麻醉护士必须提前准备用物，熟练掌握反流误吸发生的原因、临床表现以及抢救处理方式。

1. 选择恰当的麻醉方式

急诊患者饱胃时，能在局部麻醉或神经阻滞麻醉下完成的手术，原则上不选用全身麻醉，但局部麻醉或神经阻滞效果必须确切，术中一般不主张加用镇静或镇痛药物。若为局部麻醉或神经阻滞下完成手术有一定困难者，方可选用气管内插管全身麻醉。

2. 快速诱导插管

吸引器及粗吸引管备用，面罩吸氧去氮。静脉注射泮库溴铵 0.1～0.15 mg/kg，待患者眼睑下垂时说明肌松作用开始，由麻醉护士向脊柱方向下压环状软骨，暂时封闭食管上口，以防胃内容物反流，此为 sellick 法或称环状软骨压迫法。静脉注射 2.5% 硫喷妥钠 3～4 mg/kg，待神志消失后迅速暴露声门，插管并将导管套囊充气，用此方法在患者神志消失后 30～60 s 即可完成插管。

3. 清醒后拔管

术前有饱胃，即使手术时间再长，术中胃内容物也不会排空，术后仍系饱胃，加上术中胃肠胀气等原因，更易发生呕吐，所以须待全身麻醉的饱腹患者完全清醒后拔管。

4. 呕吐或误吸后的处理

立刻停止操作，及时清除口、咽部呕吐物，使患者处于头低足高位，并转为右侧卧位，因受累的多为右侧肺叶，保持左侧肺的通气和引流。迅速用喉镜窥视口腔，以便在明视下进行吸引，口腔和咽部吸引后，立刻气管插管，维持呼吸道通畅。经气管导管插入细导管，由此注入无菌生理盐水 10～20 ml 后，立即吸出和给氧，反复多次直至吸出的盐水为无色透明为止。误吸物有固体物时须行气管镜或支气管镜检检查将异物取出。

纯氧吸入，纠正低氧血症。早期应用激素可以减轻炎症、改善毛细血管通透性和缓解支气管痉挛，应用地塞米松 10 mg 静脉注射，5 mg/6 h。出现喉痉挛和支气管痉挛时要加深麻醉。如患者有持续的低氧血症，考虑使用 PEEP、支气管扩张药和正性肌力药物。

（二）急诊手术麻醉处理

急诊手术麻醉处理包括 3 个阶段：术前紧急处理、术中麻醉处理、术后恢复室及 AICU 工作。对急诊患者选择麻醉方式的依据包括：患者全身状况、创伤部位、范围和程度、拟实施手术的方式、麻醉药和麻醉方法对当时病情的适应与禁忌证、麻醉医生的处理经验和理论知识水平等。急诊手术麻醉原则是：① 识别危重病情的病理、生理变化；② 恰当的紧急治疗方法，例如，心肺复苏、休克、急性肾功能衰竭和急性呼吸窘迫综合征预防等紧急处理；③ 根据病情选择最适宜的麻醉方法和药物，防止对血流动力学和呼吸产生额外的不利影响；④ 预防和治疗术中及术后并发症。由于病情的严重程度各不相同，麻醉处理的难度也不相同。

举例：急腹症患者的麻醉处理原则。

急腹症患者的特点：常见的急腹症有消化道出血、消化道穿孔、腹膜炎、急性阑尾炎、急性胆囊炎、化脓性胆管炎、急性胰腺炎、肠梗阻、肝破裂、脾破裂、宫外孕破裂出血等。急腹症手术的特点是病情紧急而又危重复杂，术前常无充裕时间进行全面检查和麻醉前准备，需急诊手术，麻醉的危险性大，麻醉并发症发生率高。急腹症患者多伴有失血和失液，因血容量急剧丢失，可能导致低容量性休克，应重视循环、呼吸的变化，做好复苏准备工作。麻醉前应争取在短时间内对病情和心、肺、肝、肾等重要生命脏器做尽可能多的全面评估和准备，选择合适的麻醉方法和药物，对可能出现的意外和并发症采取防治措施，使急症患者能顺利手术。对于饱胃、肠梗阻、消化道穿孔、出血或弥漫性腹膜炎患者，麻醉前必须放置胃管进行有效的胃肠减压。对休克患者必须施行综合治疗，待休克改善后再麻醉，但有时由于病情发展迅速，应考虑在治疗休克的同时进行紧急麻醉和手术。对伴有血容量不足、脱水、血液浓缩、电解质及酸碱失衡或伴严重并存疾病以及继发病理生理改变者，麻醉前应先予以适当纠正。

三、精确计划措施

（一）急诊手术麻醉前的护理

（1）接到急诊手术通知后，麻醉护士协助麻醉医生做好患者的病情评估，准备相应的麻醉物品及抢救设备。

（2）麻醉护士提前调整手术房间温度、湿度，将手术间室内温度控制在 22～25℃，湿度 50%～60% 最为理想。急诊手术多为创伤、急腹症等，患者多有大出血引起休克或感染性休克等，血液循环较差。若室温过低，易出现寒战，并发肺部炎症；若室温过高，因丢失水、电解质成分，易引起口干、难受等脱水情况。因此，必须注意保持手术室内适宜温度和湿度。

（3）急诊手术患者没有充足的时间接受知识宣教，易对麻醉、手术心存顾虑，甚至产生紧张、畏惧等不良情绪。因此，麻醉护士应采取适当的沟通方式，及时向患者解说有关麻醉、手术的问题，解除患者的思想顾虑，缓解心理压力，以最佳的身心状态接受麻醉和手术。

（4）急诊患者术中需进行水、电解质的补充，一般补充平衡液或等渗盐水，失血患者可补充血液、血液制品和其他血浆代用品。为保持输液输血通畅，采用套管针进行静脉穿刺，危重患者可采用颈内静脉穿刺。

（5）对于硬脊膜外腔阻滞麻醉的患者，麻醉护士协助其取正侧卧位，背部平手术台边缘并与手术台平面垂直，双手抱膝，大腿贴近腹壁，头部尽量向胸部屈曲，使腰部向后弓成弧形，便于麻醉穿刺，麻醉穿刺成功用药后应及时改变患者体位，利于达到麻醉效果。气管内插管、静脉复合麻醉的患者应采用平卧、头向后仰的体位。

（6）加强血流动力学监测。①血压：麻醉药物对心肌有抑制作用以及麻醉时体位改变，麻醉前血容量不足，术中失血失液，内脏牵拉反应或麻醉过深，均可引起血压下降，应遵医嘱做相应处理。如调整输血输液速度，使用血管活性药等。②脉搏：密切观察手术患者的脉率、脉律的改变。如麻醉过深，患者的脉搏变慢而弱；血压低时脉搏快而弱；机体内 CO_2 蓄积量较大时脉快而洪，血压升高，因此在患者发生异常时应及时处理。③心电图：急诊手术患者应行连续心电图监测，密切观察心律情况，防止因麻醉药物因素导致心律失常。

（7）麻醉期间要保证呼吸道通畅，预防反流和误吸。

（二）急诊手术麻醉中的护理

1. 急诊手术患者术中扩容治疗相关护理

急诊手术患者由于失血、创伤或感染等原因表现为严重的血流动力紊乱及水电解质和酸碱平衡失调，其共同的病理生理改变为有效循环血量减少和微循环障碍，对这类患者及早进行液体疗法。适当的输液可改善患者的循环状况，为患者耐受手术和麻醉创造条件。因此，麻醉护士应在急诊患者入手术间后第一时间建立外周静脉通道。

急诊手术患者大多存在着不同程度的低血容量状态，晶体液仍是液体复苏的第一线用药。最常用的晶体液为乳酸钠林格液、生理盐水溶液或林格液。低血容量休克早期血管壁完整，可通过细胞外液的平衡对不足的血容量进行代偿，造成功能性细胞外液减少。晶体液输入后能迅速补充功能性细胞外液缺乏，而且晶体液扩容使血液稀释，降低血液黏度，有利于降低周围血管阻力，改善微循环及增加心排血量，因此提升血压也较全血和胶体液为快。

急诊患者由于病情危重，体液变化复杂，输液治疗应在严密监测下进行。监测项目包括中心静脉压、血压、心率、尿量、凝血状况等。麻醉护士及时了解血细胞比容、动静脉血气分析结果等，根据监测结果，不断调节输液量、输液速度、输液种类，使血流动力学平稳。如有异常，及时汇报麻醉医生，更改麻醉方案。

2. 急诊手术患者术中输血的护理

急诊输血患者往往病情危急、输血量大，麻醉护士必须及时建立两条以上静脉通道。根据出血量的多少，考虑胶体液或全血。如失血小于20%，仅输平衡液、胶体液或血浆代用品即可；失血量达20%~50%则加输浓缩红细胞或全血，使血细胞比容维持在30%~35%，以利于维持最佳供氧能力；失血量达50%~80%者需加输5%白蛋白溶液，维持血浆蛋白在30 g/L以上；对血容量损失＞80%的患者，除上述各种成分液体外，还需补充浓缩血小板和新鲜冰冻血浆等。

除监测中心静脉压外，应留置导尿管观察尿量和血细胞比容，如尿量40~50 m/h，提示输血输液量已足够，而血细胞比容应维持在30%~35%。大量输血过程中发生出血倾向时，应及时识别原因，根据情况输入新鲜血、新鲜冰冻血浆、浓缩血小板、冷沉淀等血制品。

（三）急诊手术麻醉恢复期的护理

1. 气管插管拔除的护理

急诊患者清醒后，脱氧自主呼吸时SpO_2能保持在95%以上，咽喉反射恢复灵敏方可考虑脱机拔管，但对肺损伤较重、失血量大、复张性肺水肿发生可能性大者仍应考虑留管观察，以备术后呼吸支持。对完全无法脱离氧供者，则宜保留呼吸通道送ICU进一步治疗。患者的条件允许方可转运，并通知病房做好接治准备，途中应常规供氧，继续辅助或控制呼吸，携带监测仪即时监护。

2. ERAS在PACU麻醉恢复期的应用

加速术后康复是基于循证医学依据所提出的关于围手术期处理的一系列优化措施，目标是加快患者术后恢复、减少并发症、缩短住院时间及提高住院患者满意度。近年来，ERAS 广泛应用于各外科手术和麻醉管理，使相关麻醉技术和管理均得以提高，并在加速患者术后康复和良好的术后转归方面发挥积极作用。同时，麻醉恢复室作为围手术期麻醉管理的重要环节，其工作内涵、要求、管理均不断拓展和优化。

手术后，麻醉对患者的生理影响在一段时间内并未完全消除，患者呼吸、循环等机能仍不稳定，各种保护性反射未完全恢复，处于麻醉或未完全清醒的患者无法及时反馈或表达不适。在此期内，处置不当或稍有疏忽就会导致各种并发症甚至危及患者生命。因此，详尽的评估有利于充分了解患者情况并保证患者安全。PACU 麻醉护士要严格按照患者出、入室标准完成患者交接及各项评估。通过入室评估，主动掌握患者情况并进行分级管理，确保围手术期患者接受无缝隙医疗服务。同时，准确的入室评估可有效整合手术麻醉管理的各个专业和环节，为手术后患者提供全面、连续的麻醉监测，维持患者的内环境及循环、呼吸等功能的稳定，预防和早期诊治各种并发症，增强机体的防御能力，加快复苏与康复。

四、精确评价反馈

急诊手术患者起病急、病情重。麻醉恢复期是停用麻醉药到患者生命体征平稳或清醒的时期，也是最易发生危险的时期。这就要求麻醉护士不仅要具有熟练的护理技能，扎实的相关知识，还要有高度的责任心，对恢复期患者的情况要心中有数，有预见性对患者进行护理。PACU 作为麻醉管理重要环节，应根据已有的循证医学证据及临床资料，有效减少手术患者的身心创伤和不适，不断优化恢复期管理，促进手术患者康复。

（一）误吸或窒息

麻醉恢复期患者咽喉部保护性反射未恢复，术后呼吸道分泌物增加，加上吸痰、鼻胃肠减压管的刺激易诱发恶心、呕吐，所以预防术后患者发生误吸或窒息应放在首位。在患者清醒后应按需吸痰，避免反复吸引刺激，拔除气管导管后头偏向一侧。

（二）恢复期躁动

恢复期躁动是发生于全身麻醉苏醒期的一种急性认知功能障碍，表现为记忆力缺失或紊乱、注意力不能集中和维持、妄想或幻觉、语言和定向能力障碍，出现不适当行为，如肢体的无意识动作、语无伦次等。此类患者术前多无精神障碍，清醒后精神状态可完全恢复正常，对躁动发作过程无记忆或记忆不清。术前沟通不足、术中或术后镇痛不全、某些短效麻醉镇痛药物的使用等均可能增加躁动的发生率。躁动的严重程度可参考 SAS 镇静躁动评级表进行评价。

（三）苏醒延迟

全身麻醉患者手术结束后超过 90 min 意识仍不恢复者，称为苏醒延迟。而患者在 PACU 时间超过 3 h 则称为 PACU 转出延迟，苏醒延迟是其常见原因之一。苏醒延迟的防治应强调在麻醉维持过程中提早进行。恢复期密切监测各项生命体征，以及心脑血管并发症的症状和体征；检查双侧瞳孔对光反射有助于明确是否存在中枢神经系统原发疾病。

（四）低体温

众所周知，体温是一个重要的生命体征。正常范围而相对恒定的体温是机体进行新陈代谢和正常生命活动的必要条件。麻醉后患者体温自控能力受到抑制，故恢复期体温也容易受到环境温度的影响；术中输血、输液、感染等因素都可能使患者体温出现较大波动。术后低体温可使免疫功能降低，术后切口感染率增加，又可导致凝血功能紊乱，循环系统外周阻力增加，易引起肺血管阻力增加、心动过速、心脏传导阻滞等不良并发症。

具体的保温措施包括如下。

1. 术前评估和预热

术前根据患者的病情、年龄、手术种类、暴露的面积、手术时间，以及皮肤的完整性（如烧伤、皮炎、皮疹、压力性损伤）等来评估手术期间是否有体温下降的可能及其下降的程度，并制订保温措施，记录基础体温。

2. 体表加热

由于代谢产生的热量大部分是通过皮肤丢失，因此，有效的体表保温方法可降低皮肤热量的丢失。① 红外线辐射器：红外线辐射器放置在离患者约 70 cm 处，由于成人暴露于红外线辐射范围的体表面积相对较小，所以作用有限，目前此方法主要用于新生儿的保温。② 变温毯：常用的可流动的循环水毯，水温调控在 40℃左右，可进行有效的保温和复温治疗。③ 暖风机：根据手术部位选择适宜的充气加温毯铺于手术床或患者肢体上，避开手术区域；根据手术间温度、手术类型、患者的实时体核温度及患者身体状况，选择合适的温度和风速，并与医生确认。

3. 输入液体加温

通常应用输液或输血加温器对液体进行 40℃左右的加热，但在手术中大量输液、输血时，因输注速度过快，加温效果有限。

（五）术后恶心呕吐

术后恶心呕吐（PONV）是最常见的术后并发症之一，也是造成 PACU 转出延迟的常见原因之一。恢复期恶心呕吐还会增加误吸和肺部并发症的风险，因此需要积极预防和处理。PONV 的防治原则是识别高危患者，积极预防，及时处理。常用的止吐药物主要有多巴胺受体拮抗剂（如异丙嗪、氟哌利多）、5-HT，抗胆碱药（如东莨菪碱、盐酸戊乙奎醚）、苯甲酰胺类（如甲氧氯普胺）、地塞米松等。对于 PONV 的高危人群，术前使用一种或几种上述药物能有效防治 PONV。

第三节 急诊手术患者精确麻醉护理规范和培训

一、思维导图

1. 急诊手术患者的特点

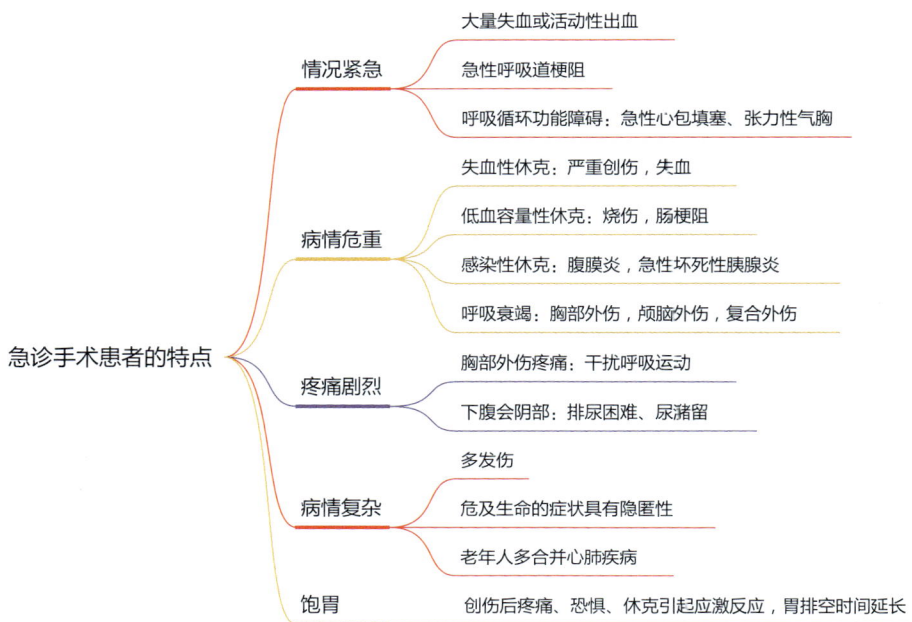

- 急诊手术患者的特点
  - 情况紧急
    - 大量失血或活动性出血
    - 急性呼吸道梗阻
    - 呼吸循环功能障碍：急性心包填塞、张力性气胸
  - 病情危重
    - 失血性休克：严重创伤，失血
    - 低血容量性休克：烧伤，肠梗阻
    - 感染性休克：腹膜炎，急性坏死性胰腺炎
    - 呼吸衰竭：胸部外伤，颅脑外伤，复合外伤
  - 疼痛剧烈
    - 胸部外伤疼痛：干扰呼吸运动
    - 下腹会阴部：排尿困难、尿潴留
  - 病情复杂
    - 多发伤
    - 危及生命的症状具有隐匿性
    - 老年人多合并心肺疾病
  - 饱胃
    - 创伤后疼痛、恐惧、休克引起应激反应，胃排空时间延长

2. 急诊手术患者精确麻醉护理实践——精确评估与监测

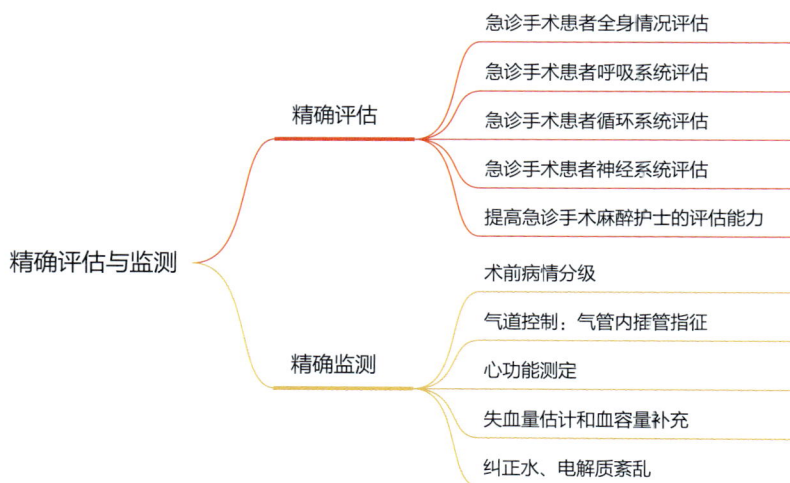

- 精确评估与监测
  - 精确评估
    - 急诊手术患者全身情况评估
    - 急诊手术患者呼吸系统评估
    - 急诊手术患者循环系统评估
    - 急诊手术患者神经系统评估
    - 提高急诊手术麻醉护士的评估能力
  - 精确监测
    - 术前病情分级
    - 气道控制：气管内插管指征
    - 心功能测定
    - 失血量估计和血容量补充
    - 纠正水、电解质紊乱

精确麻醉护理

3. 急诊手术患者精确麻醉护理实践——精确问题分析

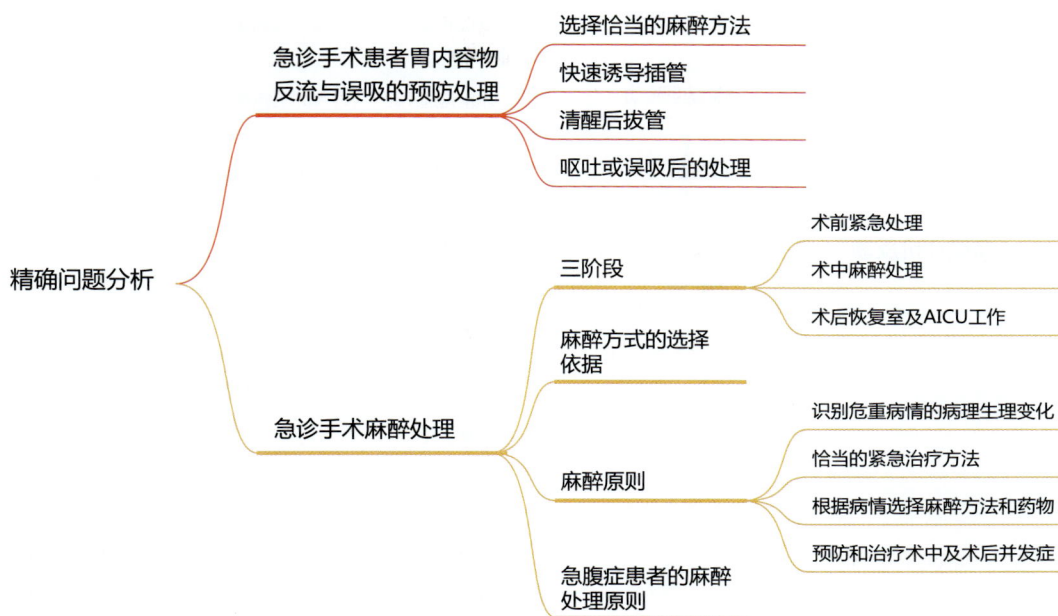

- 精确问题分析
  - 急诊手术患者胃内容物反流与误吸的预防处理
    - 选择恰当的麻醉方法
    - 快速诱导插管
    - 清醒后拔管
    - 呕吐或误吸后的处理
  - 急诊手术麻醉处理
    - 三阶段
      - 术前紧急处理
      - 术中麻醉处理
      - 术后恢复室及AICU工作
    - 麻醉方式的选择依据
    - 麻醉原则
      - 识别危重病情的病理生理变化
      - 恰当的紧急治疗方法
      - 根据病情选择麻醉方法和药物
      - 预防和治疗术中及术后并发症
    - 急腹症患者的麻醉处理原则

4. 急诊手术患者精确麻醉护理实践——精确计划措施

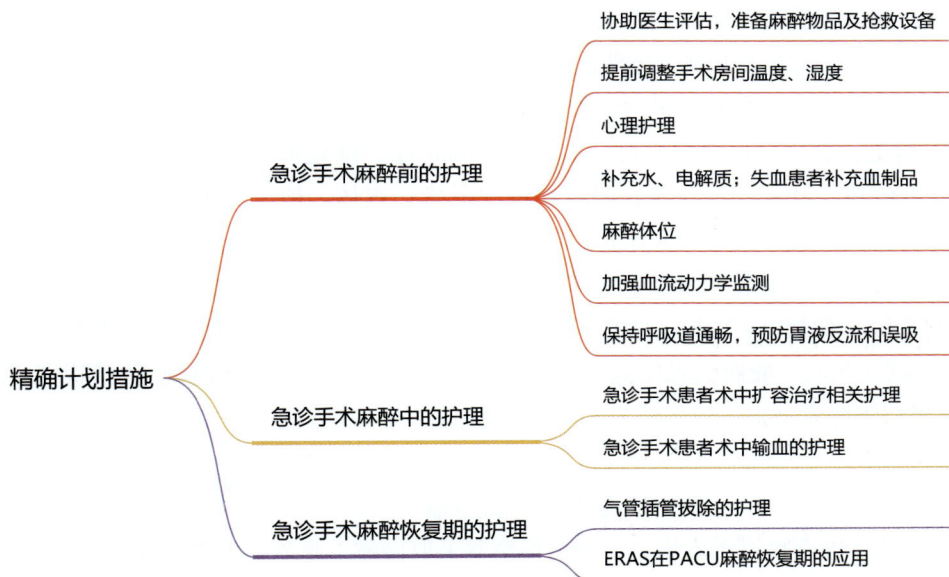

- 精确计划措施
  - 急诊手术麻醉前的护理
    - 协助医生评估，准备麻醉物品及抢救设备
    - 提前调整手术房间温度、湿度
    - 心理护理
    - 补充水、电解质；失血患者补充血制品
    - 麻醉体位
    - 加强血流动力学监测
    - 保持呼吸道通畅，预防胃液反流和误吸
  - 急诊手术麻醉中的护理
    - 急诊手术患者术中扩容治疗相关护理
    - 急诊手术患者术中输血的护理
  - 急诊手术麻醉恢复期的护理
    - 气管插管拔除的护理
    - ERAS在PACU麻醉恢复期的应用

16

5. 急诊手术患者精确麻醉护理实践——精确评价反馈

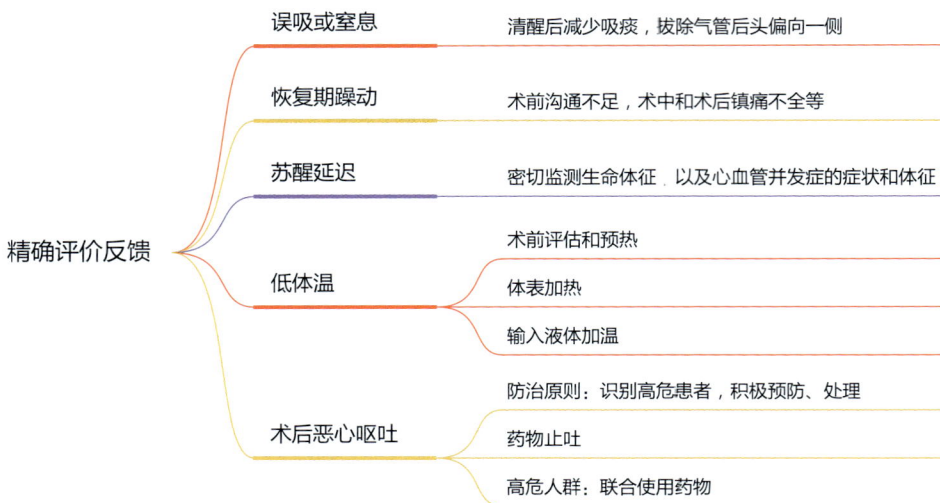

精确评价反馈
- 误吸或窒息 —— 清醒后减少吸痰，拔除气管后头偏向一侧
- 恢复期躁动 —— 术前沟通不足，术中和术后镇痛不全等
- 苏醒延迟 —— 密切监测生命体征，以及心血管并发症的症状和体征
- 低体温
  - 术前评估和预热
  - 体表加热
  - 输入液体加温
- 术后恶心呕吐
  - 防治原则：识别高危患者，积极预防、处理
  - 药物止吐
  - 高危人群：联合使用药物

二、典型案例

患者，王某，男，56 岁，身高 165 cm，体重 60 kg，车祸致颈部外伤后四肢活动障碍 1 天，诊断为脊髓外伤。患者被车撞倒后出现四肢运动障碍、无意识障碍及言语障碍，入急救中心，查体：神清，额顶部有一 6 cm 开放伤口，耳廓上方可见 2 cm 开放伤口，颈部活动受限，压痛明显，胸部自乳头平面以下感觉丧失，双上肢屈曲，肘关节以下感觉运动丧失，肘关节以上感觉过敏，头颅 CT 未见显著异常，颈椎 CT 示：C_5 爆裂骨折。拟全身麻醉下行 C_5 椎体切开复位钛板内固定术、椎体前路减压。心电图示：窦性心动过缓，心率 52 次/min。患者有高血压、糖尿病史，血压、血糖控制可：血糖 7.5 mmol/L，糖化血红蛋白 7.3%，血红蛋白（Hb）70 g/L。电解质、肝肾功能正常，凝血功能无异常。查体：神清，无失语，构音差，以口形及极低声音与人交流，无复视及眼震，双瞳孔等大等圆，直径约 3 mm，对光反射灵敏，眼球各方向运动充分，双上肢平举及肘关节屈曲力量约 4 级，双上肢内收及伸展力量 1~2 级，手屈握力约 2 级，伸展 0~1 级，双侧肢体肌张力略低，双手骨间肌有萎缩，双侧肱二头肌反射（+），肱三头肌、股四头肌反射（—），双侧病理征阴性，右上肢内侧及胸部乳头水平以上 3~4 cm 及以下痛觉减退，双下肢关节位置痛觉减退。

讨论：

1. 患者进入手术间，麻醉护士应做什么准备？

（1）快速、准确核对手术患者，评估伤情并采取措施。此急诊患者为意外伤，病情急，发病时间短，患者术前无心理适应过程，易出现不良情绪反应，例如：焦虑、恐慌、濒死感等，不能很好配合手术，需采取针对性的心理护理措施。

（2）脊髓手术创伤较大，应激反应强，为保证患者安全，麻醉护士应协助麻醉医生准备全身麻醉所需物品。

（3）在麻醉诱导期间，若患者术前无明显呼吸功能不全，无强迫头位，或是胸段以下的脊髓病变，可在快速诱导下行气管插管。若存在潜在困难气道，麻醉护士需准备安全剂量阿片类镇痛药和小剂量镇静药进行镇静处理，并在充分表面麻醉下保留自主呼吸完成气管插管。

2. 该手术麻醉操作中的注意事项有哪些？

因该患者是高位颈髓损伤，伴有颈椎不稳定的情况，气管插管时若将颈部过伸，势必加重脊髓的伤害。在麻醉医生插管过程中，麻醉护士应提前采取轴向牵引，使患者处于自然头位，禁止将头过度后仰，以免加重对脊髓的损伤。气管插管困难时，应采用纤支镜引导下气管插管。麻醉与手术中搬动患者时，为避免人为造成二次脊髓损伤，需按脊髓损伤患者移动的操作常规执行。

3. 该手术术中特殊监测有哪些？

对脊髓患者在术中除了必须监测血压、潮气量、每分通气量、呼吸次数、呼气末 CO_2 分压、尿量及心电图等常规指标外，有条件时还应监测与脊髓功能相关的项目。如有特殊情况，应及时通知医生。

第四节　急诊手术患者精确麻醉护理的热点和前沿

一、低体温的预防

低体温的预防在围手术期越来越受到关注，急诊手术患者发生低体温的概率较择期手术患者高很多。有研究显示，即便是轻度的低体温也会对患者产生较大的不良影响。患者处于低体温状态时间越长，发生严重并发症的概率越大。术后低体温可导致患者心电图异常、苏醒延迟，发生血压高、心率快、寒战等急性应激反应，对症给予降血压、降心率的药物无效，此时需及时复温，方可促进患者尽快苏醒并脱机拔管。由此可见，麻醉恢复期低体温的患者及时恢复正常的核心体温对其康复至关重要。采取积极的复温措施是避免患者长时间处于低体温持续状态的有效措施。采取集束化干预，成立预防低体温小组，由麻醉科质控护士长担任组长，明确预防低体温护理小组的工作职责。针对低体温案例运用麻醉信息系统和调查问卷收集数据，绘制鱼骨图进行根本原因分析，并对 PACU 入室低体温的诱因实施集束化干预措施，具体措施如下：① 加强术中体温监测，质控护士和 1 名组员轮流每日核查执行情况以确保执行度。② 加强术前及术中体温保护，并形成工作常规和操作规范：麻醉诱导前体温调节床预保温至少 20 min；患者体温 < 36℃时立即采取主动保温措施（压力暖风毯、输液加温仪等）直至患者体温 ≥ 36℃；③ 质控护士和另一名组员轮流每日核查执行情况以确保执行力度。同时加强术中低体温相关教育，讲解围手术期患者低体温防治等相关知识；针对课程内容制作"围手术期低体温认知调查问卷"，用于教育培训前后的测验。

在确保复温效果的基础上，减少耗材使用，减轻患者的经济负担，将进一步促进麻醉恢复室优质护理的提升，也为麻醉护理在急诊手术患者中提供研究方向。

二、疑似或确诊新型型急性呼吸道传染病患者急诊手术的感染防控

疫情期间急诊手术患者救治是手术团队面临的新挑战。麻醉护士需协助麻醉医生和手术团队在尽可能短的时间内让急诊手术得到迅速有效的评估与处理，并在有效防护的前提下，完成初次评估与二次评估。为减少气管插管、气管切开、吸痰、拔管等气道操作产生的气溶胶，全身麻醉应仅在不得不选择时才采用，对四肢损伤等首选区域神经阻滞麻醉。因此，在准备麻醉用物时需充分考虑手术和麻醉的需要，同时做到精准备物。而一些严重创伤紧急手术多数需要采用全身麻醉，在气管插管、无创通气、吸痰、拔管，以及使用电刀、吸引器等操作过程中，均不可避免产生大量气溶胶。因此，进入手术室的人员均应采取三级防护。但防护用品的使用在增加和确保医护人员安全性的同时，无疑会给医护人员实施诊疗操作带来影响，包括降低医护人员的视、听、触觉敏感度。已有证据表明，穿戴防护用具会降低麻醉医生气管插管和深静

脉穿刺等操作的精准性和成功率，甚至使其对患者生命体征监测改变的察觉敏感度下降。除了笨重、不舒适外，护目镜起雾和潮热也是影响医护人员操作精细度的主要因素，麻醉护士应高度重视并设法规避，以确保护理操作技术的稳、准、轻、巧。

参考文献

［1］ 李俊峰，杜翔华，李晔彤，等.高龄合并感染性休克的急诊麻醉患者一例并文献复习［J］.中华老年医学杂志，2021，40(2)：221-224.

［2］ 陶伟荣，谢红，朱江，等.急诊手术患者术前饱胃的危险因素［J］.中华麻醉学杂志，2020，40(8)：926-928.

［3］ 邓珊，黄金.麻醉科护士岗位胜任力与工作投入的相关性分析［J］.护理学杂志，2021，36(2)：54-56.

［4］ 伍彩红，刘雁，朱进，等.麻醉恢复室专科护理质量敏感指标体系的构建［J］.中国护理管理，2021，21(6)：926-930.

［5］ 宋玉祥，迟梦琳，宋奕凝，等.麻醉护士术后谵妄评估培训体系的建立及评价［J］.中华麻醉学杂志，2021，41(4)：401-405.

［6］ 邓小明，姚尚龙，于布为，等.现代麻醉学［M］.4版.北京：人民卫生出版社，2014.

［7］ 国家麻醉专业质量控制中心，中华医学会麻醉学分会.围手术期患者低体温防治专家共识(2017)［J］.协和医学杂志，2017，8(6)：352-358.

（丁瑞芳　侯　越）

第十七章
门诊手术患者精确麻醉护理

第一节　概　述

随着现代手术方式的改进和发展，越来越多的手术均可在门诊局部麻醉下实施，门诊实施手术，无须住院还可节省医疗费用，减轻了患者的经济负担。目前认为，手术持续时间不是决定实行门诊手术的绝对因素，手术创伤程度则是关键。门诊手术具有小的组织创伤、最大程度减少不良事件的发生并促进患者身体的恢复，有效的术后镇痛，恰当的术后注意事项告知和术后支持的特点。患者赞同更高效的手术安排，以及在熟悉的家庭环境中进行舒适、便捷的恢复。而精细化护理管理要求各项护理工作精准、细致、优化、统一，突出以精细化的理念、操作、服务为特征的全过程护理。作为一种新型的护理理念，有别于传统的护理管理模式，可确保提高护理质量、护理安全，最大限度地提升患者的就医体验和满意度。

门诊手术因为手术相对简单，为了让患者尽快地从麻醉中恢复，回家进行术后康复，一般会选择局部麻醉。局部麻醉也称部分麻醉，是指在患者神志清醒的状态下将局部麻醉药应用于身体局部，使机体某一部分的感觉神经传导功能暂时被阻断，运动神经保持完好，或有程度不等的被阻滞状态，这种阻滞应完全可逆，不产生任何组织损害。局部麻醉药是指那些在人体的限定范围内能暂时完全可逆地阻断神经传导，即在意识未消失的状态下使人体某一部分失去感觉，以便于外科手术进行的药物。局部麻醉药与神经膜上钠离子通道上的某些特定部位结合后，使通过钠离子通道的钠离子减少而改变神经膜电位，导致神经冲动的传导被阻断，最终实现麻醉效果。局部麻醉的优点在于简便、易行、安全，患者清醒、并发症少，对患者生理功能影响小。

门诊手术是指在医生诊室的相关区域可进行的小手术或诊断性操作，这些门诊的手术种类见**表 17-1**。

17

表 17-1　适合门诊的手术种类

专业	手术举例
口腔科	牙科手术（拔牙、牙根治疗）
皮肤科	点痣，祛斑
妇科	女性尿失禁手术
眼科	白内障，鼻泪管，眼睑手术
普通外科	肛瘘，藏毛窦，痔切除术
乳腺外科	切除或组织活检
骨科	腕管松解术，拇指囊肿手术
泌尿外科	包皮环切术，内镜膀胱和输尿管手术
血管外科	静脉曲张手术，血液透析瘘管形成术

精确麻醉护理

第二节 门诊手术患者精确麻醉护理实践

一、精确评估与监测

一般评估

门诊手术麻醉与手术室内麻醉一样都必须有充分完备的术前评估，这有助于了解患者有无并发症，明确术前是否需要进一步诊断或治疗；确定需应用特殊麻醉方法或易于发生麻醉、术后并发症的患者，以便采取相应措施，减轻患者对手术麻醉的焦虑，为患者制订精确的麻醉方案，防止造成延期或取消诊疗的安排。

1. 术前评估

有效的术前评估流程对于实施安全、高质、高效的门诊手术很有必要。主要为了评估并优化患者提供的适当信息。术前评估在为患者准备接受门诊手术过程中发挥着根本性作用，可参考**表 17–2**。

2. 术前检查

尽管可以采用更复杂的技术手段，病史和体格检查仍然是术前风险评估的关键因素。事实上，通过病史，辅以对患者简单的体格检查，可以获取大部分的有用信息。

3. 术前告知

患者需要被告知手术日将经历什么，因为准备充分的患者会更放松，对医疗服务也会更满意，熟悉手术信息的患者对重要的指导和流程依从性更好，如禁食时间和常规药物的使用。

表 17–2　术前评估和准备的四个关键

作　用	举　例
1. 确定手术的绝对禁忌证	无法确定一位负责的看护者，除非是较小的手术并且达到完全而快速的预期恢复；严重的未纠正的心血管疾病
2. 确定是否需要调整患者至最佳状态	患者需要进一步检查，调整治疗方案或干预以改善功能状态；确定看护者
3. 麻醉医生或其他医务人员关注的问题（可能会改变医疗措施，但不会取消手术）	潜在的麻醉药物过敏；肥胖患者
4. 告知患者相关信息	关于术前准备、药物治疗、术前禁食等书面材料

二、精确问题分析

（一）疼痛

与患者本身疾病和麻醉过程中麻醉药物的使用量有关。术前麻醉门诊需要讲解手术相关注意事项，对患者进行心理疏导。术中协助患者正确摆放体位，进行疼痛评估，使用麻醉药物。术后密切观察患者手术伤口部位的皮肤温度、颜色及疼痛状况等情况，遵医嘱使用镇痛药物。

（二）局部麻醉药物毒性反应

与药物的不良反应有关。在使用局部麻醉药进行局部麻醉过程中，最常见的局部麻醉药不良反应为过敏反应与毒性反应。局部麻醉药的毒性反应主要涉及局部麻醉药过敏、组织及神经毒性、心脏及中枢系统毒性反应。一般因为一次性用药超过最大限量；局部药物误注入血管内；注射部位血管丰富或有炎症反应。

（三）有感染的危险

与诊疗和麻醉操作有关。患者在手术过程中，切口需要完全暴露。一般情况下，手术时间越长，患者伤口感染的概率就越大，这主要是切口长期暴露所致。

（四）有出血的危险

术前应向患者及家属介绍手术过程和相关注意事项，帮助患者减轻心理压力，使其积极配合医护人员顺利完成手术。手术过程中密切监测患者的各项生命体征，出现异常及时进行处理。术后及时与患者及其家属沟通，随时关注患者的个体情况。

（五）焦虑和恐惧

与患者对疾病和手术知识缺乏有关。术前护士根据医嘱实施各项操作，告知患者及家属疾病相关知识，做好术前准备工作，保证手术室温湿度适宜，并告知相关注意事项，加强术后临床观察，及时处理异常状况，减轻患者对病情的焦虑以及对手术的恐惧心理。如部分患者因涉及隐私部位常感害羞，心理压力过重，护理人员应予以针对性开导，联合家属做好心理工作，引导患者积极配合。

如女性尿失禁：尿失禁（urinary incontinence，UI）是一个世界性的卫生问题，自20世纪90年代中期开始，它开始被认为是威胁女性身心健康的五种主要健康问题之一。尿失禁是指在清醒状态下不能自主控制排尿，尿液不自主地从尿道流出。目前随着我国老龄化的快速增长，老年女性尿失禁患病率呈递增趋势，且在女性中的患病率明显高于男性。因为尿液的外渗，患者担心身上的不良气味，不敢参加社交活动，因害怕别人知道而掩饰自己的病情，即因患尿失禁而产生羞耻感。由于尿失禁患者缺乏一定的疾病认知或难于启齿，未及时就诊导致患者易出现较大的心理压力，心理情况较差，从而加重病情，故尿失禁是一种心身的疾病。虽然尿失禁不会威胁患者的生命，但在临床上和日常生活中因长期遭受尿失禁的困扰，对患者的生理和心理造成巨大影响，从而影响患者在社会中的正常交往，被称为"社交癌"。

三、精确计划措施

（一）疼痛

评估疼痛性质、部位及持续时间等；向患者介绍引起疼痛的原因，并指导患者避免疼痛的诱发因素；遵医嘱给予镇痛处理。具体措施：① 术前对患者开展疼痛专项宣教，向患者讲授疼痛出现的原因、疼痛评估方法及缓解疼痛的必要性。② 通过意念疗法、放松疗法等缓解患者的不良情绪。应用非药物干预措施来安抚患者情绪，如情绪转移、音乐疗法，或指导患者通过与家人聊天、看电视、玩游戏等分散痛感。③ 如果患者疼痛评估高于4分，遵医嘱使用镇痛药物缓解。

（二）局部麻醉药中毒反应

局部麻醉药共分为两类，包括酯类与酰胺类（表17-3）。每一类麻醉药在临床上的使用途径和作用均有所差异，故在临床治疗中应加以区分。在给予患者局部麻醉药物进行麻醉之前，需要对患者的过敏史、个人体质、耐受性、手术类型等多方面进行综合考虑，为患者选择适宜的麻醉药物。对于所使用局部麻醉药物常见的毒性反应，在术前须制订相应的防治方案，并在术中对患者进行严密观察，一旦出现毒性反应先驱症状时，须立即进行相关的处理，降低毒性作用对患者预后造成的影响。

表17-3 常用局部麻醉药分类

分类	药品名称	分解途径	禁忌证
酯类	普鲁卡因、丁卡因	在血浆内被胆碱酯酶分解	肝硬化、严重贫血、恶病质、晚期妊娠等患者慎用
酰胺类	利多卡因、布比卡因等	被肝微粒体酶系分解	肝功能不全等患者慎用

1. 临床表现

当血药浓度超过患者耐受能力，将出现中枢神经症状、心血管毒性表现。局部麻醉药中毒可导致顽固性心搏骤停和中枢神经系统衰竭。需注意酰胺类局部麻醉药的全身毒性反应可影响中枢神经系统和心血管系统。

（1）局部麻醉药中枢神经系统急性毒性反应表现为头晕、兴奋、言语不清和视觉障碍等，严重者因中枢神经系统兴奋出现抽搐。

（2）酰胺类局部麻醉药导致的心血管系统急性毒性反应包括心动过速和高血压，更严重的中毒反应为出现心律失常、传导阻滞、心肌收缩力下降、心脏停搏等综合症状。

局部麻醉药物导致心血管性虚脱所需的剂量要大于导致中枢神经系统症状所需的剂量。酰胺类局部麻醉药中毒对中枢神经系统的影响容易控制，导致心血管系统急性毒性反应时救治困难，所发生的心脏停搏较为顽固，使用传统复苏方法进行救治的成功率较低。

2. 处理原则

当患者出现毒性反应时应对症处理，具体如下。

（1）立即停止使用局部麻醉药。

（2）必要时给予患者吸氧并控制或辅助呼吸。

（3）静脉缓注 50～100 mg 硫喷妥钠，当患者血压下降或呼吸停止时，应加用 5～10 mg 地西泮。如需人工呼吸时应采取少剂量的琥珀胆碱来抑制惊厥。

（4）当患者伴有低血压时，可采用升压药或扩容，使血流动力学保持平衡。

（5）对心律失常患者应及时治疗。

（6）当患者发生心搏骤停时，应及时行心肺脑复苏。

（7）如患者反应过于严重，应考虑换血治疗。

了解患者有无药物过敏史，对于伴过敏史或多次使用局部麻醉药的患者，须谨慎使用局部麻醉药。在患者维持清醒时，能够可逆地使局部组织的痛觉消失。在给予患者局部麻醉药时，应根据患者的麻醉方法、病情以及手术时间等，选取有效合理的药物，并适时调节浓度及剂量。

3. 预防原则

（1）据患者实际情况调节药物剂量，如小儿、老人、肝功能严重损害以及危重患者，应减少用量。

（2）加用肾上腺素时应避开有禁忌证的患者。

（3）注药前应回吸无血，防止局部麻醉药误入血管。

（4）术前采用苯二氮䓬类或巴比妥类药物。

（5）将抢救工具及药品提前准备好。

4. 有感染的危险

（1）确定潜在感染部位，严格执行无菌操作，避免交叉感染。

（2）监测患者体征变化及有无感染的临床表现（如发热等）。

（3）监测患者的检验结果；指导患者注意伤口护理及伤口创面观察。

（4）需要优化治疗室管理，加强无菌操作，提高无菌意识，降低感染风险。

（5）术后指导患者合理饮食，多吃富含蛋白和维生素的食物及新鲜蔬菜、水果，日常饮食以清淡、易消化食物为主，避免食用辛辣刺激、生冷油腻的食物，以免对伤口恢复造成影响。

5. 有出血的危险

患者意识清醒，能完成指令动作；根据每位患者的病情、伤口、年龄等评估患者发生出血等并发症的风险，对于风险较高的患者应采取重点观察和护理。术后观察出血情况，无特殊方能离开。

6. 焦虑、恐惧

评估患者焦虑程度及原因，做好心理护理，转移患者的注意力，减轻其焦虑。心理干预措施主要包括：主动与患者及其家属进行自我介绍，展示自身资历、经验，并帮助其尽快熟悉医院环境，认识门诊手术室，了解仪器作用，尽可能减少患者对周围环境的陌生感。加强知识普及工作，包括病情发生发展、治疗方案、注意事项等，部分患者缺乏医学知识，可能会担心复发、并发症、手术风险等问题，进而影响手术配合及术后愈合情况。护理人员应提供咨询服务，保持态度亲切、语气温和、耐心解答患者和家属的疑问，使其加深对疾病的了解。还有部分患者可能会担心疼痛问题，应重点告知其手术是在麻醉状态下进行，不会感到疼痛，以减少其心中的顾虑。

如女性尿失禁：尿失禁患者由于疾病本身的特殊临床表现及患者自身的病耻感，进而引起患者自身存在较重的社交焦虑。不愿意接触外界社会，不愿参加集体活动。这种社交回避和苦恼的情绪越发严重，许多患者甚至通过减少日常活动和外出以及减少社会交往来缓解引起的尴尬，使生活趋于平淡、孤单。需对患者给予心理弹性方面的针对性干预，可减轻患者的悲观情绪，从而改善患者的生活质量。心理弹性水平与病耻感及社交焦虑呈负相关，可能因心理弹性对患者心理问题的缓解起到一定的积极作用，可减轻患者的焦虑情绪，从而对尿失禁患者的社交焦虑存在较好的缓和保护作用。所以在护理女性尿失禁患者时，应选择适当的干预方式，提升患者的心理弹性，降低病耻感，以减轻其社交焦虑，让其保持一个良好的状态更快地回归社会。

四、精确评价反馈

出院前应给予患者术后指导，包括关于离院后治疗，如何过渡至正常生活和随访的相关要求。这些指导应为书面形式，并且最好能对患者的陪同人员重复这些指导内容。告知患者术后主要并发症的早期预警症状，以及一旦发生应采取的措施。

1. 离院标准

患者术后必须有充分的观察时间以保证心血管系统稳定，但是在大多数情况下，提倡最短的观察期为 4 ~ 6 h，以发现大多数原发性出血。

2. 离院后医疗和随访

适当的离院后医疗和随访是门诊手术的主要安全保障，应该给患者提供 24 h 急救联系电话。因为门诊患者为自我护理，可能会早活动，手术并发症的症状被发现和报告早于在医院恢复的患者，故可以更早发现，并增加安全性。

第三节 门诊手术患者精确麻醉护理规范和培训

一、思维导图

门诊手术患者精确麻醉评估与监测

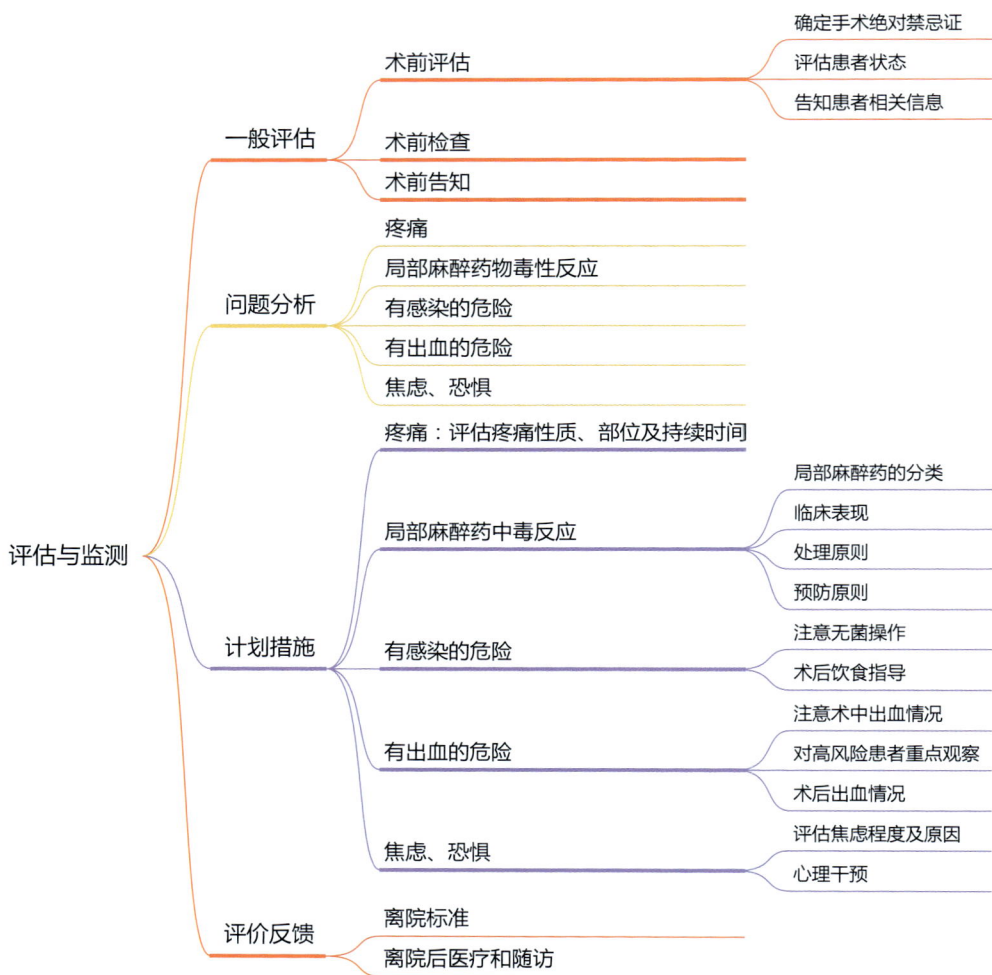

二、典型案例

患者，女，25岁，体重60 kg，身高160 cm。平日身体健康，术前访视检查无明显异常，

精确麻醉护理

无既往病史、过敏史。拟今日在门诊治疗室局部麻醉下行牙根治疗，医生对患者手术部位进行局部麻醉，手术准备开始时患者出现烦躁不安、面色潮红，皮肤出现荨麻疹，患者主述皮肤瘙痒伴有呼吸困难，立即停止使用局部麻醉药。此时患者神志清醒，生命体征：HR 105 次/min，BP 155/95 mmHg，R 16 次/min。遵医嘱协助患者取平卧位，鼻导管吸氧 3 L/min，立即给予对症处理并急查动脉血气分析。

讨论：

1. 患者出现什么问题？该如何处理？

患者当时出现了局部麻醉药中毒反应。处理方法：① 立即停止使用局部麻醉药。② 嘱患者平卧，给予吸氧、心电监护，必要时给予辅助呼吸。③ 遵医嘱给予抗过敏药物，并严密观察患者的生命体征。静脉缓注 50～100 mg 的硫喷妥钠，当患者血压下降或呼吸停止时，应加用 5～10 mg 地西泮。如需人工呼吸时应采取少剂量的琥珀胆碱来抑制惊厥。④ 当患者伴有低血压时，可采用升压药或扩容，使血流动力学保持平衡。⑤ 心律失常患者应及时治疗。⑥ 当患者发生心搏骤停时，应及时行心脑肺复苏。⑦ 如患者反应过于严重时，应考虑换血治疗。⑧ 对于清醒患者，须及时询问患者情况并给予心理护理。

2. 简述局部麻醉药毒性反应。

使用局部麻醉药的剂量及浓度过大、注药速度过快，药液误入血管及血管丰富部位而造成吸收过快，药物在体内转化降解过慢而滞留，或患者体质过差等，均可造成一定时间内血中局部麻醉药浓度高于机体耐受力而引发中毒症状。患者早期多伴有耳鸣、头晕及口舌麻木等，当中毒逐渐加深时则出现精神错乱、言语不清、血压下降、心律失常、呼吸和心跳停止、发绀、肌颤、昏迷、惊厥等症状。

第四节　门诊手术患者精确麻醉护理的热点和前沿

一、领域热点

局部麻醉的使用，在科学研究上是以麻醉医生为主，但在使用方面，诊疗过程中内、外科及专科等医生均能使用。因此，在护理上，亦属于临床护士均会接触的工作内容。麻醉护士当前在局部麻醉上尚不具备专科性的优势，可进一步学习局部麻醉的相关药理、生理知识，深入探讨相关护理内容，挖掘专科优势。

二、发展前沿

当前，麻醉护理研究团队在专科人才储备方面严重不足，创新意识、合作意识相对缺乏。在此方面，应与临床护理多沟通交流，共同探索局部麻醉的多元化临床应用与护理，从患者感受出发，发掘不同年龄段患者的需求，不断优化护理服务质量。

参考文献

［1］　曾因明，姚尚龙，熊利泽，等.麻醉学科管理学［M］.北京：人民卫生出版社，2017.
［2］　杨典平.局部麻醉药的临床应用及其不良反应研究进展［J］.世界最新医学信息文摘(连续型电子期刊)，2015，15(59)：30-31.
［3］　赵一.局部麻醉药物毒性反应的护理和预防［J］.海峡药学，2016，28(9)：230-231.
［4］　陈林静，程雪玲，张玉，等.舒适护理对门诊手术儿童患者焦虑和依从性的影响分析［J］.医药前沿，2020，10(26)：145-146.
［5］　张淑霞，王丽红.门诊外科就诊治疗病人的心理特点及护理［J］.局解手术学杂志，2011，20(6)：679.
［6］　关旭，肖海英.门诊手术室发生切口感染的相关因素分析及护理策略分析［J］.中国医药指南，2019，17(12)：273-274.
［7］　简明，贺李江，胡菊华，等.门诊手术患者舒适护理效果的相关因素分析［J］.护理实践与研究，2012，9(12)：58-59.
［8］　申响铃，张超，方金瑞."一站式流程"对改善日间门诊手术服务质量及安全的应用［J］.实用临床护理学电子杂志，2020，5(29)：162.
［9］　施凡.浅谈局部麻醉药的注意事项及不良反应［J］.中国卫生标准管理，2017，8(7)：132-133.
［10］　金星，武颖.我国麻醉复苏护理科研团队及研究热点的知识网络分析［J］.全科护理，2019，17(36)：4603-4605.
［11］　逢春霞.浅谈麻醉科护理的管理工作与体会［J］.世界最新医学信息文摘，2017(50)：223-224.

精确麻醉护理

［12］ 王联霞.护理干预对宫颈锥切术患者出院后阴道出血的影响因素研究［J］.黑龙江科学，2021，12(14)：78-79.

［13］ 袁海芳.妇科手术患者基于目标导向的围手术期疼痛管理效果研究［J］.现代医药卫生，2021，37(14)：2465-2467.

［14］ 欧阳欢.脂肪乳治疗酰胺类局麻药毒性反应研究进展［J］.武警后勤学院学报(医学版)，2014，23(7)：618-621.

（丁　红　陈寒霏）

17

第十八章
日间手术患者精确麻醉护理

第一节　概　述

　　日间手术模式起源于欧美发达国家，由英国小儿外科医生 James Nicoll 在 1909 年提出。近 20 年来，随着微创外科技术、麻醉技术和围手术期管理水平的发展与进步，许多地区日间手术使用率稳步上升。2014 年，英格兰日间手术占择期手术的比例达到 85%、在苏格兰为 72%、在美国为 80% 左右。我国从 2001 年引入日间手术模式，初期仅有几家医院自发开展日间手术，发展较缓慢。2012 年 3 月，"中国日间手术合作联盟"（China Ambulatory Surgery Alliance，CASA）成立，成为中国专门致力于日间手术推广应用的平台组织。CASA 定义日间手术为患者在 1 d（24 h）内入、出院，完成对患者有计划进行的手术或操作，不含门诊手术；特殊病例由于病情需要延期住院，住院最长时间不超过 48 h。自 2013 年以来，在 CASA 的积极推动和规范化引导下，中国越来越多的医疗机构接触、了解并开始实施日间手术。截至 2016 年底，全国有超过 2000 家医疗机构开展日间手术。到 2017 年底，中国有一半以上的三级医院开展了日间手术，将日间手术占择期手术的比例提高至 12.8%，其中 639 家医疗机构设置日间手术中心，开展日间手术的术式种类已超过 1 000 种，涵盖了近 60% 的外科手术类型。2019 年，国家三级公立医院绩效考核手册中明确指出，将日间手术占择期手术比例作为重要的监测指标，进一步推动了日间手术发展。日间手术具有明显缩短住院时间、加快床位周转、降低院内感染率、提高医疗资源使用效率的优势，已得到患者、医护人员及卫生行政部门的关注和肯定。由于日间手术患者住院时间短、流动性强、周转快，对麻醉和围手术期管理提出了更高的要求。

一、日间手术总原则

　　宜选择对机体生理功能干扰小、手术风险相对较小、手术时间短（一般不超过 3 h）、预计

18

出血量和术后并发症少、术后疼痛程度轻及恶心呕吐发生率低的手术。各医院应综合考虑其医疗场所、设备条件、医疗水平及患者情况等多方面因素，在确保医疗质量和医疗安全的前提下，选择可开展的日间手术。

二、日间手术患者的选择

日间手术不同于传统手术模式，对于手术患者应严格筛查，以确保患者能安全进行日间手术。

（1）适合日间手术及麻醉的患者一般应符合以下条件：① 患者意识清醒，无精神疾病史，围手术期有成人陪伴。愿意接受日间手术，对手术方式、麻醉方式理解并认可。② 患者和家属理解围手术期护理内容，愿意并有能力完成出院后照护。③ ASA Ⅰ级或Ⅱ级患者；ASA Ⅲ级患者并存疾病稳定在3个月以上，经过严格评估及准备，亦可接受日间手术。④ 年龄：一般建议选择1岁以上至65岁以下的患者。但是，年龄本身不单纯作为日间手术的限定因素，65岁以上的高龄患者能否进行日间手术，应结合手术大小、部位、患者自身情况、麻醉方式、合并症严重程度和控制情况等进行综合判断。⑤ 预计患者术中及麻醉状态下生理机能变化小。⑥ 预计患者术后呼吸道梗阻、剧烈疼痛及严重恶心呕吐等并发症发生率低。

（2）不建议进行日间手术的情况：① 全身状况不稳定的ASA Ⅲ级或Ⅳ级患者。② 高危婴儿或早产儿。小于36周的早产儿；患有呼吸系统疾病的患儿；伴有心血管疾病的患儿；明显有上呼吸道感染症状的患儿。③ 估计术中失血多和手术难度较大的患者。④ 可能因潜在或已并存的疾病将会导致术中出现严重并发症的患者（如恶性高热家族史，过敏体质者）。⑤ 近期出现急性上呼吸道感染未愈者、哮喘发作及状态持续者。⑥ 困难气道患者。⑦ 估计术后呼吸功能恢复时间长的病理性肥胖或阻塞性睡眠呼吸暂停综合征（OSAS）患者。⑧ 吸毒、滥用药物者。⑨ 心理障碍、精神疾病及不配合的患者。⑩ 患者离院后24 h无成人陪护者。

（3）如有下列情况建议延期：① 血红蛋白 ≤ 70 g/L。② 血小板计数 < 100×10^9/L。③ 纤维蛋白原 < 2.0 g/L。④ 血钾 < 3.0 mmol/L。⑤ 血钠 ≤ 125 mmol/L。⑥ 原因未明且未经正规治疗的严重心肌缺血或严重心律失常者。⑦ 3～6个月内曾发生过心肌梗死者。⑧ 原因未明且未经过正规治疗的高血压患者。⑨ 急性上呼吸道感染未愈者。⑩ 预定手术区域有感染病灶者。

（4）禁忌进行日间手术的情况：透析患者，进行抗凝或抗血小板治疗的患者，有癫痫、焦虑症状的患者，具有阻塞性睡眠呼吸暂停患者，有听力或视力障碍、精神障碍的患者和孕妇等应列为禁忌。

第二节 日间手术患者精确麻醉护理实践

一、精确评估与监测

麻醉前评估

1. 评估方法

原则上日间手术患者术前需要到麻醉门诊就诊，进行评估及准备，这对于病情较复杂者尤为重要。手术当日麻醉医生都应于手术开始前与患者进行面对面直接沟通和交流。

2. 评估内容

主要包括3个方面：病史、体格检查、辅助检查。

1）病史 通过阅读病历，追问患者有关麻醉的病史。

（1）个人史：包括年龄、性别、职业等；能否剧烈活动或胜任较重的体力劳动，有无长期吸烟、饮酒等。

（2）过去史：了解患者的疾病史，特别是与麻醉相关的疾病如高血压、冠心病、脑血管疾病、哮喘及相应的治疗情况；既往麻醉史，做过何种手术，麻醉方式，有无不良反应；既往有无长期用药史，了解药名、药量，有无过敏史，有无长期服用安眠药、抗凝药、降压药、降糖药及麻醉药品成瘾史等。

对于日间手术麻醉前评估，尤其要注意辨别术中可能出现的麻醉意外问题，包括恶性高热易感者、肥胖症、血液系统疾病、心脏病以及胃肠反流性疾病等；全面筛查患者的营养状态、心肺功能及基础疾病，并经相关科室会诊予以纠正及针对性治疗，术前将患者机体调整至最佳状态，以降低围手术期严重并发症的发生率。在英国日间手术协会推荐的术前患者调查问卷中，除了常规病史评估外，重点询问心脏病患者、糖尿病患者的控制方案，有无癫痫、排尿障碍、贫血/出血、严重恶心/反酸、下肢活动困难等，对于育龄期妇女额外询问是否有怀孕可能。

（3）现病史：对所有患者需详细询问病史，完善影像学及相关专科检查并全面评估患者的生理、心理和社会学因素。各项化验检查均应在手术前完成，若检查后患者病情发生变化，建议术前复查能反映病情变化的相关项目。

2）体格检查

（1）全身状况：观察患者有无发育不良、营养障碍、贫血、脱水、水肿、发热及意识障碍等，测身高和称体重，了解患者近期的体重变化。

（2）各系统功能：① 呼吸系统。了解患者近期有无呼吸道或肺部感染，有无影响完成气管插管的因素，如下颌关节活动受限、下颌畸形或颈椎病等；询问有无咳嗽和咳痰、痰量及性状，是否咯血及咯血量。观察呼吸的频次、深度、形式，评估其通畅度，听诊双肺呼吸音是否对称，有无干、湿啰音，有无困难气道，有无呼吸困难，患者呼吸困难的发作频率等。可参照X

线和 CT 检查结果。必要时可进行肺功能检查。② 循环系统：测血压、脉搏、温度，叩诊心界、听诊心音、有无心律失常等。术前常规检查心电图。有无心脏病，前次心肌梗死的发作时间。③ 其他：脊柱是否畸形或病变，穿刺部位有无感染，下颌关节和脊柱活动度。

3）辅助检查　麻醉医生和外科医生进行术前访视和评估，完善专科相关检查。

二、精确问题分析

（一）术前存在问题

1. 心理方面

由于麻醉与手术是有风险的治疗方法，患者必然对其安全性和可能出现的一些并发症感到担心，而且由于患者对疾病和将要施行的麻醉和手术缺乏认识，会产生不同程度的心理负担。紧张、恐惧和焦虑是术前患者最普遍的心理状态。各年龄段的患者在手术前的恐惧心理也不完全一样，除了对安全性的共同担忧之外，又各有侧重：老年人会担心手术的风险，担心自己的身体无法承受手术所带来的创伤；青年人对并发症、治疗的预期效果以及术后康复等问题较为担忧；小儿则更多害怕与父母的分离。这种紧张刺激，通过交感神经系统的作用，使肾上腺素和去甲肾上腺素分泌增加，引起血压升高、心率加快，有的还可出现四肢发凉、发抖等一系列心理、生理和病理生理反应。

2. 知识缺乏

日间手术作为新型的治疗模式，患者对其还较为陌生。新环境的冲击、心理的担忧、禁饮食的烦躁等一系列复杂情绪困扰患者，同时患者对手术、麻醉相关知识以及相关流程缺乏了解，对于手术结束后 24 h 内出院缺乏安全感。

（二）术后并发症

1. 麻醉相关问题

1）术后疼痛

（1）原因：术后疼痛是患者延迟出院的主要因素，因此，要做好镇痛护理。麻醉结束后，患者开始感觉切口疼痛，在术后 24 h 内最为剧烈。患者术后咳嗽、深呼吸、下床活动和关节功能锻炼时可引起术后活动疼痛，剧烈疼痛会严重影响患者各器官的正常生理功能和休息。

（2）护理：术后 24 h 内，每 2 h 评估一次患者的疼痛情况、精神状况、一般生命体征，评估是否存在恶心、呕吐、尿潴留、皮肤瘙痒等并发症，同时还应观察患者的活动能力及肌力情况。因日间手术患者第二日出院，麻醉科医护人员可以通过移动 APP、电话等对疼痛患者进行访视，了解患者的镇痛情况。目前推荐采用预防性镇痛和多模式镇痛，以缓解患者术后的疼痛。推荐成人术前口服塞来昔布 200～400 mg 用于预防性镇痛。甲状腺术后控制疼痛一般以口服镇痛药物为主，口服对乙酰氨基酚和非甾体抗炎药（NSAIDs）常用于术后轻、中度疼痛的治疗。术后及时评估疼痛（**表 18-1**），如果疼痛 NRS 评分＞3 分，应及时治疗。

表 18-1　NRS 评分标准

项目	指标	评分(分)
面部表情	放松	1
	稍紧张、皱眉	2
	非常紧张、眼睑紧闭	3
	面部抽搐、表情痛苦	4
上肢运动	无运动	1
	稍弯曲	2
	手指屈曲、上肢完全弯曲	3
	持续弯曲状态	4
机械通气时的顺应性	耐受良好	1
	咳嗽但大多数时间能耐受	2
	人机对抗	3
	无法控制呼吸	4
合计		12

2）发热　发热是患者术后常见的症状。由于手术创伤的反应，术后患者的体温可略升高 0.1～1℃，一般不超过 38℃，称之为外科手术热或吸收热，术后 1～2 日逐渐恢复正常。

（1）原因：术后 24 h 内的体温过高（＞39℃），常为代谢性或内分泌异常、低血压、肺不张或输血反应等。术后 3～6 日的发热或体温降至正常后的再度发热，应警惕继发感染发热可能，如手术切口、肺部及尿路感染等。如果患者持续发热不退，应立即和诊疗医生联系，密切观察患者是否因为更严重的并发症所引起，如体腔内术后残余脓肿等。

（2）护理：术后监测体温及伴随症状；及时检查切口部位有无红、肿、热、痛或波动感；遵医嘱应用退热药物或物理降温；必要时结合胸部 X 线、超声、CT、切口分泌物涂片和培养、血培养、尿液检查等，寻找病因并针对性治疗。

3）术后恶心、呕吐　恶心、呕吐是术后常见并发症之一，不仅给患者带来严重不适，剧烈呕吐还会影响患者恢复，严重者导致伤口裂开、血肿形成、误吸等风险。

（1）原因：最常见的是麻醉反应之一，待麻醉作用消失后症状可消失；药物的影响；严重腹胀；水、电解质及酸碱平衡紊乱。

（2）护理：在患者呕吐时，将其头偏向一侧，及时清除呕吐物；对于使用镇痛泵者，暂停使用；遵医嘱给予止吐、镇静及解痉药物；对于持续性呕吐者，应查明原因并及时处理。

4）反流和误吸

（1）原因：一旦有反流物滞留即可发生误吸，引起急性呼吸道梗阻，如不能及时有效进行抢救，可导致患者窒息甚至死亡。误吸胃液可导致肺损伤、支气管痉挛和毛细血管通透性增加，导致肺水肿和肺不张。肺损伤程度与吸入的胃液量和 pH 有关。

（2）护理：为预防反流和误吸，应减少胃内容物滞留，促进胃排空，降低胃液 pH 值，降低胃内压，加强对患者的观察。

5）呼吸道梗阻

（1）上呼吸道梗阻：声门以上的呼吸道梗阻。① 原因：机械性梗阻常见，如舌后坠、口腔分泌物阻塞、异物阻塞、喉头水肿等。② 表现：不完全梗阻表现为呼吸困难并有鼾声；完全梗阻时有鼻翼煽动和三凹征。③ 处理：迅速将下颌托起，放入口咽或鼻咽通气管，清除咽喉部分泌物和异物。对于喉头水肿者，给予糖皮质激素，严重者行气管切开。对于喉痉挛者，应解除诱因、加压给氧，无效时静脉注射琥珀胆碱，经面罩给氧，维持通气，必要时气管插管。

（2）下呼吸道梗阻：声门以下的呼吸道梗阻。① 原因：常为分泌物或呕吐物误吸、支气管痉挛所致。② 表现：轻者出现肺部啰音，重者出现呼吸困难、潮气量低、气道阻力增高、发绀、心率加快、血压下降。③ 处理：一旦发现，立即报告医生并协助处理。

6）低氧血症

（1）原因：吸入氧浓度过低、气道梗阻、弥散性缺氧、肺不张、肺水肿、误吸等。

（2）表现：患者吸入空气时，$SpO_2 < 90\%$、$PaO_2 < 60\ mmHg$；或吸纯氧时 $PaO_2 < 90\ mmHg$，有呼吸急促、发绀、躁动不安、心动过速、心律不齐、血压升高等症状。

（3）处理：及时给氧，必要时机械通气。

2. 专科相关问题

由于日间手术病房涉及多个专科，其主管专科医生向患者交代专科相关注意事项；当患者发生专科并发症时，日间病房护士告知相关专科医生，并由其进行专业处理或指导。

（三）出院后存在的问题

由于日间手术周转快、住院时间短等特点，患者对手术当日是否能出院、出院后伤口如何护理、用药情况、饮食活动等问题心存疑虑，对出现特殊情况时如何寻求帮助表示担忧。

三、精确计划措施

（一）麻醉前准备与护理

1. 心理准备及护理

（1）目的及意义：了解患者情绪紧张和焦虑的程度，评估患者的精神状况及其合作程度，询问患者的顾虑和需求，从而进行解释和心理指导。麻醉护士根据患者的疾病情况向患者及家属解释手术和麻醉的必要性，讲述患者需要配合的要点；针对患者对疼痛的恐惧，麻醉护士可向其说明麻醉医生可以提供最佳的术后镇痛方案，增强患者信心。对于麻醉的危险性和并发症，用合适的语言让患者及家属充分了解。

（2）内容：① 通过与患者良好互动，建立友好的护患关系。② 鼓励患者参与护理方案的制订，增强患者自我护理的技能和战胜疾病的信心，加快术后康复。③ 客观地针对患者的疑虑进行解答，科学地对即将进行的麻醉和手术进行解释，告知其麻醉方法、体位以及配合要点等，使其做好配合，从而减轻焦虑和恐惧。④ 人文护理。准备干净的衣裤，摘去佩戴的首饰和活动性义齿，告知化妆掩盖病情的危害。

2. 术前宣教

1）术前胃肠道准备　术前常规需要禁食，排空胃肠道，目的是为防止术中或术后反流、误吸、呕吐，引起窒息或肺部感染等。术前常规禁食、禁饮。推荐参照 ASA 术前禁食规定：术前 8 h 禁食固体食物，术前至少 2 h 禁止摄入清亮液体。在麻醉医生的认同下，日间手术患者术前禁食 6 h 和禁饮 2 h，推荐术前口服含碳水化合物的饮品。术前 2～4 h 口服 12.5% 含碳水化合物的饮品 ≤ 400 ml 可降低围手术期胰岛素抵抗的发生率（糖尿病患者除外）。对于有胃排空延迟的患者，需延长禁食、禁饮时间。有关禁食、禁饮的重要意义，必须向患者家属交代清楚，以取得配合。术前肠道准备可引起患者体液大量丢失，导致水、电解质失衡，故不推荐对日间手术患者常规进行机械性肠道准备。术前肠道准备仅适用于需要术中结肠镜检查或有严重便秘的患者。儿童术前禁食时间详见**表 18-2**。

表 18-2　儿童择期手术禁食指南

食物	清水	母乳	婴儿配方奶	非人奶	便餐
最少禁食时间（h）	2	4	4（年龄＜3 个月）～6（年龄＞3 个月）	6	6

2）术前用药准备　对于术前进行药物治疗的患者，除评估药物的疗效外，还应重点考虑某些药物与麻醉药物之间存在的相互作用，有些药物会导致麻醉不良反应的发生。

（1）洋地黄、胰岛素、皮质激素和抗癫痫药，一般都需要继续使用至术前。

（2）1 个月前曾较长时间应用皮质激素而术前已经停服者，手术中有可能发生急性肾上腺皮质激素功能不全危象，术前必须恢复使用外源性皮质激素，直至术后数天。

（3）正在施行抗凝药物治疗的患者，手术前应停止使用，并需要设法拮抗其残余抗凝药。

（4）长期服用的某些中枢神经抑制药，如巴比妥、阿片类、单胺氧化酶抑制药、三环抗抑郁药等，均可影响患者对麻醉药的耐受性，或在麻醉中易诱发呼吸和循环意外，应于术前停止使用。

（5）利尿剂应于手术当日晨停用（除外用于抗高血压的噻嗪类）。

（6）应用普通胰岛素的患者应于手术当日晨停用。

（7）安定药（如氯丙嗪）、抗高血压药（如利血平）、抗心绞痛药（β 受体阻断药）等可能导致麻醉中的患者出现低血压、心动过缓、甚至心缩无力，故术前均应考虑是否继续使用或调整剂量。

（8）对明显焦虑、迷走神经张力偏高等患者可酌情用药。

3）膀胱准备与护理　在患者进手术室前应嘱其排空膀胱，防止术中尿床或术后尿潴留。对于盆腔和疝手术，还有利于预防误伤膀胱。

4）口腔卫生准备与护理　麻醉后上呼吸道的一般性细菌容易被带入下呼吸道，在手术应激下，患者的免疫力较低，可能引起肺部感染等特征。嘱患者保持口腔清洁，进手术室前将活动性义齿取下，防止脱落。

5）输血、输液准备　术前检查患者血型，必要时备血。评估患者血管，建立静脉通路。

6）术前患者准备和依从性评估　除传统模式下对住院患者所采取的相同的术前患者健康教育之外，应更侧重于针对性宣教。针对不同患者，采用卡片、多媒体、展板等形式重点介绍麻醉、手术、术后处理等围手术期诊疗过程，缓解其焦虑、恐惧及紧张情绪，使患者知晓自己在此计划中所发挥的重要作用，获得患者及其家属的理解、配合，包括术后早期进食、早期下床活动等。此外，术前应做好对患者依从性评估和家属教育。

7）其他准备　主要为：① 签署手术、麻醉知情同意书；② 患者应摘下义齿、助听器、眼镜、首饰、手表等物品并交给家属保管。

（二）术中麻醉护理

1. 麻醉方式的选择

选择麻醉方式时需要考虑手术和患者两方面的因素，应选择既能满足手术需求，又有利于患者术后快速恢复的麻醉方式。

（1）监护麻醉（MAC）：MAC 一般指在局部麻醉手术中，由麻醉医生实施镇静或（和）镇痛，并监测患者的生命体征，诊断和处理 MAC 中的临床问题。其主要目的是保证患者术中的安全、舒适、满意。

（2）局部浸润和区域阻滞：采用局部浸润和区域阻滞麻醉，除满足手术需要外，还可减少全身麻醉术后常见不良反应（如恶心、呕吐、眩晕、乏力等）的发生，用稀释的局部麻醉药在手术部位局部浸润是减少术中阿片类镇痛药剂量和减轻术后疼痛最简单、安全的方法，有利于日间手术患者术后早期出院。

（3）超声引导下神经阻滞技术的不断完善，为日间手术神经阻滞的开展提供了保障，建议尽可能采用。

（4）全身麻醉：全身麻醉是日间手术应用最广泛的麻醉方法。麻醉深度监测、肌松监测、靶控输注技术及静-吸复合麻醉在全身麻醉管理中的合理应用，有利于日间手术患者术后快速苏醒。气道管理一般可选择气管插管、喉罩、口咽通气道维持呼吸道通畅。喉罩作为一种声门上的通气装置，是介于气管导管和面罩之间的一种特殊人工气道，术中可保留自主呼吸，可行机械通气，特别适用于日间手术麻醉。与气管插管比较，能适当减少麻醉药用量，可在不使用肌松药的情况下顺利置入，有利于加快术后肌力恢复和患者苏醒，降低诱导期和苏醒期血流动力学的剧烈波动，避免了肌松药和拮抗药的过多使用。但需要注意，喉罩不能完全隔离气道和食道，可能发生误吸，对于饱胃、呕吐、上消化道出血患者不宜使用。

麻醉药物选择总原则：起效迅速、消除快、作用时间短、镇痛镇静效果好，对心肺功能影响轻微，无明显不良反应和不适感。多采用速效、短效、舒适的药物，如丙泊酚、瑞芬太尼、舒芬太尼等，肌松药可考虑罗库溴铵、顺式阿曲库铵等。

2. 术中监测与管理

（1）日间手术患者所需监测项目应与住院手术患者基本一致。常规监测项目包括：生命体征、ECG、SpO_2，全身麻醉时监测$PetCO_2$、麻醉深度，必要时进行有创动脉血压、中心静脉压监测，条件允许时还可进行神经肌肉功能监测，其余监测项目可根据患者及术中具体情况采用。

（2）术中常规监测患者体温直至术后，可借助加温床垫、加温毯、输血输液加温装置等，维持患者体温不低于36℃。

（3）液体管理。术中密切关注患者的心率、血压、CVP、ECG、失血量、尿量等。对于低、中风险手术的患者，采用非限制性补液；对于老年、经治疗后病情稳定的 ASA Ⅲ 级患者，推荐使用目标导向液体管理策略。对于血压下降者，推荐适当使用 α 肾上腺素能受体激动剂，如低剂量去甲肾上腺素缩血管药物，维持其血压不低于术前基线血压的 20%。对于无肾功能损害的患者，术中可以考虑给予胶体溶液。最新证据表明，腹部手术给予羟乙基淀粉 130/0.4 溶液，在维持围手术期液体零平衡、降低吻合口漏风险方面可能具有潜在优势。术中液体治疗的目标是维持体液内环境稳态，避免因液体负荷或灌注不足引起的器官功能障碍。

（三）术后麻醉护理

1. 早期恢复（第一阶段）

早期恢复即从麻醉药物停止使用到保护性反射及运动功能恢复。此阶段通常在 PACU 中进行，监测患者意识、活动、呼吸、心电图、血压、氧合状态等，至 Steward 评分（表 18-3）或改良 Aldrete 评分（表 18-4）到达离开 PACU 的标准。这一阶段是麻醉后并发症的高发期，表现为疼痛、恶心、呕吐、低血压、眩晕等，以女性、高龄、手术时间较长、大量液体或血液丢失及使用阿片药、非去极化肌松剂等手术常见，须严密监护患者。

表 18-3　Steward 苏醒评分表

患者状况	0分	1分	2分
清醒程度	对刺激无反应	对刺激有反应	完全清醒
呼吸通畅程度	呼吸道需予以支持	可自主维持呼吸道通畅	可按医生吩咐咳嗽
肢体活动程度	肢体无活动	肢体无意识活动	肢体能做有意识的活动

注：上述三项总分为6分，当患者评分＞4分时，可考虑转出PACU。

表 18-4　改良 Aldrete 评分标准

离院标准	评分(分)
运动	
能够自主或根据指令移动四肢，肌力4级	2
自主或根据指令移动两个肢体，肌力2级	1
不能自主或根据指令移动肢体，肌力0级	0
呼吸	
可深呼吸和随意咳嗽	2
呼吸窘迫或呼吸受限	1
无呼吸	0

离院标准	评分(分)
循环	
血压波动 ±20% 以下	2
血压波动 ±20%～49%	1
血压波动 ±50% 以上	0
意识	
完全清醒	2
嗜睡但可被叫醒	1
对刺激无反应	0
氧饱和度	
吸空气 $SpO_2 > 92\%$	2
需吸氧才能维持 $SpO_2 > 90\%$	1
吸氧条件下 SpO_2 仍 $< 90\%$	0

注：总分为10分，9分以上可以离开PACU。

2. 中期恢复（第二阶段）

由 PACU 转入日间手术病房或普通病房开始，至达到离院标准时结束。此阶段应继续观察患者各项生理机能恢复及外科情况。如果患者在手术结束及停止麻醉用药后，迅速达到 Steward 评分或改良 Aldrete 评分离开 PACU 的标准，即为快通道恢复。

（1）心理护理。术后加强巡视，鼓励患者说出自己的想法，明确其心理状态，给予适当的安慰和解释；提供有关术后康复、疾病方面的知识，帮助患者缓解术后不适；帮助患者建立疾病康复的信心，告知其配合治疗与护理要点；鼓励患者加强生活自理能力，满足其合理需求。

（2）休息与活动。早期活动有利于增加肺活量、减少肺部并发症、改善血液循环、促进伤口愈合、预防深静脉血栓形成、促进肠蠕动恢复及减少尿潴留的发生。原则上患者应早期床上活动，争取在短期内下床活动。如术后清醒患者可半卧位、在床上做深呼吸、间歇翻身、四肢主动与被动活动等。

（3）培训患者及家属，提高患者及家属的相关护理技能。

3. 后期恢复（第三阶段）

患者离院后，在家中完全恢复。在患者离院前，做好健康教育，告知患者康复锻炼的知识及具体方法，合理的饮食搭配，从流食逐渐过渡到普食，避免辛辣刺激的饮食；遵医嘱按时、按量服药；告知伤口拆线的时间，以及恢复期可能出现的症状，如有异常立即返院检查；同时医院设有绿色通道。

（四）出院护理

1. 出院基本标准

应制订以保障患者安全为基础的、可量化的、具有可操作性的出院标准。一般认为日间手术患者需要达到下列标准方可出院。

（1）按麻醉后离院评分标准（postanesthesia discharge score，PADS）**（表18-5）**，判定患者能否离院，总分为10分，≥9分者方可离院（建议评价患者早期恢复先用麻醉后恢复评分，再采用改良PADS评分，评价患者是否达到离院标准）。

表18-5　麻醉后离院评分标准（PADS）

离院标准	评分(分)
生命体征	
波动小于术前值的20%	2
波动在术前值的20%～40%	1
波动大于术前值的40%	0
活动状态	
步态平稳而不感头晕，或达术前水平	2
需要搀扶才可行走	1
完全不能行走	0
恶心呕吐	
轻度：不需治疗	2
中度：药物治疗有效	1
重度：治疗无效	0
疼痛	
VAS 0～3分，离院前疼痛轻微或无疼痛	2
VAS 4～6分，中度疼痛	1
VAS 7～10分，重度疼痛	0
手术部位出血	
轻度：不需换药	2
中度：最多换2次药，无继续出血	1
重度：需要换药3次以上，持续出血	0

注：总分为10分，此评分≥9分方可出院。

（2）患者必须由可以负责任的成人陪护，并有确切的联系电话。

（3）麻醉医生和手术医生共同评估患者是否可以出院，并告知术后回家期间的注意事项，提供给患者日间手术中心的联系电话以备急需。

（4）椎管内麻醉的患者离院前必须确保感觉、运动和交感神经阻滞已经完全消退，下肢的感觉、运动功能、本体觉和反射以及排便、排尿功能恢复正常。判断的标准为肛周感觉、跖反射和大脚趾本体感觉均恢复。

（5）若患者达不到离院标准，可考虑转入普通住院病房。

2. 出院康复指导

制订出院指导的内容应坚持科学的原则，以疾病为基础，保证教育内容的真实性、科学性、实用性。主要包括提高自我护理能力、提高生活质量、加强社会适应能力、预防并发症等，但内容不宜冗长，对患者及家属确实有指导作用，语句通俗易懂，不能使用过多的或是患者无法理解的医学专用术语。

制订的出院康复指导应保证外科手术医生、护士、麻醉医生统一认识，避免出现歧义，造成患者的误解，影响出院康复指导的效果。应重点针对出院后并发症的预防、饮食指导、康复活动、复诊时间、用药指导等健康教育内容进行指导。

1）饮食指导　针对日间手术患者的病情制订个性化的出院后饮食计划，并以书面形式告知患者及其家属，方便在今后的随访中提高依从率。

2）伤口护理　指导日间手术患者及家属观察伤口的重要性及护理要点。教会患者及家属查看伤口情况，并告知当伤口存在感染或其他情况时，到附近的社区或医院进行伤口处理。

3）用药指导　出院前，护士要清楚地告知患者出院所带药物的作用、服药方法、使用时间、剂量，使用药物的注意事项，药物的不良反应观察等，使患者正确用药，充分发挥药物治疗的效果。

4）日常活动指导　回家后的康复活动一定要遵循活动适量、循序渐进的原则，护士应根据个体情况为患者制订活动方式及运动量，鼓励患者早期活动，同时也要结合日间手术患者的手术类型、身体状况等因素，避免患者过度活动产生不良影响。如腹部手术后应早期下床活动，预防出现肠粘连和深静脉血栓等。同时应告知患者及家属注意观察活动中和活动后的感觉，如出现头晕、面色苍白、呼吸困难等症状，应立即停止活动。

5）复诊计划　指导日间手术患者做好手术后复诊的预约挂号。让患者了解手术后"绿色通道"就医流程，方便患者就诊，促进医患关系和谐，提升患者满意度。

6）心理康复　日间手术中心的患者及家属对回家后的病情观察、照顾及护理往往缺乏信心，表现出焦虑、担忧与恐惧的情绪，心理护理在此时尤为重要。护士应耐心倾听患者的主诉，疏导患者及家属的情绪，增加患者及家属对出院康复指导的认知，保证日间手术患者回家后护理的正确延续。

7）健康教育　出院后的健康教育不仅要指导患者，也要指导家属，出院后康复需要家人和朋友创造一个健康、和谐的康复环境，特别需要家人积极参与，给予患者鼓励和支持。

3. 术后随访

日间手术医护团队应参照传统住院患者出院后定期复查的项目和内容，进行病情登记及康复指导。在智能电话和平板电脑等智能电子设备的普及下，应用移动APP进行术后病情变化和随访项目的上报和处理，是目前日间手术后简单有效的随访方式。目前业内专家对电话随访频次有一个基本共识：出院后第一天务必随访，第1周内不少于2次，第2周内不少于1次，2周后根据患者情况确定。及时了解患者是否出现麻醉和手术相关的并发症（如伤口疼痛、出血、感染、意识改变、恶心、呕吐、头晕、全身麻醉后声嘶、呛咳、椎管内麻醉后腰背痛、头痛、尿潴留等），并提供处理意见，建立明确的再入院的"绿色通道"，情况严重者建议尽快到医院就诊，以免延误病情。

四、精确评价反馈

1. 患者术前疑虑

术前宣教可对患者提供心理支持，让患者更加熟悉日间手术流程，缓解患者的紧张、恐惧、焦虑和抑郁等情绪反应。术前详尽告知患者其病情（在允许范围内）、可能采取的手术方式、麻醉方式、患者需配合的各个环节等，耐心做好患者的思想工作，消除患者对日间手术病房的恐惧感。宣教不仅针对患者，还需针对其家属及陪护人员。除进行口头讲解外，还可采用视频播放的形式进行辅导宣传。条件允许可让即将接受手术的患者参观术后康复病房，使患者能更好地配合医护人员完成手术，平稳度过围手术期，减少手术并发症的发生。

2. 患者术后担忧

与普通住院手术相比，日间手术要求更高的医疗安全性、康复速度与质量。而术后加速康复（ERAS）理念的提出极大地推动了日间手术模式的发展，将 ERAS 理念贯穿于日间手术全过程，以 ERAS 理念为核心，从服务、管理、技术等节点着手，优化日间手术流程，制订规范化、可操作、可评估的日间手术临床路径，实施围手术期多模式镇痛，术中控制性补液，精细操作、出血控制良好，实现零输血状态，优化管道使用、术后尽早地拔除气管插管、胃管和导尿管、术后早期活动、早期进食、主动性护理等，大幅度缩短住院时间，有效地预防术后并发症的发生，更好地促进患者康复。

此外，为保障患者日间手术患者的医疗护理质量和安全，日间手术应制订应急预案。对意外急诊或非计划再次手术，应该随时有人员和设备保证；如果患者在术中或术后出现严重并发症，将通过医院"绿色通道"转入专科病房继续治疗；若出院评估不能达到出院标准，也可以进行过夜观察，有专门的医生、护士进行 24 h 陪护，如果次日病情好转，可回家静养；如果病情未见好转或恶化，及时转入专科病房继续后续治疗，最大限度地保证患者安全，以提升日间手术的安全性。

18

第三节　日间手术患者精确麻醉护理规范和培训

一、思维导图

1. 日间手术患者精确麻醉护理评估与监测

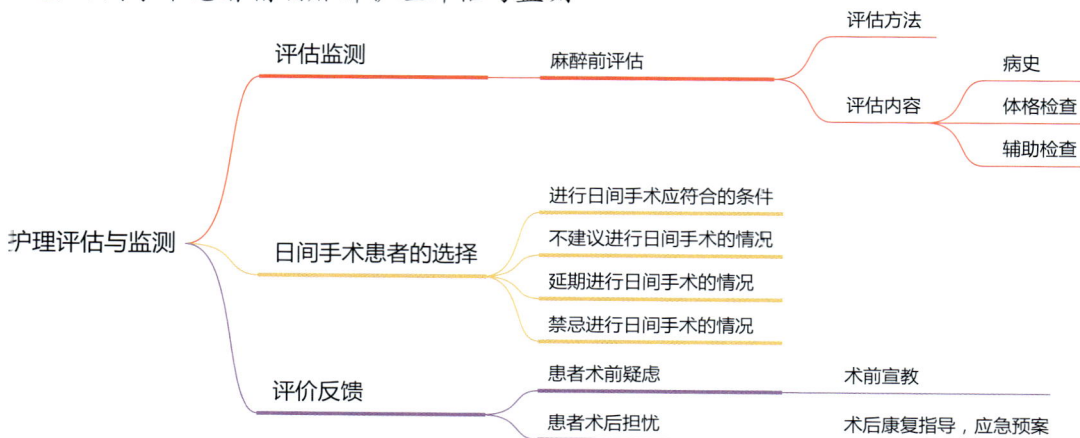

```
护理评估与监测
├─ 评估监测 ── 麻醉前评估 ┬─ 评估方法
│                        └─ 评估内容 ┬─ 病史
│                                    ├─ 体格检查
│                                    └─ 辅助检查
├─ 日间手术患者的选择 ┬─ 进行日间手术应符合的条件
│                    ├─ 不建议进行日间手术的情况
│                    ├─ 延期进行日间手术的情况
│                    └─ 禁忌进行日间手术的情况
└─ 评价反馈 ┬─ 患者术前疑虑 ── 术前宣教
            └─ 患者术后担忧 ── 术后康复指导，应急预案
```

2. 日间手术患者精确麻醉护理问题分析

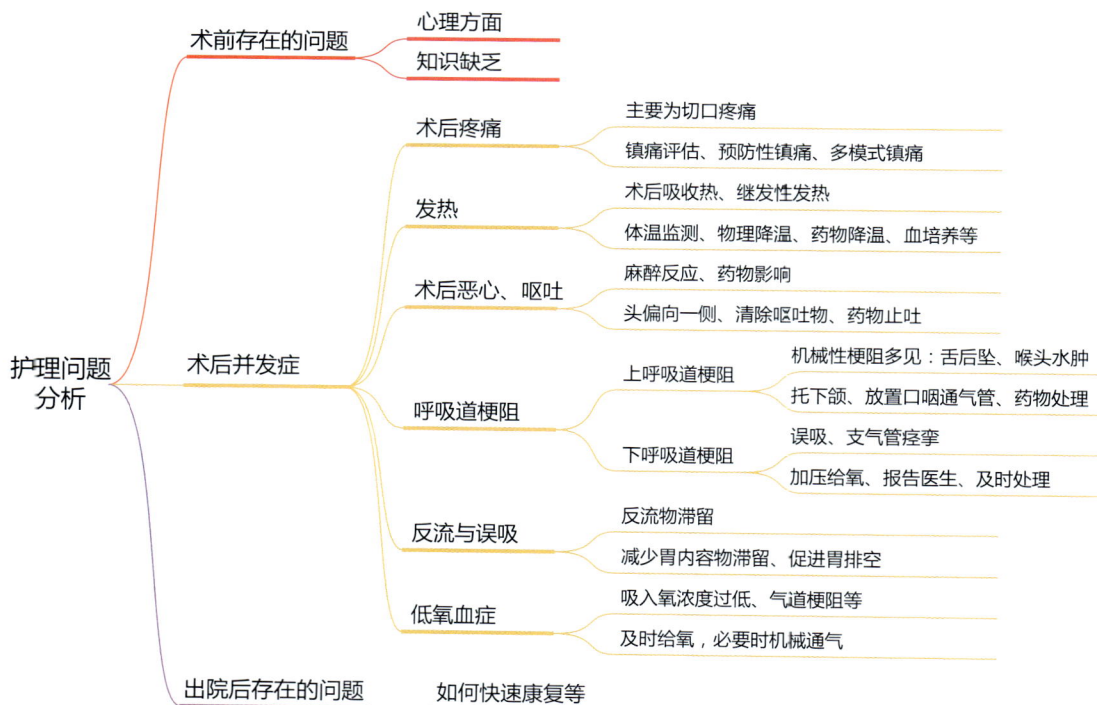

```
护理问题分析
├─ 术前存在的问题 ┬─ 心理方面
│                 └─ 知识缺乏
├─ 术后并发症
│   ├─ 术后疼痛 ┬─ 主要为切口疼痛
│   │          └─ 镇痛评估、预防性镇痛、多模式镇痛
│   ├─ 发热 ┬─ 术后吸收热、继发性发热
│   │       └─ 体温监测、物理降温、药物降温、血培养等
│   ├─ 术后恶心、呕吐 ┬─ 麻醉反应、药物影响
│   │                └─ 头偏向一侧、清除呕吐物、药物止吐
│   ├─ 呼吸道梗阻 ┬─ 上呼吸道梗阻 ┬─ 机械性梗阻多见：舌后坠、喉头水肿
│   │            │              └─ 托下颌、放置口咽通气管、药物处理
│   │            └─ 下呼吸道梗阻 ┬─ 误吸、支气管痉挛
│   │                           └─ 加压给氧、报告医生、及时处理
│   ├─ 反流与误吸 ┬─ 反流物滞留
│   │            └─ 减少胃内容物滞留、促进胃排空
│   └─ 低氧血症 ┬─ 吸入氧浓度过低、气道梗阻等
│              └─ 及时给氧，必要时机械通气
└─ 出院后存在的问题 ── 如何快速康复等
```

精确麻醉护理

3. 日间手术患者精确麻醉护理计划措施

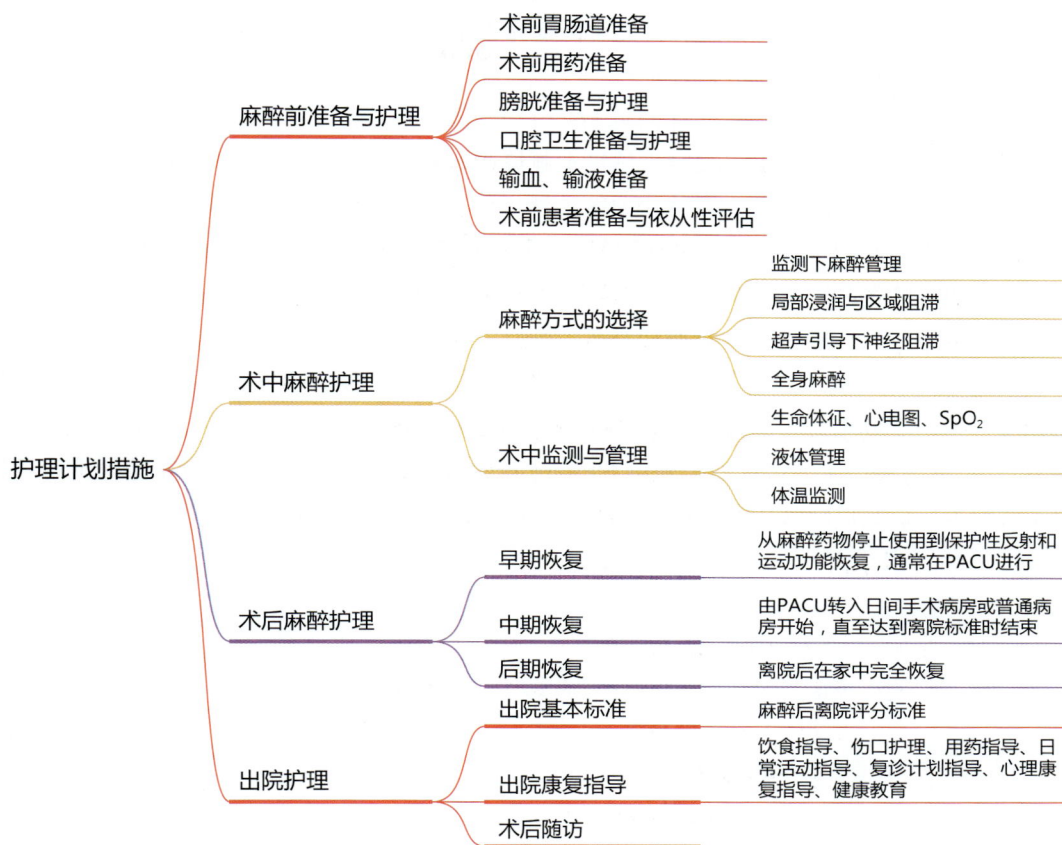

```
护理计划措施
├── 麻醉前准备与护理
│   ├── 术前胃肠道准备
│   ├── 术前用药准备
│   ├── 膀胱准备与护理
│   ├── 口腔卫生准备与护理
│   ├── 输血、输液准备
│   └── 术前患者准备与依从性评估
├── 术中麻醉护理
│   ├── 麻醉方式的选择
│   │   ├── 监测下麻醉管理
│   │   ├── 局部浸润与区域阻滞
│   │   ├── 超声引导下神经阻滞
│   │   └── 全身麻醉
│   └── 术中监测与管理
│       ├── 生命体征、心电图、SpO₂
│       ├── 液体管理
│       └── 体温监测
├── 术后麻醉护理
│   ├── 早期恢复 —— 从麻醉药物停止使用到保护性反射和运动功能恢复，通常在PACU进行
│   ├── 中期恢复 —— 由PACU转入日间手术病房或普通病房开始，直至达到离院标准时结束
│   └── 后期恢复 —— 离院后在家中完全恢复
└── 出院护理
    ├── 出院基本标准 —— 麻醉后离院评分标准
    ├── 出院康复指导 —— 饮食指导、伤口护理、用药指导、日常活动指导、复诊计划指导、心理康复指导、健康教育
    └── 术后随访
```

二、典型案例

患者，女，43岁。因"反复右上腹隐痛1年余"至消化内科门诊就诊，行B超检查发现"胆囊结石"，转至胆道外科门诊，认为有手术指征，拟行日间手术"腹腔镜下胆囊切除术"。患者前往麻醉门诊进行入院前麻醉评估。追问病史，患者既往有高血压病史7年，血压最高时160/90 mmHg，口服硝苯地平控制血压于130/80 mmHg，平素无胸闷、胸痛、心悸等不适。辅助检查心电图示窦性心律、T波改变；胸片未见明显异常；各项实验室检查结果无特殊异常。

1. 如何完成对该患者的术前评估？该患者能进行日间手术吗？

术前评估：① 日间手术术前评估内容与住院手术相同，以采集病史为主，了解有无并存疾病，术前是否需要进一步诊断和治疗，确定患者是否适合日间手术。② 完善术前相关检查，包括心电图、胸片、血常规、肝肾功能、凝血功能、输血前全套检查，孕龄妇女在不能排除怀孕的情况下需进行妊娠试验。该患者合并高血压，规律服药控制血压，血压控制良好，平素无特殊临床症状，ASA Ⅱ级，且有家属陪同，可以进行日间手术。待患者签署《麻醉知情同意书》后联系日间病房等待手术安排。

2. 如何完成术前准备？

对日间手术患者而言，术前准备的目的是降低日间手术的风险、改善预后和使患者及其家属对整个手术经过无恐惧感。因此，首先遵医嘱完善术前检查，做好健康教育，给予患者心理护理，并嘱患者做好胃肠道等相关准备。

3. 如何完成对该日间手术患者的麻醉？

① 最常用的麻醉维持方式是复合低浓度七氟烷或地氟烷的静吸复合麻醉或丙泊酚 TCI 联合瑞芬太尼的全凭静脉麻醉技术。② 术中 BIS 监测不仅有助于降低术中知晓风险，并可显著减少吸入麻醉药与丙泊酚的用量，减少全身麻醉后的恢复时间，促进全身麻醉后的早期恢复。③ 术中密切监测患者的生命体征，维持患者血流动力学的稳定，降低术后并发症的发生。

4. 麻醉复苏后，需要注意哪些问题？

① 术后恶心、呕吐、疼痛是影响患者不能进入"快通道"麻醉的主要因素，因此，术前和术后预防性用药十分重要。② 倾听患者的主诉，为患者答疑解惑，给予患者心理护理，促进患者康复。③ 术毕转运至 PACU 后，根据 Steward 评分或改良 Aldrete 苏醒评分系统评价患者出恢复室的时机，以及根据改良麻醉后出院评分系统（PADS）评价患者的出院时机。

第四节　日间手术患者精确麻醉护理的热点和前沿

一、领域热点

1. 完善基于日间手术预算目标的绩效管理

将日间手术的预算目标与绩效管理结合起来，进一步优化预算考核指标，进而推动日间手术的开展和精细化管理，实现医院和患者双赢。

2. 提高日间手术效率、增加日间手术病种

逐步提高现有日间手术病种的运行效率，使其更加规范化、系统化、流程化，进一步减少患者术前检查等待时间和术后住院时间；不断探索并纳入新的手术病种，进一步提高医院的运行效率，降低均次医疗费用，使更多患者受益。

3. 优化医保政策，建立临床路径，实现按病种付费

探索术前门诊检查费用的医保报销措施，出台并优化日间手术医保管理政策，将日间手术医疗费用合理纳入医保支持范围；同时建立各病种的临床路径，开展日间手术按病种付费，缓解优质医疗资源需求与医疗服务供给之间的矛盾，推动医院精细化管理。

4. 出院指导方式多样化、智能化

出院指导方式可以是多种多样的，除了口头教育、培训指导等传统模式外，也可以借助互联网和新媒体的新型指导方式，建立日间手术中心互联网和微信平台，不断强化和巩固患者及家属已经建立的健康行为。将出院后用药、饮食要求、复诊时间、并发症观察等患者最关心的内容，以及特殊操作技术如伤口护理等康复指导内容，制作成宣教视频和简单易懂的动画微视频，让患者和家属更容易接受，可以取得更好的效果。建立由麻醉医生和外科医生主导，以患者为中心的"一站式"日间手术流程，以最大限度地促进患者安全快速康复，实现医患共赢。

二、发展前沿

随着医疗技术、生物技术、信息技术、人工智能等不断发展，日间手术中心的信息化建设在不断探索中前行。未来将通过大量的移动、手持终端或者追溯系统，实现对患者身份智能识别、对患者生命体征自动追踪、重要设备的追踪和定位等，通过移动 APP 应用、网站实时交互平台等方式进行展示。医院后期充分发挥地域辐射优势，基于大数据时代的移动医疗，建立多院区日间手术中心管理共享平台，实现分时段预约、多院区共享诊疗、医院社区康复随访等。

18

参考文献

［1］ 中华医学会麻醉学分会"成人日间手术加速康复外科麻醉管理专家共识"工作小组. 成人日间手术加速康复外科麻醉管理专家共识［J］. 协和医学杂志，2019，10(6)：562-569.

［2］ 中华医学会外科学分会，中华医学会麻醉学分会. 加速康复外科中国专家共识及路径管理指南(2018版)［J］. 中国实用外科杂志，2018，38(1)：1-20.

［3］ 刘子嘉，黄会真，黄宇光. 从加速康复外科理念看日间手术：英国2019年日间手术指南解读［J］. 协和医学杂志，2019，10(6)：570-574.

［4］ 中华国际医学交流基金会 PMDT 专业委员会. 多学科疼痛管理组织构建的专家共识［J］. 临床麻醉学杂志，2017，33(1)：84-87.

［5］ 中华医学会麻醉学分会. 日间手术麻醉专家共识［J］. 临床麻醉学杂志，2016，32(10)：1017-1022.

［6］ 刘保江，晁储璋. 麻醉护理学［M］. 北京：人民卫生出版社，2013.

［7］ 郭曲练，姚尚龙. 临床麻醉学［M］. 北京：人民卫生出版社，2016.

［8］ 闻大翔，李天佐，郭曲练. 日间医疗麻醉与加速术后康复［M］. 上海：世界图书出版公司，2019.

（段　娜　许彩彩）

精确麻醉护理

第十九章
手术室外精确麻醉护理

第一节　概　述

随着医学的不断发展，各种诊断和治疗性操作的种类和复杂程度也在不断增加，因此手术室外麻醉的需求大幅增加。手术室外麻醉也称非手术室麻醉，是指在手术室以外地点实施的所有麻醉，包括一系列不同手术环境与各种麻醉操作。手术室外麻醉是麻醉实践范围的一个重大扩展，其要求与手术室内实施的麻醉一样需要关注操作效率，合理安排。但因环境的限制、监测手段及仪器设备的缺失等常使麻醉管理工作变得较为困难，其麻醉风险要高于手术室内，这更需要麻醉医生和麻醉护士精确监测与管理，同时要求麻醉护士能够在患者麻醉过程中实施精确护理措施，以及具备处理复杂临床问题的能力。

一、麻醉范围

1. 放射诊疗技术

如 CT、MRI、造影、介入治疗等。

2. 心导管检查和治疗

包括小儿及成人心导管检查、球囊瓣膜成形术、心脏电生理检查和异常传导通路导管消融术、置入起搏器或转复-除颤仪的手术等。

3. 内镜检查

包括活检和治疗。如支气管镜、食管镜、胃镜、肠镜、宫腔镜、膀胱镜检查等。

4. 妇产科诊疗技术

包括分娩、人工流产、妇科诊刮、取节育环、取卵等。

5. 手术室外其他麻醉

包括放疗患者的麻醉、无抽搐电休克治疗、电复律等。

二、麻醉条件

美国麻醉学会代表会议于 1994 年 10 月 19 日通过《非手术室麻醉场所指南》，并于 2003 年 10 月 15 日进行修订，已被广泛引用和认可。该指南要求任何实施非手术室麻醉的场所必须至少具备以下条件。

（一）环境与设备要求

（1）可靠的供氧源（推荐使用中心供氧系统），并应有备用氧供（包括备用氧气钢瓶）。

（2）可靠的吸引装置（建议应达到手术室吸引装置标准）。

（3）可靠的废气排放系统（如使用吸入麻醉药）。

（4）需备有以下设备：① 在面罩正压通气的条件下能够提供至少 90% 的吸入氧浓度的简易手控呼吸气囊。② 适当的麻醉药物、器材及设备。③ 适当的麻醉机与监护设备（需符合《麻醉基本监护标准》）。如采用吸入麻醉需备有麻醉机。

（5）充足的电源插座以便满足麻醉机和监护仪的需要，应有备用电源。如需在"潮湿场所"（如膀胱镜检查室、关节镜检查室或分娩室）实施麻醉，应备有独立的绝缘电路及漏电断电保护器。

（6）充分的照明设施，最好备有电池供电的照明设施。

（7）应有足够的空间以便放置必要设备及利于人员操作。

（8）应备有装载除颤仪、急救药物及其他必要的心肺复苏设备的急救车。

（二）人员要求

由于手术外患者的麻醉具有一定的特殊性，应根据患者的数量和情况配备不同数量的麻醉医生和护士，应至少包括一名主治医生或以上职称的麻醉专业人员负责全身麻醉指导，麻醉护士协助麻醉医生完成麻醉前准备、为患者实施麻醉、麻醉中监护以及麻醉后复苏等工作。

（1）麻醉护士辅助麻醉医生的工作，同时应备有可靠的通讯联络设备以便寻求协助。

（2）应有安全合理的麻醉后处理。除麻醉医生、麻醉护士外，应有足够的受过专业训练的工作人员以及必要的设备，以便确保患者安全地转送至麻醉后恢复室。

（三）麻醉工作要求

（1）由具备全身麻醉和麻醉后复苏能力的麻醉医生实施麻醉。

（2）连续生命体征监测。

（3）完好的急救设备以及齐全的急救药物。

（4）合理使用液体、药物和血制品。

（5）麻醉前详细了解病史，与实施诊疗技术的医生进行充分沟通是制订最佳麻醉方案的关键，在满足诊疗原则和患者生理指标的情况下对诊疗流程进行充分探讨，并与患者及患者亲属讨论麻醉的风险，让患者在全面考虑后选择最合理的麻醉方案。

（6）规范麻醉术后管理，包括术后监测和出院评估。

（7）麻醉医生和麻醉护士应注意阅读该场所内的所有安全条例及设备操作规程。

精确麻醉护理

第二节　手术室外精确麻醉护理实践

一、精确评估与监测

手术室外麻醉与手术室内麻醉一样都必须有充分完备的术前评估，这有助于了解患者有无并发症，明确术前是否需要进一步诊断或治疗；确定需应用特殊麻醉方法或易于发生麻醉、手术后并发症的患者，以便采取相应措施；确定可能会导致围手术期不良事件的术前并发症，以便给予相应的指导和治疗，降低围手术期不良事件的发生率，减轻患者对手术麻醉的焦虑，为患者制订精确的麻醉方案，防止造成延期或取消诊疗的安排。

（一）评估

1. 评估时间

术前一日麻醉医生必须与患者及患者家属进行沟通，对患者的病情进行评估。

2. 评估内容

主要包括病史、体格检查、既往史、手术史、麻醉史、用药史、ASA 分级、实验室检查及其他诊断相关信息。具体评估内容参照手术室内麻醉评估。

3. 评估的目标

主要为：① 患者适合手术室外麻醉，通过术前评估与准备，手术与麻醉风险已经降低。② 患者能完全理解手术和麻醉过程并且愿意接受手术与麻醉。③ 患者知晓并且理解口头或书面关于手术室外麻醉过程的信息。④ 患者完全理解术前和术后的指示，包括禁食禁饮、药物治疗或暂停药物。⑤ 家属已被告知手术和麻醉的全过程并且同意在家看护患者。⑥ 根据患者特殊状态，要求提供家庭支持。⑦ 降低患者的焦虑和恐惧感。⑧ 手术过程已经确定并告知确定结果。

（二）监测

麻醉操作前要制订一个适合、可行的麻醉监测方案，手术室外麻醉同样需要安全而严密的监测，手术室外麻醉的监测标准应不低于手术室内麻醉要求。在实施所有全身麻醉、局部麻醉及麻醉监控镇静术的整个过程中，必须有具备麻醉资格的人员在场，以便针对患者瞬息万变的病情提供持续的监护和必要的麻醉处置。当环境内存在某些危害麻醉医生健康的因素（如辐射等）从而使麻醉医生不得不间断地远距离观察患者时，必须对患者采取必要的监护措施。在所有形式的麻醉过程中，需要对患者的氧合、通气、循环和体温进行持续的监测和评估。

1. 氧合

目的是确保麻醉过程中吸入气体及血液中足够的氧浓度。其方法：① 吸入氧气浓度：全身麻醉应使用麻醉机，且应有氧分析仪以便监测吸入气体中的氧浓度，同时应具备可用的低氧浓度限值报警系统。② 血液氧合：在所有的麻醉过程中均应采用血液氧合定量监测，如血液氧合，同时应使麻醉医生（或麻醉小组成员）可以听到脉搏的可变声调及低限报警。患者应有适当的照明和裸露以便观察皮肤颜色。

2. 通气

目的是确保麻醉过程中患者有足够的通气。其方法：① 对所有全身麻醉患者均应持续监测通气情况并加以评估。同时可根据一些临床征象如观察胸廓运动和呼吸气囊活动幅度及听诊呼吸音辅助判断。在条件允许的情况下应进行呼气末 CO_2 监测，强烈建议使用呼气量定量监测。② 对于气管内插管及使用喉罩的患者，需经临床证实其位置正确，并应由呼气末 CO_2 验证。应进行持续呼气末 CO_2（$ETCO_2$）定量监测（如 CO_2 曲线图、CO_2 测定法或质谱分析法），直至气管导管 / 喉罩拔除或转入术后监护病房。如采用 CO_2 曲线图、CO_2 测定法，须使麻醉医生（或麻醉小组成员）可以听到 $ETCO_2$ 报警。③ 当采取机械通气控制患者呼吸时，应有呼吸环路断开报警设备。④ 对于局部麻醉或 MAC 的患者，应通过连续观察临床征象和监测呼气末 CO_2 以便评估患者的通气情况。

3. 循环

目的是确保麻醉过程中患者循环功能稳定。其方法：① 在整个麻醉过程中对所有患者均应持续监测心电图。② 对所有患者均应至少每隔 5 min 测定无创血压和脉搏。③ 对于全身麻醉患者，除上述监测项目外，应至少监测以下项目中的一种以便连续评估患者的循环功能：触诊脉搏、听诊心音、直接无创动脉压监测、超声周围血管搏动监测、脉搏血氧饱和度监测。

4. 体温

目的是在麻醉过程中使患者维持合适的体温。其方法：对于预计麻醉过程中可能出现体温波动或先期出现体温变化的患者均应进行体温监测。

二、精确问题分析

（一）放射诊疗技术的并发症与问题

1. CT 检查

（1）CT 检查虽然无痛，但为了取得高质量的图像，在扫描时要求患者保持不动，可能会导致患者不适。扫描过程中会产生噪音，也会产生热量，患者有可能会发生幽闭恐惧或被惊吓，儿童和部分成人需要镇静才能耐受检查。

（2）在 CT 检查时常使用造影剂以提高图像质量，如果将造影剂注入麻醉（镇静）状态或饱胃患者的胃肠道，有发生误吸的可能。

（3）部分麻醉药物使用后患者会发生不可预见的不自主运动，可能会影响扫描质量，如依托咪酯、氯胺酮，氯胺酮还会导致有大量唾液分泌，因此这些药物一般不单独用于 CT 检查的麻醉。

（4）脑立体定向在插入固定架钢针时，常用局部麻醉加深度镇静或全身麻醉，疑有颅内高压的患者慎用深度镇静，因 $PaCO_2$ 增高可进一步加重颅内高压。

（5）操作期间由于对位和扫描仪机架移动可引起麻醉环路的扭曲或脱开，全身麻醉或镇静时要注意气道管理，严密监测气道情况和氧合情况。

（6）由于扫描室温度一般低于25℃，应注意监测患者的体温。

2. MRI检查

（1）禁忌铁磁性物品进入检查室。在MRI检查时应注意：金属物品可以飞向扫描仪造成患者和工作人员的伤害；置入体内的含有铁磁性的生物装置或其他物品也有可能发生移位和功能异常，包括弹片、加强气管导管、植入式自动心脏除颤仪以及植入式生物泵，体内安装起搏器、动脉瘤夹闭金属夹、血管内有金属丝和宫内金属节育环的患者是MRI的绝对禁忌证。

（2）麻醉处理着重注意：① 镇静或全身麻醉均可用于MRI，如选用镇静则与CT相同。② 由于患者扫描时几乎处于无法接近的情况下，气道管理较困难，多采取全身麻醉气管内插管或放置喉罩。应用喉罩的缺点是在导向活瓣中的一个小金属弹簧会影响图像质量。③ 镇静或全身麻醉都应在MRI室外进行诱导，远离磁场的影响，因大多数麻醉设备带有铁磁性物质，可受磁性的影响。在室内进行喉镜检查时必须使用锂电池和铝垫片。④ 许多电子监护仪均受磁场干扰，使用前必须确认监护仪适用于MRI。在磁场附近没有一个监测仪是可靠的，对每一个监测仪在MRI中应用前均应了解其监测能力。

（3）在MRI检查时患者监测注意事项包括：① ECG：由于导联线穿过动态磁场和产生电容耦合电流造成信号失真，因而对心肌缺血的诊断没有价值，用射频滤过或遥控也不可能降低干扰。② 血压：可用自动血压计，但管道延长可使读数低于测得值。③ 与MRI相容的SpO_2可用于大多数扫描仪，但需要进行适当防护，否则其内部的微处理器可遭到强磁场的损害。另外，由氧监测仪探头和导线散射出的射频波也可损坏图像的质量。④ 呼吸监测：采用延长的采样管行$ETCO_2$监测是判断通气是否恰当最有效的方法，但是由于取样管过长使信号的传导有明显的时间延迟。⑤ 体温：MRI室温度较低，婴幼儿在该环境中体温容易下降，而扫描过程中产生的热量可增加患者的体温，因此，对行MRI检查的患者均应监测体温，温度探头使用射频滤波器，同时温度探头产热有可能造成患者局部烧伤。

3. 介入神经放射学和血管造影检查

（1）由于患者禁食和造影剂的渗透性利尿作用，麻醉中应根据患者情况充分补充液体，必要时留置导尿。

（2）诊疗及检查时间较长时，注意患者体位舒适。

（3）监测仪和输液管道可延长，可减少麻醉医生、护士的受照射量，并便于影像仪移动。

（4）需过度通气以降低脑血流和颅内压时，最好采用气管插管机械通气，一般不使用喉罩。

（5）麻醉选择应当考虑患者的病理情况，在颅内压升高、蛛网膜下腔出血、脑动脉瘤或动-静脉畸形等情况下，应选择对颅内压和血压影响较小的麻醉方法或麻醉技术，与脑血管造影相关的循环改变较常见，所以对部分患者应进行连续动脉压监测。

（6）脑血管造影后的神经并发症时有发生，常见于老年患者和有卒中、脑缺血病史、高血压、糖尿病和肾功能不全的患者，麻醉药物的选择应注意用短效药，便于术后患者很快唤醒，能迅速进行神经学检查。

（7）不良反应大多与造影剂有关。① 高张性造影剂影响血管内容量和渗透压，引起血流动力学变化，并可引起渗透性利尿，低血容量和氮质血症的患者应适当补液，对肾功能障碍患者应特别注意。建议在注射造影剂后对患者进行密切观察 20 min。② 造影剂通过非增加血容量的机制也影响心血管系统，包括健康患者的心律失常和心肌缺血，钙离子水平降低产生负性肌力作用和影响传导功能，在原有心脏疾患的患者中发生率较高。③ 造影剂的毒性反应：包括低血压、心动过速或心律失常。过敏性休克和呼吸道水肿是严重的特异反应表现，迅速发展为气道梗阻和支气管痉挛，影响氧合和通气，也可致死亡。因此，应有配备良好的急救和复苏设备。④ 已经确证肾衰是造影剂的一种并发症，尤其是术前患有肾脏疾病的患者或有糖尿病、黄疸、伴有肾脏血流减少的心血管疾病和多发性骨髓瘤的患者，应该避免使用造影剂。⑤ 服用二甲双胍的患者宜停药 48 h 后再行造影检查。⑥ 有造影剂过敏病史的患者如果使用相同的造影剂，则再次发生严重反应的可能性更高。⑦ 在手术前夜和术日晨分别应用泼尼松龙 50 mg，术前即刻静脉注射苯海拉明 50 mg，不良反应的发生率和严重程度都可能减少。

（二）心导管检查与治疗的并发症与问题

由于在检查中要进行多种测量和反复抽取血样，为了保证对血流动力学和分流计算的准确性，在检查的过程中必须保持呼吸和心血管状态的相对稳定，动脉血氧分压和 CO_2 分压必须保持正常，所以要保持麻醉平稳和方法一致。心导管造影检查、血管成形术、动脉粥样硬化斑切除、瓣膜成形术及危重患者多需要全身麻醉。

1. 小儿心导管检查

（1）儿童能够耐受创伤性操作时的镇静深度常发生呼吸抑制，因此应进行控制呼吸。

（2）术中镇痛、镇静或全身麻醉的深浅必须恰当，既要预防心动过速、高血压和心功能改变，又要避免分流增大、高碳酸血症和低碳酸血症。氯胺酮会增加全身氧耗，但不会影响诊断的准确性，在婴儿中较常使用。

（3）除常规监测外，还应进行血气分析，监测代谢性酸中毒情况。

（4）小儿尤其在全身麻醉时常见低体温，应监测体温，必要时应采取保温措施。

（5）新生儿可能会发生低钙血症和低血糖。

（6）小儿对失血的耐受性低于成人，应严密监测血细胞比容。严重发绀的患者红细胞增多，应充分补充液体，以减少造影剂造成血液高渗和微栓塞发生。

2. 成人的心导管检查

（1）对成人进行心导管检查时，经常同时进行冠状动脉造影，通常在局部麻醉下进行，但适当镇静和镇痛对患者有益。

（2）心导管检查中可以给氧，但检查肺循环血流动力学时，必须保持血气在正常范围。

（3）由于导管要放置到心腔内，在检查中经常发生室性或室上性心律失常，要监护并及时处理心肌缺血和心律失常。一般心律失常持续时间短，无血流动力学显著改变，而心肌缺血或应用造影剂后可能继发室性心律失常或心室颤动。须备除颤仪、供氧和复苏药物、硝酸甘油和血管加压药等。

（4）心导管检查的并发症包括心律失常、血管穿刺部位出血、导管造成心腔或大血管穿孔、血管断裂或血肿形成以及栓塞。① 心律失常是最常见的并发症，常与导管尖端的位置有关，撤回导管，心律失常即可消失，偶尔需要静脉用药或电复律终止心律失常。② 也可见到 Ⅱ ～ Ⅲ 度房室传导阻滞，窦性心动过缓需要用阿托品治疗，严重的心动过缓影响血流动力学者需要安装临时起搏器。③ 心包填塞有特征性的血流动力学改变，通过心脏超声检查可以确诊，而且能指导心包穿刺，必要时需要紧急进行外科手术。

3. 血管冠状动脉介入手术

（1）经皮腔内冠状动脉成形术（percutaneous transluminal coronary angioplasty，PTCA）中，球囊扩张时会发生短暂的冠状动脉阻塞，需要严密监测患者的血流动力学状态。

（2）急诊手术患者可能有心绞痛和心律失常，需正性肌力药和气管内插管，主动脉内球囊反搏对患者有利，硝酸甘油可增加冠状动脉侧支的血流和减少前负荷。

（3）对于会导致严重心肌缺血的冠状动脉主干狭窄进行 PTCA 或支架治疗时，体外循环能保证血流动力学稳定。

（4）室性心律失常可发生于缺血期或冠脉扩张后再灌注期间，室性期前收缩和阵发性室性心动过速影响血流动力学，应首选利多卡因，更严重的心律失常要在全身麻醉下行心脏电复律。

（5）冠状动脉破裂可导致心包内出血和心脏压塞，心脏压塞须紧急行心包穿刺或手术止血。冠状动脉闭塞是罕见的 PTCA 并发症，经冠状动脉注射硝酸甘油 200 μg 后常可减轻冠状动脉痉挛。

4. 球囊瓣膜成形术

球囊扩张时，循环被阻断，会导致严重的低血压，由于患者比较衰弱，球囊放气后不能立即恢复，需要使用正性肌力药和抗心律失常药，静脉输液改善前负荷。在扩张主动脉瓣时，需要建立两条静脉通路，以便输液和给药。在球囊充气时，可能会导致对迷走神经的刺激，需要用阿托品治疗。其并发症与心导管检查相同，还可能发生瓣膜功能不全。

5. 心脏电生理检查和异常传导通路导管消融术

麻醉中应注意使用抗心律失常药物可能影响对异位心律起搏点以及附属旁路的监测，因此检查前及术中不宜使用抗心律失常药。消融时室上性心动过速若不能通过导管超速抑制终止，则需电复律，可进行短时间的全身麻醉。面罩控制呼吸时，应避免颈内静脉导管滑脱。静脉麻醉和吸入麻醉都可用于电生理检查。

6. 置入起搏器或转复－除颤仪的手术

一般可选择局部麻醉，但对永久性转复-除颤仪进行测试时一般须对患者进行全身麻醉，有严重心室功能障碍的患者应该做直接动脉压监测。

（三）内镜检查的并发症与问题

1. 胃肠镜

胃肠镜检查术前应至少禁食 6 h 以上，如患者存在胃排空延迟或幽门梗阻，禁食时间应延长。对于能够合作的胃镜患者，可采取咽部表面麻醉。但对于不能良好配合的患者，或者为使患者舒适，避免操作所带来的各种痛苦和精神创伤，可采用 MAC，有助于详细诊断和彻底治疗，并可有助于减少心、脑血管等并发症的发生。开放静脉通路，适量补液，MAC 可选择异丙酚或咪达唑仑，辅用阿片类药物（如芬太尼）。异丙酚用为负荷量 1～1.5 mg/kg 静注，维持剂量为异丙酚 2～5 mg/(kg·h) 静注或每 2～3 min 推注 10～20 mg。胃镜检查通常一次剂量即可，肠镜在抵达回盲部后即可终止麻醉。终止给药后 5～10 min 患者即可苏醒，经麻醉恢复室观察生命体征稳定后可转回病房。

常见并发症主要有：

（1）心脏意外：消化内镜检查常发生的心脏意外主要是指心绞痛、心肌梗死、心律失常和心搏骤停。诱发心脏不良事件的原因有心肌缺血、慢性肺疾病及检查时患者紧张、焦虑、憋气、挣扎等。对术前病史的详细了解、密切监护、适当的麻醉深度和通气功能的维护等是降低围手术期心血管意外发生的基本措施。

（2）呼吸抑制：发生呼吸抑制后应暂停操作，予面罩给氧、人工呼吸。发生气道梗阻时应手法开放气道，可置入口咽通气道或喉罩，必要时注射肌肉松弛药后行气管内插管。

（3）反流误吸：应彻底吸引，静脉注射地塞米松 10 mg 或甲泼尼龙 40 mg，同时尽快注射肌肉松弛药后行气管内插管，气管内注射生理盐水冲洗、吸引，必要时行支气管镜下吸引，对于有呼吸窘迫症状的患者应行人工呼吸支持。

（4）心动过缓：窦性心动过缓较常见，如心率＜50 次/min，可酌情予阿托品 0.2～0.5 mg 静注，可重复给药，必要时可静脉给予异丙肾上腺素 0.02～0.1 mg。

（5）低血压：快速输液扩容，必要时可给予血管活性药物如麻黄碱静注、去氧肾上腺素或去甲肾上腺素，可反复使用。

（6）心搏骤停：最严重的并发症，应立即行 CPR，气管内插管、人工辅助通气，同时行胸外心脏按压，给予肾上腺素，如为心室颤动，立即电击除颤。复苏后立即脱水、脑部降温，并行进一步生命支持。

2. 纤维支气管镜

大部分患者可在镇静或表面麻醉下进行支气管镜检查，对于小儿或不能忍受操作的成人可采取全身麻醉。MAC 的方法同胃镜检查。对于气管内插管全身麻醉的患者，应选用尽可能粗的气管导管，以降低气道阻力，也可选择喉罩置入或改良麻醉面罩，但应注意通气功能的监测。

并发症主要有：

（1）呼吸抑制：呼吸抑制是镇静/麻醉以及内镜检查时最常见的并发症，当呼吸暂停或呼吸频率减少或患者屏气时，可出现氧饱和度明显下降（＜90%），此时应暂停操作，提高吸入氧浓度并采用面罩辅助呼吸或控制呼吸，待患者呼吸恢复正常，氧饱和度回升至＞90% 再继续操作。必要时，可行气管插管或置入喉罩辅助呼吸，直至患者呼吸完全恢复正常。

（2）喉、支气管痉挛：多发生于支气管镜反复插入声门、麻醉不充分、患者高度紧张、操作不规范、强行刺激声带和气管壁时。一旦出现应立即停止诊疗，拔出支气管镜，充分清除气道分泌物。轻度痉挛时可面罩加压给氧，使用支气管扩张剂、激素，必要时行气管内插管及人工通气。

（3）反流误吸：镇静状态下，患者咽喉反射被抑制，口腔内分泌物可能被误吸入气管；胃液及胃内容物可能反流到呼吸道，造成吸入性肺炎。因此，必须严格禁食禁饮，防止反流误吸。一旦发生呕吐，立即使患者保持侧卧位，叩拍背部，及时清理口咽部的呕吐物，观察生命体征，特别是氧合状态，必要时插入气管导管并在纤维支气管镜下行气管内冲洗和吸引。

（4）心律失常：心动过缓或心动过速均可出现，与镇静/麻醉药物及诊疗操作有关，应加强监测，及时发现和处理。同时应注意，如心律失常为缺氧和高碳酸血症引起，应加强通气并予以纠正。

（5）出血：多由诊疗操作造成气道损伤所致。轻者可不处理，出血较多者可局部止血，严重时应进行支气管插管隔离双肺，必要时介入治疗或手术治疗。

（6）气道灼伤：多由气道内着火所致，与使用手术电刀或激光引燃气体有关。应立即停止所有通气，移走支气管镜设备，注入生理盐水。确认火焰熄灭后，可使用面罩重新建立通气。检查气管导管，使用支气管镜检查气道，查看有无碎片残留于气道内，清除异物，评估伤情，以确定后续处理。

（四）妇产科诊疗的并发症与问题

1. 分娩镇痛（见第二十二章产科麻醉）

2. 人工流产

人工流产麻醉相对传统的人流来说，可解除患者生理和心理上的痛苦，减少手术并发症的发生，降低人工流产综合征的发生率，如：血压下降、心率减慢、恶心、呕吐等，有利于保障患者的生命安全。在人流麻醉中，为了使麻醉起效快、患者苏醒快，因此会减少用药量，这使得患者清醒后感觉到疼痛与不适。但随着用药剂量的增加，对呼吸循环的抑制也会增加。

3. 宫腔镜

宫腔镜一般手术时间较短，全身麻醉可采用静脉麻醉，小剂量的麻醉药联合用药，效果确切，苏醒迅速。较长时间的手术可行插管全身麻醉，术中静脉或吸入麻醉维持，应用肌松药有助于防止患者体动造成子宫穿孔等并发症。

宫腔镜检查常见的并发症：① 机械性损伤：宫颈撕裂或子宫穿孔。一旦发生损伤，应立即停止操作。如出血少，可予缩宫素和抗生素后观察；出血多，则有可能损伤临近脏器，应立即行腹腔镜探查或剖腹探查。麻醉医生、麻醉护士要做好对患者生命体征的监测，严密观察生命体征的变化，准备好血管活性药物，必要时可临时行有创动脉压力监测及血气分析，实时关注患者的病情变化。如果是静脉麻醉，则做好气管插管全身麻醉的准备。② 出血：大出血常因颈管裂伤、子宫收缩不良、止血不彻底等引起，可通过宫缩剂、止血药、吸收性明胶海绵填塞宫腔或重新电凝、激光止血。③ 水中毒：宫腔镜检查中应用大量的灌注液，液体被吸收入血液循环，可导致血容量过多及低钠血症，严重者表现为急性左心衰竭和肺水肿。预防水中毒发生，术中应采取有效低压灌注，控制手术时间。一旦发生水中毒，应告知手术医生立即停止手术，给予吸氧、利尿剂，纠正低钠等电解质失调。

（五）手术室外其他麻醉并发症与问题

1. 放疗患者的麻醉

对于放疗的患者，术前评估要注意患者的放疗并发症以及长期使用药物后的不良反应，这类患者往往一般情况较差，可能发生心血管意外、出血、误吸等，使得麻醉风险增加。因此，要做好气管插管、困难插管以及急救药品及设备的准备。

2. 无抽搐电休克治疗

无抽搐电休克治疗（modified electro-convulsive therapy，MECT）是在传统 ECT 的基础上加用现代麻醉学技术，镇静剂与肌松剂的应用可减轻患者内心恐惧，也减少了全身强直性肌肉抽搐导致的并发症，目前已广泛应用于临床。

（1）评估要求：对此类患者进行麻醉前评估时还应注意患者是否伴有神经和心血管疾病、骨质疏松症和其他导致骨质脆弱的疾病，以及患者可能服用的药物。患者由于精神疾病可能无法提供可靠的病史，需要由相关医护人员来提供必要的病史，保证麻醉前禁食、禁饮。存在心脏或心血管疾病的患者，可能在此之前需要先治疗或请心内科医生会诊，以免病情恶化。

（2）麻醉要求：麻醉要求包括遗忘、气道管理、预防抽搐所致的身体损伤、减少血流动力学改变及平稳迅速苏醒。麻醉中准确记录方案及疗效，为以后实施麻醉提供更适当的治疗方案。

（3）并发症与处理：① 患者除必要镇静外，还需要避免术中肌肉强直性痉挛而导致的骨折、肌痛等并发症，因此需要使用肌肉松弛剂，因为治疗时间约为 5 min，癫痫发作的时间为 1～2 min，因此所选肌松剂应满足起效迅速、代谢快等特点。② 预防性用药可减少的 MECT 并发症，MECT 中发生短暂的心搏骤停的概率很低，预防性给予抗胆碱能药物可避免。③ 艾司洛尔和拉贝洛尔可有效地治疗 MECT 后的高血压和心动过速。由于高血压、心动过速和室性期前收缩常是自限性的，不常规使用艾司洛尔或拉贝洛尔。④ 对于缺血性心肌病的患者可使用硝酸甘油或硝普钠降压。

3. 电复律

（1）评估要求：电复律前要详细了解患者的病史和体检情况、近期健康状况、用药情况、胃内容物反流病史和禁食情况。电复律前应适当抗凝，操作前还要进行简要的神经系统评估，如中枢神经系统功能障碍及血栓栓塞病史。

（2）麻醉要求：择期心脏电复律需用全身麻醉，麻醉时按小剂量逐渐增加麻醉诱导药物剂量。由于循环时间延长及心律失常导致心排血量降低，麻醉诱导药起效慢，应注意防止用药过量。电复律后密切观察患者心律、呼吸和气道的通畅情况，直至患者完全清醒。

（3）并发症与处理：① 急诊电复律患者多为饱胃状态，为了防止麻醉时发生误吸，需要快速诱导气管插管全身麻醉。② 依托咪酯使血流动力学稳定，但有 45% 的患者发生肌阵挛，会干扰 ECG，从而影响其在电复律中的应用。

三、精确计划措施

1. 麻醉处理原则

（1）在麻醉前解除患者的紧张恐惧心理，尽量避免引起交感-肾上腺髓质系统的一过性兴奋。

（2）诊疗前应对患者的主要病理生理改变和并存疾病有全面了解，充分评估器官损害程度和代偿能力，特别是心、肺、肝、肾等重要脏器功能状况。对麻醉和诊疗中可能发生的并发症与意外，要有充分的认识和应急处理准备。

（3）麻醉技术的选择取决于所需麻醉的深度、患者的机体情况和所拟实施的诊疗技术，此外还应考虑诊疗的环境与条件，可分为局部麻醉、镇静/整体和全身麻醉。

（4）麻醉医生、护士应熟悉各种诊疗的主要操作步骤，麻醉深度的维持须与诊疗步骤相配合，适时调节麻醉深度以适应诊疗需求并力争术后快速苏醒。

（5）整个麻醉过程中必须有训练有素的麻醉医生与麻醉护士在场，并持续监测患者氧合、通气、循环与体温变化，急救药品与设备必须具备，否则不能进行麻醉。

2. 麻醉管理

（1）清醒镇静：在手术室外局部麻醉操作时常用到镇静和镇痛药，以缓解患者紧张焦虑和减轻疼痛等不适感，使检查能在患者不动和配合的状态下完成。镇静可分为清醒镇静和深度镇静。"清醒镇静"是指患者处于轻度的意识抑制，对外界刺激能产生反应，气道通畅和保留保护性反射。"深度镇静"是较深程度地抑制患者神志，患者可能失去气道保护性反射，有时难以维持气道通畅，同时可能难以唤醒，并可能发生呼吸抑制或呼吸暂停等生理变化，此种状态更类似于全身麻醉。

目前，临床上有多种镇静评分系统，Richmond 躁动-镇静评分（Richmond Agitation-Sedation Scale，RASS）（表19-1）和镇静-躁动评分（Sedation-Agitation Scale，SAS）（表19-2），因简单、易操作、对镇静目标具有良好的指示性而被广泛应用，并能指导镇静药物剂量的调整。浅镇静时，镇静深度的目标值 RASS 为 -2~+1 分，SAS 为 3~4 分；较深镇静时，镇静深度的目标值 RASS 为 -3~-4 分，SAS 为 2 分。

表 19-1　Richmond 躁动-镇静评分（RASS 评分）

分数	分级	描述
4	有攻击性	非常有攻击性，暴力倾向，对医务人员造成危险
3	非常躁动	非常躁动，拔除各种导管
2	躁动焦虑	身体激烈移动，无法配合呼吸机
1	不安焦虑	焦虑紧张，但身体活动不剧烈
0	清醒平静	清醒自然状态
-1	昏昏欲睡	没有完全清醒，声音刺激后有眼神接触，可保持清醒＞10 s
-2	轻度镇静	声音刺激后能清醒，有眼神接触＜10 s
-3	中度镇静	声音刺激后能睁眼，但无眼神接触
-4	深度镇静	声音刺激后无反应，但疼痛刺激后能睁眼或活动
-5	不可唤醒	对声音及疼痛刺激均无反应

表 19-2　镇静-躁动评分（SAS 评分）

分数	分级	描　　述
7	危险躁动	拉拽气管插管，试图拔除各种导管，翻越窗栏，攻击医护人员，在床上挣扎
6	非常躁动	需要保护性约束并反复语言提示劝阻，咬气管导管
5	躁动	焦虑或身体躁动，经言语提示劝阻可安静
4	安静合作	容易唤醒，服从指令
3	镇静	嗜睡，语言刺激或轻轻摇动可唤醒并能服从简单指令，但又迅速入睡
2	非常镇静	对躯体刺激有反应，不能交流及服从指令有自主运动
1	不能唤醒	对恶性刺激无或仅有轻微反应，不能交流及服从指令

（2）全身麻醉：全身麻醉并发症低于多数镇静方法，对检查操作的人为干扰也少。对于时间较长的检查或操作，应用全身麻醉优于多数镇静方法。静脉给药或吸入麻醉较直肠或肌内注射的可控性好，诱导时间缩短、成功率高、不良反应少且恢复迅速。全身麻醉期间要保证患者的通气和氧合，气道管理可根据需要选择面罩、喉罩或气管内插管。

3. 麻醉后管理

（1）麻醉镇静后复苏：对麻醉或镇静后患者的管理与其他手术患者一样，患者应在 PACU 复苏，不能在走廊中进行简单的观察。患者病情稳定才能转运离室，离开 PACU，按转出 PACU 标准判断。距离 PACU 路程较长时，转运车应配备监护仪、供氧设备以及气道管理、静脉输液、复苏等设备和药物，转运中应有无创血压、ECG 和 SpO_2 连续监测，危重患者则应有连续有创动脉压监测。在手术后将患者转运到 PACU 的过程中，应继续进行与麻醉或用药有关的监测。转出 PACU 的标准与在手术室内麻醉相同。

（2）离院标准：有些患者在麻醉或镇静后直接离院回家，失去了医护人员的观察护理和及时救治的条件，因此，充分的麻醉/镇静后复苏、严格把握离院指征以及对患者家属的详尽指导至关重要。患者离院的标准为：① 生命体征平稳；② 反应灵敏，对时间和地点有定向力；③ 通过口服镇静药物或外周神经阻滞，疼痛已得到控制；④ 无恶心、呕吐或已得到控制；⑤ 能行走，不伴有头晕；⑥ 手术切口无意外渗血；⑦ 可进食液体及排尿；⑧ 有麻醉医生或外科医生的出院指导意见和医嘱，患者接受并准备出院；⑨ 身边有监护人陪同。

（3）离院后的医疗和随访：适当的离院后医疗是手术室外诊疗的主要安全保障之一。急性并发症可能与麻醉或诊疗操作相关，患者应接受细致的离院前指导：① 离院后治疗，如何过渡至正常生活和随访相关要求。② 麻醉与诊疗后主要并发症的早期预警症状，以及发生后应采取的措施，并提供患者 24 h 急救联系电话。③ 患者使用手机上的相关应用程序，在家中对各种康复参数进行每日评估。通过患者反馈的数据，有助于发现患者可能发生的常见并发症。

第三节　手术室外精确麻醉护理规范和培训

一、思维导图

手术室外精确麻醉护理

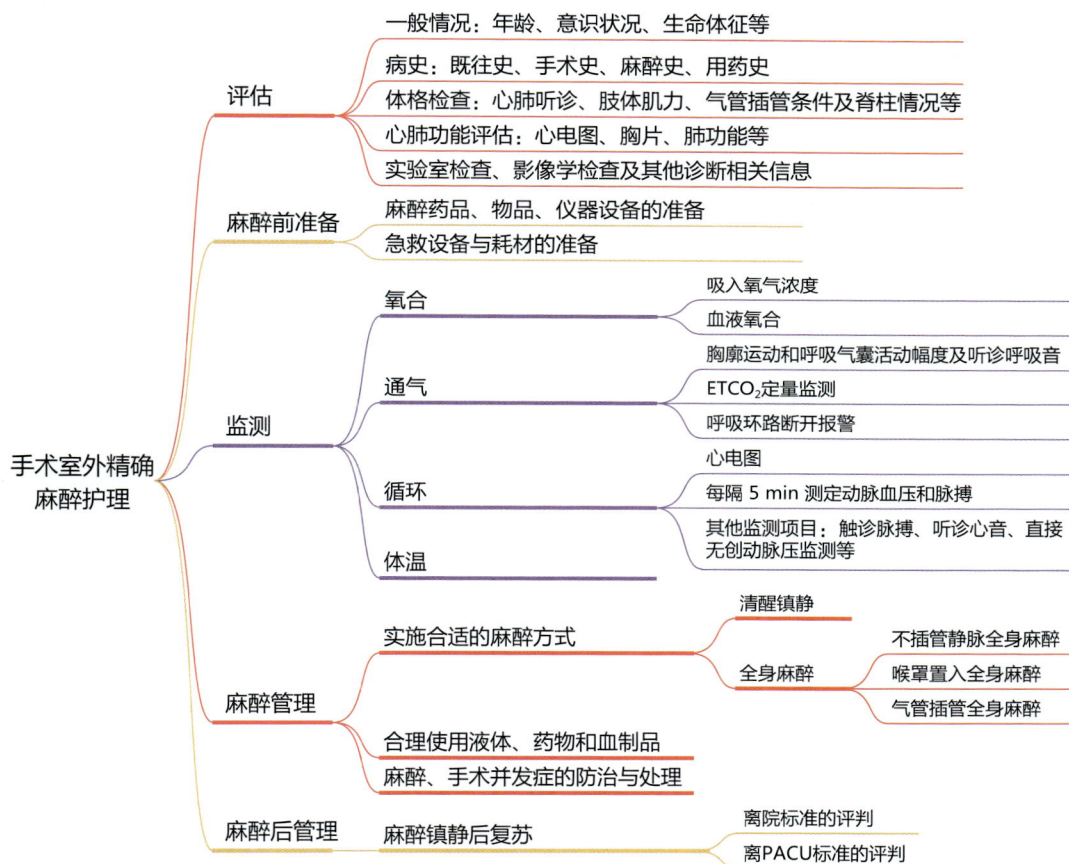

二、典型案例

患者，男，42岁，身高168 cm，体重98 kg。因最近胃肠道不适，到医院进行无痛胃肠镜检查。麻醉术前评估心电图、心率、血压无异常，体格检查除肥胖及颈部短粗外，其余无异常。检查当日按要求服用泻药及禁食、禁饮。检查前，于患者右前臂置入静脉留置针，便于麻醉给药。根据检查需求，患者取左侧卧位，双腿屈膝，并对患者进行无创血压、ECG 和 SpO_2 连续监测以及鼻导管吸氧 3 L/min。根据检查需求以及患者情况准备好麻醉药及镇痛药，通过静脉注射麻醉药及镇痛药，进行麻醉。2 min 后患者发出轻微鼾声且呼之不应，查看监护仪，此时患者血压、心电图均正常，SpO_2 为 92%，呈下降趋势，立即加大氧流量为 5 L/min 及调整患者头部位置，SpO_2 仍在下降，为 86%。

讨论：

1. 患者发生了什么？

患者发生了呼吸抑制，由气道梗阻引起。

2. 作为麻醉护士应如何进行紧急处置？

应用手法开放气道，面罩给氧、人工辅助呼吸、可置入口咽通气道或喉罩。告知内镜医生延缓检查。必要时注射肌肉松弛药后进行气管内插管。

精确麻醉护理

第四节　手术室外精确麻醉护理的热点和前沿

一、领域热点

（一）开展手术室外麻醉护理的工作标准与流程

随着手术室外麻醉工作开展数量与类型的增多，麻醉护理人员也越来越多地参与其中。目前，有部分医院在无痛胃肠镜、无痛人流等部分手术室外的麻醉医疗及护理工作开展得较好，但手术室外麻醉护理的工作规则、标准、流程仍存在部分空白，需要在开展的同时逐步建立，以及在麻醉护理领域形成国内行业规范。

（二）建立手术室外麻醉护理的质量控制指标

开展的麻醉护理工作，应有对应的质量控制指标，以达到护理工作质量管理的目标。因此，手术室外的麻醉护理工作，也应该设置质控指标，并从结构指标、过程指标、结局指标等各方面进行细化，以促进合理的人力分配、流畅的工作衔接、高质量的护理效果等，以推动麻醉护理专科化发展。

（三）加大麻醉专科护士培养

随着诊疗技术、微创技术的不断提升，患者的需求增加，手术室外麻醉工作量更是日益增多。这意味着对麻醉学科服务的需求将进一步升级，为了患者在诊疗期间的安全与舒适，需要大量的麻醉护士配合麻醉医生完成这些工作，以及提供麻醉专业护理及优质服务。因此，加大对麻醉专科护士的培养，是当下需要尽快进行的工作。

二、发展前沿

完成手术室外的麻醉护理工作，要求护理人员具备丰富的麻醉护理工作经验，以及极强的急救能力、应急能力、沟通能力。因此，在麻醉护理专业培训中，应细化手术室外麻醉护理的培训内容，夯实专科核心能力。另外，手术室外麻醉护理工作环境特殊，使用设备、器材等常不如手术室内完备，研发针对此类特殊工作环境的设备、器材，促进护理工作高效、安全，亦是麻醉护理科研方向之一，值得今后不断探索。

参考文献

［1］ 邓小明，姚尚龙，于布为，等.现代麻醉学［M］.5版.北京：人民卫生出版社，2020.

［2］ 郭曲练，姚尚龙.临床麻醉学［M］.4版.北京：人民卫生出版社，2016.

［3］ 郑华容，苏殿三.手术室外麻醉中的气道管理［J］.上海医学，2015，38(4)：340-342.

（丁　红　肖伦华）

第二十章
老年患者精确麻醉护理

第一节　概　述

　　目前，我国面临着严峻的人口老龄化和高龄化形势，老年患者人群所占比例不断攀升。2021年我国老年人口（年龄 ≥ 60 岁）已达到 2.64 亿，占总人口的 18.7%，在未来 30 年里，我国人口老龄化程度将进一步加深并呈现高龄化态势，2050 年 60 岁及以上老龄人口将达到 4 亿以上，其中 80 岁以上高龄老人将达到 1.5 亿。60 岁以后老年人群普遍存在机体功能减退、多系统退行性病变和自理能力受限等问题，不仅需要面对与年龄有关的感官活动和活动功能障碍，还要应对诸如痴呆、抑郁、心脏病、糖尿病和肌肉骨骼疾病等慢性疾病带来的负担。世界卫生组织（WHO）于 2015 年提出了健康老龄化的新概念模型，并将其定义为发展和维护老年人健康生活所需的功能水平。而后于 2017 年发布了老年人综合护理指南（Intergrated Caring for Older People，ICOPE），该指南基于循证医学，从生理和心理功能下降的护理、老年综合征的护理及照顾者支持等方面阐述了以老年人为中心的护理目标及护理计划，并提供了护理过程中的注意要点。

　　老龄人口的上升一方面使具有手术适应证的老年患者数量急剧增加；另一方面，老年患者生理功能的减退以及伴随的多重慢性疾病，使得术后并发症的发生率和病死率升高，这不但影响具有手术适应证老年患者的可手术率，而且给老年患者围手术期麻醉管理及护理带来了挑战。因此，对老年患者实行精确麻醉护理，推广个性化的围麻醉期护理策略势在必行。

　　世界卫生组织将 60 岁以上的人群定义为老年患者，其中小于 80 岁为老年期，80 ~ 90 岁为高龄期，90 岁及以上为长寿期。老年综合征是指随着年龄增加，各器官系统功能退化，在老年人中出现一系列非特异性的症状和体征，这些症状严重损害老年人的生活功能、生活质量以及显著缩短预期寿命，这些特异性症状包括虚弱、压力性损伤、跌倒、尿失禁等。随着年龄的增长，老年人不仅会在生理机能各方面发生改变，还会在包含基本认知、记忆、情绪、社会交往等各方面的心理状态上发生改变，这对麻醉管理及护理提出了新的要求。全面了解老年患者的生理及心理变化特点，对制订和完善具有针对性的围麻醉期护理计划具有重要意义。

一、老年患者的生理改变

衰老是指随着时间的推移，机体细胞分裂、生长和功能丧失的过程，它的机制十分复杂，与所有器官系统功能储备的进行性丧失密切相关，是多因素共同作用的结果。在日常生活中，生理代偿可以应对由于年龄带来的改变，但是在手术等应激下，生理代偿的不足将表现出来，器官功能储备低下、机体活力降低及易损性增加与麻醉效果及安全密切相关，正确评估潜在疾病、有限的终末器官储备与围麻醉期应激之间的影响十分重要，其中尤其应注意呼吸、循环和中枢系统的生理改变。

（一）呼吸系统

1. 鼻

老年人的鼻黏膜变薄，腺体萎缩，加温、加湿及防御功能下降，容易患鼻窦炎及呼吸道感染；同时呼吸道比较干燥，血管脆性增加及收缩力差，容易发生血管破裂而出血。

2. 咽、喉

老年人的咽黏膜和淋巴组织萎缩，容易患下呼吸道感染；在咽喉黏膜、肌肉退行性变或神经通路障碍时容易出现吞咽功能失调，进食水或流质食物时容易呛咳，严重时甚至会导致窒息。

3. 气管及支气管

老年人的气管和支气管黏膜上皮及黏液腺退行性变，纤毛运动减弱，防御和清除能力下降，易患老年性支气管炎。细支气管黏膜萎缩，黏液分泌增加，可导致管腔狭窄，增加气道内阻力；同时细支气管弹性减退及周围肺组织弹性牵引力减弱，在呼吸时阻力增高，肺残气量增加，同时影响分泌物排出，导致感染。

4. 肺

老年人肺萎缩，硬度增加，弹性下降。老年患者的呼吸控制、肺结构、呼吸力学和肺部血流量都发生了相应的改变，增加了老年患者围手术期肺部发生并发症的风险。老年患者的通气功能指标中，潮气量与肺总容量无显著变化，肺活量、用力肺活量等指标随年龄增大而显著下降，残气量及功能残气量随着年龄的增大而明显增加；肺换气功能的主要改变为呼吸膜厚度增加、交换面积减少、肺泡通气/血流比值失调；呼吸中枢的调控能力下降，对二氧化碳及低氧血症的通气反应均降低；肺功能储备明显下降，包括咳嗽和痰液清除能力的肺部防御功能也明显减退。

（二）循环系统

1. 心脏

主要表现为心脏储备能力的下降，自律性、兴奋性和传导性的降低。老年人的回心血量减少，心排血量（CO）较青年人减少30%～50%，55岁后每增加1岁，心排血量约减少1%，心指数减少约 0.8%。老年人在高负荷的情况下，利用增加心率、增强心肌收缩力和增加心肌纤维长度与心室容量来增加心排量。因此，在运动或一些生理环境发生改变时，易增加心肌兴奋性而诱发心力衰竭，如缺氧、酸中毒、低血钾等。冠状动脉的变化主要为血流量减少的同时血流速度减慢，尤其在心率增加时，心脏舒张期缩短，加重了冠状动脉灌注不足。

2. 心率及心律

老年人因心脏传导系统的退行性病变，窦房结内起搏细胞数减少，心率下降，60 岁时休息状态下的平均心率为 66 次/min，70 岁时平均为 62 次/min，80 岁时为 59 次/min；老年人的心脏神经调节能力进行性下降使老年人心功能下降和不稳定性增加，心律失常的发生率也随着年龄的增长而增加，以室上性和室性期前收缩多见。

3. 血压

随着年龄的增长，主动脉和周围动脉管壁增厚，硬化程度增加，对血流的阻抗增加，收缩压、脉压增加，40~80 岁的男性收缩压会增高约 25 mmHg，女性约增高 35 mmHg。另外，老年人自主神经对血管的调节功能减弱，易发生直立性低血压。

4. 血液流变学

老年人的静脉管壁弹性减弱，血液的黏滞度增加；红细胞变形能力下降；血小板质量及其功能改变；血浆纤维蛋白原和凝血因子增多、抗凝血酶降低、纤溶活性降低。

（三）神经系统

（1）脑结构的变化：从青年到老年的过程中，脑体积逐渐缩小，重量逐渐减轻，到 60~70 岁时脑重量为 1 200~1 300 g，脑沟也增宽，脑脊液代偿性增加。结构上灰质和白质的体积减小，导致脑室体积增大，大脑功能储备下降，功能性日常生活活动能力下降，麻醉药物敏感性增加，围手术期谵妄和术后认知功能障碍发生率增加。脊髓硬膜外腔面积减少，背侧和腹侧神经根的髓鞘神经纤维的直径和数量有所减少，周围神经中，施旺细胞间的距离和传导速度都减小，这些改变使老年人对椎管内和周围神经阻滞更为敏感。

（2）中枢神经抑制机制转为主导，兴奋性减弱，渐进性皮质功能抑制，大脑传入功能障碍，视觉和听觉灵敏度下降。记忆、算术能力、语言表达能力和快速理解能力均明显衰退。

（3）感觉功能退化：老年患者的温度觉、触觉和振动觉的敏感性下降，味觉阈值升高。阿片受体大量减少导致老年患者感觉迟钝，皮肤痛觉降低，内脏感觉减退，疼痛阈值升高。视力减退，视野缩小，暗适应能力降低，听觉也有进行性减退。

（4）运动功能减退：周围神经衰老时，神经的传导速度变慢，老年患者运动功能减退主要表现为精细动作变慢、步态不稳、肌力对称性减退。

（5）反射功能减退：主要表现为压力反射活动减弱，体位迅速改变或血容量略有不足时收缩压明显下降。腹壁反射迟钝、膝反射和踝反射减退。

（6）自主神经系统功能减退：老年患者自主神经反射的反应速度减慢，反应强度减弱。压力反射、冷刺激的血管收缩和体位改变后的心率反射均启动较慢，反应幅度较小，无法有效稳定血压，不易于维持血流动力学的稳定。

（四）消化系统和肝脏

随着年龄的增大，食管改变为收缩时波幅下降，异常收缩波轻度增加，胃排空时间延长，肠蠕动减弱，食欲减退，同时术后发生肠胀气的概率增加。结肠平滑肌收缩力降低，老年患者常发生便秘。肝的体积减小 20%～40%，肝血流量几乎每 10 年减少 10%，同时肝代谢药物的固有能力也有不同程度的下降，对于阿片类药物、苯二氮䓬类药物、巴比妥类的需要经肝脏进行生物转化的药物，血浆清除率也有所下降；肝脏合成蛋白的能力下降，血浆蛋白减少，白蛋白与球蛋白的比值降低。

（五）肾脏和容量调节

老年人的肾实质逐渐萎缩，主要发生在肾皮质，肾小球的数量不断减少。肾小球滤过率降低，肾脏的浓缩和稀释功能降低，储水功能下降的同时需要经过肾脏清除的麻醉药及其代谢产物的消除半衰期延长。麻醉药物对循环的抑制、手术失血、低血压等因素都可能导致肾血流量减少，产生某些肾脏毒性，引起暂时性的肾脏功能减退。老年机体对氨基和尿酸的清除率下降，对钠的调节能力受损，容易导致水钠潴留和急性肾衰竭。

（六）内分泌系统及代谢

随着年龄增长，下丘脑重量减轻，单胺类含量和代谢紊乱，中枢调控失常，老年人各方面功能衰退，下丘脑中的多巴胺和去甲肾上腺素含量减少。老年时垂体重量减轻，生长激素下降至较低水平，抗利尿激素也减少，出现多尿现象。具有防止凝血和扩张血管作用的前列腺素含量减少，是发生动脉硬化的原因之一。老年患者的甲状腺功能降低，糖耐量也有所降低，所以在围手术期对老年人不应静脉输注大量含糖液体。老年患者的基础代谢率降低，产热减少，体温调节能力降低，在手术期间应尤其注意保温。

（七）其他

在正常情况下，年龄增大对红细胞总量、白细胞计数、血小板的数量或凝血机制的影响极小，老年患者的贫血一般由于疾病本身所引起。但是年龄的增大使免疫反应的选择性和有效性受到抑制，老年患者更容易感染。牙齿脱落、脊柱韧带的钙化等也可能对麻醉的实施产生影响。

二、老年患者的药理学改变

老年患者药理学改变主要包括药代动力学和药效动力学的改变。由于体内总水量及肌肉量的减少、脂肪量比例增加，大部分为脂溶性的麻醉药物和辅助药物消除时间延长，明显影响药物的分布与半衰期；血浆结合型药物减少、游离型药物增加；肾功能减退、肝血流量减少、酶活性降低导致药物消除速率减慢；对各种麻醉药物的耐受性和需要量均降低。

三、老年患者的心理特点

进入老年期后，随着生理功能的衰退和社会角色的转变，受到丧偶、疾病等生活事件的冲击，老年人常会出现一些特殊的心理变化。正确的评估老年患者的心理状态，采取合理的护理措施对手术效果及围麻醉期康复有重要的意义。

研究表明，老年时期的心理变化主要表现为智力的下降，记忆能力变慢，可能出现记忆衰退等。其心理发展的主要矛盾为角色转变与社会适应的矛盾，老有所为与身心衰老的矛盾，老有所养与经济保障不充分的矛盾，安度晚年与意外刺激的矛盾等，同时老年患者在情感障碍和心理异常方面的发病率较高，其中焦虑、抑郁是围手术期老年患者较为普遍的心理状态。

（一）焦虑

焦虑是指对未来的害怕不安和痛苦的内心体验、精神运动性不安以及伴有自主神经功能失调表现三方面症状，分为急性焦虑和慢性焦虑两种。过度焦虑不仅会损害患者的身心健康，还会加速衰老，增加失控感，急性焦虑的发作还可能导致脑卒中、心肌梗死等意外发生。

（二）抑郁

抑郁是一种极为复杂，正常人也常以温和的方式体验到的情绪状态，表现为情绪低落、思维迟缓和行为活动减少三个方面，高发年龄为 50~60 岁，是老年期最常见的功能性精神障碍之一，常与老年人自杀有关。

第二节　老年患者精确麻醉护理实践

老年患者全身性生理功能降低，对麻醉和手术的耐受力较差，多合并其他类型疾病，麻醉和手术的风险普遍高于青壮年患者。人与人之间，同一个人的各个器官之间，衰退的过程往往不相同，即使是相同年龄的老年人，生理功能的情况和心理状态往往也有很大差异，在对老年患者进行麻醉护理配合时尤其应注意需根据其年龄、病史、特殊检查、手术类型及创伤情况等对全身情况、各脏器功能及心理状态做出评估，了解老年患者个体的护理需求，制订针对性的围麻醉期护理计划，在麻醉前评估及准备、麻醉中监测及麻醉后复苏等过程中提供完善、个性化的护理措施，提高老年患者的围手术期麻醉护理质量。中华医学会麻醉学分会于 2020 年在《中国老年患者围手术期麻醉管理指导意见》中进一步细化和明确了老年患者的麻醉管理要点，也对护理工作提出了新的要求，麻醉护士要加强对老年患者相关知识的掌握。

一、精确评估与监测

（一）老年患者的麻醉前评估

老年患者的麻醉前访视及评估是实施麻醉手术前至关重要的一环，麻醉护士通常于术前一日或多日协助麻醉医生进行麻醉前访视，目的是协助医生客观评价老年患者对麻醉手术的耐受力及风险，同时对患者的术前准备提出建议，包括是否需要进一步完善检查、调整用药方案、功能锻炼甚至延迟手术麻醉，降低围手术期并发症发生率和手术风险。

1. 总体评估

麻醉护士在协助麻醉医生对老年人进行常规的器官功能和 ASA 分级等常规术前麻醉风险评估时，应注意老年综合征对手术风险的影响，还应评估患者的认知、功能、营养及衰弱状态等（**常见的评估工具可见表 20-1**），这些都与老年患者围手术期不良事件发生率明显相关，必要时应邀请多学科专家共同参与讨论手术时机、方案及相应的术前准备。择期手术患者可以在住院后由包括老年医学科、内科、麻醉科等在内的多团队先行评估，并分析手术获益-风险比，充分告知患者后，由医患双方共同决定是否进行外科手术。对于高风险手术患者也可先看麻醉科和老年医学科的术前联合评估门诊，以便更早进行干预，实施包括身体锻炼、营养治疗、认知干预和心理支持在内的术前预康复。术前预康复可以有效改善衰弱患者的手术结果，减少住院时间和并发症的发生。

表 20-1　老年患者术前评估项目及方法

项目	评估方法
痴呆	用简易智力状态评估量表进行筛查
	若阳性，继续用蒙特利尔认知评估量表进行评估
谵妄	在手术前明确易感因素和诱发因素
	意识错乱评估量表
抑郁	老年人抑郁量表
功能状态	日常生活活动能力量表
	工具性日常生活活动能力量表
营养状态	微型营养评估量表
	6个月内意外减重超过 10%～15%
	体质指数 < 18.5 kg/m^2
	无肝肾疾病时白蛋白水平 < 30 g/L
衰弱状态	Fried衰弱表型中的5条诊断标准
	多维衰弱状态评分

1）老年综合评估　老年综合评估（comprehensive geriatric assessment，CGA）是现代老年医学的核心技术之一，是筛查老年综合征的有效手段。它是指采用多学科方法评估老年人的躯体情况、功能状态、心理健康和社会环境状况等，并据此制订以维持和改善老年人健康及功能状态为目的的治疗计划，最大限度地提高老年人的生活质量。

老年患者的认知功能受损会有增加术后并发症及死亡率的风险，谵妄、痴呆和抑郁是评估认知功能的重要参考及术后认知功能评估的基线，与术后不良结局的发生密切相关；老年患者的功能状态与术后并发症的发生风险息息相关，对日常活动功能缺陷的患者应进一步评估或采用适当的术前治疗；术前营养不良可导致伤口愈合不良、谵妄、感染等，对高危患者应在术前制订围手术期营养补充计划；术前尽可能纠正导致围手术期认知功能下降的危险因素，可以提高老年患者对手术应激的耐受性，降低围手术期不良事件的发生率。

2）衰弱　衰弱是一种与年龄相关的多维度的可逆的生理储备下降状态，特征为力量、耐力和生理功能的下降，它是由多因素导致的医学综合征，发生机制较为复杂。相关研究表明，在接受手术的老年患者中，25%～40% 的患者处于衰弱状态。衰弱老年人由于机体易损性增加，抗应激能力减退，术后可能会导致谵妄、感染等一系列不良结局，与非衰弱患者相比，衰弱患者术后并发症的发生率增加1倍，术后90天病死率增加5倍，术后1年病死率增加2倍。

目前尚无评估和筛查衰弱的"金标准"，使用较多的为2017年《老年患者衰弱评估与干预中国专家共识》中推荐的 Fried 衰弱表型和衰弱指数（frailty index，FI）。衰弱表型定义的衰弱诊断标准包括5条：① 近1年意外减重4.5 kg，或随访时体重下降超过5%；② 握力下降；

③疲劳感（关于是否需要努力才能参与活动方面的问题的回答为"需要"）；④ 步行速度减慢（步行 4.5 m 所需时间＞6 s）；⑤ 低体力活动水平（每周消耗热量：男性＜383 kcal，女性＜270 kcal）；符合 3 项以上，诊断为衰弱；符合 1～2 项，诊断为衰弱前期；符合 0 项为非衰弱。这一标准主要从生理层面界定衰弱，是其他评估标准的基础，简便易行，因此目前被广泛应用。同时，基于 CGA 的多维衰弱状态评分（Multidimensional Frailty Score，MFS）也可预测术后并发症的发生率，是术后并发症和 6 个月死亡率的最佳评估工具**（具体内容可见表 20-2）**。2017 年发布的《亚太地区衰弱管理临床实践指南》中强烈推荐术前使用经过验证的检测方法识别衰弱，衰弱的术前评估需要经过培训的专业人员进行，以增加手术安全系数。

表 20-2　多维衰弱状态评分（MFS）

项目	评分（分）		
	0	1	2
疾病种类	良性疾病	恶性疾病	–
查尔森合并症指数	0	1～2	＞2
白蛋白（g/L）	＞39	35～39	＜35
日常生活活动量表	独立	部分依赖	完全依赖
日常工具性活动量表	独立	依靠	–
痴呆	正常	轻度认知障碍	痴呆
谵妄风险	0～1	≥2	–
微型营养评估量表	正常	营养不良的风险	营养不良
中臂周长（cm）	＞27.0	24.6～27.0	＜24.6

2. 外科手术的类型、创伤程度与手术风险评估

外科手术类型、创伤程度、出血等的手术内容本身以及对重要器官的影响会增加围麻醉期的风险，应该根据手术类型协助医生针对性地向患者及家属告知风险，做好沟通解释工作。重要器官的手术、急症手术、估计失血量大的手术、对生理功能干扰剧烈的手术、新开展的复杂手术、临时改变术式的手术、急诊手术等麻醉风险较大。

3. 重要器官及功能的评估

（1）心功能及心脏疾病的评估：老年患者的心血管系统除了受衰老进程的影响，还受到高血压、冠心病等各种疾病的损害，在接受外科治疗的老年患者中，围麻醉期心血管相关并发症最为常见，术前应重点评估患者是有症状还是无症状的冠状动脉疾病及患者的体能状态，活动性心脏病需要进行内科治疗，稳定后择期手术，应特别关注体能状态差的高危患者。纽约心脏病协会的心功能分级是最为常用的心功能评估方式，美国心脏病学会和美国心脏协会、欧洲心脏病学会和欧洲麻醉学会、加拿大心血管学会、中华医学会麻醉学分会均出版了非心脏手术患者围手术期心血管评估和管理的指南与共识。《心脏病患者非心脏手术围麻醉期中国专家临床管理共识

（2020）》中提供了具体的老年患者非心脏手术的心血管风险评估流程，必要时可进行参考。

（2）肺功能及呼吸系统疾病的评估：老年患者的术后肺部并发症（postoperative pulmonary complication，PPC）如肺不张、支气管痉挛、支气管炎、肺炎、肺栓塞、急性呼吸窘迫综合征等十分常见，与围麻醉期不良事件的发病率和死亡率密切相关。对于急性呼吸系统感染的患者，建议择期手术推迟至痊愈的 1～2 周后；对术前慢性呼吸系统疾病的患者来说，年龄＞60 岁是 PPC 的显著危险因素，详细询问患者既往疾病、持续时间、治疗情况的同时，术前应做肺功能和血气分析检查，评估发生术后呼吸功能衰竭及 PPC 的风险。提倡术前采用戒烟、运动、加强营养等积极的非药物肺保护策略改善肺功能。术前有肺部疾患的患者还可采用强化胸部物理治疗，包括体位引流、背部叩击、振动疗法等理疗方式。

（3）肝脏及肾脏功能的评估：老年患者肝脏合成和代谢功能下降，可采用 Child-Pugh 分级评估肝功能损害程度，术前重点关注白蛋白水平和凝血功能，严格执行中大型手术术前低蛋白纠正标准。老年患者即使肌酐水平正常，也可能存在肾功能下降。肾功能的评价主要以肾小球滤过率为指标，慢性肾功能衰竭已依赖透析的患者，应在术前 1 天进行透析，以避免高钾血症。

（4）胃肠道功能的评估：65 岁以上的接受中大型手术的老年患者在围手术期易并发应激性溃疡，麻醉前应仔细询问是否有消化道溃疡病史及近期是否服用可能导致消化道出血的药物，严防围手术期应激性溃疡的发生。胃内容物误吸是麻醉期间最危险的并发症之一，老年患者消化功能降低，胃排空时间延长，肠蠕动减慢，术前应注意是否存在引起反流误吸的因素，其中食管裂孔疝患者是误吸高危病例。

（5）凝血功能的评估：血栓性疾病在老年患者中发病率较高，老年患者停用抗凝药易导致围麻醉期血栓性疾病的发生，停用抗凝药物要慎重，应结合术前凝血功能检查评估患者的凝血功能状态和疾病状态并进行权衡处理。使用抗血小板双重治疗的择期或限期手术患者在术前可短期停用氯吡格雷等 P2Y12 受体拮抗剂，停药注意桥接。

（6）内分泌功能及疾病评估：对于有内分泌疾患的老年患者应注意询问病史和用药情况，注意激素补充。所有老年患者的糖耐量降低，术前应常规检查血糖水平，合并糖尿病的老年患者应复查血糖和糖化血红蛋白水平。对经常使用皮质激素治疗的患者应询问用药剂量和最后一次用药时间，避免肾上腺功能抑制的发生。对于稳定性的甲状腺功能低下的患者可以实施择期手术及麻醉，对大型及高风险手术需推迟择期手术，并给予甲状腺素补充治疗。

4. 特殊用药的评估

慎用影响术后认知功能的药物，尤其是东莨菪碱和戊乙奎醚；治疗慢性疾病的药物中多数术前应继续应用，如抗血压药物；部分可调整剂量或种类，如镇痛药物。可停用非必需的植物提取物或中药制剂。

5. 心理状况与认知功能评估

老年患者的心理状况对其老化过程及疾病治疗等有较大影响。中国老年保健医学研究会建议根据心理健康的维度和概念，从认知效能、情绪体验、自我认知、人际交往、适应能力五个方面对老年患者的心理健康状态进行考察。中国科学院心理研究中心依据这五个维度制订了《老年心理健康量表》，不仅可以为老年个体提供心理健康指数报告，也可以为群体实测提供和

20

全国常模的比较结果。

1）焦虑 常见的评估方法有访谈观察、心理测验、焦虑可视化标尺等，对于老年人来说，可用的焦虑评估量表如**表20-3**所示，常用的为汉密顿焦虑量表、状态-特质焦虑问卷等。

表20-3 老年患者焦虑评估量表

量　　表	功能
汉密尔顿焦虑量表（Hamliton Anxiety Scale，HAMA）	焦虑状态
状态-特质焦虑问卷（State-Trait Anxiety Inventory，STAI）	焦虑状态
Zung焦虑自评量表（Self-rating Anxiety Scale，SAS）	焦虑状态
贝克焦虑量表（Beck Anxiety Inventory，BAI）	焦虑状态

2）抑郁 老年患者抑郁的评估可使用访谈观察、量表评估、抑郁可视化标尺等方式。可用于老年患者抑郁评估的量表如**表20-4**所示，其中汉密顿抑郁量表、老年抑郁量表在临床中较为常用。

表20-4 老年患者抑郁评估量表

量　　表	功能
汉密尔顿抑郁量表（Hamliton Rating Scale for Depression，HRSD）	抑郁状态
老年抑郁量表（Geriatric Depression Scale，GDS）	抑郁状态
流调中心用抑郁量表（Center for Epidemiological Studies Depression，CES-D）	抑郁状态
Zung抑郁自评量表（Self-rating Depression Scale，SDS）	抑郁状态
贝克抑郁量表（Beck Depression Inventory，BDI）	抑郁状态

3）认知功能 认知功能是认识、理解、判断、推理事物的过程，反映了个体的思维能力，它对老年人是否可以独自生活及生活的质量起着重要的作用。老年人认知评估包括思维能力，语言能力及定向力三个方面，常用的有简易智力状态检查（Mini-Mental State Examination，MMSE）和简易操作智力状态问卷（Short Portable Mental Status Questionnaire，SPMSQ）。

（二）老年患者的麻醉中监测及评估

老年患者由于对药物的耐受性及需求量下降，对全身麻醉药、镇静催眠药、阿片类镇痛药等均十分敏感，同时老年患者一般自主神经系统自控能力较弱，不能有效地稳定血压，麻醉护士在麻醉过程中应严密监测，及时识别异常情况并告知麻醉医生，调控麻醉方案，保证患者安全。

1. 老年患者的常规监测

老年患者术中应常规监测心电图（ECG）、心率/心律、无创血压/连续无创动脉血压/有创动脉血压、脉搏血氧饱和度（SpO_2）、体温、呼吸频率/节律、尿量等。如果实施全身麻醉，应进一步监测吸入氧浓度（FiO_2）、呼气末二氧化碳分压（$PetCO_2$）、麻醉气体吸入和呼出浓度、气道压力、潮气量等。

2. 肺功能的监测及评估

老年患者的肺功能随着老龄而衰退，合并慢性呼吸疾病或者近期急性呼吸系统疾病的患者，肺功能会进一步受到损害。

（1）气道压力：在潮气量相对恒定的状态下，患者气道在麻醉、外科及药物作用下，更易发生因肺容积改变，或气道痉挛，或者肺水肿增加等因素导致的气道压力升高，应注意对气道压力进行监测，及时报告医生，协助医生针对病因进行处理。

（2）呼气末二氧化碳波形及 $PetCO_2$ 监测：若发生支气管痉挛，结合肺部听诊以及气道压力升高，呼气末二氧化碳波形呈现梯形改变可以诊断，可经静脉分次给予肾上腺素以及糖皮质激素加以治疗；如果呼气末二氧化碳波形消失，气道压力急剧增加，且肺部无任何呼吸音，可以诊断为静默肺，需要迅速给予肾上腺素与糖皮质激素治疗。合并慢性气道或肺部疾病的老年患者，在二氧化碳气腹时，$PetCO_2$ 准确反映动脉血二氧化碳分压（$PaCO_2$）的能力会受到限制，通气水平是否合适需要监测动脉血气加以校准。

（3）氧合指数（PaO_2/FiO_2）监测：氧合指数是对肺通气功能以及心肺交互效应的综合评定，是衡量老年患者肺换气功能的常用指标，计算公式是氧合指数 = 动脉氧分压（PaO_2）/吸氧浓度（FiO_2）× 100%，正常 PaO_2/FiO_2 比值为 300～500 mmHg，小于 300 mmHg 提示气体交换异常，小于 200 mmHg 提示重度低氧血症。如果术前正常，术中出现低于 300 mmHg 的状况，应该及时报告医生，协助麻醉医生对患者的通气功能、肺血管阻力以及肺动脉压、心脏功能状态进行分析和处理。

（4）呼吸频率与节律监测：老年患者呼吸中枢的驱动力容易受到镇静镇痛药物的残余效应影响，导致氧合较差，可以通过呼气末二氧化碳波形图、呼吸频率、节律监测，观察有无镇静镇痛药物或肌松药残余效应导致的呼吸抑制、呼吸暂停。

3. 心功能的监测及评估

（1）ECG：老年患者术中心率应维持在术前平静状态心率 ±20%，出现心动过缓（低于 40 次/min）与心动过速（大于 100 次/min）应及时告知麻醉医生，协助医生进行病因分析和处理，必要时给予 β 受体阻断剂。老年患者术中常见心律失常为心动过速、室性期前收缩、心房颤动等。

（2）老年患者严格的术中血压控制目标为收缩压控制在术前基础血压 ±10% 内，或根据术前基础血压采用个体化的血压控制目标以减少重要脏器功能的损害。基础血压是指患者术前 1 天在没有应激、疼痛且清醒状态下（或轻度镇静）、平卧下进行多次血压测量的平均值。较高基础血压非心脏手术患者，其目标是将血压保持在基础值的 80%～110%，且收缩压低于 160 mmHg。对于术前合并脑卒中病史、短暂性脑缺血发作病史、中重度颅脑血管狭窄等状况患者，术中血压应维持在术前平静血压基线水平至基线血压的 120% 范围内。

（3）心脏前负荷相关指标的监测：对于老年危重患者应根据需求采用每搏量变异度

（SVV）、脉压变异度（PPV）与经胸/食道心脏超声图（TTE/TEE）联合监测，指导容量、心脏功能、氧供需平衡等监测，注意早期预警及目标导向液体管理（GDFT）。

4. 脑功能的监测及评估

对于高危手术和脆弱脑功能的老年患者，应实施连续动脉血压监测或连续无创动脉血压监测，维持患者血压在基线值至基线值120%水平内。围麻醉期使用脑电监测可以减少麻醉药物用量，缩短麻醉复苏时间，减少术后恶心呕吐等并发症；同时脑电双频指数（BIS）监测能有效降低术后谵妄的发生率。还可联合麻醉镇静深度监测和近红外光谱无创局部脑氧饱和度监测、经颅超声多普勒监测（TCD）等技术，实施个体化脑功能保护策略。

5. 肌松监测及残余肌松效应的监测及评估

当老年患者使用非去极化肌松剂、腹腔镜深肌松或肌松拮抗剂新斯的明等时，应实施肌松监测以减少围麻醉期并发症。老年患者极易出现肌松残余，没有拮抗禁忌证时，可选择新斯的明＋阿托品进行拮抗。采用罗库溴铵实施深肌松的手术（如二氧化碳气腹手术等），可以使用舒更葡糖钠拮抗深肌松。

6. 术中低体温的监测评估

老年患者由于体温调节功能减退和基础代谢率降低，在围手术期容易热量丧失，术中常规应进行体温监测，将体温维持在36℃以上，预防围手术期低体温的发生。首先需明确老年患者术中低体温风险因素，如全身麻醉联合区域麻醉、长时间手术、大手术、开放手术等，结合患者术前评估，明确相关风险。常规记录患者体温，时刻评估患者是否有低体温的症状和体征，包括患者清醒状态下的热舒适感，全身麻醉诱导前测量和记录患者体温，随后每15～30 min测量并记录一次，直至手术结束。

7. 术中输血、输液的监测及评估

老年患者围手术期首选液体类型为晶体液，如乳酸林格溶液，或醋酸林格溶液等复合电解质溶液，在有效循环血容量减少时，可以使用胶体液补充血管内容量。一般腔镜手术中维持的液体输注量为3～5 ml/（kg·h），开放性手术中维持的液体输注量为5～7 ml/（kg·h），同时应根据每小时尿量、血压、酸碱度和电解质情况等及时调整所需液体量和输注速度。对老年患者应尽量减少异体血输注，减少老年患者输血相关并发症的发生，可采用微创手术等来降低围手术期出血风险、减少血液输注。

（三）老年患者麻醉恢复期的监测及评估

对老年患者在麻醉恢复期除进行常规监测外，还应注意对非机械通气患者以及苏醒期拔管前的患者要进行肺功能综合评估，老年患者呼吸中枢的驱动力容易受到镇静镇痛药物残余效应的影响，导致氧合较差。拔管期可以通过呼气末二氧化碳波形图、呼吸频率、节律监测观察有无镇静镇痛药物或肌松药残余效应导致的呼吸抑制、呼吸暂停，以期准确判断老年患者拔管的时机；非插管患者可以进行经鼻呼气末二氧化碳监测。

因老年患者肝肾功能、神经肌肉功能减退，对肌肉松弛药代谢减慢，故应及时监测患者有无肌松残留。目前公认的反映神经肌肉接头功能的指标为采用肌肉加速度描记法、机械描记法和肌电描记法等进行4个成串刺激时拇内收肌 T4：T1 值（TOF 比值），TOF 比值＜0.9 时即存在肌松残留作用。但口咽部肌肉是神经肌肉阻滞后恢复最慢的肌群，常规 TOF 肌松监测并不能准确反映咽部肌力的恢复程度，老年患者仍存在误吸风险。对于神志清醒、合作的患者，可结合临床体征判断有无肌松残留作用，咳嗽有力、能抵抗压舌板，以及握拳、抬头、抬高下肢超过 5 s 说明恢复良好。

老年患者表达疼痛的意愿和频率降低，特别是有认知功能障碍的老年患者，从而导致其疼痛程度常被低估。目前常用的评估方式有视觉模拟评分法、数字等级评定量表、语言等级评定量表（Verbal Rating Scale，VRS）、Wong-Baker 面部表情量表、行为疼痛评分等。其中，语言等级评定量表（VRS）是将描绘疼痛强度的词汇通过口述表达为无痛、轻度疼痛、中度疼痛、重度疼痛，它是最敏感和可靠的方法，但目前数字等级评分接受度最高，使用最为广泛。对完全无法交流的老年患者目前尚无国际公认的术后疼痛评估方式，患者的面部表情、发声和肢体动作等可作为疼痛评估的参考指标。

二、精确问题分析

（一）老年患者麻醉方式的选择

（1）局部浸润麻醉常用于体表短小手术和门诊手术，其最大的好处是意识保持清醒，对全身生理功能干预较少，麻醉后机体功能恢复较快。但老年患者对局部麻醉药的耐量降低，使用时应采用最低有效浓度，避免局部麻醉药中毒。

（2）与吸入麻醉相比，老年患者优选全静脉麻醉。同时随着老年患者的生理变化及新型短效麻醉药物、监测技术的应用，老年患者接受全身麻醉更为普遍。

（3）区域麻醉与全身麻醉相比，可以提供良好的术中、术后镇痛，恢复迅速；避免了气管插管与机械通气，减少呼吸系统并发症；可以降低应激反应和对免疫系统的抑制。老年患者行椎管内麻醉时可能存在穿刺困难、阻滞不全等缺点，同时由于交感神经调节功能受损和动脉弹性降低，更容易发生低血压。对于行髋膝关节等四肢手术患者，如无禁忌建议行区域麻醉，可以降低死亡率，缩短住院时间，局部麻醉药物优选罗哌卡因，实施区域麻醉前需要常规准备缩血管药物，预防低血压发生。

（二）老年患者麻醉药物的选择

1. 麻醉术前用药

术前用药的目的在于缓解焦虑，提高术中血流动力学的稳定性、降低误吸危险、改善术中和术后镇痛、控制术后恶心呕吐以及治疗合并疾病。对老年患者应特别注意术前用药可能对麻醉及麻醉后事件的影响。老年患者迷走神经张力明显增强，麻醉前必要时可给予阿托品调整心率，利于麻醉的实施。

2. 麻醉诱导及维持用药

由于老年患者循环的脆弱性，在进行麻醉诱导时应选择对循环抑制较轻的镇静药物，如依托咪酯，它对血流动力学的影响较小。若给予丙泊酚，应在开始麻醉诱导前给予去甲肾上腺素等缩血管药物，预防低血压，并应该少量、缓慢、多次静脉注射或分级靶控输注，以睫毛反射消失或麻醉深度监测指标达到插管镇静深度作为麻醉诱导的最佳剂量。在此过程中，如果仍然出现循环抑制如低血压，应先暂停给予丙泊酚，经过输液、调整缩血管药物剂量，循环稳定后再继续给予直至达到插管镇静深度；慎用即刻进行气管插管以刺激循环的做法。

肌松药物优选顺阿曲库铵或者罗库溴铵。顺阿曲库铵不经过肝肾代谢；使用罗库溴铵进行麻醉诱导与维持时，应备用特异性拮抗药舒更葡糖钠，保障安全。

镇静镇痛药物优选短效丙泊酚和瑞芬太尼。中效镇静药物需要在麻醉镇静深度监测指导下给予，以避免停药后药物蓄积效应导致苏醒期延迟；对于脆弱脑、肺功能以及年龄大于 75 岁的高龄患者，最好给予短效镇静镇痛药物，如丙泊酚和瑞芬太尼，维持麻醉，以避免中长效镇静镇痛药物的残余效应对麻醉苏醒和术后康复的影响。同时建议给予患者心理安慰，减少镇静催眠药物的使用，必要时可使用咪达唑仑。老年患者对麻醉性镇痛药（哌替啶、吗啡等）的耐受力下降，用药剂量比青年人减少 $1/3 \sim 1/2$，同时易出现呼吸循环抑制等不良反应，除非存在剧烈疼痛，一般情况下应避免使用。老年患者的麻醉药物选择以不损害脏器功能为原则，针对脆弱脑功能老年患者，应避免苯二氮䓬类及抗胆碱药物东莨菪碱、长托宁等。

（三）特殊老年患者的麻醉管理及护理原则

（1）近期（<3 个月）脑卒中患者的麻醉护理：近期合并脑卒中的老年患者行择期手术时，应尽可能推迟至脑卒中发生 3 个月以后。急诊或限期手术，围麻醉期管理的重点在于维持脑部氧供需平衡，防范外科、麻醉以及术后疼痛等诸多因素对脑功能的进一步损害。

（2）对于限期手术患者，建议在急性心肌梗死发生后 4 ~ 6 周再进行手术。急诊手术可以对患者进行急诊冠状动脉支架置入术，或者患者的心脏功能经过优化治疗，没有急性心功能衰竭和心肌缺血症状后，再进行相应的手术治疗。麻醉护理的重心在于进行实时动态精确监测，并协助麻醉医生尽早给予针对性处理，以确保脆弱心肌的氧供需平衡。

（3）合并哮喘或者近期急性上呼吸道感染等疾病的老年患者，麻醉管理及护理的重心在于避免使用能够诱发支气管痉挛的药物，密切监测呼吸功能，必要时做好抢救准备。如术中出现支气管痉挛，应该配合医生采用肾上腺素和糖皮质激素等处理，直至支气管痉挛得到有效控制。

三、精确计划措施

（一）麻醉前访视及心理准备

麻醉护士通常于术前一日或多日协助麻醉医生进行麻醉前访视，护士在协助麻醉医生对生理功能及重要脏器系统进行评估时，还应对老年患者的整体状态及心理状态进行评估，同时与家属做好沟通及宣教工作（具体内容可参考第三章）。老年患者的胃肠道蠕动较慢，必要时应延长患者术前禁饮禁食的时间。

在使用量表等手段进行焦虑程度的评定后，应指导和帮助老年患者及家属认识分析焦虑的表现及原因，积极治疗原发疾病，尽量避免或慎用引起焦虑症状的药物；向患者介绍麻醉相关内容，指导老年患者学会自我疏导和放松的方法，建立规律的睡眠习惯，必要时遵医嘱使用地西泮等抗焦虑药物进行治疗。老年患者抑郁的防护原则为：减轻抑郁症状，减少复发，提高生活质量，促进健康，降低医疗费用及死亡率。主要措施为严防自杀、避免促发因素、采用认知心理治疗、药物治疗等。

对于有认知功能障碍的老年患者，尤其需要注意尊重患者自主权，保障患者知情同意的权利，当患者决策能力严重受损（患者认知和感知能力下降，合并痴呆、抑郁症、认知障碍等）时需要委托代理人同意，需要注意代理人的保健决策和老年患者自身愿望一致性低的情况，避免医患纠纷的产生，必要时可预立遗嘱。

（二）老年患者的麻醉前护理准备

1. 麻醉物品的准备

老年患者所需麻醉用具及药品应于术前一天根据提前提交的麻醉计划单进行准备，老年患者与成人患者所需监护设备、麻醉器具及一次性耗材等基本无异，具体可参考第三章相关内容。

2. 入室安全核查及交接

（1）在进行术前交接时应注意老年患者的活动性义齿、助听器等特殊物品。建议将老年患者的活动性义齿在进入手术间前交由家属保管，以防丢失或破损；助听器可带入手术间，以便与患者沟通，减轻患者术前焦虑，但应在麻醉诱导前取下并妥善保管，术后与麻醉恢复室等做好交接。

（2）老年患者若步行进入术间，应注意评估患者的活动能力，及时搀扶，合理约束，避免跌倒、坠床等意外的发生。

3. 术前预保温

老年患者是术前低体温的高发人群，术前体温保护原则为：① 患者术前体温 < 36℃，应尽快实施主动加温（除非病情紧急需立刻进行手术，如大出血或其他急诊手术）；② 即使患者术前体温 ≥ 36℃，也应于麻醉诱导前实施至少 20 min 主动体温保护措施，进行术前预保温；③ 维持环境温度（包括手术室或患者等候区等）不低于 23℃。因此，对于老年患者，在术前可为患者提供暖风毯等主动保温措施，减少围手术期非计划性低体温的发生。

（三）老年患者麻醉中护理

老年患者由于对药物的耐受性及需求量下降，对全身麻醉药、镇静催眠药、阿片类镇痛药等均十分敏感，同时老年患者一般自主神经系统自控能力较弱，麻醉护士在麻醉过程中应严密监测患者的生命体征，及时识别异常情况并告知麻醉医生，调控麻醉方案，保证患者安全。

老年患者常用监测指标如本节第一部分所示。

1. 老年患者术中循环管理及护理

（1）对于脆弱心功能的老年患者，围手术期心率应维持在基线心率 ±20%，并维持适当心肌灌注压力；对于脆弱脑功能的老年患者，维持血压在平静状态血压的基线水平至 120% 范围；对于脆弱肾功能的老年患者，严格控制液体输入量，并维持血流动力学稳定；对于脆弱肝功能的老年患者，可预防性给予缩血管药物防止顽固性低血压。

（2）根据患者具体情况个体化选择血管活性药物，可协助麻醉医生通过功能性血流动力学监测和（或）TTE/TEE监测指导，遵医嘱使用血管活性药物。对于术前不伴存心脏收缩功能异常的老年患者，术中常用的血管活性药物包括缩血管药物，如去氧肾上腺素、甲氧明或者去甲肾上腺素；血管扩张药，如尼卡地平、酚妥拉明、硝酸甘油等；或者短效 β_1 受体阻滞剂，如艾司洛尔等。对于术前伴存心脏收缩功能异常的老年患者，除使用上述血管活性药物外，可能需要给予正性肌力药物，如多巴胺、多巴酚丁胺、肾上腺素、米力农、左西蒙旦等，通过功能性血流动力学监测和（或）TTE/TEE指导合理的血管活性药物使用。

（3）若老年患者术中出现室性期前收缩，可考虑静脉给予利多卡因、胺碘酮等药物治疗。合并肥厚性心肌病的老年患者出现心律失常和低血压，应排除病理性因素后，给予 β 受体阻滞剂处理或者联合去氧肾上腺素治疗。术中发生急性心房颤动，除外病理性因素后，可以给予艾司洛尔或者胺碘酮治疗，如合并严重低血压，可以考虑同步电复律治疗。

（4）术中循环管理：应根据患者的基础情况制订个性化的血压管理策略，建议将术中血压维持在基础血压值的 90% ~ 110%，平均动脉压（MAP）保持在 65 ~ 95 mmHg。麻醉护士应注意术前基线血压多为无创袖带血压，而术中监测常采用有创动脉血压，由于两种测定方法的敏感性不同，术中应及时采用无创袖带血压进行校对，基于术中袖带血压设定动脉血压的目标范围，避免低血压发生。

2. 老年患者术中呼吸功能的管理及护理

老年患者术中可协助麻醉医生使用捆绑式综合方案，实施术中肺功能保护。术中应常规监测和评估肺通气和换气功能，氧合指数下降时进行综合病因学判定。

（1）对于术前伴有哮喘病史，近期上呼吸道感染（2 ~ 3 周内）等高气道反应性患者，麻醉诱导前可经静脉滴注甲泼尼龙 1 ~ 2 mg/kg 或者琥珀酸氢化可的松 100 ~ 200 mg，有效预防术中支气管痉挛发生。

（2）对于机械通气患者可实施低潮气量 + 中度呼气末正压（PEEP）5 ~ 8 cmH$_2$O 策略，潮气量为标准体重 6 ~ 8 ml/kg；每小时给予连续 3 ~ 5 次的手控膨肺，注意低血容量、严重肺气肿或慢性阻塞性肺病患者在实施肺复张策略期间，可能发生低血压。持续实时监测血流动力学和 SpO$_2$，并确保血流动力学稳定。在实施肺复张策略后，协助麻醉医生个体化调整 PEEP 水平，以避免肺泡过度扩张或塌陷。

（3）老年患者的 FiO$_2$ 不应超过 60%，以防止吸收性肺不张。

（4）老年患者的吸呼比 1∶（2.0 ~ 2.5）。

（5）术中实施目标导向液体管理（GDFT）联合预防性缩血管药物或者限制性液体管理方案有利于老年患者脆弱肺功能的保护。

（6）对于术前合并严重心肌收缩功能障碍（EF < 50%）的患者，术中通过监测 SV 以及心排血量，维持其正常，以避免肺静脉淤血，甚至急性心源性肺水肿而严重损害肺通气/血流比值（V/Q），导致肺氧合恶化。老年肥胖患者，行俯卧位手术，术中气道压与腹内压存在密切联系，应采取悬空腹部、定期膨肺等措施，增加功能残气量，调整 V/Q 比值，改善通气，同时控

制腹内压。

3.老年患者术中输液、输血的护理

（1）老年患者围手术期首选液体类型为晶体液，必要时可以使用胶体液补充血容量。对于肾功能受损的老年患者，不推荐使用羟乙基淀粉治疗；对脓毒症或脓毒性休克患者，不建议使用羟乙基淀粉进行血管内容量扩充，术前有低蛋白血症的脓毒症患者，可以采用白蛋白进行液体复苏，维持血清白蛋白水平在 30 g/L 以上。

（2）遵医嘱调节患者输注液体量和输注速度，监测患者的尿量、血气分析结果等指标，及时反馈。一般腔镜手术术中维持液体输注量在 3～5 ml/(kg·h)，开放性手术术中维持液体输注量在 5～7 ml/(kg·h)。对于椎管内麻醉，选择腰麻或者硬膜外麻醉，硬膜外麻醉时的局部麻醉药液中，可以加入适当麻黄素（1.0 g/L），预防因交感神经阻滞导致的血流动力学不稳定，防止过度输注液体。

（3）目标导向液体管理（GDFT）治疗联合预防性缩血管药物的应用及护理。液体治疗策略应遵循个体化原则，除常规血流动力学监测指标外，GDFT 管理指标还包括 PPV、SVV、PVI 的监测，可用于机械通气下目标导向液体管理，液体冲击试验 + 小容量液体持续输注可用于非机械通气患者的容量治疗。GDFT 联合 α_1 肾上腺素能受体激动剂治疗可稳定重要器官的灌注，避免液体过度输注，同时降低术后总体并发症发生率，促进胃肠功能恢复，有助于非心脏手术老年患者术后快速康复。全身麻醉时预防性连续给予去氧肾上腺素或给予小剂量去甲肾上腺素、甲氧明，可降低为维持血流动力学平稳而对液体输注的过度依赖，同时对心功能、肾脏灌注、微循环等无明显影响。如持续输注 α_1 肾上腺素能受体激动剂，应遵循从小剂量开始，逐渐滴定至最佳剂量。

（4）应为老年患者制订个体化的血液保护和输血策略，通过术前干预、凝血功能优化、术中动态 Hb 监测、凝血功能监测、稀释性凝血病防范等方法，尽量减少异体血输注风险，降低老年患者输血相关并发症。老年患者异体血输注风险较大，应尽量采用微创手术等来降低围手术期出血风险、减少血液输注。建议制订个体化的输血策略：非肿瘤患者大量出血可采用自体血液回收、快速等容性血液稀释等技术。

4. 术中低体温的护理

《围手术期患者低体温防治专家共识（2017）》从术前、术中和术后 3 个阶段介绍了围手术期患者低体温评估和防治的具体操作流程。

（1）术中体温保护原则为：① 全身麻醉诱导前测量和记录患者体温，随后每 15～30 min 测量并记录一次，直至手术结束，同时术中做好被动隔离以保存热量；② 维持环境温度不低于 21 ℃，建立主动加温后方可下调环境温度；③ 患者核心体温 ≥36 ℃方可进行麻醉诱导，除非病情紧急需立刻手术（如大出血或其他急诊手术）；④ 即使手术时间 <30 min，对于围手术期低体温高危患者，同样建议在麻醉诱导前使用暖风毯等加温设备进行体温保护；⑤ 对于手术时间 ≥30 min 的患者，均建议在麻醉诱导前使用暖风毯等加温设备进行体温保护；⑥ 输注超过 500 ml 的液体以及冷藏血制品须使用输液加温仪加温至 37℃再输注；⑦ 所有腹腔冲洗液建议加热至 38～40 ℃后再使用。

（2）术中体温保护措施：所有患者均需减少术野暴露。术中的体温保护措施包括被动保温和主动保温。被动保温措施包括覆盖棉毯、手术单、保温毯等，可减少30%的热量散失，但不足以预防麻醉后患者体温降低，仍需实施主动保温措施。

（四）老年患者麻醉恢复期的护理

1. 气管插管或喉罩拔除的护理

在手术结束前10~20 min，应逐渐降低麻醉镇静与镇痛药物的输注速率，在此过程中，出于防止气管插管以及外科创伤导致的疼痛应激反应，应给予适当镇痛药物以防止爆发性疼痛的发生。老年患者苏醒期多模式镇痛有助于提升拔管的成功率，同时术中连续输注适当剂量右美托咪啶有助于增强老年患者在苏醒期对气管插管的耐受性。

（1）拔管前首先需考虑患者的麻醉镇静镇痛肌松药物的残余效应是否完全消除。虽然常规对于肌松效应消退的临床判定标准已经存在，但镇静与镇痛药物残余效应对于呼吸中枢的抑制效应同样可以导致拔管后呼吸系统并发症的发生。因此，在拔管前，应观察呼气末二氧化碳波形图，以便更好地判定镇静、镇痛与肌松有无影响拔管的综合残余效应，规律的呼吸节律和足够分钟通气量能够使 $PetCO_2$ 达到正常范围（35~45 mmHg），才可以拔管。

（2）拔管前，患者在足够的镇静深度下应该进行充分的气道吸痰以及肺复张，即在吸气时给予不超过 30 cmH_2O 加压给氧3~5次，以使在胸廓塌陷状态下不张的肺泡完全开放。

（3）拔管前可能出现氧合指数难于达到或超过300 mmHg的状况，应该协助麻醉医生分析原因并加以处置。需要考虑的因素应包括：① 有无通气功能异常；② 有无麻醉以及外科相关的肺不张、气胸以及血胸、肺血流显著降低等情况；③ 心脏是否处于最佳工作状态，有无心肌缺血存在，有无严重心律失常，包括快速心房颤动等状况，有无术中过度输液导致的肺淤血，有无严重低血容量或者低血红蛋白血症存在，可做诊断与鉴别诊断进行病因分析并处置，难于短时间纠治的严重心脏并发症，需要将患者送至ICU做进一步诊断与处置；④ 其他原因。

2. 老年患者的PACU管理及护理

麻醉恢复室是为麻醉后恢复期患者提供进一步评估、监测和治疗的区域，在PACU内对老年患者进行生命体征的评估与监测的同时并对异常情况及并发症及时识别和处置，达到出室标准后老年患者返回外科病房。可根据老年患者情况在手术间内拔除气管插管或喉罩，也可带管进入PACU。

（1）老年患者转入PACU流程：① 转入标准：原则上所有接受麻醉（包括全身麻醉、区域麻醉和局部麻醉）的老年患者在回病房前均应在PACU进行观察。② 手术室至PACU的转运：转运前麻醉医生应对患者进行评估，通知PACU医护人员进行呼吸机等相关准备；手术结束后应由熟悉患者情况的麻醉医生、外科医生、巡回护士一起护送，转运途中需要给予患者吸氧等生命支持措施，严密监测患者的意识、呼吸及循环状态。③ PACU的转入：患者到达PACU后应由麻醉医生评估患者状态。由主麻医生向PACU医护人员交接患者的详细情况，包括患者的病史、用药情况、麻醉手术详细情况、并发症、目前状况和注意事项，必要时应对术前情况和入PACU时的状态进行比较；由巡回护士与麻醉护士交接患者的管路、皮肤状况、影像资料、助听器等随身物品。PACU 医护人员在接收患者后，应对患者的情况进行再次评估，特别注意监测气道通畅度、通气频率、脉搏血氧饱和度（SpO_2）、呼气末二氧化碳分压（$PetCO_2$）、血压、心电图等。

（2）老年患者的 PACU 转出流程。

PACU 转出的基本标准可参照改良 Aldrete 评分表，由麻醉医生对患者的意识、呼吸、循环、氧合、活动等方面的情况进行评估，总分 ≥9 分可以转回病房。此外，还应关注患者的体温、疼痛程度、镇痛药物使用情况及有无并发症（如恶心、呕吐、出血等）发生，通常中心体温应 ≥36 ℃、镇痛有效（如静息 NRS 疼痛评分 ≤3 分）、末次镇痛药物使用（静脉或硬膜外）≥15 min、没有明显不适时，患者方能转回普通病房。

老年患者转出时应注意携带随身物品、影像资料及医疗护理文书等，由麻醉护士或麻醉医生进行护送，转运途中严密监测患者的意识、呼吸及循环状态，携带简易呼吸器等抢救设备及药物。返回外科病房后与病房护士交接患者的基本情况、手术类型、麻醉类型、管道情况、皮肤情况等，与家属做好镇痛泵的使用等健康宣教。

四、精确评价反馈

（一）苏醒延迟的护理

苏醒延迟

苏醒延迟一般指麻醉结束后超过 120 min 患者意识仍未恢复。老年患者对镇静药物的敏感性增加，容易发生苏醒延迟。对于苏醒延迟患者，密切监测生命体征，首先应保证通气足够和循环稳定。可按照以下顺序协助麻醉医生检查和处理。

（1）保持气道通畅，常规吸氧，注意通气情况，通气量不足时使用无创或有创通气。

（2）判断循环状态，补充容量不足，必要时使用血管活性药物。

（3）判断导致苏醒延迟的原因：① 了解病史：包括既往病史、麻醉用药和术中管理情况、手术方式等；② 详细的体格检查：包括瞳孔大小、自主呼吸的频率、模式和深度，体温，以及四肢肌力、肌张力的状态，必要时使用肌松监测仪检查有无残留肌松作用；③ 实验室相关检查：包括动脉血气分析、乳酸水平、电解质状况、血糖浓度等，必要时进行头颅 CT 检查；④ 病因不明或怀疑神经系统损伤：应尽快寻求神经内科或神经外科医生的会诊协助，针对可能的原因进行及时处理。

麻醉药物残留是老年患者苏醒延迟的最常见原因，如果是吸入性药物麻醉过深，在停止给药并保持足够的通气后可逐渐苏醒；如有阿片类药物残留的表现（瞳孔缩小、呼吸频率慢），可使用纳洛酮分次拮抗；如怀疑由苯二氮类药物引起，需要等待直至镇静效应消退或给予氟马西尼进行拮抗；若怀疑为肌松药残留作用，可使用拮抗药。对于由低体温引起的苏醒延迟，应注意持续进行体温监测，若体温低于 36 ℃，及时使用主动或被动保温措施进行复温。患者有无苏醒期循环不稳定的状况，特别是有无低于患者术前平静血压水平 20%～30% 以上的低血压存在，需要进行病因分析，并积极处理过低或过高血压。术前合并代谢及内分泌疾病时，易诱发老年患者出现术后苏醒延迟，须及时处置。同时要注意，CO_2气腹、老年患者肺功能衰退及可能合并的呼吸系统疾病，均可能使患者在拔管期间出现严重CO_2潴留，甚至CO_2昏迷。

（二）术后急性疼痛的护理

急性术后疼痛是手术后即刻发生的伤害性疼痛，也是临床最常见和最需要紧急处理的事件。随着手术和麻醉技术的发展，越来越多的老年患者接受手术治疗，其中相当一部分为大手术，这使得老年患者对术后镇痛的需求比一般患者更为强烈，应及时评估、及时处理。但老年患者的特殊性增加了术后镇痛的难度，常见的影响因素包括：合并疾病和用药，年龄相关的生理、药理改变，疼痛评估困难等。

老年患者术后镇痛方式包括全身给药镇痛法和局部给药镇痛法。具体方式的选择需要根据患者的意愿和对患者情况的个体化评估。麻醉护士应对患者进行疼痛程度评估，并了解患者自控镇痛泵的配方、设置和手术室内镇痛药物给药情况。对于术后疼痛严重（如 NRS 静息疼痛评分＞3 分）的患者，推荐使用多模式镇痛以改善镇痛效果，包括按压自控镇痛泵、术后留置硬膜外或区域阻滞导管镇痛、静脉注射阿片类或 NSAIDs 类药物。同时可增加音乐疗法等非药物措施的使用。

（三）围手术期非计划性低体温的护理

围手术期非计划性低体温的发生率可高达 50%～90%，会对患者预后产生不良影响，包括增加心血管并发症的发生率、手术部位感染、凝血功能障碍及麻醉药物作用时间延长等。对于在 PACU 的老年患者，建议对其进行常规体温监测，并积极预防低体温危害，包括主动措施（如保温毯、热风机、液体加温）和被动措施（如覆盖患者裸露部位、呼吸回路中加湿热交换器）。麻醉诱导前即开始使用被动覆盖和主动保温（暖风机）措施可有效减少术后低体温的发生，这可能与减少全身麻醉后体内热的再分布有关。如已经出现低体温，应采用保温毯、暖风机、液体加温等设备对患者进行积极复温。对于因低体温而寒战的患者，还可给予哌替啶、曲马多或右美托咪啶治疗。

（四）术后躁动及谵妄

术后谵妄是指患者在经历外科手术后出现的谵妄，术后谵妄发生率为 8%～54%。目前还没有公认的界定方法，但通常把手术结束至出 PACU 这段时间发生的谵妄称为苏醒期谵妄，而把术后第 1 天及以后 1 周内发生的谵妄称为术后谵妄。术后谵妄是多种因素共同作用的结果，一些比较常用的简便易行、适合非精神专业人员使用的谵妄诊断工具，包括意识错乱评估法、ICU 患者意识错乱评估法和 3D-意识错乱评估方法等。ICU 患者意识错乱评估法适合用于评估 ICU 患者，可用于对气管插管危重患者的谵妄诊断。

（1）对于老年患者，推荐在神经阻滞基础上给予多模式镇痛，以降低谵妄发生率，预防谵妄应首选非药物干预措施。在患者出现术后躁动时，应分析原因，适时拔除气管导管，充分给氧，对于严重躁动的患者注意合理约束，以防自伤及坠床。在患者转入 PACU 前，需对术后谵妄的高危患者进行评估，对症处理，首选非药物治疗，所采取的措施包括改善认知功能、改善睡眠、有效控制术后疼痛、纠正水电解质紊乱等。

（2）谵妄的药物治疗包括氟哌啶醇和非经典类精神药物如喹硫平和奥氮平，均被用于治疗躁动型谵妄；右美托咪啶可以缩短躁动型谵妄患者的谵妄持续时间，也可用于治疗躁动型谵妄，被认为是术后谵妄的保护性因素。

（五）术后高血压

术后高血压（或术后急性高血压）是指术后出现的血压明显升高，一般发生在术后 2 h 之内、持续时间一般小于 6 h。术后高血压目前并无统一的诊断标准，通常非心脏手术患者收缩期血压 > 180 mmHg 或舒张期血压 > 110 mmHg，或者二者较基础值升高 > 30% 时应予以处理；心脏手术患者血压 > 140/90 mmHg 或平均动脉压 > 105 mmHg 时应予以处理。老年患者术后的目标血压值及降压速度取决于患者年龄、基础血压、手术种类及终末器官受影响的情况；高龄及基础血压较高患者的目标血压值应适当升高。

若对术后高血压不及时治疗，可能会导致神经系统、心血管系统和手术部位的严重并发症风险增加。其预防措施应针对相应的危险因素，包括术前控制高血压、术中充分镇痛、维持体温正常和恰当的血管内容量管理，术后避免缺氧、二氧化碳蓄积，并及时控制升高的血压等。术后高血压治疗的理想药物应符合快速起效、可控性强、作用时间较短、安全方便的特点。

（六）术后恶心呕吐

不用或少用吸入麻醉药和阿片类药物可降低术后恶心呕吐的发生率。可单药或多药联合用于恶心呕吐的预防、治疗。对于术后易发生恶心呕吐的高危人群，建议联合应用不同作用机制的止吐药进行多模式治疗，同时应给予患者心理支持。

第三节　老年患者精确麻醉护理规范和培训

一、思维导图

1. 概述

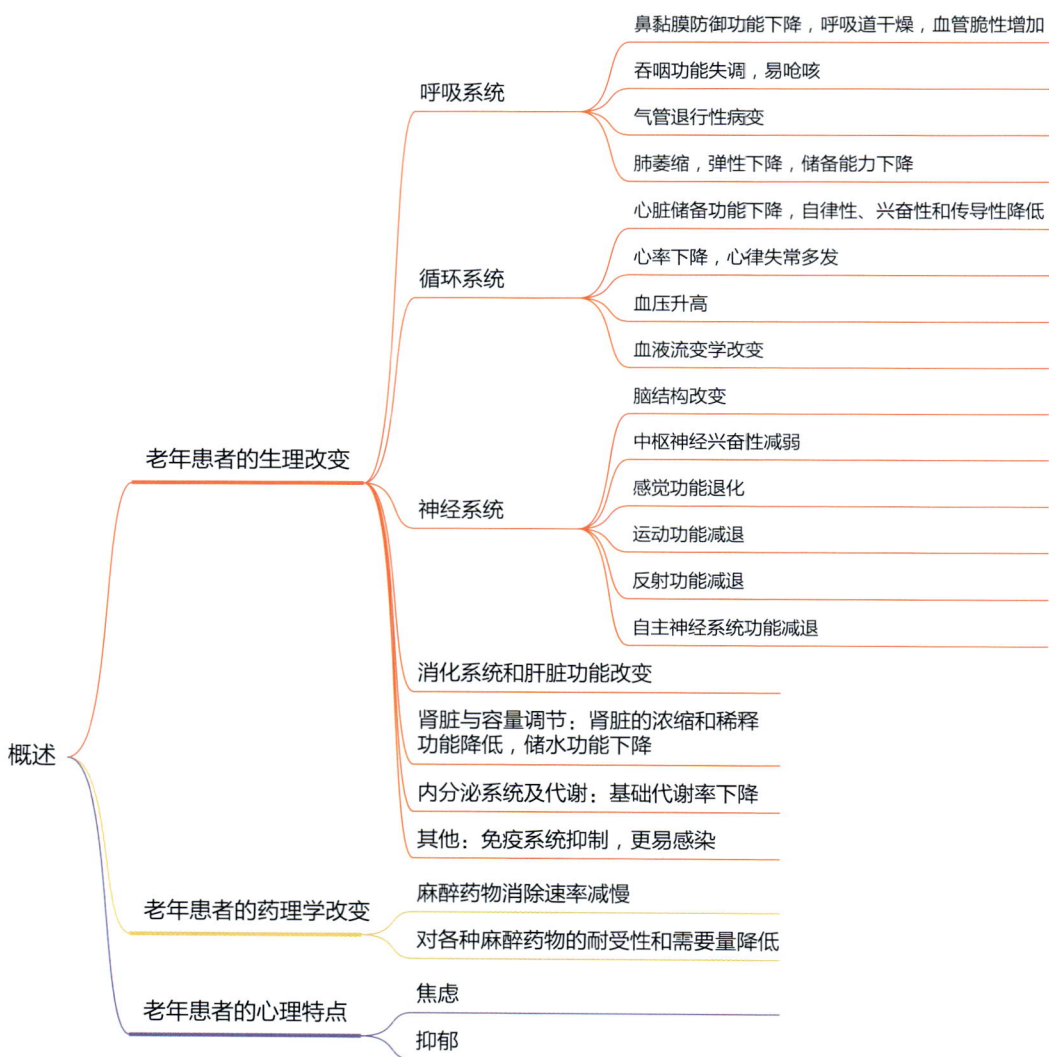

精确麻醉护理

2. 老年患者精确麻醉护理实践——精确评估与监测

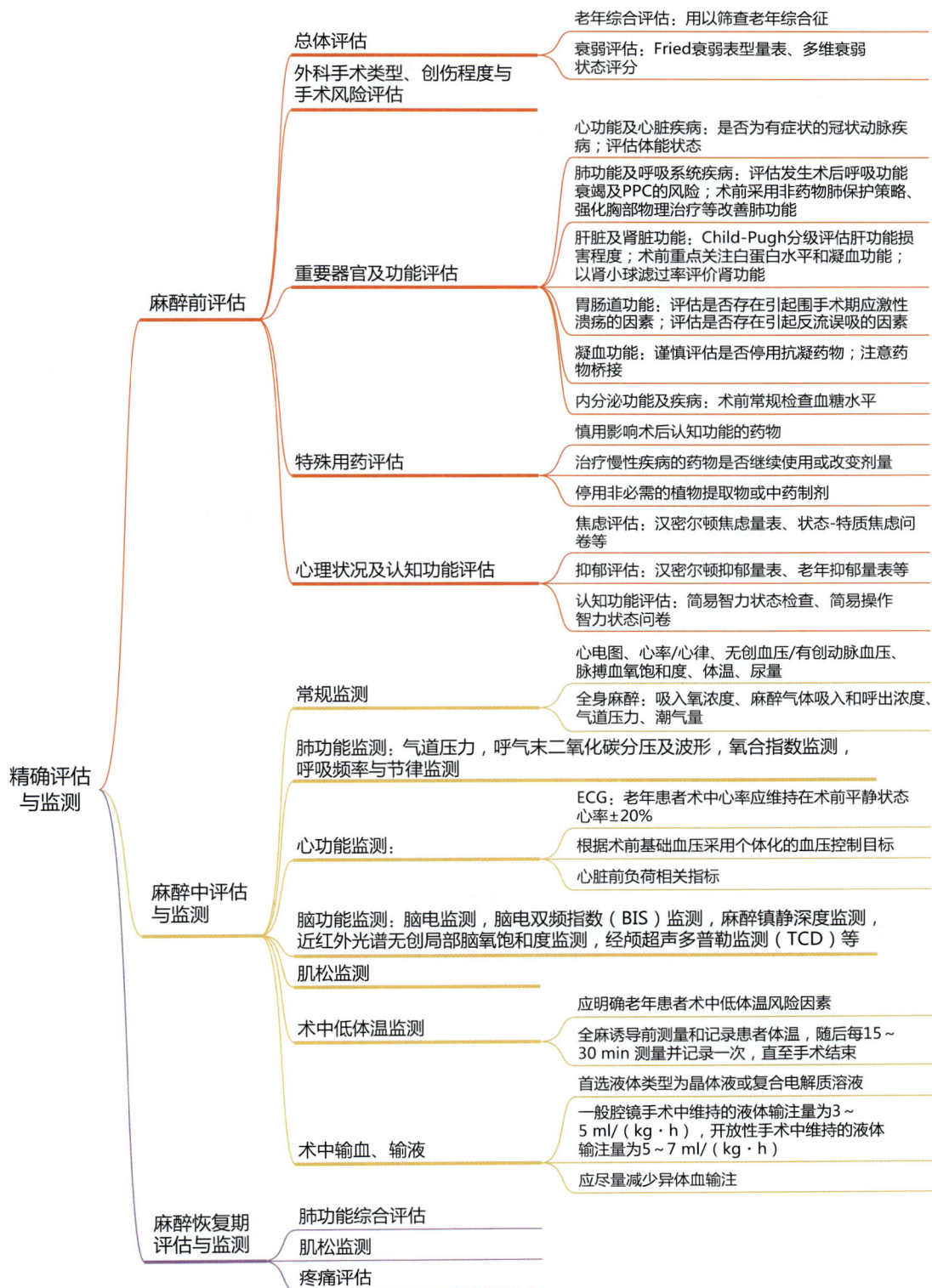

- **精确评估与监测**
  - **麻醉前评估**
    - **总体评估**
      - 老年综合评估：用以筛查老年综合征
      - 衰弱评估：Fried衰弱表型量表、多维衰弱状态评分
    - **外科手术类型、创伤程度与手术风险评估**
    - **重要器官及功能评估**
      - 心功能及心脏疾病：是否为有症状的冠状动脉疾病；评估体能状态
      - 肺功能及呼吸系统疾病：评估发生术后呼吸功能衰竭及PPC的风险；术前采用非药物肺保护策略、强化胸部物理治疗等改善肺功能
      - 肝脏及肾脏功能：Child-Pugh分级评估肝功能损害程度；术前重点关注白蛋白水平和凝血功能；以肾小球滤过率评价肾功能
      - 胃肠道功能：评估是否存在引起围手术期应激性溃疡的因素；评估是否存在引起反流误吸的因素
      - 凝血功能：谨慎评估是否停用抗凝药物；注意药物桥接
      - 内分泌功能及疾病：术前常规检查血糖水平
    - **特殊用药评估**
      - 慎用影响术后认知功能的药物
      - 治疗慢性疾病的药物是否继续使用或改变剂量
      - 停用非必需的植物提取物或中药制剂
    - **心理状况及认知功能评估**
      - 焦虑评估：汉密尔顿焦虑量表、状态-特质焦虑问卷等
      - 抑郁评估：汉密尔顿抑郁量表、老年抑郁量表等
      - 认知功能评估：简易智力状态检查、简易操作智力状态问卷
  - **麻醉中评估与监测**
    - **常规监测**
      - 心电图、心率/心律、无创血压/有创动脉血压、脉搏血氧饱和度、体温、尿量
      - 全身麻醉：吸入氧浓度、麻醉气体吸入和呼出浓度、气道压力、潮气量
    - 肺功能监测：气道压力，呼气末二氧化碳分压及波形，氧合指数监测，呼吸频率与节律监测
    - **心功能监测：**
      - ECG：老年患者术中心率应维持在术前平静状态心率±20%
      - 根据术前基础血压采用个体化的血压控制目标
      - 心脏前负荷相关指标
    - 脑功能监测：脑电监测，脑电双频指数（BIS）监测，麻醉镇静深度监测，近红外光谱无创局部脑氧饱和度监测，经颅超声多普勒监测（TCD）等
    - 肌松监测
    - **术中低体温监测**
      - 应明确老年患者术中低体温风险因素
      - 全麻诱导前测量和记录患者体温，随后每15～30 min 测量并记录一次，直至手术结束
    - **术中输血、输液**
      - 首选液体类型为晶体液或复合电解质溶液
      - 一般腔镜手术中维持的液体输注量为3～5 ml/（kg·h），开放性手术中维持的液体输注量为5～7 ml/（kg·h）
      - 应尽量减少异体血输注
  - **麻醉恢复期评估与监测**
    - 肺功能综合评估
    - 肌松监测
    - 疼痛评估

20

3. 老年患者精确麻醉护理实践——精确问题分析

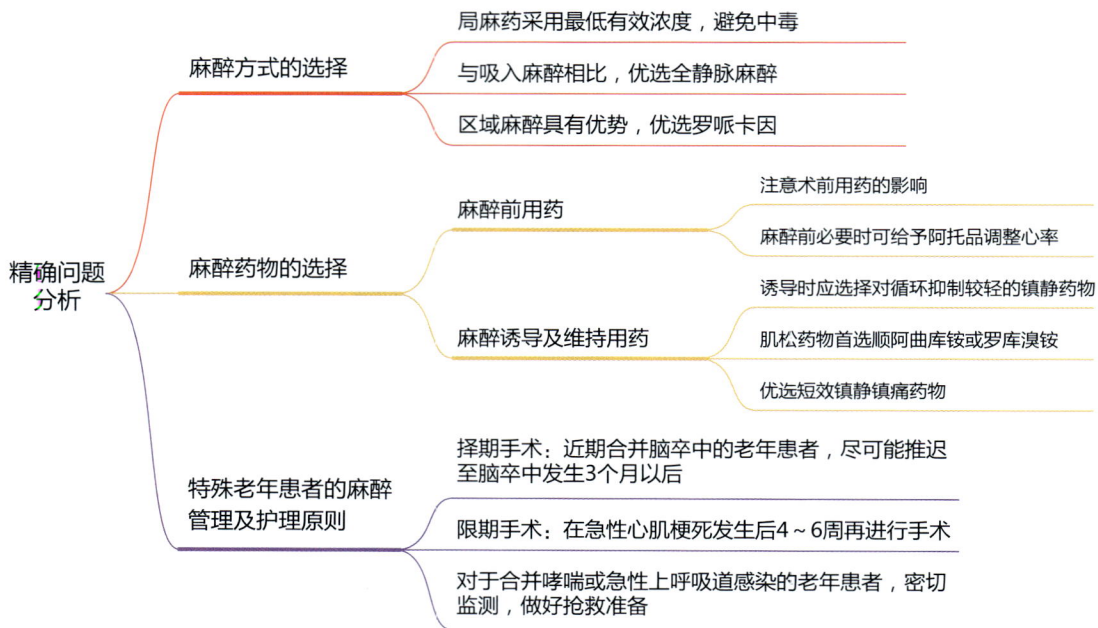

精确问题分析

- 麻醉方式的选择
  - 局麻药采用最低有效浓度，避免中毒
  - 与吸入麻醉相比，优选全静脉麻醉
  - 区域麻醉具有优势，优选罗哌卡因

- 麻醉药物的选择
  - 麻醉前用药
    - 注意术前用药的影响
    - 麻醉前必要时可给予阿托品调整心率
  - 麻醉诱导及维持用药
    - 诱导时应选择对循环抑制较轻的镇静药物
    - 肌松药物首选顺阿曲库铵或罗库溴铵
    - 优选短效镇静镇痛药物

- 特殊老年患者的麻醉管理及护理原则
  - 择期手术：近期合并脑卒中的老年患者，尽可能推迟至脑卒中发生3个月以后
  - 限期手术：在急性心肌梗死发生后4～6周再进行手术
  - 对于合并哮喘或急性上呼吸道感染的老年患者，密切监测，做好抢救准备

4. 老年患者精确麻醉护理实践——精确计划实施

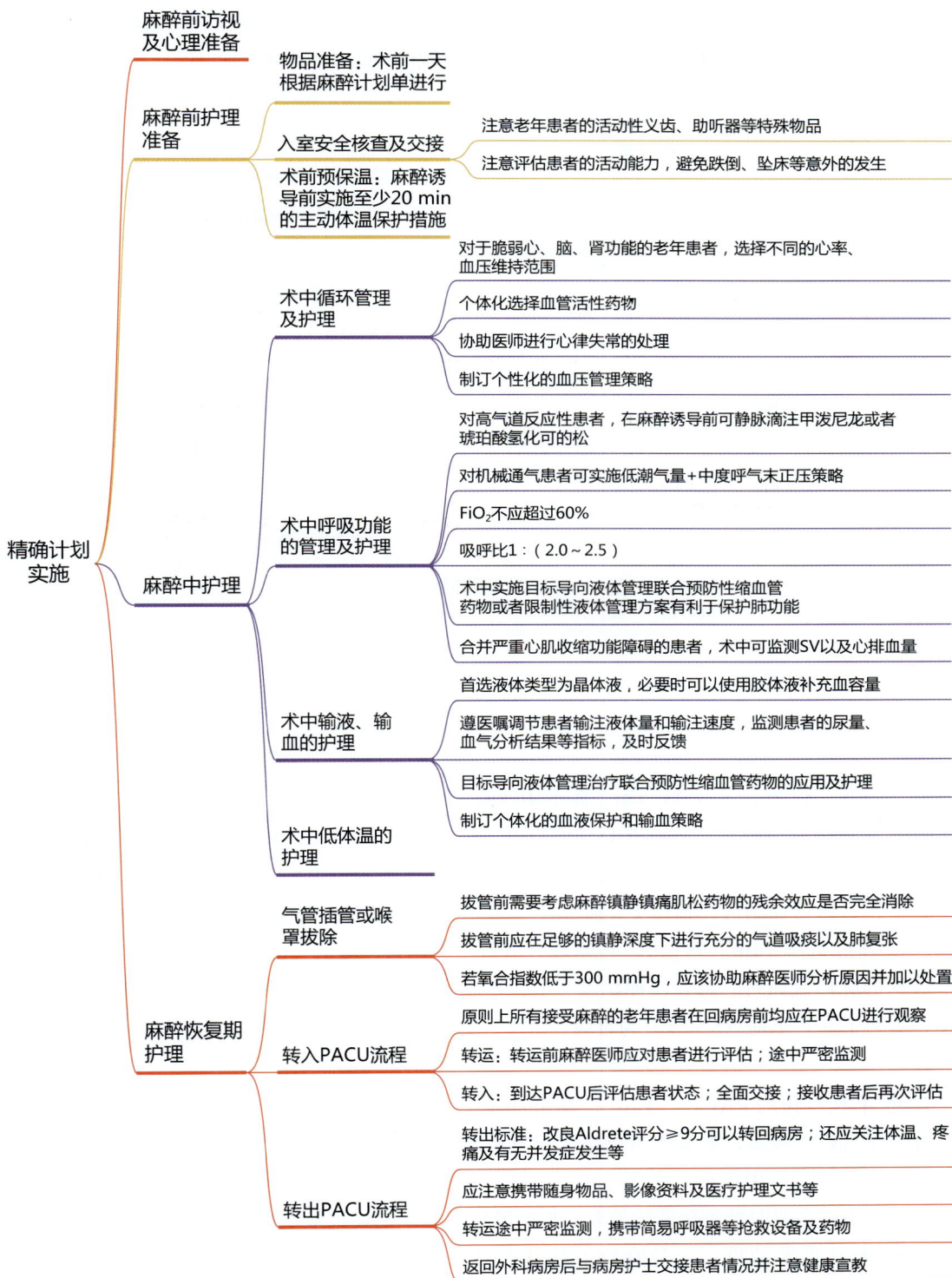

精确计划实施

- **麻醉前访视及心理准备**

- **麻醉前护理准备**
  - 物品准备：术前一天根据麻醉计划单进行
  - 入室安全核查及交接
    - 注意老年患者的活动性义齿、助听器等特殊物品
    - 注意评估患者的活动能力，避免跌倒、坠床等意外的发生
  - 术前预保温：麻醉诱导前实施至少20 min的主动体温保护措施

- **麻醉中护理**
  - 术中循环管理及护理
    - 对于脆弱心、脑、肾功能的老年患者，选择不同的心率、血压维持范围
    - 个体化选择血管活性药物
    - 协助医师进行心律失常的处理
    - 制订个性化的血压管理策略
  - 术中呼吸功能的管理及护理
    - 对高气道反应性患者，在麻醉诱导前可静脉滴注甲泼尼龙或者琥珀酸氢化可的松
    - 对机械通气患者可实施低潮气量+中度呼气末正压策略
    - FiO_2 不应超过60%
    - 吸呼比1：（2.0～2.5）
    - 术中实施目标导向液体管理联合预防性缩血管药物或者限制性液体管理方案有利于保护肺功能
    - 合并严重心肌收缩功能障碍的患者，术中可监测SV以及心排血量
  - 术中输液、输血的护理
    - 首选液体类型为晶体液，必要时可以使用胶体液补充血容量
    - 遵医嘱调节患者输注液体量和输注速度，监测患者的尿量、血气分析结果等指标，及时反馈
    - 目标导向液体管理治疗联合预防性缩血管药物的应用及护理
  - 术中低体温的护理
    - 制订个体化的血液保护和输血策略

- **麻醉恢复期护理**
  - 气管插管或喉罩拔除
    - 拔管前需要考虑麻醉镇静镇痛肌松药物的残余效应是否完全消除
    - 拔管前应在足够的镇静深度下进行充分的气道吸痰以及肺复张
    - 若氧合指数低于300 mmHg，应该协助麻醉医师分析原因并加以处置
  - 转入PACU流程
    - 原则上所有接受麻醉的老年患者在回病房前均应在PACU进行观察
    - 转运：转运前麻醉医师应对患者进行评估；途中严密监测
    - 转入：到达PACU后评估患者状态；全面交接；接收患者后再次评估
  - 转出PACU流程
    - 转出标准：改良Aldrete评分≥9分可以转回病房；还应关注体温、疼痛及有无并发症发生等
    - 应注意携带随身物品、影像资料及医疗护理文书等
    - 转运途中严密监测，携带简易呼吸器等抢救设备及药物
    - 返回外科病房后与病房护士交接患者情况并注意健康宣教

20

5. 老年患者精确麻醉护理实践——精确评价反馈

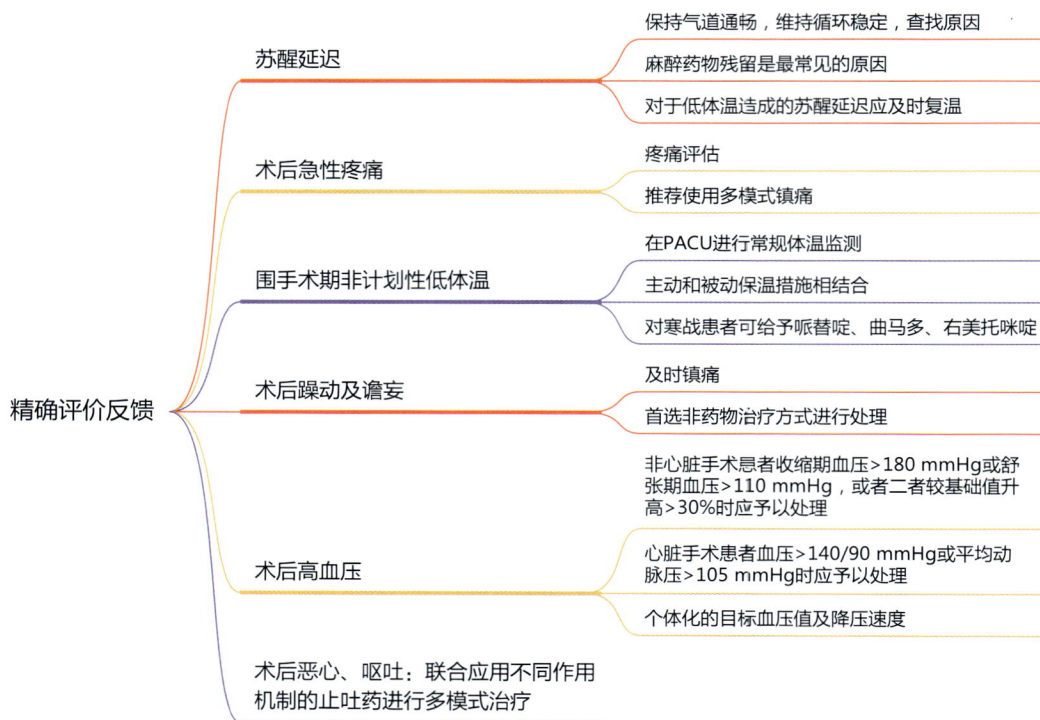

精确评价反馈
- 苏醒延迟
  - 保持气道通畅，维持循环稳定，查找原因
  - 麻醉药物残留是最常见的原因
  - 对于低体温造成的苏醒延迟应及时复温
- 术后急性疼痛
  - 疼痛评估
  - 推荐使用多模式镇痛
- 围手术期非计划性低体温
  - 在PACU进行常规体温监测
  - 主动和被动保温措施相结合
  - 对寒战患者可给予哌替啶、曲马多、右美托咪啶
- 术后躁动及谵妄
  - 及时镇痛
  - 首选非药物治疗方式进行处理
- 术后高血压
  - 非心脏手术患者收缩期血压>180 mmHg或舒张期血压>110 mmHg，或者二者较基础值升高>30%时应予以处理
  - 心脏手术患者血压>140/90 mmHg或平均动脉压>105 mmHg时应予以处理
  - 个体化的目标血压值及降压速度
- 术后恶心、呕吐：联合应用不同作用机制的止吐药进行多模式治疗

二、典型案例

陈某，女，82岁，身高147 cm，体重40 kg，入院诊断为十二指肠占位，拟在腹腔镜下行胰十二指肠切除。心脏彩超示：左心功能良好，EF 58%；肺功能：轻度阻塞性通气功能障碍，FEV_1/FVC 为78.18%；心电图示：窦性心动过缓，心率52次/min。患者有高血压、糖尿病史多年，血压、血糖控制可，脑梗史，卧床半年余。实验室检查：血糖7.8 mmol/L，糖化血红蛋白7.2%，血红蛋白（Hb）98 g/L。电解质、肝肾功能正常，凝血功能无异常。其他检查：彩超示下肢深静脉血流通畅。患者精神状态一般，皮肤完整、无压力性损伤、弹性差，部分牙齿有松动，听力下降。术前ASA分级为Ⅲ级。

讨论：

1. 患者术后预约PACU，PACU麻醉护士应做什么准备？

首先应自检呼吸机，根据患者的情况设置潮气量、呼吸频率、氧浓度等呼吸机参数；开启监护仪，使其处于备用状态，准备呼气末二氧化碳监测设备；患者年龄较大，应准备暖风机等体表加温设备；必要时准备精密输液泵，控制液体滴速。常规抢救物品备用。

15:05患者手术结束，全身麻醉未醒状态转入PACU，PACU护士连接麻醉机，监测呼吸频率12次/min，实际潮气量320～380 ml，气道压力15～20 cmH_2O，患者胸廓起伏正常。连接监护仪，窦性心律，律齐，心率 52 次/min，无创血压 128/60 mmHg，SpO_2 100%，$PetCO_2$ 57 mmHg。外周和中心输液通路畅；妥善固定引流管、导尿管，合理约束，腹腔引流液淡血性，引流量 50 ml，尿量 50 ml。此时查体上胸部触诊有握雪感，复查血气分析，血气分析结果显示：pH 7.26，PaO_2 165 mmHg，$PaCO_2$ 65 mmHg，$HCO_3^-{}_{std}$ 18 mmol/L，BE -5.5，Hb 90.0 g/L，HCT 32%，K^+ 4.10 mmol/L，Na^+ 138.5 mmol/L，乳酸 1.21 mmol/L，血糖 8.9 mmol/L。

2. 什么是 $PetCO_2$？它升高的原因可能是什么？

$PetCO_2$ 指呼气终末期呼出的混合肺泡气含有的二氧化碳，其正常值为 30~40 mmHg。VCO_2 增加，每分通气量偏低，二氧化碳排出减少，二氧化碳重吸收如腔镜气腹后 CO_2 重吸收或麻醉机钠石灰失效等，都可能引起 $PetCO_2$ 升高。从该患者血气分析结果及查体皮下气肿情况，考虑可能主要原因是与术中气腹后二氧化碳吸收入血增多、通气量相对不足有关。

调整麻醉机参数，呼吸频率 15 次/min。17:00 患者呼吸恢复，潮气量较小，呼之不应，吸痰无反应，查体双侧瞳孔等大等圆，直径约 2 mm，对光反射迟钝，呼吸浅快，吸氧浓度 50%，SpO_2 可维持在 97% 以上。请神经内科会诊，头颅 CT 检查、电解质、血糖水平均未见明显异常。体温 35℃，遂给予持续暖风毯体表加温。至 18:00 患者逐渐清醒，呼之能应，咽喉反射恢复，可遵嘱活动，遂予拔除气管导管。19:00 患者转回普通病房，术后随访未见明显异常。

3. 此患者可能发生了什么？可能与什么有关？

该患者发生了术后苏醒延迟。全身麻醉结束后 120 min 意识仍未恢复者，即为苏醒延迟。苏醒延迟可能有以下原因：① 术前使用半衰期较长的镇静辅助用药；② 吸入麻醉药蓄积于脂肪后缓慢释放；③ 术中呼吸抑制或其他原因导致的低二氧化碳或高二氧化碳血症；④ 麻醉手术期间严重酸碱、水、电解质失衡导致肌无力或呼吸中枢明显受抑制；⑤ 术中长时间低体温、低血压；⑥ 术前伴脑血管疾患或麻醉手术期间出现脑血管意外的患者。

该患者苏醒延迟可能与低体温、二氧化碳蓄积有关。低温能使麻醉药和麻醉辅助用药作用时间延长，同时肝、肾等内脏血流量减少，使依赖肝肾代谢、排泄的药物时效延长并于体内蓄积，导致苏醒延迟；二氧化碳蓄积可直接影响脑血流，影响脑功能，导致患者苏醒延迟。

4. 对苏醒延迟的患者要重点关注哪些方面？

对此类患者，要常规进行血压、ECG、SpO_2、$PetCO_2$、血气、血电解质、肌松、体温、尿量、尿液性状等的监测，要定时对瞳孔、神经反射等反应脑功能的指标进行检查，及时通知医生。

第四节　老年患者精确麻醉护理的热点和前沿

一、对老年患者术后谵妄非药物干预措施的相关研究

及时识别老年患者术后谵妄（postoperative delirium，POD）的高危因素，制订个体化的干预措施，对预防术后谵妄具有积极意义。目前对 POD 的干预分为药物干预与多模式非药物干预两大类。目前护理学者的研究多集中于围手术期采取非药物干预措施，全面评估患者，针对其存在的危险因素，融入志愿者和家庭成员的协助，由外科、老年科、麻醉科等组成多学科协作的特色老年病房单元，为高风险患者提供良好的非药物干预措施，有助于预防 POD 发生并获得最佳远期预后。非药物干预措施主要有以下几种方法。

（1）多元干预措施。目前所采取的多元干预措施主要是针对可纠正的诱发因素，包括以下方面：鼓励佩戴眼镜和助听器；病房昼夜分明，维持患者的生物节律；使用钟表或日历，尽量减少光和噪音，保证睡眠质量；鼓励家庭成员探视以提供认知刺激及心理安慰；固定的医护人员；避免不必要约束及插管，监测出入量，维持水电解质平衡；积极会诊，营养支持，多模式镇痛及早期活动等。在围手术期管理过程中，通过改善认知、优化睡眠、早期活动、提升听觉和视觉等方面，可以起到减少老年患者 POD 发生和持续时间的作用。

（2）住院老年生活项目。由家属、护理员或受过培训的志愿者参与照顾老年患者，让其在陌生环境中得到人文关怀，帮助患者减轻术前的紧张、焦虑情绪等心理应激，协助患者积极参与康复训练，从而发挥预防 POD 的作用。

（3）多学科协作模式。由于老年骨科患者常合并多种内科疾病等问题，国内外先后开创了"老年骨科单元"的多学科协作模式。国内相关学者在对 300 例髋部骨折患者的研究中引入了围手术期多学科医疗整合措施，在急诊科、麻醉科、骨科和老年医学多学科团队的标准化管理下，就多模式镇痛等方面开展协作，结果表明多学科医疗整合措施干预可将 POD 发生率从 33% 降至 22%。

二、老年患者围麻醉期多模式镇痛的相关研究

术后疼痛是手术创伤对机体产生的一系列复杂的病理生理反应，是多种因素综合作用的结果，同时对患者全身各个系统器官功能的恢复产生显著影响，是患者术后呼吸功能和精神状态恢复的不利因素。可以在疾病的各个阶段根据多模式镇痛制度，采用多模式联合治疗，如超前镇痛与术后镇痛等，并纳入非药物、药物和介入等手段，以及镇痛强度不同的药物的合理应用等，如硬膜外镇痛、静脉镇痛、区域神经阻滞及针灸中医疗法等。积极的围手术期镇痛可以减少对患者的疼痛刺激，抑制炎症反应，降低患者术后认知障碍的发生率。

目前有关老年患者术后急性疼痛的非药物干预研究是相关护理学者的研究热点，音乐疗法等刺激感官的措施可一定程度避免使用药物干预造成的不良反应。

参考文献

[1] 中华医学会麻醉学分会老年人麻醉与围术期管理学组，国家老年疾病临床医学研究中心，国家老年麻醉联盟. 中国老年患者围手术期麻醉管理指导意见(2020版)(一)[J]. 中华医学杂志，2020，100(31)：2404-2415.

[2] 中华医学会麻醉学分会老年人麻醉学组，国家老年疾病临床医学研究中心，中华医学会精神病学分会，等. 中国老年患者围术期脑健康多学科专家共识(二)[J]. 中华医学杂志，2019，99(29)：2252-2269.

[3] 杨敏，李琼. 世界卫生组织老年人综合护理指南解读[J]. 护理研究，2019，33(2)：183-186.

[4] 曹晓燕，万巧琴. 老年手术患者围手术期衰弱的研究进展[J]. 中华现代护理杂志，2021，27(5)：571-576.

[5] DENT E，LIEN C，LIM WS，et al. The Asia-Pacific Clinical Practice Guidelines for the Management of Frailty[J]. J Am Med Dir Assoc，2017；18(7)：564-575.

[6] 中华医学会肠外肠内营养学分会，中国医药教育协会加速康复外科专业委员会.加速康复外科围术期营养支持中国专家共识(2019版)[J].中华消化外科杂志，2019，18(10)：897-902.

[7] 国家麻醉专业质量控制中心，中华医学会麻醉学分会. 围手术期患者低体温防治专家共识(2017)[J]. 协和医学杂志，2017，8(6)：352-358.

[8] FANG EF，SCHEIBYE-KNUDSEN M，JAHN HJ，et al. A research agenda for aging in China in the 21st century[J]. Ageing Res Rev，2015，24(Pt B)：197-205.

[9] 施小明. 加强老年流行病研究科学指导老年健康防控[J]. 中华预防医学杂志，2021，55(1)：1-3.

[10] 中华医学会麻醉学分会老年人麻醉与围术期管理学组，中华医学会麻醉学分会疼痛学组国家老年疾病临床医学研究中心，国家老年麻醉联盟. 老年患者围手术期多模式镇痛低阿片方案中国专家共识(2021版)[J]. 中华医学杂志，2021，101(3)：170-184.

[11] 朱鸣雷，黄宇光，刘晓红，等. 老年患者围手术期管理北京协和医院专家共识[J]. 协和医学杂志，2018，9(1)：36-41.

（支　慧　张惠怡）

第二十一章
儿科患者精确麻醉护理

第一节 概 述

随着社会经济的高速发展以及在我国特有的生育政策的大环境下，小儿的围麻醉期身心健康、围麻醉期安全，以及家属对小儿围麻醉期的舒适度要求逐年提升。小儿由于其独特的解剖和生理特点，不能把用于成人的麻醉方法、药物剂量以及器械设备缩小后用于小儿，尤其在麻醉时容易出现气道梗阻或呼吸抑制，其麻醉的首要原则就是选用可以保持气道通畅、方便控制呼吸的麻醉方式，因此，如何在现有的条件下提高儿科围麻醉的质量、确保儿科围麻醉期的护理安全，是当前的一个巨大挑战。

一、麻醉相关的小儿解剖生理特点

小儿是指自出生至 12 周岁。年龄在 1 个月以内者称为新生儿，1 个月至 1 岁称婴儿，1～3 岁称为幼儿，3～12 岁称为儿童，其中 3～6 岁为学龄前期，6～12 岁为学龄期。小儿的年龄越小，在解剖生理方面与成人的差别越大。新生儿、幼儿时期各项生理功能都发生迅速而急剧的变化，与成人的差别甚大，学龄期儿童与成人之间的差别相对较小。麻醉医护人员必须熟悉小儿解剖及生理特点，从而做出更精准的评估及制订严密的护理计划。

（一）呼吸系统

1. 鼻

新生儿及婴儿面部颅骨、上颌骨逐渐发育及出牙，至 4 岁左右下鼻道形成。新生儿和婴儿鼻腔较狭窄，易被分泌物或黏膜水肿所阻塞。他们的鼻孔大小约与环状软骨处相等，气管导管如能通过鼻孔，一般均能进入气管。由于新生儿及婴儿主要经鼻腔呼吸，因此鼻腔阻塞可产生呼吸困难。鼻咽部淋巴组织丰富，腺样体增大，但不影响经鼻腔气管插管。固有的鼻腔呼吸方式要求使用面罩通气时谨慎避免外部压迫鼻孔。婴幼儿鼻窦不发达，出生时上颌窦和筛窦很小，额窦及蝶窦未发育，至 2～3 岁出现，并与鼻腔相通，6 岁左右增大，12～13 岁才发育完善。

2. 咽喉部

婴儿喉头位置较高，位于第 3～4 颈椎平面（成人第 5～6 颈椎平面），且较向头侧及向前，其长轴向下向前，而会厌软骨较大，与声门成 45°角，因此会厌常下垂，妨碍声门显露。婴儿有时需要用直形喉镜片做气管插管。

传统的观点认为，婴儿的喉头呈"漏斗形"，婴儿喉头最狭窄部位是环状软骨处，该处呈圆形，气管导管通过环状软骨后行控制呼吸或肺扩张时，可无明显漏气，故婴儿一般不需用带套囊的气管导管。最新研究发现，小儿的喉头形状与成人相似，呈"圆柱形"，6 岁以后的儿童，喉头最狭窄部位在声门，而声门并不呈圆形，为防止控制呼吸或张肺时漏气，应该用带套囊的导管。

婴儿鼻咽部较狭小且较垂直，咽部富含淋巴组织。鼻咽扁桃体处于腭弓间，于新生儿出生后 6 个月前发育。腺窝和血管不发达，腭扁桃体至 1 岁时随全身淋巴组织发育而增大，4～10 岁为迅速发育期，13～15 岁逐渐退化。腺样体增殖可致鼻咽部分或完全阻塞，麻醉中或麻醉后易发生严重呼吸道梗阻。

3. 气管和支气管

婴儿气管短，仅长 4.0～4.3 cm，直径小，新生儿气管直径为 3.5～4.0 mm（成人 10～14 mm），环状软骨处的黏膜如水肿 1 mm，气管直径即减少 50%，阻力增加 16 倍（呼吸阻力与呼吸道半径的 4 次方成反比）。气管直径在 2 岁以前为 5～9 mm，2～10 岁为 7～14 mm。从新生儿到成人不断改变，小儿气管的直径随年龄不同则相差很大。

婴儿气管支气管分叉高，位于第 2 胸椎平面（成人在第 5 胸椎平面）。在 3 岁以下，气管支气管分叉处所成角度在婴儿两侧基本相同，如气管导管插入较深，导管进入左侧支气管的机会与右侧相等。巨大的枕部使得体位更为重要，屈曲头部更容易造成婴幼儿上呼吸道的梗阻，稍稍过伸颈部或者保持适中的体位对呼吸道的维持更有效，使用合适的毛毯垫于肩背下对呼吸道的保持也是有益的。

4. 肺

肺泡结构从胎儿、新生儿、婴幼儿、儿童期表现为数量增加、直径变大、上皮细胞分化成熟等特点。肺泡内表面积按照体重，足月儿至成人期无明显增加，主要的变化是肺泡数量和直径的增加。新生儿出生时支气管树虽完整，但肺泡数目少，出生后肺泡树继续增长直至 8 岁，此后肺体积的增加主要是肺泡的扩大。新生儿肺泡面积约为成人的 1/3，但代谢率约为成人的两倍，新生儿呼吸储备有限，故小儿麻醉时应特别重视呼吸的管理。

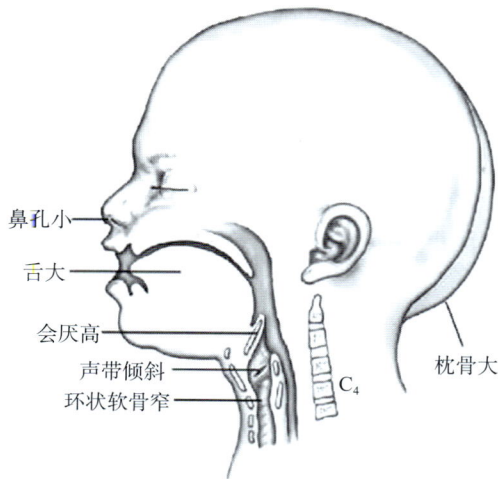

鼻孔小
舌大
会厌高
声带倾斜
环状软骨窄
C₄
枕骨大

图 21-1　婴儿呼吸系统生理特点

肺结构的基本功能单位肺小叶在 2 岁前仍保留为原始的单房囊形态。6 岁时发育接近成人，7～12 岁发育完善，作为气血交换的屏障，肺泡隔由肺泡上皮细胞、毛细血管内皮和少量纤维结缔组织构成，具有两面为气体、中间为血流的气体交换滤膜结构特点。

婴儿肋骨呈水平位，胸壁顺应性高，而肋骨对肺的支持少，难以维持胸内负压，因此，每次呼吸均有功能性呼吸道闭合。新生儿及婴儿肋间肌及膈肌中Ⅰ型肌纤维少，Ⅰ型肌纤维可提供重复做功的能力，当Ⅰ型肌纤维缺少时，任何因素所致的呼吸做功增加，均可引起呼吸肌早期疲劳，导致呼吸暂停、二氧化碳蓄积和呼吸衰竭。婴儿胸式呼吸不发达，胸廓的扩张主要靠膈肌。如腹腔内容物增加，可影响膈肌活动，也即影响呼吸。

1）呼吸频率与潮气量 新生儿第一次呼吸需要更高的胸腔负压，可能会导致肺漏气，1% 的新生儿胸片提示气胸和纵隔气肿，其中对无症状者仅需密切监测呼吸情况。新生儿出生时呼吸频率最高，以后逐渐减慢，青春期时达成人水平。新生儿尤其是早产儿，常有不规则呼吸，有时甚至出现长达 10 s 的呼吸暂停，此期评估婴儿呼吸次数，评估时间至少 1 min。这在新生儿中属正常的呼吸现象，需与幼儿的呼吸暂停区分，后者常需机械通气和药物治疗。与年长儿相比，婴儿多为腹式呼吸。

表 21-1　不同年龄小儿每分钟呼吸频率

年龄	呼吸频率 (次/min)	呼吸：脉搏
1 个月以内	40～50	1：3
1 岁	30～40	1：（3～4）
1～3 岁	25～30	1：（3～4）
4～7 岁	20～25	1：4
8～12 岁	18～20	1：4

潮气量（V_T）是平静呼吸状态下每次吸入或呼出的气量。新生儿潮气量（V_T）小，仅 20 ml，约 6～7 ml/kg，1 岁时为 30～70 ml，2 岁时为 86 ml，4 岁时为 120 ml，随着年龄增长，潮气量逐渐增加。为校正体质量对于潮气量的影响，采用单位公斤体质量的潮气量，儿童单位公斤体质量潮气量为 6～10 ml/kg。

表 21-2　不同年龄小儿潮气量数值

年龄	潮气量 (ml)
1 个月以内	15～20
1 岁	30～70
2～4 岁	86～120
6～8 岁	150～170
10～12 岁	230～260

2）肺活量 深吸气后，尽力呼出的气量称为肺活量。它受呼吸肌强弱、气道通畅程度

21

及肺组织与胸廓弹性的影响，也和身材大小、性别及年龄等因素有关。故小儿肺活量的个体差异较大。正常新生儿第一次呼吸的肺活量为 10～70 ml，出生后 30 min 啼哭肺活量为 50～100 ml，以后随年龄增长而增加。

表21-3　不同年龄小儿肺活量数值

年　龄	肺活量大约值(ml)
1个月以内	140
6岁	1 000～1 800
10岁	1 700～2 900
12～14岁	2 600～4 500

3）血氧分压　新生儿血气分析显示有轻度呼吸性碱中毒及代谢性酸中毒，血浆 HCO_3^- 低。出生时卵圆孔及动脉导管未闭，可出现明显的右向左分流，合并肺动脉压增高（心排血量有 20%～30% 分流），PaO_2 较低，仅 8～10.7 kpa（60～80 mmHg）。

表21-4　同年龄小儿氧分压参考值

年　龄	氧分压参考值(kPa/mmHg)
0～1周	9.33（70）
1～10个月	11.33（85）
4～8岁	12.00（90）
12～14岁	12.80（96）

（二）循环系统

正常新生儿收缩血压是 8～10.7 kpa（60～80 mmHg）。脉搏 120～140 次/min，随着年龄的增长，血压逐渐升高，脉搏亦渐下降。新生儿的心排量是 180～240 ml/（kg·min），是成人的 2～3 倍，以满足代谢耗氧量高的需要。

小儿细胞外液在体重中所占比例较成人大，成人细胞外液占体重的 20%，小儿占 30%，新生儿占 35%～40%。小儿水转换率比成人大，婴儿水转换率达 100 ml/（kg·d），故婴儿容易脱水。婴儿脱水 5 天，细胞外液间隙即空虚，成人脱水 10 天才达同样水平。细胞外液与细胞内液比率在出生后逐渐下降，2 岁时与成人相近。

小儿新陈代谢率高，氧耗量也高，成人的氧耗量 3 ml/（kg·min），小儿的氧耗量为 6 ml/（kg·min），故小儿麻醉期间应常规吸氧。新生儿及婴儿对禁食及液体限制耐受性差，机体糖及脂肪储备少，较长时间禁食易引起低血糖及代谢性酸中毒倾向，故婴儿手术前禁食时间应适当缩短，术中应适当输注葡萄糖。小儿基础代谢高，细胞外液比例大，效应器官的反应迟钝，常需要应用较大剂量的药物，易于出现用药过量及毒性反应。麻醉时应考虑麻醉药的吸收和排泄，从而控制用药剂量。

（三）体温调节

与成人相比，婴儿和儿童体表面积与体重的比值大，因而体热丢失较多。婴儿肌肉组织少，寒冷时不能通过寒战或调节行为来代偿。婴儿对寒冷应激反应时增加去甲肾上腺素的生成，从而增加棕色脂肪的代谢。

（四）小儿麻醉药物代谢

肝脏是药物代谢的主要器官，药物的代谢速率取决于肝脏的大小和肝微粒体酶系统的代谢能力。肝脏的大小（体积）与体重的比例从出生到成年逐渐缩小。新生儿体内与药物代谢有关的酶系统发育不全，氧化药物的能力最差，而水解药物的能力与成人相仿。新生儿血液中血浆酶的活力和血浆蛋白均低；血浆酶活力随着年龄的增长而增加，并与血浆蛋白的增加一致，1岁时达成人值。

大多数药物及其代谢产物最终都经肾脏排泄。新生儿肾小球滤过率低，影响药物的排泄。随着年龄增长，肾小球滤过率增高。小儿吸入麻醉药最低肺泡气浓度（MAC）随年龄而改变，早产儿麻醉药需要量比足月新生儿低，新生儿比3月婴儿低，而婴儿则比年长儿和成人麻醉药需要量大，其原因尚未明确。小儿呼吸频率快，心指数高，大部分心排血量分布至血管丰富的器官，加上血气分配系数随年龄而有改变，故小儿对吸入麻醉药的吸收快，麻醉诱导迅速，但同时也易于过量。

二、儿科麻醉气道辅助通气方式

表 21-5　儿科麻醉气道辅助通气设备及说明

相关设备	使用方式
面罩和简易呼吸器具	选择适合各年龄段患儿面部形状、无效腔量最小的面罩；简易呼吸器能够和面罩连接
口咽通气道	在插入口咽通气道前应达到满意的麻醉深度；选择合适的口咽通气道，长度大约相当于从门齿至下颌角的长度
鼻咽通气道	选择合适的鼻咽通气道；气管导管可剪短使用
声门上气道装置	多种型号适合各年龄段患儿（1号、1.5号、2号、2.5号、3号、4号、5号）
气管导管	多种型号适合各年龄段患儿；低容套囊气管插管，需要监测套囊压力
直接喉镜	选择直喉镜片或弯喉镜片
替代喉镜	选择其他设备暴露咽喉
其他设备	管芯、导入器、胃管、胶带和注射器（气管切开包）

第二节　儿科患者精确麻醉护理实践

一、精确评估与监测

（一）麻醉前准备

麻醉前对患儿身体情况的正确评估和充分准备，不但可保证麻醉和手术的顺利施行，而且有利于患儿术后康复。

1. 术前访视

麻醉护士应与麻醉医生一起在手术前一日对患儿及家属进行访视，其目的为：① 详细了解患儿的有关病史、检验结果和精神状态；② 指导患儿和家属熟悉麻醉相关知识，解除其焦虑情绪；③ 评估患者的麻醉及手术耐受性，以采取有效措施积极预防术中和术后可能发生的并发症。

1）个人史　包括患儿活动能力、睡眠情况、遗尿史、有无被动吸烟史等。

2）过去史　了解既往手术麻醉史和既往长期用药史，以及了解既往疾病史，特别是与麻醉有关的疾病如心脏疾病、呼吸道疾病、神经系统疾病及相应的治疗情况。

（1）心脏杂音。对于新近检查出心脏杂音的患儿应充分评估。对于发生在收缩期的非病理性杂音，如果上下肢血压正常，通常无须过虑。但是如果杂音粗糙且上肢血压高于下肢，那么就需要进一步检查。

（2）气道反应性疾病。如果患儿已使用了支气管扩张剂，那么术前准备应确认药物是否已发挥最大疗效。必要时请小儿科医生会诊。

（3）上呼吸道感染。对有上呼吸道感染史或目前存在上呼吸道感染的小儿应当引起足够重视。伴有上呼吸道感染的患儿，无论处于活动期还是恢复期，其并发症的发生率均会增加。伴有上呼吸道感染的小儿喉痉挛的发生率高出 5 倍，支气管痉挛的发生率高出 10 倍，缺氧的发生率也会升高。另外，伴有上呼吸道感染的小儿气道高反应性会持续 6～8 周；许多小儿在这个时期会发生再次感染，尤其在冬季。如果患儿已有上呼吸道感染，并且有加重的趋势，则不能考虑施行麻醉。

（4）癫痫。伴有癫痫的小儿经常存在严重的神经功能障碍，需要在麻醉前用药以及在气道特殊问题（分泌物、气道困难、反流、误吸等）的处理上慎重考虑。应仔细了解癫痫病史、类型以及当前的治疗药物，并应将治疗用药持续至手术当日，确保手术时体内有足够的血药浓度。

（5）贫血。一般情况下，如果患儿有事先未诊断的贫血，而且为择期手术，那么应该先进行相应的检查并治疗，在贫血得到纠正后再行手术，这样可以避免不必要的输血。此外，贫血也可能是某种潜在疾病（如肾功能障碍）所导致的表现。一般来讲，血红蛋白低于 60 g / L 应及时输血。对 6 个月以内的婴幼儿和早产儿需额外注意，因为贫血的早产儿有窒息的危险。

（6）已做过心脏手术的患儿。任何做过心脏手术的患儿都可能有由于心室切口造成的心室功能障碍。同样的，即使某些创伤性较小的手术操作，也可能有发生心律失常的危险。有些儿童，尤其是单心室手术后，很可能会由于病理性心律失常而造成猝死，因此，仔细查看患儿的病史非常重要。如果术中心律失常不断恶化，则应及时寻找心内科医生会诊。

（7）其他。如镰状细胞疾病、早产儿等。

3）现病史　查看化验结果、用药情况及治疗效果。

2. 体格检查

1）全身状况　观察有无发育不全、营养障碍、贫血、脱水、水肿、发热及意识障碍等；测身高、体重，了解近期体重变化。

2）器官功能

（1）呼吸系统：询问有无咳嗽、咳痰，每日痰量及痰的性状，是否咯血及咯血量。观察呼吸频率、呼吸深度及呼吸形式，评估呼吸道的通畅性，听诊双肺呼吸音是否对称，有无干、湿啰音。参阅胸部 X 线和 CT 检查结果，必要时应有肺功能检查结果。患儿的张口度为尽力张口时上下切牙的距离，小于患儿自己两个手指的宽度可能会伴随困难气道。

（2）心血管系统：测血压、脉搏、注意皮肤黏膜的颜色与温度，叩诊心界，听诊有无心脏杂音，观察四肢浅表静脉，选定输血输液穿刺点，评估有无静脉穿刺困难。

（3）了解拟施行的手术部位、切口、切除脏器范围、手术难易程度、出血程度、手术时间长短和手术危险程度等。

（4）了解患儿及家属是否紧张和焦虑，评估患儿的精神状况及其合作程度。询问患儿和家属对麻醉和手术有何顾虑和具体要求，并进行相应的解释和提供心理护理，进行术前教育。发现有明显精神状态异常者应请专科医生会诊。

3. 麻醉前护理宣教

（1）建立良好的护患关系，加强心理护理。与成人患者不完全相同，患儿与家属在麻醉前均可产生特殊的心理。有的反应是患儿与家属所共有的，如恐惧感、焦虑感；有的则是基于不同的立场对麻醉的理解方式和程度不同而不同。为此，为儿童患者的麻醉前护理，必须懂得儿童及其家属的心理行为，并要同时做患儿及其家属的双重工作，特别是针对麻醉前患儿家属对麻醉的不理解和麻醉以及手术成败的担忧。麻醉护理人员应态度热情、和蔼、关切、同情，工作作风要严肃、认真、仔细。儿童对双亲特别是对母亲依赖性最强，为此，主张儿童麻醉访视期间有家属陪同，特别是母亲。

（2）明确术前的实验室检查、体格检查和诊断是否完善。

（3）再次明确患儿禁饮、禁食的确切时间。

禁食时间的限制是小儿麻醉最大的变化之一，过去施行偏长的禁食易引起小儿哭闹焦躁。禁食是为了保持胃肠道空虚，预防麻醉中呕吐反流造成误吸。由于小儿机体代谢旺盛，体液丢失快，禁食易造成低血容量、低血糖，婴幼儿尤其是营养不良、体质差者更应予以关注。

小儿通常不易配合，即使应用部位麻醉（包括局部麻醉）也应按全身麻醉准备。应向父母强调空腹的重要性，说明麻醉诱导前保持胃空虚，可减少呕吐误吸风险，保证麻醉安全。小儿禁食时间超过 12 h 可发生低血糖并有代谢性酸中毒倾向，故小儿禁食时间以不超过 8 h 为宜。

近年研究表明，小儿胃内液体排空快，进液体后 1/2 在 11 min 内自胃排出，2 h 内其余液体可自胃排出，故主张适当缩短麻醉前禁食与禁饮时间。

表 21-6　儿科患者禁食时间参考

类型	禁食时间(h)
清饮料*	2
母乳	4
婴儿配方食品	6
固态（脂肪或油炸）食物	8

注：*包括去果肉的果汁；不含奶的清茶或咖啡等。

4. 麻醉诱导准备

1）麻醉诱导前药品管理　进行麻醉诱导前，需将麻醉诱导和麻醉维持药品准备妥当。通常麻醉前药物有静脉麻醉药物、肌肉松弛药物、镇静镇痛药物及拮抗药物、吸入麻醉药物以及常规抢救药品等。一般小儿惧怕陌生环境，恐吓、强制的做法往往造成哭闹、呃逆、呕吐甚至误吸，术前应用地西泮、咪达唑仑及小剂量的麻醉性镇痛药，使小儿获得良好的镇静能显著减轻应激反应。国外试将各种药物通过口、鼻和肛门等途径给药，以期减少这些不良反应。

2）相关仪器准备

（1）与呼吸道相关的一次性物品：与小儿体形相匹配的呼吸回路、气管导管、人工鼻、牙垫、气管固定器、吸痰管、吸氧面罩、通气道、气管插管置换导丝等。

（2）与静脉通路相关的一次性物品：中心静脉穿刺套件、静脉留置针、压力监测传感器、镇痛泵、三通、连接管等。

（3）麻醉前应检查麻醉设备，在连台麻醉病例开始前也应短暂了解其性能，重点检查：① 环路系统；② 吸入蒸发系统；③ 呼吸机系统；④ 主屏幕显示屏；⑤ 监测、监护系统；⑥ 电源系统。呼吸机工作参数调节：潮气量 10～15 ml/kg，每分通气量 100～200 ml/kg，吸气峰压 12～20 cmH$_2$O，不超过 30 cmH$_2$O，呼吸频率 20～25 次/min，吸呼比 1:1.5，新生儿可 1:1，使用定压型呼吸机，体重 15kg 以上的小儿可用定容呼吸。

（4）心电监护：监测心电图（心率与心律等）、无创血压、脉搏氧饱和度（SpO$_2$）和呼气末二氧化碳分压（PetCO$_2$）、体温，条件允许下监测呼气末麻醉气体浓度。其中，以适合小儿且功能状态完好的 SpO$_2$ 探头的准备尤为重要。必要时准备其他监测如有创血压、中心静脉压等。

（5）保暖设施：在小儿（尤其是婴幼儿）入手术室前应准备适当的保暖设施，维持适当的室温，保证各种保温装置（如加热灯、电热毯、暖风机等）处于良好的功能状态。

3）气道相关器具准备

（1）面罩、口咽通气道、鼻咽通气道、咽喉镜等。

（2）气管插管可保证呼吸道通畅，减少呼吸道无效腔，便于呼吸管理及应用肌松药，优点较多。小儿麻醉中以气管内插管最为常用，尤以重危病儿、婴儿、头颈（五官科）、胸部手术以及腹部大手术、俯卧位、侧卧位手术全身麻醉时均应选用气管内麻醉。

气管导管的选择：内径（ID）（带套囊）=年龄/4+4；内径（ID）（不带套囊）=年龄/4+4.5。外径（OD）为小儿小指末节关节或外鼻孔直径；深度为：经口：年龄/2+12或ID×3；经鼻：年龄/2+14或ID×3+2。一般早产儿：内径2~2.5 mm，深度8~10 cm；足月儿：内径2.5~3 mm，深度10 cm。

（3）喉罩一般刺激小，不引起呛咳，特别适用于自主呼吸下进行眼耳鼻喉科短小手术。小儿短小手术用喉罩通气道，可避免气管插管后遗症，尤其适用于气管插管困难如有先天性小颌、舌下坠、腭裂等的患儿。对需频繁施行麻醉的患儿（如烧伤换药、放射治疗），用喉罩通气道保持呼吸道通畅，可避免反复气管插管。小儿大多选用1~2.5号。

4）环境准备　可以在麻醉手术室门口准备一些玩具，最好有供小儿玩耍的场地和器材。在过道、诱导室等摆放、张贴和悬挂一些小动物的卡通图片和小玩具等，使小儿感到温暖、亲切。手术间里可以播放一些儿童歌曲。

5. 困难气道的评估

（1）一般病史评估：① 有无插管困难的经历、气道手术史；② 有无睡眠异常的表现：打鼾、睡眠呼吸暂停综合征；③ 有无小儿进食时间延长、吞咽时伴呛咳或恶心、呼吸困难或不耐受运动的病史。

（2）体格检查：① 检查有无鼻腔堵塞、鼻中隔偏斜、门齿前突或松动，检查颏、甲状软骨、气管位置是否居中；② 检查张口程度：尽力张口时，上下切牙的距离小于患儿自己两个手指的宽度可能会伴随困难气道；③ 检查颈后仰程度：寰枕关节活动度缩小会导致喉镜检查时声门暴露不良；④ 检查下颌骨的形状、大小、有无小下颌；⑤ 检查口腔和舌，婴幼儿常不合作，故常难以完全看到咽峡部和悬雍垂；⑥ 喉镜检查：间接喉镜有助于评估舌基底大小、会厌移动度和喉部视野以及后鼻孔情况，小儿直接喉镜在术前常难以实施。

（二）小儿常用麻醉诱导方式

麻醉诱导可按全身麻醉药进入人体内途径不同，分为吸入麻醉、静脉麻醉两大类，必要时可利用口服、直肠灌注、滴鼻或者肌内注射等途径给全身麻醉药或镇静药，对诱导起辅助作用。因为小儿自6个月大开始，与父母分开时会感到不安和焦虑，多数稍大的小儿则对手术和麻醉产生恐惧心理，所以许多小儿在离开父母、进入手术室前因恐惧和焦虑而哭闹或者挣扎，这些情绪反应或者失控的行为不仅影响小儿的心理健康，还给麻醉操作带来困难。小儿麻醉已经从过去的仅仅让患儿"无身体疼痛"转变为同时注重患儿"无心理创伤"。

（1）吸入麻醉诱导无须静脉穿刺，避免了穿刺给小儿带来的恐惧和痛苦，是10岁以下小儿的首选方式，除非患儿处于饱胃状态，或者已经留置有静脉针。但是吸入诱导相对较慢，需要循序渐进、因人而异，不应简单粗暴。

（2）静脉麻醉诱导则快速简便，常用的静脉全身麻醉药是丙泊酚，3~6 mg/kg静脉注射后可迅速使小儿的意识消失。丙泊酚的诱导剂量一次给入可引起中枢性的呼吸抑制，分次给药可降低其发生率。对于低血容量和有心肌病的患儿，丙泊酚可引起明显的心血管功能抑制。

无论如何麻醉诱导，均应按小儿的年龄和体重准备合适的器械，如喉镜、面罩、气管导管等，诱导必须在基本的监护下进行，阿托品、琥珀胆碱以及喉罩也应处于备用状态，以防小儿突然出现心动过缓、低血压、喉痉挛或者插管困难。

（三）麻醉期的监测

根据手术刺激强度合理调整麻醉深度，须做好通气管理、容量管理、保温以及监护等各个方面的工作，注意对心、肺、脑、肾等重要脏器的保护。对于6个月以上的小儿，可以借助脑电双频指数监测来监测意识状态，维持适当的麻醉深度。

1. 通气管理

对于肺部病变严重、通气困难的婴儿，最好能使用性能更好的治疗用呼吸机。通气时应避免无意义地过度通气，否则不但容易导致肺损伤，而且过低的二氧化碳分压会引起组织血管收缩，减少组织（特别是大脑）的氧供，不利于手术的预后。短小体表手术（一般在30 min以内）或不需较深麻醉的手术，可以不使用肌松药，麻醉期间可以保留自主呼吸，但应密切观察氧合和二氧化碳蓄积情况，一旦有异常即应进行控制呼吸，最好使用没有活瓣的小儿呼吸回路，减少小儿呼吸肌的做功，防止其出现疲劳，尤其在新生儿和婴儿中。无论控制呼吸还是自主呼吸，如无必要不应使用纯氧，吸入氧浓度一般控制在20%～50%的水平，以防氧化应激和氧自由基对神经系统造成损伤。对于长时间的手术，特别是新生儿和早产儿手术，其中枢神经和视网膜对氧化应激敏感，保持较低的吸入氧浓度显得尤为重要。

2. 容量管理

手术中由于出血、血管张力改变或者回心血量减少等，常常需要额外的容量扩充，该需要量只能视实际情况而定，容量需求较大时还应输入胶体液。大量输血时应注意补充钙、镁，并注意保护凝血功能。如果患儿病情复杂，仅靠维持血容量不能保持循环功能的稳定时，则需要使用正性肌力药物和血管活性药物以保证组织氧供。

3. 保温

手术中如不注意保温，小儿容易出现严重的低体温，因为其体表面积相对较大，散热面积也相对较大，每单位体积的散热量可以达到成人的3～4倍，而且皮下脂肪较少，所以手术中热量丢失迅速而严重。此外，室温低、手术范围广、麻醉状态以及大量输液等均可使小儿体温下降。小儿保温需要联合采取多种方法，如控制环境温度、减少身体裸露、加热输入的液体以及使用加热毯等，单一的措施往往效果并不理想。

4. 其他

应调整室温至22～24 ℃，一切准备完善后方可带患儿入室。不能安静带入室者，手术室门口用药，麻醉后抱入手术间，途中保持气道通畅，不宜强行带入室，以免造成患儿恐惧。患儿入睡后去枕，垫高肩部，以通畅呼吸道。动作轻柔，缓缓送入导管，避免暴力，减轻气道损伤。术中合理控制液体的滴速和总量，防止发生肺水肿。短小手术未行气管插管者，麻醉诱导后托下颌辅助呼吸，保持呼吸道通畅。

（四）麻醉恢复期的评估

1. 生命体征的评估

生命体征的监测：由于小儿病情变化快，患儿手术毕，进入 PACU 后应根据患儿的特点、病情评估患儿存在的护理问题，制订恢复期护理计划，密切观察心电、血压、血氧饱和度的变化及末梢循环情况。

2. 安全护理的评估

全身麻醉患儿未完全苏醒前，患儿有时出现兴奋、躁动不安和幻觉等，应加强安全护理措施，以防患儿四肢及躯干挣扎引起躯体的损伤或坠床等意外。

3. 各类呼吸道并发症的评估

主要评估内容为：① 积极查看患儿的呼吸方式是否正常。患儿能自主呼吸，呼吸不费力。② 患儿 PaO_2 或 SpO_2 正常、意识恢复，可以合作和保护气道。③ 患儿的肌力基本恢复。④ 拔管前恢复室的麻醉医生应警惕原已经存在的气道情况，并对可能需要再次气管内插管的情况做好准备。麻醉护士配合麻醉医生进行拔管，及时给予吸氧，吸引气管导管内、口腔内和咽部异物；拔管前正压通气、面罩给氧，监测 SpO_2，评估是否有气道梗阻或通气不足的征象。

二、精确问题分析

（一）气管内插管的并发症

气管内插管并发症的发生，多系操作不当所致。常见并发症有损伤、出血、喉头水肿等。

1. 损伤

常因使用喉镜不当和插管方式粗暴所造成。可致上前牙松动脱落，下唇切压伤和血肿，梨状窝损伤，甚至发生颈部皮下气肿，造成患者呼吸困难。

2. 出血

多因损伤所致，特别是鼻腔插管，如遇阻力仍勉强插管，可造成严重的鼻腔出血。

3. 喉头水肿、声门下水肿

小儿特别容易发生，一般在术后短时间内就可出现喉鸣、声音嘶哑、呼吸困难等症状，严重者在吸气时伴三凹征，严重发绀，大汗淋漓，心率加快。

（二）上呼吸道梗阻

1. 舌后坠

由于全身麻醉恢复不完全，肌力恢复较差，舌体向后阻塞了部分咽腔和气道。

2. 喉痉挛

是喉头肌肉痉挛使声门关闭而引起上呼吸道的功能性梗阻。多发生于术前有上呼吸道感染未痊愈的患者，特别是小儿患者。因患者气道应激性增加，咽喉部充血，口腔内术后口内分泌物较多，若吸引不及时或过度刺激，都可能诱发喉痉挛。

3. 气道水肿

以小儿多见，术前有上呼吸道感染病史者，过敏反应及头颈、口腔内手术者应特别注意；其次为肥胖、颈短、会厌宽短、声门显露困难、反复行气管插管者。

4. 手术切口血肿

由于手术部位出血如甲状腺手术、颈淋巴清扫术、颈动脉内膜剥脱术等。颈部血肿压迫可引起静脉和淋巴回流受阻、严重水肿。

5. 误吸

误吸是一种严重的气道急症，异物（如牙齿、食物）、血液、胃内容物是 3 种临床常见的误吸物。

（三）支气管痉挛

支气管痉挛是因支气管平滑肌痉挛性收缩，气道阻力骤然升高，呼气性呼吸困难，引起严重缺氧和二氧化碳蓄积。若不及时纠正，可引起患者血流动力学改变，甚至发生心律失常和心搏骤停。

（四）低氧血症

低氧血症是指血液中含氧不足，动脉血氧分压（PaO_2）低于 60 mmHg，主要表现为血氧分压与血氧饱和度下降。由于手术和麻醉的影响，口腔外科手术后患者可能存在通气和换气功能不足，通气血流比例下降，常见原因有通气不足、上呼吸道梗阻、支气管痉挛、气胸、肺水肿等。

（五）心律失常

1. 心动过缓

心动过缓是一个危险信号，常与缺氧、迷走神经反射、低血压、药物对心肌的直接抑制等因素相关。除治疗病因外，必要时以阿托品治疗。

2. 心搏骤停

小儿对缺氧、失血的代偿能力很差，如不及时治疗，易导致心搏骤停。术中应密切观察和监测，及时发现和处理。

（六）低温和高热

1. 低温

室温过低、术中输入大量未加温的液体、手术野散热、手术创面用大量液体冲洗、全身麻醉药物抑制体温调节中枢等因素均可导致体温过低（体温低于 36 ℃）。体温过低可使麻醉苏醒延迟，出血时间延长，如发生寒战，会增加组织耗氧量。

2. 高热

手术中体表覆盖过厚的无菌单，麻醉前给予阿托品抑制出汗，输血、输液反应，感染，恶性高热均可导致患者体温过高。体温过高可致基础代谢、耗氧量增加，高热还可致代谢性酸中毒、高血钾、高血糖。体温超过 40 ℃可出现惊厥。

（七）术后躁动

躁动是指患儿的清醒状态受到极度的干扰，其注意力、定向力、感知能力及智力均受到影响，并伴有恐惧和焦虑。临床表现为患者麻醉未苏醒，突然开始出现烦躁、尖叫等躁动表现，四肢和躯体肌张力增高，颤抖和扭动，发作后恢复平静，可能再次发作。

（八）疼痛

手术过程中因麻醉药物作用，患儿不会感觉疼痛，手术结束随着麻醉药效的减退，患者会逐渐感到疼痛，疼痛严重时会干扰患儿正常的生理功能，例如，影响通气功能，限制呼吸道分泌物的排出，血压升高，心率增快，恶心呕吐，尿潴留等。

三、精确计划措施

小儿对麻醉的代偿能力有限，麻醉期间必须严密观察，如能在出现异常反应的早期及时发现和处理，很多并发症是可以及早预防和避免的。

（一）呼吸系统

随着麻醉技术和监测设备的发展，新的全身麻醉药和控制呼吸的应用，严重呼吸系统并发症已较以往减少，但呼吸系统并发症仍是小儿麻醉最常见的并发症，主要由于呼吸抑制、呼吸道阻塞及氧供应不足所致，可发生于术中及术后。处理原则包括清除呼吸道分泌物，进行辅助呼吸以及增加氧供应。

小儿呼吸易于抑制，术前用药过量或患儿对术前用药有高敏反应即可引起呼吸抑制。应用肌松药后必须加强呼吸管理及监测，术后呼吸抑制可因全身麻醉过深或（和）肌松药残余作用引起，应针对原因进行处理。

呼吸道阻塞在小儿麻醉时很常见，舌后坠及分泌物过多是上呼吸道阻塞的常见病因。小儿即使施行气管内麻醉，仍有呼吸道阻塞的潜在危险，因导管可能扭曲，导管腔也可被稠厚分泌物结痂所阻塞，故吸入麻醉气体应加以湿化，使分泌物易于吸出，从而避免痂皮形成。

小儿气管插管后喉梗阻发生时间多在气管拔管后 2 h 以内，也可在拔管后即出现吸气性凹陷，严重的有典型的"三凹征"，血氧饱和度下降。喉镜检查可见喉部充血，黏膜水肿，以杓状软骨部位最明显，处理措施包括：① 镇静、吸氧；② 静脉注射地塞米松 2 ~ 5 mg；③ 局部喷雾麻黄碱及地塞米松（喷雾液配方麻黄碱 30 mg、地塞米松 5 mg 加 0.9% NaCl 溶液至 20 ml），病情常可好转并逐渐消退。

喉痉挛是小儿麻醉期间常见的并发症，多因浅麻醉下局部刺激（机械性或分泌物）所致，经吸氧或加深麻醉而缓解，严重喉痉挛须行面罩加压氧辅助呼吸，如无效，应及时用肌松药（琥珀胆碱或维库溴铵）静脉注射后进行气管插管。胃内容误吸、支气管痉挛是下呼吸道阻塞的常见原因。支气管痉挛时有喘鸣音，气管导管常很通畅，但吹张肺脏时阻力很大，此时可试用阿托品、氨茶碱或地塞米松静脉注射，支气管痉挛可望获得改善，如仍未改善，可应用琥珀胆碱静脉注射。

拔除气管导管有时可产生拔管喉痉挛，故拔管前应清除咽喉部分泌物，并拔除食管听诊器及测温探头，以减少刺激性。拔管后可让患儿自主呼吸，不能用强烈的加压呼吸，否则反而引起喉痉挛。严重喉痉挛可引起缺氧，加压呼吸如无效，有时需用琥珀胆碱静脉注射后再做气管插管给氧，故小儿拔管时应准备好再行气管插管的器械。

（二）循环系统

小儿麻醉期间，心率、心律及血流动力学改变较呼吸系统少见。正常婴儿应用阿托品后心率可增快达 180 次/min，一般情况下并无不良后果。麻醉期间心率减慢可因低氧血症、迷走神经刺激或心肌抑制所致。心动过缓在小儿麻醉时提示有危险性因素存在。婴儿依靠心率维持心排血量，当心率减慢时，心排血量随之降低。术前阿托品剂量不足，氟烷麻醉时可引起明显心动过缓，静注琥珀胆碱也可引起心动过缓。心脏手术中心率变慢可能因房室传导阻滞引起，可用异丙肾上腺素静脉点滴或安置心脏起搏器治疗。小儿对缺氧、失血等代偿能力差，如未及时治疗，可导致心搏骤停。

心搏骤停是麻醉期间最严重的并发症，麻醉期间心电图监测可早期发现各种心律异常，及时诊断心搏骤停。发现心搏骤停时应立即停止麻醉，进行胸外挤压，静脉注射肾上腺素，非气管内麻醉者应立即做气管插管，并用纯氧进行过度通气。小儿胸壁弹性较好，胸外挤压效果满意，与成人有所不同。

（三）体温管理

小儿麻醉期间体温降低及体温升高均可发生，1岁以下婴儿麻醉期间体温易于下降，1岁以上小儿麻醉期间体温易于升高。术后要注意体温变化，新生儿手术后要保温，应将新生儿置于暖箱内观察及护理，幼儿及儿童要防止体温升高。

小儿在全身麻醉苏醒期常可发生寒战，可能与血管扩张、散热增加有关。寒战使氧耗量增高，对寒战患儿应面罩给氧。虽然新的强效全身麻醉药已用于临床，但全身麻醉后恶心呕吐仍时有发生，苏醒期应严密观察。对部位麻醉患儿，术后要注意麻醉平面恢复情况，有无神经系统并发症、尿潴留、头痛、恶心、呕吐等，此外，也应注意呼吸和循环情况。

（四）术后躁动

麻醉恢复室护士应密切关注患儿生命体征及意识状态，加强安全护理，在苏醒期间合理使用约束带，观察患儿四肢血运及静脉注射部位，妥善固定各路引流管路。在患儿发生躁动时给予约束与镇静，做好气管导管护理，防止患儿因躁动导致气管导管脱出。对于其他原因如缺氧、低温、体位不适、心理紧张等不适引起躁动的患儿，护理原则是解除诱因及对症护理，不应盲目使用强制性约束，应给予适当保护，防止外伤及意外。必要时可让父母进入 PACU 对患儿进

精确麻醉护理

行陪伴式复苏，提升患儿围麻醉期的舒适度。

（五）疼痛管理

目前大多鼓励患儿使用非药物治疗，包括：① 情感支持、精神抚慰、心理干预等非药物方法也有很好的治疗作用。这些方法通过调节思想、行为和感受来达到减轻疼痛和疼痛相关应激的目的。治疗儿童疼痛的心理手段包括分散注意力、做游戏、心理教育、催眠、生物反馈、意象导引等，其中意象导引、分散注意力和催眠最有效。② 蔗糖溶液可以用于新生儿术后镇痛，浓度为 12% ~ 24%，口服 0.05 ~ 2 ml 在 2 min 内起效。使用容量的上限由孕周来决定：27 ~ 31 周：0.5 ml；32 ~ 36 周：1 ml；大于 37 周：2 ml。皮肤接触或其他形式的触觉刺激可以很好地缓解新生儿针刺相关操作所带来的疼痛。③ 多模式镇痛也称平衡镇痛。将作用于疼痛传导通路不同部位的药物联合应用，多途径镇痛，达到最佳疼痛治疗效果，减少相关不良反应。围手术期多模式镇痛被看作是高效术后康复的快通道。

四、精确评价反馈

（一）小儿困难气道的处理

1. 小儿困难气道分类

小儿的困难气道根据阻塞的部位大致分为两大类：一类是由于声门不能充分显现，例如，继发于下颌骨、面中部、颈椎或其他软组织改变引起的正常生理气道解剖的变形，具体包括有一系列先天性和后天获得性颅面部畸形，如巨舌合并糖原沉积症、舌部囊性淋巴管瘤、胎儿酒精综合征、家族型颌骨巨大症等。颈椎的不可屈曲和不稳定性造成喉部暴露的困难（如唐氏综合征和青少年风湿性关节炎等病变）。

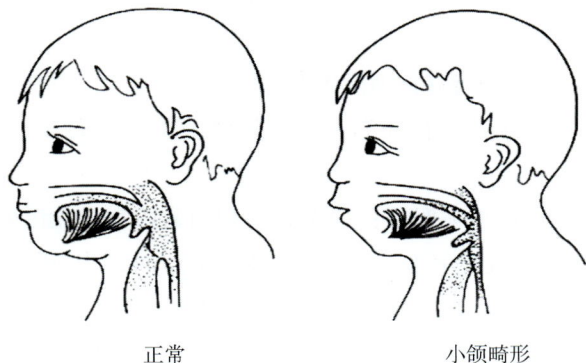

正常　　　　　　　　　小颌畸形

图 21-2　患儿上呼吸道解剖学特征的比较

第二大类声门能够暴露，但声门上或声门或声门下结构的异常使得气管插管难以置入。根据病因学可分为环状软骨狭窄、声门下狭窄、喉蹼、喉囊肿、声门下血管瘤、感染性疾病（会厌炎、喉乳头状瘤病）和外伤性病变（上呼吸道创伤、烧伤或化学伤）。在麻醉手术前进行详细完整的评估是极为重要的，如怀疑有困难气道风险，应及时将插管的风险告知患儿的家长，包括可能进行的紧急气管切开措施。

2. 困难气道的处理

（1）预估的困难气道：① 麻醉前判断患儿是否存在困难气道，选择适当的技术，确定气管插管首选方案和备选方案。尽量采用熟悉的技术和器具，首选微创方法。② 先充分面罩吸氧，置管过程中要确保氧合，当 SpO_2 降至 90% 时要及时面罩辅助给氧通气，要积极寻找机会提供辅助供氧。③ 尽量保留自主呼吸，防止预估的困难气道变成急症气道。④ 喉镜如能看到声门的，可以直接插管或快诱导插管；如显露困难可采用插管探条或者光棒技术、纤维气管镜辅助，也可采用视频喉镜或试用插管喉罩。⑤ 反复 3 次以上未能成功插管时，为确保患儿安全，推迟或放弃麻醉和手术也是必要的处理方法，待总结经验并充分准备后再次处理。

（2）意外的困难气道：① 应常规行通气试验，不能控制通气者，不要盲目使用肌松药和后续的全身麻醉药物，防止发生急症气道。② 对能通气但显露声门和插管困难的患者，选择上述非急症气道的工具。要在充分通气和达到最佳氧合时才能插管，插管时间原则上不超过 1 min，或脉搏血氧饱和度不低于 92%，不成功时要再次通气达到最佳氧合，分析原因，调整方法或人员后再次插管。③ 对于全身麻醉诱导后遇到的通气困难，应立即寻求帮助，呼叫上级或下级医生来协助。④ 同时努力在最短的时间内解决通气问题：面罩正压通气（使用口咽或鼻咽通气道），置入喉罩并通气。⑤ 采用上述的急症气道的工具和方法，确保患儿通气。⑥ 考虑唤醒患儿和取消手术，以保证患者生命安全，充分讨论后再决定麻醉方法。

（二）小儿人工气道的护理

（1）呼吸机及管路准备标准：① 使用呼吸机前全面检查电源、气源、湿化器、通气模式、参数设置、报警值设置以及仪器有无异常声响。② 连接呼吸机管道，经两人确认无误后用模拟肺与呼吸机连接试行通气。③ 确认呼吸机运行正常后，再连接人工气道。④ 管路破损或污染时及时更换。

（2）基础护理标准：① 实施所有护理操作时严格执行手卫生，保证无菌操作；② 对于无禁忌证患儿，保持床头抬高30°；③ 每 6 h 进行口腔护理 1 次；④ 每 2 h 为患儿翻身叩背，必要时俯卧位通气。

（3）气道内吸引规范：① 按需吸痰：即患儿出现频繁咳嗽、在床旁或肺部听诊听到痰鸣音、呼吸机气道高压报警、经皮血氧饱和度下降等情况发生时，给予吸痰；② 吸痰深度：吸痰管的外径小于气管导管内径的 1/2，进行浅吸引吸痰，即吸痰管插入深度以不超过气管导管的尖端为宜，通过软尺直接量取气管插管的长度或气管切开导管的长度加上连接部分的长度获得，主要是避免深吸痰造成的气管黏膜损伤；③ 吸痰体位：仰卧位，去枕，保持气道通畅；④ 吸痰顺序：气管导管、鼻腔、口腔，严禁顺序弄反；⑤ 吸痰压力：0.02 kPa，吸痰时吸气管和吸鼻腔的负压应小于吸口腔的负压，以能吸出痰液的最小负压为宜；⑥ 吸痰前提供高浓度氧，吸痰过程中要密切观察患儿面色、心率、血氧饱和度等的变化及吸出痰液的颜色、性状及量，每次吸痰 < 15 s。

（4）气道湿化标准：① 呼吸机湿化水用灭菌注射用水，及时添加湿化水并清除呼吸机冷凝水，每天更换呼吸机湿化水；② 连接气管导管处的吸入气体温度应保持 34～41 ℃才能达到最佳湿化效果；③ 每个床单位放置冷凝水收集桶，桶内放置 500 mg/L 含氯消毒液，并加盖；④ 必要时采取雾化吸入稀释痰液。

（5）管道固定标准：① 用 3M 高弹防水胶布交叉固定；② 胶布浸湿或松动时应及时更换；③ 气管导管处做标识、床尾悬挂防脱管标签，做好导管评估。

（6）气囊管理标准：使用专用气囊测压表监测气囊压力安全、有效，每 4 h 监测 1 次气囊压力，使气囊压力在 20 cmH₂O；目前临床不主张常规放气，以免影响气囊发挥最佳作用。

（7）消毒隔离标准：机械通气患儿手术当日无须更换呼吸回路，当管路破损或污染时及时更换。对于痰标本检测结果阳性的患儿，立即给予床旁隔离，并放置醒目的标识及隔离设施，严格执行手卫生及隔离措施。

第三节　儿科患者精确麻醉护理规范和培训

一、思维导图

1. 小儿解剖生理特点

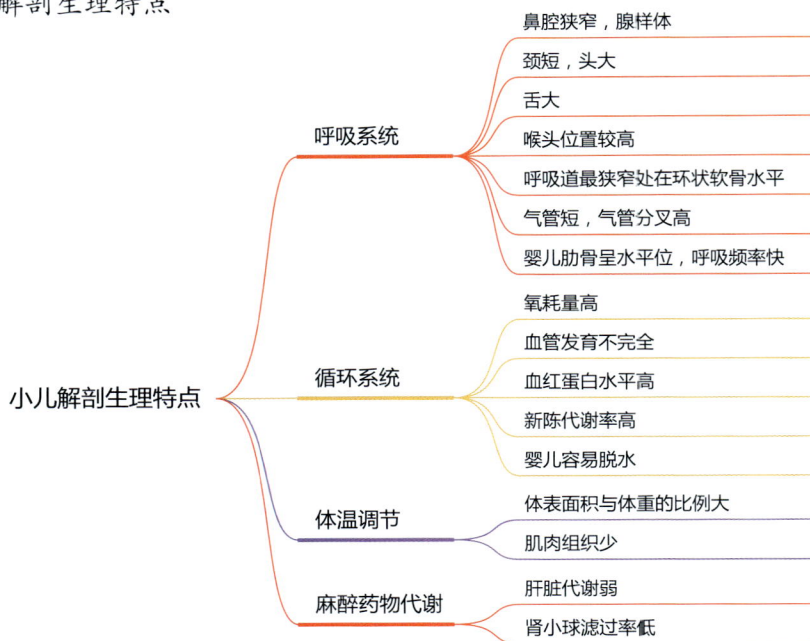

小儿解剖生理特点
- 呼吸系统
  - 鼻腔狭窄，腺样体
  - 颈短，头大
  - 舌大
  - 喉头位置较高
  - 呼吸道最狭窄处在环状软骨水平
  - 气管短，气管分叉高
  - 婴儿肋骨呈水平位，呼吸频率快
- 循环系统
  - 氧耗量高
  - 血管发育不完全
  - 血红蛋白水平高
  - 新陈代谢率高
  - 婴儿容易脱水
- 体温调节
  - 体表面积与体重的比例大
  - 肌肉组织少
- 麻醉药物代谢
  - 肝脏代谢弱
  - 肾小球滤过率低

2. 儿科麻醉气道辅助通气方式

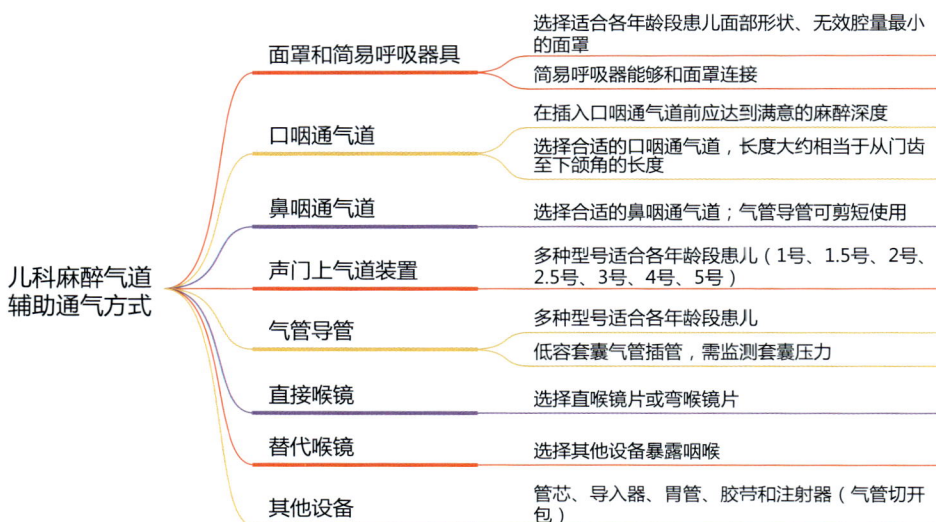

儿科麻醉气道辅助通气方式
- 面罩和简易呼吸器具
  - 选择适合各年龄段患儿面部形状、无效腔量最小的面罩
  - 简易呼吸器能够和面罩连接
- 口咽通气道
  - 在插入口咽通气道前应达到满意的麻醉深度
  - 选择合适的口咽通气道，长度大约相当于从门齿至下颌角的长度
- 鼻咽通气道
  - 选择合适的鼻咽通气道；气管导管可剪短使用
- 声门上气道装置
  - 多种型号适合各年龄段患儿（1号、1.5号、2号、2.5号、3号、4号、5号）
- 气管导管
  - 多种型号适合各年龄段患儿
  - 低容套囊气管插管，需监测套囊压力
- 直接喉镜
  - 选择直喉镜片或弯喉镜片
- 替代喉镜
  - 选择其他设备暴露咽喉
- 其他设备
  - 管芯、导入器、胃管、胶苷和注射器（气管切开包）

3.儿科围麻醉期并发症管理

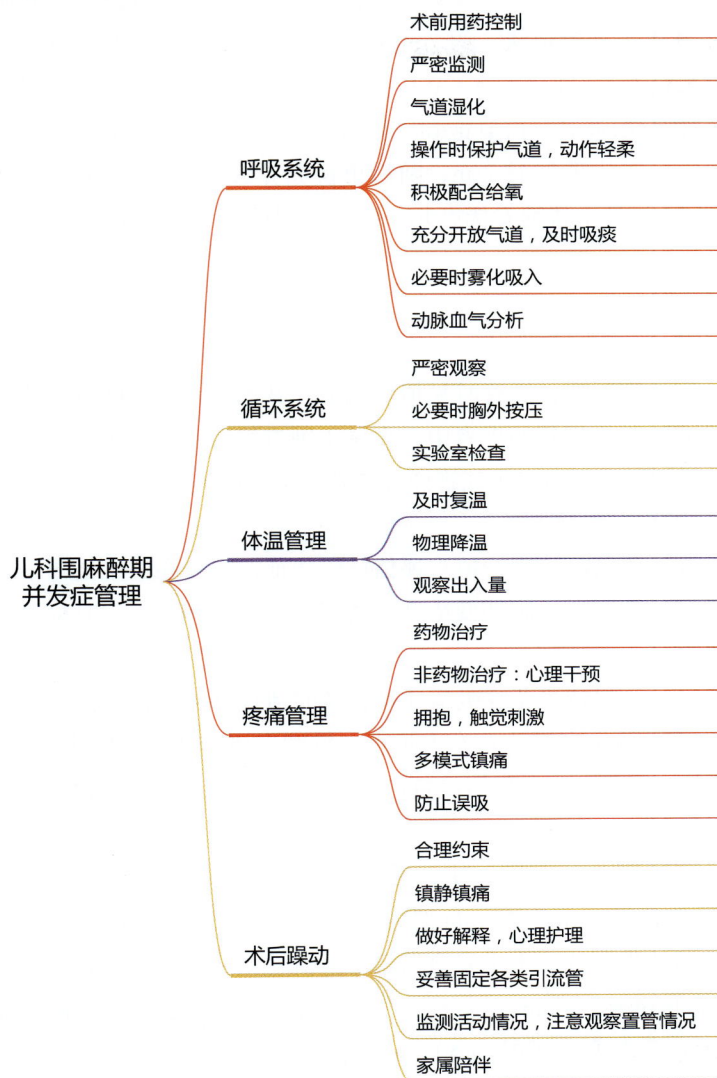

儿科围麻醉期并发症管理

- 呼吸系统
  - 术前用药控制
  - 严密监测
  - 气道湿化
  - 操作时保护气道，动作轻柔
  - 积极配合给氧
  - 充分开放气道，及时吸痰
  - 必要时雾化吸入
  - 动脉血气分析
- 循环系统
  - 严密观察
  - 必要时胸外按压
  - 实验室检查
- 体温管理
  - 及时复温
  - 物理降温
  - 观察出入量
- 疼痛管理
  - 药物治疗
  - 非药物治疗：心理干预
  - 拥抱，触觉刺激
  - 多模式镇痛
  - 防止误吸
- 术后躁动
  - 合理约束
  - 镇静镇痛
  - 做好解释，心理护理
  - 妥善固定各类引流管
  - 监测活动情况，注意观察置管情况
  - 家属陪伴

二、典型案例

案例一： 患儿，男，7 岁，体重 30 kg，在全身麻醉下行唇腭裂修复术。既往史：先天性发育畸形，先天性腭裂 7 年，饮水呛咳，有进食影响，发音不清。$C_{5\sim6}$ 融合（16 个月时诊断）。先天性心脏病：房间隔缺损，房间隔修补术后 3 年。现心功能二级，可参加轻度体育活动，不能做剧烈运动。左中耳炎，双耳混合性聋，先天性内耳畸形。眼眶间距较宽，双眼活动异常，同侧外展受限。麻醉手术经过：患儿麻醉诱导气管插管时从 6.0 号管至 4.0 号管共插管 3 次。最后 4.5 号管勉强通过。患儿术中生命体征平稳，手术顺利，手术历时 1 h 10 min，术中输液

250 ml。术中未导尿。

患儿带气管导管入 PACU，遵医给予气管导管拔除，拔管 5 min 后患儿出现进行性呼吸困难，吸气时出现三凹征，呈现上呼吸道梗阻症状。约 7 min 血氧饱和度下降至 78%，立即给予肩部垫高，面罩加压吸氧，地塞米松 5 mg 静脉注射，备好插管用物，经喉镜检查患儿喉部黏膜弥漫性水肿。20 min 后为患儿行氧面罩吸氧，血氧饱和度维持在 100%，将氧流量从 10 L/min 逐渐下调至 5 L/min。90 min 后，行雾化吸入 15 min，随后更换鼻导管吸氧 2 L/min，患儿血氧饱和度维持在 98%。继续观察 1 h，护士持续安抚患儿，给予心理护理。患儿生命体征平稳，经麻醉医生评估，送回病房。

讨论：

1. 该患儿发生喉水肿的病因是什么？

拔管后喉头水肿较易发生，因气道狭窄，插管时易损伤气道，其他原因可由咽喉部或颈部手术以及过敏反应所致。在全身麻醉气管插管的患者中，多见于因难气道及小儿患者，与反复插管导致咽喉部损伤有关。该患儿因困难气道多次气管插管刺激而导致喉水肿。

2. 该类患儿相关的麻醉护理措施有哪些？

（1）备好各类小儿插管物品及抢救药品。医护慎重评估拔管指征，护士在医生指导下拔除气管导管。拔管后持续吸氧，从高浓度逐渐过渡到低浓度。密切监测生命体征，定时检测血气分析。发现问题及时报告并处理。

（2）采取垫高肩部卧位或侧卧位，保持患儿呼吸道通畅，及时清理分泌物，遵医嘱给予雾化吸入，减轻患儿喉头水肿症状。具体护理措施：专人护理，持续言语安抚，稳定患儿情绪，给予患儿舒适卧位。保持环境安静、温馨，避免仪器设备声音、强光等对患儿带来的刺激。

案例二： 患儿，女，5 岁，体重 20 kg，无既往史，无过敏史，无手术史。在静吸复合全身麻醉下行双侧扁桃体及腺样体切除术。术前 30 min 肌内注射阿托品 0.02 mg/kg。入手术室前患儿哭闹，焦虑不安，给予安慰效果不佳。入手术室后给予静脉注射丙泊酚 50 mg，芬太尼 0.03 mg，顺式阿曲库铵 1.5 mg 静脉诱导，4 min 后行经口气管插管 4.0 号。术中予七氟醚维持麻醉，术中生命体征平稳，手术过程顺利，用时约 40 min。术毕停用七氟醚，待呼吸功能恢复，清除呼吸道分泌物，拔除气管导管。送至麻醉恢复室，SpO_2 92%，吸氧后维持在 98% 以上。约 5 min 后，患儿开始躁动不安，大声哭闹，四肢舞动，试图爬起，劝说无效，两名医护人员无法按压肢体。随即给予丙泊酚 30 mg 静脉注射，患儿安静入睡，吸氧后 SpO_2 由 92% 渐升至 100%。20 min 后患儿醒来，仍哭闹，要求回家找妈妈，安慰后停止身体扭动，安全送返病房。

讨论：

1. 该患儿发生躁动的病因是什么？

吸入麻醉是小儿全身麻醉的常用方法。七氟烷血/气分配系数相比较其他吸入麻醉药较低，因而患儿的诱导与苏醒均较快，而且有芳香味，对气道也没有明显的刺激，无明显的循环系统抑制，在临床上使用越来越广泛。但是七氟烷吸入麻醉相关并发症也逐渐受到关注，如七氟烷麻醉后，与七氟烷相关的苏醒期躁动发生率也较高。然而，小儿术后出现苏醒期躁动的危险因素有很多，年龄、术前焦虑、术后疼痛、麻醉方式不同、手术方式不同等都可能导致苏醒期躁动。

2.如何预防患儿在麻醉恢复期间发生躁动？

（1）非药物干预：术前焦虑、紧张的患儿易发生术后苏醒期躁动，术前充分沟通和交流，增加患儿对医生的亲切感，尽可能地消除患儿的焦虑感和对手术的恐惧感，增加患儿的信心；减少各种不良刺激，术前用药尽可能使用无痛的方法；各种穿刺或置管尽可能麻醉后操作，让患儿平稳地接受麻醉；麻醉前后，提供给患儿一些他们感兴趣的小玩具并让患儿的亲人在其身边，减少患儿对陌生环境的恐惧，可以减少患儿的术后躁动。

（2）麻醉前、麻醉中、麻醉后预防性辅助给药：七氟烷麻醉后可以预防性使用短效静脉镇静药丙泊酚，单次 3 mg/kg，可以明显减少七氟烷麻醉恢复期躁动的发生。右美托咪定有镇静镇痛作用，能够起到预防躁动的作用。手术结束前 10 min 静脉给予右美托咪定，也能够减少术后疼痛及躁动的发生。

（3）复合麻醉：达到相同的麻醉深度，复合麻醉有明显的优点，能减少单一麻醉的剂量和减少各自麻醉导致的不良反应。七氟烷麻醉复合丙泊酚术中持续泵注维持，可以使患者生命体征更加稳定，更有利于患儿苏醒，减少并发症发生。

（4）其他：在麻醉恢复期间减少各种不良刺激，有患儿父母陪伴等均在一定的程度上减少术后躁动的概率。

在围麻醉期，采用多种预防和治疗策略，如麻醉前告知患儿手术情况，减少其对手术和麻醉的恐惧和焦虑；使用预防性镇静镇痛药物，麻醉中尽量减少患儿手术刺激引起的应激反应；麻醉后，重视患儿疼痛情况和心理辅导，均对患儿麻醉术后躁动的发生有积极预防和治疗作用，并提高了麻醉安全性。

案例三： 患儿，男，6 岁，身高 128 cm，体重 25 kg。既往史：患儿有海鲜过敏史。患儿以"咽旁肿物"收入院。患儿右侧颈部可触及肿大淋巴结，疼痛明显，活动度较差，与周围组织粘连。患儿全身麻醉下行颌下入路咽旁肿物切除 + 活检术。麻醉诱导：舒芬太尼注射液 15 μg、罗库溴铵注射液 20 mg、丙泊酚 20 mg。诱导过程平稳。经口明视插入 5.0 号气管导管，插管顺利。术中以 2% 七氟烷、瑞芬太尼、1% 丙泊酚维持麻醉。术中发现伤口温度异常，连接体温探头，患儿体温为 39.1 ℃。随后停止吸入七氟烷，给予甲泼尼龙琥珀酸钠，给患儿降温，患儿体温在 39.1～39.5 ℃波动。手术时长 125 min。患儿带气管导管回 PACU。

入室后继续给予呼吸机维持呼吸，常规监测生命体征，血氧饱和度为 100%，体温为39.0 ℃。遵医给予患儿物理降温。患儿体温在 38.2～39.0 ℃波动，半小时后患儿意识恢复，自主呼吸恢复，肌力恢复正常，生命体征平稳，遵医嘱拔除气管导管。患儿体温逐渐下降，体温为 37.5 ℃。遵医嘱停止降温，体温为 36.8 ℃，生命体征平稳，转出 PACU。

1.该患儿发生高体温的病因是什么？

体温超过 37.2 ℃即为体温升高。围手术期体温升高的原因很多，归纳起来为产热过多、散热减少所致。具体为：①患者因素，如感染、脓毒症、脱水、高代谢性疾病如甲亢等；②麻醉影响，如麻醉过浅致骨骼肌张力过大、肌肉活动增强致产热增加、二氧化碳蓄积等；③ 手术因素如下丘脑部位手术、骨水泥置入等；④ 药物因素，如阿托品抑制汗腺分泌影响散热、输血输液反应、恶性高热；⑤ 环境因素，如手术室温度过高、敷料覆盖过多、保温过度等。该患儿排除了药物、麻醉、手术等因素，经积极物理降温，体温逐渐恢复正常，分析原因可能为患儿体温调节中枢发育不完善，体温调节功能不全，受周围环境温度变化的影响较大，术中保暖过度引起体温升高。

2. 该类患儿相关的麻醉护理措施有哪些？

（1）环境方面：① 持续监测患儿体温，查找引起体温升高的原因。② 调节室温至 21～22 ℃，相对湿度保持在 40%～50%，尽量减少盖被，暴露患儿某些身体部位，使患儿的皮肤与外界接触，借空气的传导、对流、辐射加速散热，减少热量的产生，以达到降温的目的；对于发热出汗的患儿，要及时更换衣物，保证床单位的整洁、干燥，需要注意的是避免患儿受凉。③ 体温在 37.5 ℃以上，遵医嘱采取物理降温措施，降温时注意观察患儿皮肤变化，防止冻伤。

（2）护理操作：① 保持呼吸道通畅：惊厥发作时即刻松开衣领，患儿取侧卧位，头偏向一侧，必要时定时吸痰，动作轻柔，以防损伤呼吸道黏膜及减少惊厥的发生；② 出现高热惊厥时，遵医嘱给予对症处理；③ 注意安全，加强防护：抽搐发作时要注意防止碰伤，室内保持安静，室内光线不宜过强，避免一切不必要的刺激，护理操作时动作轻柔。严密观察病情变化，注意体温、脉搏、呼吸、心率的变化。降温后 30 min 复测体温，及时做好记录。

（3）心理护理：① 给予患儿心理安慰，播放患儿喜欢的音乐或者动画片，转移患儿的注意力，减轻患儿对陌生环境和陌生人的恐惧感，减少患儿哭闹引起的并发症，使患儿安全、平稳地度过恢复期；② 保持环境安静，协助患儿取舒适卧位。

第四节　儿科患者精确麻醉护理的热点和前沿

一、领域热点

1. 日间门诊手术的围手术期儿科麻醉护理模式的发展

从发展趋势看，日间手术将成为中小择期手术的发展方向，这对于麻醉围手术期儿科护理是个巨大的挑战。通过加强麻醉护理人员专业知识与技能的培训，制订日间手术院内与出院后的应急预案，加强应急突发情况的演练以及病患出院后的延续性护理。

2. 加强儿科麻醉专科护士培养

重视儿科麻醉专科护理人才培养，加快亚专业学科建设。规范小儿麻醉专科护士培养和考核制度、坚持继续教育，不断更新相关儿科麻醉知识，加强地区、国内和国际的交流与合作；培养德才兼备的高级人才，完善学术梯队；加强临床护理管理，迎接新的挑战，每个医院应该建立起保证小儿麻醉的临床护理工作和基本科研成功的系统机制。

3. 儿科围麻醉期护理规范

小儿麻醉具有年龄低、配合欠佳、风险高、家长期望值高等特点，加大了麻醉护理管理难度。儿科麻醉护理在围手术期的积极参与配合由此应运而生，给繁忙的临床麻醉增加了安全把关，是对麻醉医生临床工作的良好补充。因此，制定规范化的儿科麻醉护理模式是新的医疗环境下麻醉学科与护理学科协同发展的结果，在完善麻醉护理管理体系的同时，又可保障麻醉手术的安全开展，改善医患关系。

二、发展前沿

随着医疗技术的不断发展，创新力在麻醉护理学中的本质在于通过麻醉护理实践活动改变麻醉学现状，使其朝更好的方向发展。麻醉护士能应用高性能计算机管理系统和各种科学仪器及新的监测方法，在麻醉过程中通过对患儿各项生命体征进行观察，从整体上把握患儿的病情，运用敏锐的观察力与分析能力，分析并解决麻醉过程中出现的问题。同时，对如何提高麻醉的安全性、完善各项专科指标进行科研探究，进一步提高麻醉护理质量和安全保障。

参考文献

［1］　田玉科.小儿麻醉［M］.北京：人民卫生出版社，2013.
［2］　陈煜，连庆泉.当代小儿麻醉学［M］.北京：人民卫生出版社，2011.

［3］ 刘书婷,王寿勇.小儿全身麻醉苏醒期谵妄的研究进展［J］.重庆医学,2015,44(35):5035-5037.

［4］ 赵雨意,左云霞.小儿麻醉围术期气道管理策略［J］.中华麻醉学杂志,2017,37(7):773-777.

［5］ 中国心胸血管麻醉学会日间手术麻醉分会,中华医学会麻醉分会小儿麻醉学组.小儿日间手术麻醉指南［J］.中华医学杂志,2019,99(8):566-570.

［6］ 马洪涛,韩文军.麻醉护理工作手册［M］.北京:人民卫生出版社,2017.

［7］ JOHR M, BERGER TM. Anaesthesia for the paediatric outpatient［J］. Curr Opin Anaesthesiol, 2015, 28(6): 623-630.

［8］ 中国心胸血管麻醉学会日间手术麻醉分会,中华医学会麻醉分会小儿麻醉学组.儿童加速康复外科麻醉中国专家共识［J］.中华医学杂志,2021,101(31):2425-2432.

（杨悦来　胡崟清　施　瑱）

精确麻醉护理

第二十二章
产科患者精确麻醉护理

第一节　概　述

妊娠期、产褥期孕妇的生理会发生显著的改变，随着孕期时间的推移，这些改变更加显著，尤其是高龄产妇，对麻醉管理提出了更高要求。对孕产妇的麻醉护理，首先需要熟悉妊娠期的解剖和生理变化，才能更清晰地配合麻醉医疗，做好患者护理。

一、孕妇妊娠期生理改变

妊娠期，母体解剖学和生理学的实质性改变继发于：① 激素活性的变化；② 增大的子宫导致机械性的压迫；③ 胎儿胎盘系统导致的母体新陈代谢需求的增加和生化的改变。这些变化对麻醉药理学和生理学有着重要影响，因此，妊娠期麻醉管理有特殊的要求，针对这一系列的改变采取恰当的麻醉方法。对于合并其他疾病的孕产妇，麻醉管理要求更高。

（一）心血管系统

妊娠期间，由于新陈代谢需求增加，循环血量增加及内分泌的改变，使得母体在血容量、血流动力学及心脏方面都发生较大变化（详见表 22-1），以适应胎儿生长发育及分娩的需求。

1. 心脏改变

（1）心电图的典型改变：从妊娠第 8~10 周开始，心率逐渐加快，34~36 周时达到高峰，以后逐渐下降。单胎妊娠心率一般可增加 10~15 次/min，心脏容量可增加 10% 左右。妊娠后期心电图检查有电轴左偏，心电图的改变均可于产后消失。另外，妊娠期还可能出现房性或室性期前收缩等心律失常表现。

（2）心音的改变：妊娠期高动力性循环使心音增强，第一心音亢进，肺动脉瓣区和心尖区可能出现2~3级收缩期吹风样杂音，但产后即消失。妊娠后期，因子宫增大，横膈上升，使心脏向左前方移位，大血管轻度扭曲，心尖部可产生收缩期杂音及肺动脉瓣第二心音亢进，但心电图正常。16%的孕妇可听到第四心音。

2. 妊娠期血流动力学改变

（1）心排血量的改变：妊娠期间黄体酮和雌二醇可引起血管平滑肌松弛以致血管扩张，外周血管阻力下降约20%。外周血管阻力的下降可使收缩压和舒张压下降，心率和心脏每搏量反射性增加，从而导致心排血量的增加。妊娠第5周心排血量开始增加，在孕早期末增加35%~40%，妊娠中期心排血量继续增加直至接近比非孕妇心排血量多50%的水平，此后维持此水平不变。

（2）射血分数的改变：妊娠期间，左室舒张末容量增加，而收缩末容量保持不变，从而导致射血分数增大。妊娠期间的中心静脉压、肺动脉舒张压和肺毛细血管楔压都在非孕时的正常范围内。

3. 分娩期和产褥期血流动力学改变

（1）心排血量的改变：第一产程初期心排血量增加约10%，第一产程末增加约25%，第二产程增加约40%。子宫收缩期间，300~500 ml血液从绒毛间隙流入中心循环。产后由于腔静脉受压解除，下肢静脉压减小和孕妇血管容量下降的共同作用使心排血量增加。心排血量在产后24 h下降至分娩前水平，在产后12~24周恢复到孕前水平。

（2）心率的改变：分娩结束后心率迅速下降，并在产后两周时恢复到孕前水平，而在之后的几个月内心率稍低于孕前水平。

4. 血压改变

（1）血压的改变：体位、孕龄以及产次均可影响孕妇的血压测量值。血压的改变与全身血管阻力的改变是一致的。全身血管阻力在妊娠早期时下降，在妊娠10周时降至最低点（下降35%），而在妊娠后期升高。

（2）静脉压的改变：妊娠期间上肢静脉压无改变，下肢静脉压于妊娠后期升高，在卧位和坐位时更加明显，可由0.98 kPa（10 cmH$_2$O）增加到2~3 kPa（20~30 cmH$_2$O）。下肢静脉压升高主要是增大的子宫压迫所致。

表 22-1　妊娠期心血管系统的改变

心血管参数	足月参数变化值
循环系统参数	
血容量	增加35%~45%
血浆容积	增加45%~55%
红细胞容积	增加20%~30%
心排血量	增加40%~50%
每搏输出量	增加25%~30%
心率	增加15%~25%

心血管参数	足月参数变化值
血压和血管阻力	
体循环阻力	降低20%
肺血管阻力	降低35%
中心静脉压	无变化
肺毛细血管楔压	无变化
股静脉压	增加15%
临床检查	
心电图	心率依赖性PR间期和QT间期缩短
	QRS轴轻度右偏（孕早期）
	QRS轴轻度左偏（孕晚期）
	左胸导联和肢体导联ST段压低（1 mm）
	左胸导联和肢体导联T波平坦
	Ⅲ导联小Q波和T波倒置
超声心动图	心脏左前移位
	右心增大20%
	左心增大10%～12%
	左室偏心性肥厚
	射血分数增大
	二尖瓣、三尖瓣、肺动脉瓣环扩张
	主动脉瓣环未扩张
	三尖瓣和肺动脉瓣反流常见
	偶有二尖瓣反流（27%）
	可能合并轻微心包积液

（二）血液系统

1. 血容量变化

自妊娠第6周起，母体血容量开始增多，孕32～34周时达高峰，增加45%～50%，平均增加1 450 ml。其中血浆增加1 000 ml。妊娠34周后，血浆容量基本稳定或稍有减少。妊娠末期，孕妇循环血容量大部分用于妊娠子宫的血液灌注。

2. 红细胞

妊娠期8周血细胞比容下降至31%～34%，血小板减少10%～20%，到妊娠16周时回到孕前水平，到足月时比妊娠前可增加30%。这是因为血浆的增长速度高于红细胞和血小板，导致妊娠期生理性贫血。孕妇储备铁约500 mg，为适应红细胞增生、胎儿成长和孕妇各器官生理变化的需求，容易缺铁。

3. 白细胞

妊娠初期血浆白蛋白浓度从 45 g/L 下降至 39 g/L，而足月时下降为 33 g/L。妊娠初期球蛋白下降 10%，之后的整个妊娠期均呈上升趋势，直至足月时，球蛋白较孕前水平升高 10%。妊娠期间白蛋白/球蛋白比值从 1.4 下降至 0.9，血浆总蛋白浓度约从 78 g/L 下降至 70 g/L。妊娠初期血浆胆碱酯酶浓度下降约 25%，并保持此水平直至妊娠末期。

4. 凝血功能

妊娠期血小板的更新、聚集以及纤维蛋白溶解增强。因此，妊娠时血管内凝血加快，但属于代偿状态。妊娠期间凝血因子亦发生改变。大多数凝血因子浓度的升高、凝血酶原时间和部分凝血活酶时间的缩短、纤维蛋白肽 A 浓度的增加以及抗凝血酶Ⅲ浓度的降低，均提示凝血系统的激活。血栓弹力图的改变也提示妊娠处于高凝状态。产后两周后，凝血功能恢复到妊娠前状态。

（三）呼吸系统

1. 呼吸形态的改变

妊娠早期已出现肋膈角增宽，肋骨向外扩展，使胸腔前后径及横径各增加 2 cm，胸周径增加 5 ~ 7 cm。妊娠后期子宫增大，腹压增高，使横膈抬高约 4 cm，腹式呼吸减弱，主要以胸式呼吸为主，胸腔总体积无缩小。

2. 上呼吸道黏膜改变

妊娠早期开始，喉黏膜、鼻黏膜和口咽黏膜的毛细血管开始充血，并且在整个妊娠期间充血加剧。孕妇出现呼吸浅快可能是因为鼻充血。

3. 呼吸道水肿

妊娠 12 ~ 38 周的孕妇 Mallampati 气道分级为Ⅳ的比例升高 34%。呼吸道的血管充血可导致口腔、鼻咽、喉部及气管黏膜水肿。呼吸道水肿可导致困难气道，甚至困难插管，且黏膜容易破损。有上呼吸道感染、先兆子痫、输液过多、妊娠期高血压疾病以及在第二产程时用力分娩的产妇，其呼吸道水肿更为明显。

4. 肺功能的改变

妊娠期间，孕妇肺功能最明显的变化是功能残气量（FRC）的变化。FRC 减少了 20% 左右。主要是由于子宫增大导致膈肌上抬所致。FRC 的减少使孕妇氧储存能力减少。潮气量增加 40%，每分通气量增加 50%。通气量增多时孕妇动脉 $PaCO_2$ 降低 15% 左右，HCO_3^- 减少 15% 左右，动脉血氧分压（PaO_2）轻度增高，氧合血红蛋白解离曲线右移，这有利于氧在组织中的释放。孕妇氧耗增加 20% ~ 50%，储氧能力的减少和氧耗的增加使孕妇更容易发生缺氧。在分娩期间，由于疼痛，孕妇的每分通气量和氧耗量骤增，比非孕妇增高约 300%，导致孕妇出现低二氧化碳血症（$PaCO_2$ 降至 20 mmHg 或更低），pH 值升高至 7.55。呼吸性碱中毒可使血管舒缩，影响胎儿血供。另外，在宫缩的间歇期，由于疼痛缓解，血中低 $PaCO_2$ 可使孕妇呼吸减弱，导致低氧，对孕妇及胎儿不利。提供有效的椎管内分娩镇痛可以抑制这些改变。

（四）消化系统

1. 解剖学改变

随着妊娠进展，胃肠道受增大的子宫的推挤，使盲肠、阑尾移向腹腔的外上方；妊娠后期子宫压迫直肠，加重便秘，并因静脉血流淤滞而出现痔疮。由于胃的位置发生改变，30%～50%的孕妇在妊娠期间有胃食管反流，该病在妊娠早期的患病率为10%，在妊娠中期的患病率为40%，在妊娠晚期的患病率为55%。

2. 胃肠动力改变

妊娠期间食管蠕动和小肠运输减慢。这些胃肠动力的改变与胎盘分泌大量黄体酮引起全身平滑肌普遍松弛有关。分娩时的疼痛、焦虑也会明显影响胃的排空。另外，孕妇的胃内压增加，而食管下段高压区压力降低，增加了发生反流、误吸的风险。

3. 胃酸分泌

妊娠期间，由于胎盘分泌的促胃酸激素的水平升高，使得孕妇胃酸分泌增加。

（五）内分泌和代谢

1. 垂体

妊娠期垂体的体积和重量均增加，体积比妊娠前增加20%～40%，重量几乎增加1倍。腺垂体增大1～2倍，分泌垂体泌乳素的嗜酸细胞增多、增大，形成所谓的"妊娠细胞"。这种生理性的增大可能导致头痛，也可压迫视神经交叉而致双颞侧偏盲，产后10天左右随着垂体的缩小而恢复。垂体的改变增加了腺垂体对出血的敏感性。因此，产妇出血性休克常导致腺垂体供血不足或血栓形成，出现希恩综合征（Sheehan syndrome）。临床麻醉时应避免较长时间的低血压，必要时应及时使用升压药，避免给产妇带来不可逆的后遗症。

2. 甲状腺

妊娠期间由于甲状腺滤泡和血管增生使得甲状腺增大50%～70%，造成甲状腺1、2度增大者占30%～40%。受大量雌激素影响，肝脏产生甲状腺素结合球蛋白增加，可导致妊娠初期三碘甲状腺原氨酸（T3）和甲状腺素（T4）浓度升高50%，并持续整个妊娠期。因游离T3和游离T4的血浆浓度基本保持在正常范围，甚至轻度下降，故孕妇通常无甲亢表现。妊娠期甲状腺对血浆中碘的摄取量增加，因此，妊娠期应增加饮食中的碘含量。

3. 甲状旁腺

甲状旁腺呈生理性增生，激素分泌增加，钙离子浓度下降，临床上多见低钙血症。

4. 胰腺

妊娠期间胰岛增大，β细胞数量增多，血浆胰岛素水平在妊娠中期开始增高，在妊娠末期达高峰，葡萄糖耐量试验显示，胰岛素水平较非孕期明显增高，但由于妊娠期产生的胎盘生乳素、雌激素和孕激素等有拮抗胰岛素的功能，因此，血糖水平下降缓慢，恢复延迟。因胰腺对葡萄糖的清除能力降低，故孕妇靠增加胰岛素的分泌来维持体内糖代谢。孕妇的空腹血糖与非孕妇相似或稍低，如胰岛的代偿功能不足，不能适应这些改变，则将发生妊娠期糖尿病。

5. 肾上腺

孕期肾上腺皮质的形态无明显改变，但由于妊娠期雌激素增加，血清皮质醇浓度亦增加，说明孕期肾上腺皮质激素处于功能亢进状态。肾上腺分泌的皮质醇及醛固酮等激素从孕12周开始增加，到妊娠末期达非孕期的3～5倍，半衰期延长，清除率降低。肾上腺髓质所产生的肾上腺素和去甲肾上腺素都无改变，但到临产后这两种激素可因对子宫收缩的应激反应而增多。

6. 代谢

（1）基础代谢率：基础代谢率在妊娠初期稍下降，在妊娠中期逐渐升高，在妊娠晚期可升高15%～25%。氧耗量增加20%～30%，主要供子宫血管营养区域所用。

（2）糖代谢：妊娠期糖代谢变化显著，在皮质激素及胎盘生乳素抑制胰岛功能的影响下，外周葡萄糖利用率降低，肌肉糖原储备量减少，血糖升高。近年，对孕期饥饿低血糖的发生有了进一步认识，非孕妇在饥饿后的血糖浓度平均为3.6 mmol/L，而孕妇为3.3 mmol/L。禁食48 h后，孕妇的血糖浓度下降至2.2 mmol/L，最后可出现酮尿，麻醉管理上应予以重视。高位椎管内麻醉和全身麻醉可能掩盖低血糖症状，术中应注意监测血糖的变化。

（3）蛋白质代谢：妊娠期蛋白质代谢增强，但仍保持正氮平衡。由于生理性血液稀释，血浆总蛋白可降低13%，平均为62.5 g/L，导致胶体渗透压下降，易发生水肿。

（4）水和电解质：妊娠期分泌的大量甾体类激素对水和电解质的潴留起重要作用。妊娠期水的交换面积扩大，在母体与胎儿之间发生大量水和电解质代谢。妊娠期水潴留主要发生在组织间隙。

（六）中枢神经系统

妊娠期间的脑血流量有所增加，从孕早期的44.4 ml/(min·100 g)增加到孕晚期的51.8 ml/(min·100 g)。脑血流量的增加源于脑血管阻力的减小和颈内动脉直径的增加。此外，孕激素和内啡肽的变化与孕妇的痛阈增加相关，故孕产妇对疼痛的耐受性增强。

妊娠期硬膜外腔的脂肪和静脉丛体积增大，导致脊髓脑脊液容量下降，因此，无论是蛛网膜下腔麻醉或硬膜外麻醉，局部麻醉药用量减少30%～50%，就可以达到理想的平面。产程中硬膜外腔压力增加，产后6～12 h恢复至非妊娠水平。

二、子宫和胎盘的生理特点

胎盘是由母体和胎儿的组织共同构成，母体和胎儿的血液循环在胎盘交会，是两系统生理交换的平台。母体血液通过子宫动脉进入胎盘，通过螺旋动脉到达绒毛后，流回基板上的静脉，最后通过子宫静脉离开子宫。胎儿血液通过两条脐动脉到达胎盘，形成穿过绒毛的脐毛细血管。经胎盘交换后，富含氧气、营养物质且已排除废物的血液通过一条脐静脉再返回胎儿体内。

（一）子宫血流

妊娠期间子宫的血流量逐渐增加，从孕前的大约100 ml/min逐渐增多至足月期的700～900

ml/min（约占心排血量的10%）。子宫和胎盘的血流量取决于母体的心排血量，与子宫灌注压呈正相关，与子宫血管阻力呈负相关。子宫灌注压在母体发生低血压时降低，其原因包括：失血或脱水导致血容量减少、全身麻醉或椎管内麻醉导致的循环阻力降低或主动脉-腔静脉受压。子宫静脉压的升高也降低子宫灌注压，常见于主动脉-腔静脉受压、子宫收缩过频或时间过长以及第二产程腹肌用力时间过长（Valsalva动作）等。另外，产妇分娩时由于疼痛剧烈，过度通气会导致严重的低碳酸血症（$PaCO_2 < 20$ mmHg），可能减少子宫的血流，导致胎儿低氧血症和酸中毒。只要避免椎管内麻醉时的低血压，椎管内麻醉本身并不影响子宫的血流，所以无论是椎管内麻醉还是全身麻醉，都应该及时纠正母体低血压。麻黄碱通常被认为是治疗产妇椎管内麻醉低血压的首选药物。但是临床试验结果显示：去氧肾上腺素（α受体激动剂）用于预防和治疗孕妇椎管内麻醉引起的低血压，不仅升压效果比麻黄碱好，还可以减少胎儿酸中毒和碱缺失的发生。

（二）胎盘转运

氧气转运时影响母体和胎儿间氧气交换的因素较多，包括母体-胎儿的胎盘血流比值、母体-胎儿循环的氧分压梯度、胎盘的扩散交换能力，以及母体和胎儿各自的血红蛋白浓度、氧亲和力和血液酸碱度（Bohr效应）。胎儿的氧解离曲线左移（氧亲和力较高）和母体氧解离曲线右移（氧亲和力较低）有利于氧气从母体转运至胎儿。

母体-胎儿之间的交换药物转运，可通过四种机制中的任一种发生：单纯扩散、易化扩散、转运体介导机制和囊泡运输。大多数药物的分子量小于1 000道尔顿且为非解离状态，可通过单纯扩散透过胎盘。药物扩散的速度和峰值取决于多种因素，包括母体-胎儿浓度梯度、母体蛋白结合率，以及药物的分子量、脂溶性和解离程度。最终有多少药物进入胎儿体内，主要由母体的血药浓度决定。非去极化肌松药的高分子量和低脂溶性特性决定了其通过胎盘的能力有限。琥珀胆碱分子量较小但解离程度较高，因此，临床剂量的琥珀胆碱难以通过胎盘屏障。因此，全身麻醉下行剖宫产手术一般不会导致胎儿或新生儿的肌肉松弛。挥发性麻醉药、苯二氮䓬类药物、局部麻醉药物和阿片类药物由于分子量较小，易透过胎盘。右美托咪定虽然可能透过胎盘屏障，但多数储存在胎盘里，进入胎儿体内的量很少。一般认为容易透过血脑屏障的药物也易透过胎盘，因此，大多数作用于中枢的全身麻醉药会透过胎盘影响胎儿。

胎儿血液比母体血液偏酸，较低的pH值导致弱碱性药物（如局部麻醉药物和阿片类药物）以非离子形态通过胎盘进入胎儿血液后变为离子状态。这些离子化的药物通过胎盘返回母体的阻力更大，从而不断蓄积在胎儿体内，甚至高于母体血药浓度，这一过程被称为"离子障"。胎儿窘迫时（胎儿酸血症），高浓度弱碱性药物更容易蓄积。高浓度的局部麻醉药物降低新生儿的肌张力。尤其是局部麻醉药误注入血管内时，极高浓度的局部麻醉药会对胎儿产生各种影响，包括心动过缓、室性心律失常、酸中毒和严重的心脏抑制等。

（三）胎儿的血液循环及生理

妊娠期间胎儿血容量不断增加，胎儿-胎盘血液循环中大约有1/3的血液在胎盘中运行。

孕中期和孕晚期的胎儿血容量为 120～160 ml/kg；正常足月胎儿的血容量大约有 0.5 L。尽管胎儿的肝功能还没有成熟，但已可以不依赖母体循环系统合成凝血因子；胎儿血浆中凝血因子的浓度随着孕周增加而不断上升，并且不通过胎盘屏障。胎儿血液循环的解剖特点有助于降低脐静脉血中高浓度药物带来的风险。胎儿体内大约 75% 的血液首先通过脐静脉入肝进行代谢（首过效应），明显降低了进入大脑和心脏血液中的药物浓度。胎儿和新生儿的肝酶系统代谢活性低于成人，但是依然可以代谢大多数药物。

三、产程

分娩是一个连续的过程，常分为第一产程、第二产程和第三产程。第一产程从规律的、痛苦的宫缩开始，宫颈由厚实、闭合的管道扩张至大约 10 cm 的开口，便于胎儿娩出。这一阶段可以进一步分为潜伏期和活跃期。第二产程是宫口全开直至胎儿娩出。第三产程为胎盘娩出期。异常分娩包括分娩潜伏期异常缓慢、活跃期停滞以及胎头下降停滞（第二产程失败）。异常分娩又称为难产，常见原因是异常子宫收缩、头盆不称或胎位不正。

精确麻醉护理

第二节　产科患者精确麻醉护理实践

一、精确评估与监测

（一）评估

所有产妇都可能需要进行椎管内镇痛或紧急剖宫产，因此，在分娩前需要进行相关程序的术前评估。不仅需要讨论分娩镇痛方案，还要评估产妇是否存在可能使分娩、产科手术或麻醉复杂化的合并症。产科麻醉团队应做好准备，有效应对所有产科急诊患者出现的状况。

（1）详细了解产妇既往病史，药物过敏史及术前禁食、禁饮情况。除了一般的病史采集外，还应关注产妇保健以及相关的产科病史、麻醉史、气道情况、妊娠后心肺功能、基础血压等，椎管内麻醉前排除禁忌证，检查背部穿刺部位的情况。

（2）对患有妊娠相关高血压、HELLP 综合征和其他凝血功能障碍相关疾病拟行椎管内麻醉的患者，尤其要关注血小板计数和凝血功能检查。

（3）术前与产科医生就胎儿的宫内状况进行沟通，必要时备好新生儿抢救药品、物品。

（4）胃动力和胃食管括约肌功能的减退以及胃酸分泌过多，使产妇具有较高的反流误吸风险，所以无论是否禁食，所有产妇均应被视为饱胃患者。

（5）其他根据全身麻醉前评估项目进行评估。

（二）监测

1. 分娩监测和胎儿监测

分娩中的胎儿监测是为了尽可能准确评价胎儿状态和尽早发现胎儿窘迫，以便于采取相应的干预措施来避免发生胎儿永久性的损伤。电子胎儿监测（electronic fetal monitoring，EFM）是一种对胎心率（fetal heart rate，FHR）和宫缩的联合监测，电子胎儿监测能更好地降低胎儿受伤的风险。

2. 宫缩监测

宫缩可通过宫外分娩力监测，也可通过宫腔内压力传感器监测。宫外监测只能用于测量宫缩的频率，而宫内监测可以定量测量宫腔内的压力。Montevideo 数值常被产科医生用来评估子宫收缩是否充分。Montevideo 数值是用宫缩强度（以 mmHg 为单位，用宫内压力导管测量）乘以 10 min 内宫缩发生的次数。宫缩过频多见于自然分娩或引产，可以分为有胎心减速的宫缩过频和无胎心减速的宫缩过频。

3. 胎心音曲线

胎心率（FHR）监测通常是通过体表超声多普勒探头（宫外监测）完成的，但必要时会使用胎儿头皮电极来获得连续准确的 FHR 监测（宫内监测）。宫内监测时通过头皮电极采集的胎儿心电图 R 波的波峰或波谷电压来测量 FHR。值得注意的是，胎儿头皮电极仅在宫颈张开和破膜之后放置。胎心率变化的方式和特点为评估胎儿状态提供了依据。

4. 产妇的监测

产妇的监测取决于产妇的状况（如：年龄、体重、胎龄、胎次、其他合并症及用药情况等）、胎儿状态以及所选择的麻醉方式，一般情况按全身麻醉所需监测项目进行监测。

二、麻醉前准备

（1）充分认识产科麻醉具有较高的风险，妊娠期间呼吸、循环都发生了一系列改变，特别是心血管系统改变最大。在产妇入院后，对有可能手术者嘱其尽早开始禁食、禁饮，并以葡萄糖液静脉滴注维持能量。临产前给予药物中和胃酸。对先兆子痫、子痫及有大出血可能的产妇，应做好新生儿急救和异常出血处理的准备。

（2）麻醉前应准备好麻醉机、吸氧吸引装置和相应的麻醉器械和药品，以应对潜在的并发症，如插管失败、呼吸抑制、低血压、镇痛效果不佳及呕吐等。

（3）不论选择哪种麻醉方法，麻醉后、手术开始前尽量保持子宫左侧移位，并确保产妇安全，避免发生坠床等。

三、麻醉方式的选择

麻醉方式的选择取决于手术指征、手术紧急程度、孕妇的要求及麻醉医生的判断，包括全身麻醉和区域麻醉。

四、精确问题分析

（一）剖宫产麻醉并发症及相关问题

1. 低血压

足月产妇处于仰卧位时会出现血压下降、心动过速及股静脉压升高，这是由妊娠子宫压迫下腔静脉导致静脉回流降低及心排血量降低所致，也被称作"仰卧位低血压综合征"。许多麻醉药和椎管内麻醉产生的交感神经抑制作用可导致血管扩张，进一步降低静脉回流，加重低血压。低血压的发生率和严重程度取决于阻滞平面的高低、产妇的体位以及是否采取了预防性措施。

术中麻醉护士应持续监测产妇的血压，如有低血压发生，应及时汇报医生，遵医嘱予以扩容和应用血管活性药物等，协助产妇改变体位。

（1）扩容：对剖宫产产妇在区域麻醉前可输入达 10 ml/kg 的晶体液，以增加血管内容量。也可选择胶体液预扩容，因为其血管内半衰期更长。

（2）变化体位：向左侧倾斜手术台 15°～30°，或者右臀下放置楔形物会缓解大多数孕妇的主动脉和下腔静脉压迫。但是这些做法不一定绝对有效，麻醉护士必须高度关注孕妇和胎儿的体征。

（3）使用血管加压药：当上述方式不足以改善低血压时，使用升压药可以取得较好的效果，常用的药物为麻黄碱或去氧肾上腺素。

2. 困难插管

产科麻醉中呼吸道管理是一个非常重要的问题。大多数麻醉相关性死亡是由于困难气道导致的低氧血症，最常见的呼吸不良事件是插管失败。妊娠导致的体重增加、胸廓增大以及咽喉水肿等情况会增加气管内插管的难度。

3. 反流误吸

妊娠期间胃功能受到机械性刺激与激素的双重影响，导致胃排空延长、酸性产物增加、胃食管反流发生率高，胃内容物反流进入咽喉部而可能发生误吸，甚至导致化学性肺炎、细菌性肺炎或肺不张。

（1）禁食要求：美国麻醉科医师学会产科麻醉分会指南推荐，产妇可在分娩期间直至麻醉诱导前 2 h 内饮用适量的清液体。择期剖宫产的产妇进行麻醉或分娩镇痛操作前 6～8 h 不应摄入固体。

（2）预防用药：预防误吸的理想药物应当快速起效、增加胃排空速度、增加胃 pH 值，而同时减少胃容量。推荐应用非特异性抗酸剂、H_2 受体拮抗剂或多巴胺受体拮抗剂。

（3）诊断：诊断肺误吸时常比较困难。对于有风险的患者应当保持高度警惕。最明显的体征是口咽部存在胃内容物，尤其在应用喉镜检查时可见。患者可能发生心动过速、哮鸣、低氧血症、低血压及呼吸困难。胸部 X 线检查的典型表现为弥漫性片状浸润，患者表现出肺泡-动脉氧张力梯度增加及吸氧后亦无改善的低 PaO_2。

（4）治疗：如果采用全身麻醉，应当进行环状软骨压迫下快速顺序诱导直至确认插管，尽量避免面罩加压通气。尽管采取了以上预防措施，误吸仍然会发生。如果患者发生中度至重度的误吸，或误吸了固体，应当立即应用带套囊的气管内导管进行插管。插管后，建议重复吸引以清除固体物质。不推荐进行支气管肺泡灌洗，因其可加压使颗粒物质深入肺内进一步损伤肺组织。患者应当在足够的吸入氧浓度下进行至少 8 h 的机械通气。不推荐常规给予抗生素及类固醇进行治疗。持续监测患者的动脉血气、胸部 X 线及临床状态。

4. 椎管内神经阻滞剖宫产的神经并发症

区域麻醉导致神经损伤的危险因素包括神经缺血（推测与应用血管收缩药或患者长时间低血压有关），放置穿刺针或导管时损伤神经，感染及局部麻醉药选择不当等。

1）椎管内麻醉剖宫产的神经并发症　其临床表现如下。

（1）神经根或神经干损伤：神经受到局部麻醉药直接毒性、穿刺针损伤、压迫、牵拉、缺血和完全横断的伤害。穿刺针的直接创伤可导致严重的神经损伤，尤其是当穿刺针刺穿神经束膜进入神经束。穿刺针针尖或硬膜外导管刺激神经时患者多描述为一过性麻木感；而如果刺入脊髓、神经根或神经干内则患者表现为剧烈的神经疼痛。麻醉后患者可出现脊神经功能异常，严重者可出现脊髓横断性损害。

（2）短暂神经综合征：局部麻醉药和其他化学性毒性损害的表现主要有短暂神经综合征，应用各种局部麻醉药时均可见。骶尾部可能是对局部麻醉药比较敏感的部位，脊髓背根神经元兴奋引起肌肉痉挛，在接受腰麻后4~5 h腰背部可出现中度或剧烈的疼痛，放射向臀部和小腿，也可伴随有感觉异常，但无明显运动和反射异常，一般7天内均可恢复，不遗留感觉运动障碍。

（3）马尾综合征（cauda equina syndrome，CES）表现为低位脊神经根损伤的症状，可出现直肠、膀胱功能障碍，会阴部感觉异常及下肢运动麻痹等。

2）椎管内神经阻滞的其他并发症

（1）硬脊膜穿刺后头痛（post-dural puncture headache，PDPH）：引起PDPH最常见的原因是脑脊液从刺破的硬脊膜不断流出造成脑脊液的压力降低所致；另一个原因可能为颅内血管扩张。PDPH的发生率、严重性和持续时间与穿刺针的大小和针尖的形状有关。其典型症状为由平卧位转为坐位或直立位时出现剧烈头疼，尤其在咳嗽或突然活动时疼痛加剧，在平卧位时疼痛缓解。PDPH可在穿刺后立即发生，也可发生在数日后，据统计，最常见是在穿刺48 h内发生，大多数头疼在7天内即可自行缓解。

（2）全脊麻：全脊麻是罕见但非常严重的并发症，多由硬膜外麻醉的大剂量局部麻醉药误入蛛网膜下腔所致，或由于硬膜外导管移位误入蛛网膜下腔所致。临床表现为注药后迅速出现广泛的感觉和运动神经阻滞、意识不清、双侧瞳孔扩大、呼吸停止、肌无力、低血压、心动过缓甚至室性心律失常或心搏骤停等。

（3）硬膜外血肿：在进行硬膜外穿刺或置管时极易刺穿血管。产妇的凝血功能障碍和抗凝治疗可能会让硬膜外血肿发生的风险增加，血小板及凝血功能正常时，硬膜外血肿极为少见。虽然硬膜外血肿较少见，背痛和持续的运动阻滞是其潜在症状。若出现此类情况应该进行彻底评估，对产妇的产后随访应该到硬膜外阻滞效果完全解除时。

（二）高危产科的麻醉相关问题

存在某些病理因素可能危害孕妇、胎儿或导致难产的妊娠，称为高危妊娠。高危妊娠几乎包括了所有的病理产科。而与麻醉关系密切的高危妊娠，主要为各种妊娠并发症和并存疾病。

1. 妊娠高血压

妊娠高血压定义为无高血压病史的孕妇在妊娠20周之后新出现的高血压（收缩压＞140 mmHg或舒张压＞90 mmHg），不合并蛋白尿。妊娠高血压疾病包括妊娠合并慢性高血压、妊娠期高血压、子痫前期、慢性高血压并发子痫前期和子痫。妊娠期高血压发生率约为5%，轻度妊娠期高血压并不影响妊娠结局，但病情常在妊娠37周后加重，约1/4可发展为子痫前期。子痫前期产妇行剖宫产术，常选择椎管内麻醉，且与正常产妇行剖宫产大致相同。轻度子痫前期患者的麻醉与健康产妇无明显区别，但要求麻醉医生仔细观察患者，警惕其迅速发展为重度子痫前期。麻醉应注意的相关问题如下。

1）评估　麻醉评估应集中在气道检查、孕妇血流动力学和凝血功能及液体平衡方面。

（1）气道：孕妇全身性水肿会累及气道，在行全身麻醉剖宫产时可能会插管困难。

（2）血流动力学监测：重度子痫前期的孕妇疾病进展和使用降压药物调节血压，都会导致全身动脉压发生急剧变化。持续动脉血压监测可方便监测血压变化、血气分析和评估容量状态。连续的中心静脉压力监测可指导液体管理。

（3）凝血状态：轻度子痫前期的孕妇通常是高凝状态，不应禁止椎管内镇痛或麻醉。重度子痫前期的孕妇，尤其是有 DIC 风险存在时（如胎盘早剥、HELLP 综合征等），会存在血小板减少，在实施椎管内操作前必须做血小板计数检查和凝血功能检查。

（4）静脉补液：重度子痫前期患者发生肺水肿的风险增加，需要密切注意补液速度。

2）麻醉中相关问题

（1）椎管内麻醉：对处于子痫前期的产妇行剖宫产，常选择椎管内麻醉。在进行椎管内麻醉或拔除硬膜外导管时，需要检查患者的血小板数量、是否使用抗凝药物以及使用抗凝药物的时间。凝血功能障碍是实施椎管内麻醉的禁忌证。尽管椎管内麻醉可能引起低血压，但对于先兆子痫的患者仍是安全的麻醉方法。

（2）全身麻醉：全身麻醉剖宫产的指征包括孕妇严重出血、持续胎心减速、严重的血小板减少症、其他凝血疾病及 HELLP 综合征。一旦决定实施全身麻醉，麻醉医生需要面临 3 个挑战：① 保证气道安全；② 直接喉镜检查和气管插管造成的高血压反应；③ 使用镁剂导致术后子宫收缩乏力的风险。对重度子痫前期患者实施全身麻醉时推荐放置桡动脉导管进行连续动脉压监测，留置大口径静脉导管，按照困难气道准备插管用具。麻醉诱导前可应用 H_2 受体拮抗剂，充分去氮给氧，静脉使用降压药物调整血压，监测胎心率。麻醉采用快速诱导，麻醉维持药物避免影响子宫收缩，术毕拮抗神经肌肉残余阻滞。重度子痫前期的风险并不会在分娩后立即终止，分娩后的产妇仍有发生肺水肿、脑卒中、惊厥等的风险，应转入重症监护治疗病房，持续监护与严密管理。

3）子痫的救治　一旦发生子痫，即刻目标是终止惊厥，建立有效气道，并预防低氧、误吸等严重并发症。在惊厥抽搐的过程中，首先应保持呼吸道通畅，用开口器或于上下磨牙间放置一缠好纱布的压舌板，用舌钳固定舌头以防咬伤唇舌或发生舌后坠。可通过简易呼吸器和面罩供氧，或放置鼻咽通气道改善供氧；密切关注孕妇的脉搏氧饱和度；使用硫酸镁防止子痫患者再次惊厥；严格控制液体摄入量，每小时不超过 100 ml，降低发生脑水肿的风险；予患者头低侧卧位，以防黏液吸入呼吸道或舌头阻塞呼吸道，也可避免低血压综合征，必要时使用药物控制血压。

2. 胎先露异常

胎先露是指最先进入骨盆入口的胎儿部位。异常胎先露的产妇产程会发生改变，影响产科医生和麻醉医生的决策。臀先露是一种常见的异常胎先露，臀先露时产科并发症风险增加，包括死产、产时窒息、脐带脱垂、产伤等，即便选择剖宫产也可能造成胎儿损伤。产科医生可能会为产妇实施外倒转术，即把臀先露变为头先露，这个过程可能需要提供足够的镇痛。多数产科医生会推荐臀先露的产妇接受常规剖宫产，仍有少数产科医生会施行阴道试产，对臀先露产妇在分娩期间施行椎管内镇痛具有缓解疼痛、避免产妇过早用力、松弛盆底和会阴及紧急剖宫产时可直接硬膜外加深麻醉等优点。

3. 多胎妊娠

（1）麻醉风险：① 多胎妊娠的孕妇在孕晚期，明显增大的子宫将导致总肺活量和功能残气量下降，胃受压向头侧移位会增加误吸风险；② 孕30周后孕妇体重增长迅速，将增加困难通气和插管的风险；③ 双胎妊娠时，产妇的血容量较单胎产妇增加750 ml左右，更容易发生相对或绝对贫血；④ 由于胎儿体重增加和羊水量增加，多胎妊娠的孕妇更易发生仰卧位低血压综合征。

（2）并发症：多胎妊娠可增加产妇的并发症发生率和死亡率，常见的母体并发症包括早产、产程延长，以及更为严重的妊娠期高血压疾病、DIC、宫缩乏力、产前或产后出血增加。

（3）麻醉中相关问题：① 双胎妊娠本身不是经阴道分娩的禁忌证，硬膜外镇痛可提供理想的镇痛效果，同时也可为产科医生行胎儿处理或为剖宫产提供条件；② 全身麻醉时，由于多胎妊娠进一步增加氧耗，且母体氧储备减少，充分去氮给氧至关重要；③ 胎儿全部娩出后应立即使用缩宫素，腹部放置沙袋，警惕腹压骤降引起休克和产后出血；④ 分娩两个或多个胎儿需要的时间延长，会降低脐带血的pH值，新生儿呼吸抑制的风险增加；⑤ 椎管内麻醉的新生儿呼吸抑制的发生率较全身麻醉低。无论采取何种麻醉方式，均需要做好新生儿复苏的准备。

4. 产科出血

产科出血是全世界孕产妇死亡最常见的原因之一，占所有孕产妇死亡数的25%。大多数产前及产后出血所导致的严重后果是可以预防的，依赖于医护人员对产科出血状况的及时察觉、准确评估和积极救治。

1）产前出血　约有25%的产妇会发生产前阴道出血，大多数发生在孕早期且程度轻微，仍有极少数产妇可能发生孕中晚期的严重阴道出血，将危及胎儿的生命。

（1）常见的引起严重产前出血的原因包括胎盘早剥、前置胎盘、子宫破裂和前置血管等。

胎盘全部或部分从蜕膜基底剥离：典型的临床表现为阴道流血、子宫压痛和子宫收缩增加，血液可能积聚在胎盘之后导致低估出血的程度。严重的胎盘早剥会继发产妇失血性休克、凝血功能障碍、胎儿呼吸抑制或死亡。

前置胎盘：指胎盘附着的位置低于胎儿先露，可分为完全性、部分性及边缘性前置胎盘。常见的原因是既往子宫损伤，胎盘植入在瘢痕处。典型症状是孕中晚期的无痛性阴道出血。产科医生会根据阴道出血的严重程度、胎儿成熟度和胎儿状况进行综合评估，决定继续观察或迅速终止妊娠。

子宫破裂：妊娠期子宫破裂对孕妇和胎儿来说都是灾难性事件，但通常发生概率很低。瘢痕子宫、引产、先天子宫异常是常见原因。子宫破裂常见的体征是腹痛和异常胎心率模式，但可能表现非常多样化。治疗选择包括修复子宫、结扎子宫动脉和子宫切除术。

（2）产前出血的麻醉相关问题：① 麻醉前准备：由于产前出血的孕产妇易发生失血性休克、DIC等并发症，对此类患者在麻醉前应注意评估循环功能状态和贫血程度。除血常规、尿常规、生化检查外，应重视血小板计数、纤维蛋白原定量、凝血酶原时间和凝血酶原激活时间，尽早完成交叉配血。警惕DIC和急性肾衰竭的发生，并予以防治。② 麻醉选择：多为急诊手术和麻醉，准备时间有限，病情轻重不一，禁食、禁饮时间不定。因此，应该在较短时间内做好充分准备，迅速做出选择。麻醉选择应依病情轻重、胎心情况等进行综合考虑。凡母体有活动性出血、低血容量休克、有明确的凝血功能异常或 DIC，全身麻醉是较安全的选择；如果胎儿情况较差要求尽快手术，也可选择全身麻醉；如果母体、胎儿情况尚好，无明确禁忌证，可选用椎管内麻醉。③ 麻醉管理的注意事项：迅速而积极的容量复苏至关重要；快速顺序诱导全身麻醉是大出血患者的首选麻醉方案；手术复杂、胎盘不易剥离或需切除子宫的产妇，有创动脉压监测和动脉血气分析将利于患者救治；重视血栓弹力图对治疗的指导意义，尽早补充纤维蛋白原以减少凝血障碍的发生。

2）产后出血　是指经阴道分娩后出血超过 500 ml 或剖宫产后失血超过 1 000 ml。临床上引起产后出血的常见病因包括子宫收缩乏力、胚胎组织残留、产道撕裂伤、胎盘植入和凝血功能障碍。治疗措施包括促进子宫收缩、子宫压迫缝合或球囊置入、清宫或缝合撕裂伤、子宫动脉或髂内动脉栓塞或结扎、子宫切除。凝血功能障碍的产妇需要成分输血治疗。产后出血的预后取决于及时发现、诊断和治疗，90% 以上由于产后出血导致的死亡是可以避免的。

5. 羊水栓塞

羊水栓塞（amniotic fluid embolism，AFE）是产科的罕见并发症，常起病急骤、病情凶险，可导致母婴残疾甚至死亡。通常认为是由于母胎屏障破坏，羊水成分进入母体循环，一方面引起机械性阻塞，一方面引发母体对胎儿抗原和羊水成分的免疫级联反应，进而发生类似全身炎症反应综合征、肺水肿、DIC、多器官功能衰竭等临床表现。

1）典型临床表现　产时、产后出现突发的低氧血症、低血压、凝血功能异常以及肾脏功能和中枢神经系统功能受损。呼吸和循环功能衰竭常进展迅速，产妇突发呼吸困难、血氧饱和度下降、呼气末二氧化碳分压降低或测不出，同时有心动过速、难以纠正的低血压状态，严重者可出现心室颤动甚至心搏骤停。

2）诊断标准　以下 5 条标准需要全部符合：① 急性发生的低血压或心搏骤停。② 急性低氧血症：呼吸困难、发绀或呼吸停止。③ 凝血功能障碍：有血管内凝血因子消耗或纤溶亢进的实验室证据，或临床上表现为严重的出血，但无其他可以解释的原因。④ 上述症状发生在分娩、剖宫产术、刮宫术或产后短时间内（多数发生在胎盘娩出 30 min 内）。⑤ 上述出现的症状和体征不能用其他疾病来解释。当考虑为 AFE 时，血常规、凝血功能、血气分析、心电图、心肌酶、胸片、超声心动图、血栓弹力图及血流动力学监测等有助于 AFE 的诊断、病情监测及治疗。

3）急救　一旦怀疑 AFE，多学科密切协作的抢救与支持将改善孕产妇的预后。AFE 的治疗主要涉及生命支持、对症治疗和保护器官功能，及时 CPR 和纠正 DIC 尤为重要。

（1）保持气道通畅，充分给氧，必要时辅助呼吸。

（2）循环支持，建议在血流动力学监测下使用血管活性药物和正性肌力药物，维持心排血量和血压稳定，避免过度输液。多巴酚丁胺和磷酸二酯酶抑制剂具有强心和扩张肺动脉的作用，是治疗的首选药物。当出现肺动脉高压时，可使用特异性舒张肺血管平滑肌的药物。

（3）若产妇出现心搏骤停时，应即刻进行高质量的心肺脑复苏。

（4）尚未分娩的孕妇应左倾 30° 平卧位，防止下腔静脉受压。

（5）对于 AFE 产妇的凝血功能障碍，早期大量输血治疗有助于提高抢救成功率，血栓弹力图可指导成分输血，补充红细胞和凝血因子的同时，也可关注产妇的纤维蛋白原水平，同时还要进行抗纤溶治疗。

（6）AFE 急救成功后，患者需要在重症监护治疗病房继续监护治疗，警惕后续多器官功能障碍或脓毒血症等并发症的发生。

6. 心血管疾病

患有心血管疾病的孕妇，其最佳治疗时机应该是在妊娠之前。妊娠期的生理改变可能导致原有心血管疾病恶化。相当一部分患有严重心血管疾病的患者，产科医生会建议其避免妊娠，或早期终止妊娠。随产程的进展，需要对此类产妇进行个体化的麻醉管理和多学科协作的围生期管理。

在为患有心血管疾病的产妇计划分娩麻醉时，麻醉中应注意：① 麻醉实施者必须考虑到患者的心血管病变，或疾病状态妊娠和分娩的正常生理变化，以及麻醉本身对血流动力学的影响；② 在分娩时加强监护，包括五导联心电图和有创动脉血压监测；③ 推荐对心血管产妇进行硬膜外镇痛，以减少分娩疼痛导致的心动过速和心排血量增加，硬膜外镇痛可降低后负荷，应予以密切关注；④ 需要小心泵注 α 肾上腺素受体激动剂，以预防心动过速和心肌缺血；⑤ 当需要剖宫产时，根据患者具体情况调整麻醉方案，区域阻滞麻醉并不是禁忌，对绝大多数心血管疾病孕产妇应该考虑实施此类麻醉；⑥ 部分先天性心脏病、人工瓣膜置换术后、肺动脉高压和心肌病患者需要进行持续抗凝治疗。对硬膜外麻醉的产妇需要谨慎地掌控停用抗凝治疗的时间，分娩后拔除硬膜外导管，也应掌控需要重启抗凝治疗以预防血栓形成的时机。

1）主动脉疾病和主动脉夹层　妊娠期间的心血管变化可能导致动脉壁张力及内膜剪切力增加。妊娠期间易发生主动脉夹层的情况包括马方综合征、主动脉瓣二叶畸形、Turner 综合征等，也与伴发妊娠期高血压疾病有关。① 建议患有主动脉疾病的产妇在孕期严格控制血压，定期心脏超声检查测量主动脉直径，对于有明显主动脉扩张、夹层或严重主动脉瓣反流的孕妇实施剖宫产；对进展性主动脉直径扩张的患者预防性实施手术治疗。② 剖宫产手术时，需要有创动脉密切监测和调控血压在合适范围。③ 患有马方综合征的产妇可能伴有硬膜扩张和脊柱侧弯，实施椎管内麻醉可能穿刺困难，以及局部麻醉药液扩散异常，做好更改麻醉方式的准备，严密观察使用局部麻醉药后的反应。

2）先天性心脏病　先天性心脏病包括：房间隔缺损、室间隔缺损、动脉导管未闭、主动脉狭窄等。先天性心脏病进展至艾森曼格综合征者，妊娠对母体及胎儿均有致命风险，应避免妊娠或及时终止妊娠。

对左向右分流（非发绀）型先天性心脏病产妇的处理原则如下：① 应尽早由内科医生提供心血管系统诊断和治疗建议。② 应于临产前收住院，密切监护，以免自然临产的应激导致心血管功能恶化。③ 自然分娩时，应尽早进行硬膜外或其他镇痛方法，以免疼痛应激引起儿茶酚胺水平升高和外周血管阻力增加，左向右分流加重，导致肺动脉高压和右心室衰竭。④ 在无痛分娩或剖宫产时，硬膜外麻醉优于腰麻，应逐渐追加用药，以延缓硬膜外麻醉的起效过程。因为交感神经阻滞，外周血管阻力骤然降低引起的体循环低血压，可能使无症状的左向右分流逆转为右向左分流，危及母胎安全。⑤ 围生期密切监测产妇心血管功能，必要时采取有创动脉压和中心静脉压监测，有心功能不全迹象时，采取限液、强心和利尿处理。⑥ 产妇应持续吸氧治疗，密切监测血氧饱和度。因为轻度低氧血症可使肺血管阻力增加，可能会导致分流方向逆转，同时，也要避免高碳酸血症和酸中毒等导致肺血管阻力增加的因素。⑦ 静脉输液或用药时，应避免将空气注入静脉，因为即使少量空气经畸形缺损进入体循环，也可导致栓塞发生。⑧ 重视对胎儿的监测。

右向左分流（发绀）型先天性心脏病，又称艾森曼格综合征。这些患者肺血管阻力增高，肺动脉高压形成，在孕期体循环阻力下降将加重右向左分流。孕妇长期低氧导致胎儿发育迟缓和死亡率增加。麻醉管理：① 维持足够的体循环血管阻力；② 维持血管内容量和静脉回流；③ 避免主动脉和腔静脉压迫；④ 预防疼痛、低氧、高碳酸血症以及酸中毒等导致肺血管阻力增加的因素；⑤ 避免全身麻醉过程中的心肌抑制。

3）心脏瓣膜疾病 妊娠期的生理改变将加重患者原有瓣膜疾病的严重程度。在整个孕期及围生期，临床处理的原则是维持特定的血流动力学目标和合理化抗凝治疗。

（1）二尖瓣狭窄：患有二尖瓣狭窄的产妇更容易发生肺水肿、房性心律失常（心房扑动、心房颤动）以及血栓栓塞性疾病。患者在整个孕期和产后都应接受抗凝治疗。对患者实施分娩镇痛或产科手术麻醉时的麻醉管理：① 维持较慢心率；② 维持窦性节律，有效地治疗急性心房颤动；③ 避免主动脉-腔静脉受压，维持静脉回流和肺动脉楔压，在预防肺水肿的基础上最大限度提高左室舒张末容积；④ 维持一定的外周血管阻力；⑤ 避免肺血管阻力增加的诱因，如：疼痛、低氧血症、高碳酸血症和酸中毒。

（2）二尖瓣关闭不全：二尖瓣关闭不全时常发生二尖瓣反流，因此，要严格进行液体管理，避免容量过负荷。麻醉管理：① 预防周围血管阻力增加；② 维持正常或稍快的心率；③ 维持窦性心律；④ 积极治疗心房颤动；⑤ 避免主动脉-腔静脉受压；⑥ 维持静脉回流；⑦ 预防中心静脉容量增加；⑧ 避免全身麻醉过程中心肌抑制；⑨ 避免疼痛、低氧血症、高碳酸血症和酸中毒等增加肺血管阻力的因素。

（3）主动脉瓣狭窄：妊娠患者主动脉瓣狭窄最常见的原因是主动脉瓣二叶畸形，其次是风湿性心脏病。麻醉管理：① 维持正常心率和窦性节律；② 维持足够的外周血管阻力；③ 维持血管内容量和静脉回流量；④ 避免主动脉-腔静脉受压；⑤ 避免全身麻醉期间心肌抑制。麻醉应注意：① 中到重度主动脉瓣狭窄是单次腰麻的相对禁忌；② 连续硬膜外麻醉可采用缓慢诱导的方式，适当晶体液扩容，使患者有充足的代偿或适应时间；③ 腰硬联合麻醉可采用小剂量腰麻，硬膜外补充的方法，使麻醉效果更完善，也保证了血流动力学的稳定；④ 全身麻醉时，应注意药物的选择，例如，硫喷妥钠可抑制心肌，氯胺酮可致心动过速，不宜作为诱导用药。

（4）主动脉瓣关闭不全：慢性主动脉瓣关闭不全在孕期往往耐受较好，妊娠期妇女心率增快，外周血管阻力降低和血容量增加都有助于减轻主动脉瓣关闭不全的症状。麻醉管理：① 维持心率正常或稍微增加；② 避免外周血管阻力增加；③ 避免主动脉-腔静脉受压；④ 避免全身麻醉期间的心肌抑制；⑤ 硬膜外麻醉可用于阴道或剖宫产分娩。临产早期采用硬膜外麻醉，可避免疼痛应激导致的外周血管阻力增加，从而避免急性左室容量超负荷。

4）围生期心肌病　围生期心肌病是一类病因不明的特异性心肌病，发生在孕期或产后阶段。诊断标准为在妊娠最后 1 个月或产后 5 个月出现心力衰竭，应排除其他原因引起的心力衰竭和妊娠前无心脏基础疾病。患者具有典型收缩性心力衰竭的症状和体征，主要治疗是围绕充血性心力衰竭和扩张型心肌病。麻醉管理：① 注意分娩过程以及产后早期血管内液体重分布，进行有创动脉压监测和中心静脉压监测；② 无论采用何种麻醉方式，要注意避免容量过负荷而加重心力衰竭。

7. 自身免疫性疾病

妊娠期激素水平的改变和为避免胎儿被母体排斥，都影响母体的自身免疫过程，导致自身免疫性疾病的病情发生变化。

1）系统性红斑狼疮（systemic lupus erythematosus，SLE）　SLE 是妊娠期妇女常见伴发的自身免疫病之一，妊娠不会加重 SLE 的长期病程，但会增加该病的活动性，使病情可能恶化。麻醉管理：① 分娩前或剖宫产前，需要产科、风湿免疫科和麻醉医生联合，对产妇的受累器官功能和疾病状态进行系统评估；② 伴有肺动脉高压产妇的麻醉管理参照对右向左分流型先天性心脏病患者的麻醉管理；③ 对有血液系统异常的产妇，应评估血红蛋白、血小板水平及凝血功能；抗凝血因子自身抗体会引起显著出血，禁行椎管内麻醉。

2）抗磷脂抗体综合征　患者在孕期要警惕血栓和栓塞性疾病的风险，包括深静脉血栓形成、肺栓塞、心肌梗死、脑梗死及胎儿死亡。采用椎管内麻醉时需调整围手术期抗凝治疗策略。

3）系统性硬化病　对系统性硬化病患者在妊娠期应评估肾脏、肺脏和心脏功能，若出现病情恶化，应提早引产或终止妊娠。麻醉评估时应着重评估插管条件，可能需要按照困难气道处理。采用椎管内或区域阻滞麻醉时，有局部麻醉药物作用时间延长的表现。如伴有雷诺现象，禁止在缺血上肢行桡动脉穿刺置管。

8. 内分泌疾病

1）糖尿病　妊娠前已有糖尿病的患者被称为糖尿病合并妊娠；妊娠前糖代谢正常或有潜在糖耐量降低，妊娠期才出现或发现糖尿病的称为妊娠糖尿病。妊娠糖尿病的相关因素有：高龄孕妇、肥胖、家族糖尿病病史等。

糖尿病合并妊娠或妊娠糖尿病都易发生妊娠高血压和羊水过多，并增加剖宫产率。麻醉管理：① 术前评估时应确定糖尿病的类型、围生期药物治疗情况，有无伴发靶器官功能受损等，应做好体格检查，包括气道评估和神经系统检查；② 当患者发生糖尿病性关节强直综合征时，寰枕关节活动受限可导致插管困难，必要时可纤支镜引导下插管；③ 这类患者结缔组织病变会导致硬膜外间隙顺应性差，影响硬膜外麻醉药物容积；④ 伴自主神经功能不全的患者表现为血压容易波动、区域麻醉后严重的低血压或循环不稳定，全身麻醉诱导时亦可出现类似情况，因此，需要预防性补液、应用血管活性药物及放置合适的体位以防止仰卧位综合征，减少低血压的发生或持续时间；⑤ 由于糖尿病是非妊娠患者发生硬膜外脓肿的高危因素，因此，在所有产妇的椎管内麻醉期间都应严格采用无菌操作技术；⑥ 围生期加强血糖监测，避免发生糖尿病酮

精确麻醉护理

症酸中毒或低血糖。

2）甲状腺功能亢进症　受胎盘激素的影响，妊娠期甲状腺处于相对活跃状态，甲状腺体积增大，给甲亢的诊断带来一定困难。妊娠期甲亢的患者治疗策略无明显区别，但放射性碘剂因可迅速通过胎盘影响胎儿而禁用。有2%~4%的妊娠期甲亢患者会发生甲状腺危象，常发生于未经诊治的孕妇，常见诱因包括感染、甲状腺癌、分娩、出血、剖宫产和子痫。

麻醉中应注意：① 高动力性心血管活动和心肌病的可能；② 甲状腺增大使气道受阻；③ 呼吸肌无力；④ 电解质异常。

麻醉管理：① 甲亢产妇临产时，精神通常处于紧张状态，对产痛可能更敏感，故分娩镇痛十分重要；② 硬膜外镇痛是首选镇痛方法，在镇痛的同时对交感神经系统和甲状腺功能亦能起到控制作用；③ 控制欠佳的甲亢产妇行剖宫产时，椎管内麻醉应作为首选，如有禁忌时可采用全身麻醉；④ 术前用药慎用阿托品；⑤ 硬膜外麻醉时，局部麻醉药液中不要加用肾上腺素，低血压时避免应用 α 肾上腺受体激动剂纠正；⑤ 甲亢患者糖皮质激素储备相对不足，应采取补充治疗；⑥ 应避免应用导致心动过速的药物；⑦ 患者多患有突眼征，全身麻醉时应对角膜重点保护；⑧ 甲亢产妇可采用术前深度镇静的方法，但是此方法有母体过度镇静、误吸和新生儿抑制的风险。

9. 肥胖

孕妇肥胖（孕前体重指数 ≥ 30 kg/m²）和代谢综合征可导致妊娠期高血压、冠心病、脑血管疾病、糖尿病、胆囊疾病等发病率增高，同时伴发异常胎先露、巨大儿和产程延长，剖宫产率升高。

妊娠和肥胖两者叠加在一起，对孕妇的生理功能造成了以下改变：① 呼吸系统：呼吸运动做功增加，氧耗量增大，呼吸储备功能明显下降，膈肌运动受限，对平卧位和头低位耐受差，容易发生通气/血流比失衡和低氧血症；② 循环系统：血容量和心排血量增加，高血压发生率增加，病态肥胖的孕妇常发生左心室偏心性肥厚，收缩功能正常而舒张功能降低；③ 消化系统：容易发生胃内容物反流，误吸风险增高；④ 内分泌系统：更容易罹患糖尿病，发生胰岛素相对不足和胰岛素抵抗；⑤ 凝血功能改变：常处于高凝状态，血栓和栓塞性疾病风险增加。

麻醉管理：① 鉴于肥胖产妇有较多伴发疾病，建议产前进行麻醉会诊，对产妇的氧合状况、血小板计数和血压状况进行评估；② 病态肥胖的产妇产程异常的概率较高，因此，无论自然分娩还是剖宫产均需先建立静脉通路，如穿刺困难，可考虑建立中心静脉通路；③ 肥胖产妇硬膜外穿刺置管的失败率高于普通产妇，坐位屈曲体位有助于判断脊柱中线和硬膜外腔位置，穿刺成功率较高，但产妇由坐位改为侧卧位时，尤需注意硬膜外导管脱出；④ 肥胖产妇全身麻醉时，困难插管的发生率高达33%，麻醉医生、麻醉护士应按照困难通气和插管进行准备，也可利用可视喉镜或纤维支气管镜在产妇清醒下进行气管插管，清醒下置喉镜和插管刺激时，儿茶酚胺释放和血压升高，可导致原有高血压恶化，对子宫血流产生不利影响，因此，插管前有效的表面麻醉极其重要；⑤ 肥胖可能导致脊麻后难以预测的广泛局部麻醉药扩散，故肥胖产妇对局部麻醉药的需求量降低；⑥ 肥胖产妇完全能耐受高平面感觉神经阻滞，感觉阻滞平面过高的产妇，并不一定出现明显的呼吸窘迫感，但应予以关注。

10. 骨骼肌肉疾病

孕产妇合并的骨骼肌肉疾病常常是良性和自限性的，但个别情况会对妊娠过程和产妇状况产生严重影响。

1）脊柱畸形　严重的脊柱侧弯在孕妇中较为少见，发生率约为 0.03%。当孕妇存在 Cobb 角 > 30° 的胸腰段脊柱侧弯，或既往曾行器械植入和植骨融合术，应在产前进行麻醉医生会诊。麻醉医生应注意患者脊柱侧弯的严重程度及稳定性、心肺系统状况及既往手术麻醉经历。当存在可疑或明显的肺功能不全时，应进行肺功能试验和血气分析；超声心动图可用于评估心脏功能和是否存在肺动脉高压；回顾患者孕前的影像学资料可以了解椎体间隙的畸形程度。

麻醉管理：① 给存在胸腰段脊柱侧弯的产妇行硬膜外麻醉时，发生椎管内操作相关并发症的概率将增高，建议选择受侧弯影响最小的间隙进针，超声定位可能在间隙定位困难的患者中有指导作用；② 应注意严重脊柱侧弯的患者行腰麻时，局部麻醉药可能会流入某个孤立节段，产生阻滞不全；③ 若患者既往曾行脊柱手术矫正侧弯，则患者可能因存在术后持续性背痛而拒绝椎管内麻醉，脊柱融合区域以下会发生退行性变，腰椎滑脱的发生率更高；④ 部分患者进行了低位腰椎节段的融合，几乎不可能实施硬膜外穿刺；⑤ 脊柱手术损伤了黄韧带，会导致硬膜外腔粘连或消失，影响局部麻醉药物的扩散；⑥ 这样的患者可以考虑用小口径穿刺针进行腰麻，或实施全身麻醉。

2）类风湿关节炎　患类风湿关节炎的产妇由于韧带疏松、慢性水肿以及韧带软骨的破坏而出现关节不稳定，需要格外注意患者的体位。麻醉前需要谨慎评估患者的气道，注意是否存在小下颌、颞下颌关节功能不全、环杓关节炎和喉部结构偏斜。

3）脊柱裂　脊柱裂是由于脊柱发育失败而导致神经结构未能完全被包裹于骨性管道中，有多种表现方式。在这类患者中，硬膜外腔通常存在异常，增加了阻滞不全的可能性。术前要告知患者椎管内麻醉神经损伤的风险，让患者参与决策过程。影像学检查可以提供神经解剖的有效信息，优化麻醉方案。

11. 肝脏疾病

1）妊娠肝内胆汁淤积症　是孕期黄疸的常见原因，常发生于孕中期以后，表现为皮肤瘙痒黄染、血清胆汁酸水平显著增高，可在分娩后 2~3 周自发缓解。胎儿异常和死胎风险增加。如不及时纠正，患者可能出现临床凝血功能障碍。

2）妊娠急性脂肪肝　即可逆性围生期肝功能衰竭，是妊娠晚期少见的疾病。表现为肝脏代谢活动受损，可发展为肝功能衰竭、DIC、抗凝血酶 III 水平极度降低、低血糖和肾功能不全。需要快速评估和紧急治疗，否则将严重威胁母胎安全。一旦确诊须马上制订计划终止妊娠，对产妇进行支持治疗。麻醉医生须警惕产后出血、凝血功能异常和肝性脑病，需要建立大口径静脉道路，以及确保可及时开展成分输血治疗。

12. 药物滥用

孕妇滥用违禁或非违禁药物会给母体和胎儿健康带来很大风险，发生重要脏器系统并发症和产科并发症（胎儿发育迟缓、早产、胎盘早剥、死胎）的风险增加。药物滥用患者痛觉敏感度可能发生改变，需要个体化的镇痛方案。

1）酒精中毒

（1）酒精中毒产妇可能发生行为障碍、电解质紊乱、胃酸分泌增加等情况，保护气道至关重要。

（2）患者可能存在血管内容量不足和严重的低血糖。

（3）急诊剖宫产时，注意避免反流误吸。

2）吸烟　吸烟的产妇容易发生呼吸系统并发症和创伤愈合延迟。全身麻醉插管可能引起气道高反应、患者支气管痉挛，椎管内麻醉更适合这类产妇麻醉。

3）可卡因　可卡因滥用的产妇常有急慢性多器官系统功能障碍，使用可卡因，若发生低血压时，由于患者体内儿茶酚胺水平难以预计，对麻黄碱反应不确定，建议使用去氧肾上腺素处理。

4）阿片类药物　孕期阿片类药物滥用或依赖与产科发病率和死亡率有关，包括胎盘早剥、住院时间延长、羊水过少和产妇死亡。此外，阿片类药物的长期使用或依赖会导致新生儿出现新生儿戒断综合征（neonatal abstinence syndrome，NAS），通常需要药物治疗和延长住院时间。NAS 的特点是中枢神经系统过度刺激，自主神经系统、胃肠系统和呼吸系统功能紊乱。对阿片类药物依赖患者的围手术期疼痛管理具有挑战性，建议采用多模式镇痛。

13. 凝血功能障碍

10% 的孕妇可因为多种病因而导致血小板减少。有的血小板减少发生于妊娠之前，有的则是妊娠直接导致的。妊娠 20 周之后出现的血小板减少可能是先兆子痫伴 HELLP 综合征的一种表现。然而，大多数血小板减少是良性的，即妊娠性血小板减少，正常妊娠可以导致血小板计数下降约 10%；而由于自身免疫性血小板减少症、抗磷脂综合征和肝疾病等导致的血小板减少则较为少见。

由于激素的变化，妊娠期深静脉血栓形成和肺栓塞更为常见。妊娠期诊断为深静脉血栓或肺栓塞的患者需要长期的抗凝治疗，在择期椎管内麻醉和分娩之前需要暂停抗凝治疗。

14. 肺部疾病

妊娠期呼吸系统发生了许多变化以适应母体和胎儿代谢增加的需求，包括每分通气量增加和氧储备降低，最显著的是呼吸道水肿增加。

1）哮喘　是妊娠期最常见的呼吸道疾病。特点是可逆性气道阻塞、气道高反应性和气道炎症。目前使用的支气管扩张剂和抗炎药通常对胎儿是安全的，可以在妊娠期间用于控制哮喘。

2）社区获得性肺炎　是导致孕妇死亡最常见的非产科感染性疾病，即使在抗生素治疗的情况下，早产仍是肺炎的重要并发症。孕妇气管插管时胃反流误吸的风险高于非妊娠妇女，建议在孕妇进行全身麻醉之前严格控制禁食时间、快速诱导气管插管和使用非颗粒型抑酸药。

（三）胎头外倒转术的并发症及麻醉相关问题

足月妊娠的臀位发生率为 3%～4%。即使采用剖宫产，臀位也会增加新生儿的并发症发病率和死亡率。因此，美国妇产科医师学会推荐对接近足月的臀位妊娠产妇应实施胎头外倒转术（external cephalic version，ECV）。孕 37～38 周是进行 ECV 的最佳时机，因为可以减少胎儿重新恢复到臀位，降低分娩的风险。

椎管内阻滞可以显著提高其成功率，其机制可能是椎管内麻醉松弛了产妇的腹壁肌肉，改善了产妇对操作的耐受性。此外，椎管内阻滞并不会降低母体和胎儿的安全度，尤其不会增加胎儿心动过缓、胎盘早剥或胎儿死亡的发生率。采用低剂量局部麻醉药的腰硬联合麻醉是完成ECV 的较佳方法。

成功进行外倒转术的产妇大多数都能顺利分娩，然而，由于难产或可疑胎心监护而需要中转剖宫产的风险增加。同期置入硬膜外导管的腰硬联合麻醉技术，不仅可以在 ECV 成功后继续提供分娩镇痛，还有助于快速提供紧急剖宫产的麻醉。

（四）孕妇非产科手术的麻醉相关并发症及问题

1. 妊娠合并的外科急症

孕妇有可能会在孕期内接受非产科手术与操作，在孕期内的任何阶段都可能发生。随着手术技术和设备的进步，当母体和胎儿都能避免损害时，更多的孕妇会接受这类手术。原则上择期手术应避免在孕早期进行，特别是胎儿器官形成期；孕中期是实施手术的最佳时机，由手术引发早产的概率最低。对于大多数急诊手术，包括急腹症、恶性肿瘤、神经外科手术等，延误手术会影响母体的生命安全，造成母体和胎儿预后不良。这些急诊手术的时机选择和处理原则与非孕期患者无明显差别。根据孕期和胎儿成熟度决定是否先进行剖宫产，或是否需要在术中进行胎儿心率或子宫张力监测。在设计麻醉方案时，一方面要关注孕妇在不同孕期内生理状态的变化，另一方面要关注麻醉方法及药物对胎儿的影响。

1）母体安全相关麻醉并发症及问题

（1）麻醉手术期间，对胎儿最大的风险是胎儿宫内窘迫。胎儿的氧供依赖于母体的氧供，麻醉过程中需要维持母体正常的动脉血氧分压、携氧能力和子宫胎盘的灌注。

（2）引起母体出现严重低氧血症的临床情况都会潜在导致胎儿缺氧，包括插管困难、误吸、全脊麻、局部麻醉药物中毒等。

（3）任何原因引起的孕妇低血压都可能导致子宫胎盘灌注降低，导致胎儿宫内窘迫。临床上常见的导致孕妇低血压的原因包括：麻醉深度过深、椎管内麻醉平面过高、主动脉和下腔静脉压迫、低血容量。孕妇术前焦虑或麻醉过浅，导致母体儿茶酚胺释放增多，也会影响子宫血流。产科患者椎管内麻醉后的低血压，可使用麻黄碱或去氧肾上腺素纠正。

（4）监测到胎儿心率变异性降低时，需要及时检查孕妇状态，是否需要提高母体氧合，或手术操作步骤本身是否影响了子宫灌注。

（5）术后镇痛可使用全身或椎管内阿片类药物。孕 20 周后使用非甾体抗炎药时需警惕发生静脉血栓的风险。

2）胎儿安全相关麻醉并发症及问题

（1）术中是否进行持续的胎儿心率监测，需要遵从产科医生的意见。腹部手术或体位不合适时，常影响术中持续胎儿心率监测。但麻醉药物常会引起胎儿心率变异性降低，这表明胎儿也处于被麻醉的状态，需要与真正的胎儿窘迫进行鉴别。

精确麻醉护理

（2）大多数麻醉药会通过胎盘进入胎儿循环。但肌松药是例外，它由于离子化程度高而难于通过胎盘。过高浓度的吸入麻醉药会降低胎儿的心排血量，加重胎儿酸中毒。

（3）一种药物是否会产生致畸作用，取决于给予的药物剂量、暴露的时间和给药时间是否在发育的关键时期。在现有的人类致畸性药物或影响因素清单中并不包括麻醉药物，以及在麻醉过程中使用的其他常规药物。美国食品药品监督管理局专门发布了药品安全通告，指出3岁以内小儿或妊娠晚期妇女进行全身麻醉3 h以上或重复使用全身麻醉镇静药物，可能对小儿的脑发育产生影响。包括所有的挥发性麻醉气体及静脉药物，如丙泊酚、氯胺酮、巴比妥类、苯二氮䓬类等，但同时要考虑到对于需要手术或缓解其他疼痛的孕妇，使用全身麻醉和镇静镇痛药物是必需的，尤其是孕妇需要进行挽救生命的急诊手术时。

2. 腹腔镜手术麻醉相关问题及并发症

（1）除了常规的腹腔镜手术的并发症以外，还应特别注意不同孕周增大的子宫对腹腔脏器位置的影响，避免气腹针穿刺时意外损伤子宫和胎儿。腹腔镜手术的可能益处包括：缩短住院日、减轻术后疼痛、降低血栓栓塞和切口并发症的发生风险、术后快速恢复，这些都有助于减轻对子宫的刺激，降低胎儿抑制。

（2）研究显示，CO_2气腹并不会导致胎儿低氧血症或血流动力学剧烈波动，但确会引起呼吸性酸中毒。麻醉中过度通气可以纠正母体的呼气末CO_2水平，但仅能部分纠正胎儿酸血症，且有延迟性；而且过度通气会降低子宫胎盘灌注，影响胎儿氧合。在腹腔镜手术期间，增高的腹内压会加重仰卧位低血压综合征。因此，孕妇行腹腔镜手术时，应尽量采用较低气腹压力（10～15 mmHg），尽可能缩短手术时间。

（五）分娩镇痛的麻醉相关问题及并发症

1. 区域阻滞

1）椎管内麻醉镇痛　椎管内麻醉镇痛的方法包括：连续硬膜外镇痛、腰硬联合镇痛、连续蛛网膜下腔镇痛。其镇痛效果确切、便于调控、对母婴影响小、产妇清醒能主动配合、满意度高，是目前应用最广泛的分娩镇痛方法。并且，当分娩过程中发生异常情况需紧急实施剖宫产术时，可直接用于剖宫产麻醉。

椎管内麻醉镇痛的并发症及处理方法：

（1）仰卧位低血压综合征：发生低血压、心率减慢，首先调整产妇体位为侧卧或半坐位，根据产妇的心率选择升压药物。例如，产妇低血压的同时心率缓慢，应选择麻黄碱；如果产妇低血压的同时心率增快，可选择去氧肾上腺素，合并妊娠高血压者慎用。

（2）宫缩乏力：由产科医生使用缩宫素加强宫缩，积极进行产程管理，由麻醉医生调整好局部麻醉药的剂量及浓度。

（3）胎儿心率减速：产程进展具有复杂性和多变性，胎儿心率减速和宫缩乏力可由多种原因导致。出现此种情况时产妇立即吸氧，调整体位，排除镇痛平面过高、全脊麻等引起的低血压，加快静脉输液，暂停缩宫素。

（4）镇痛不全：首先，排除其他因素导致的疼痛（如膀胱膨胀、宫缩过强、子宫破裂等）。

其次，检查硬膜外导管位置情况，如硬膜外导管脱出，应重新穿刺置管；如导管打折或受压，调整硬膜外导管位置或应用抗压性硬膜外导管，避免导管受压影响镇痛药的进入。或因神经阻滞范围不足，或者仅有单侧神经阻滞，调整镇痛液容量或导管位置；若处理无效，重新穿刺置管。若镇痛液浓度或剂量不足，进行适当调整。

（5）分娩镇痛后发热：根据文献和临床观察，硬膜外镇痛可能使分娩期发热率上升，根据母婴监测情况进行处理（如物理降温、抗感染、药物降温等），必须有降温措施。在胎心无异常变化和产妇无其他异常的情况下可以继续镇痛阴道分娩，若胎心发生异常变化或产妇有异常情况时，应立即实施剖宫产手术。

（6）硬脊膜意外穿破：根据蛛网膜下腔注药方案注药镇痛或重新选择上一间隙穿刺行硬膜外镇痛，首次剂量分次注药，严密观察生命体征的变化，备好急救物品、药品，加强镇痛管理。特别是在产妇改剖宫产的情况下，做好交接班，最好有明显的标记，以免注入高浓度剂量局部麻醉药时，发生全脊麻危险。

（7）尿潴留、瘙痒：一般是阿片类药物的不良反应。鼓励产妇下床小便或导尿，掌握阿片类药适合的剂量，瘙痒多为一过性，不需要处理。对于中度以上的瘙痒，持续时间长而不能忍耐者，静脉推注纳洛酮 40～80 μg（生理盐水稀释 0.4 mg 纳洛酮为 10 ml 溶液，静脉推注 1～2 ml），必要时 5 min 后重复。

2）宫颈旁和会阴阻滞　常用的方法有：① 外阴及会阴部局部浸润麻醉，适用于会阴痛和会阴切开缝合术。② 阴部神经阻滞，易于实施，在两侧骶棘韧带后注入局部麻醉药，可为阴道分娩和低位产钳分娩提供有效镇痛。适用于外阴和会阴部痛，产钳和臀位牵引及会阴切开缝合术。

3）宫颈旁阻滞　是一种用于不能接受椎管内阻滞的产妇的替代技术。它是一种相对简单的阻滞，适用于第一产程，并且不会影响产程。将局部麻醉药注入子宫颈阴道侧穹隆黏膜下，可阻滞子宫颈旁神经传导。这种阻滞不会影响会阴的躯体感觉纤维，不能缓解第二产程的疼痛。只要掌握合理的局部麻醉药的用量，避免误注入血管，不影响宫缩和产程，不抑制胎儿，对母子都安全，更适于合并心、肺、肾功能不全的产妇。但是区域神经阻滞的镇痛效果有限，且除椎管内镇痛外，其他方式普遍存在镇痛效果不易调节的缺点。

4）腰椎旁交感神经阻滞　腰交感神经阻滞可以用来阻断从交感神经链到下肢的神经传导。可用于治疗交感神经介导的疼痛，即腰交感神经阻滞可用于治疗疼痛，如复杂区域疼痛综合征、假肢疼痛、多汗症、血管功能不全和带状疱疹引起的疼痛。文献认为腰交感神经阻滞可以替代椎管内阻滞，用于阻滞第一产程由子宫产生的疼痛传导。

2. 全身药物镇痛法

（1）阿片类药物：分娩镇痛中最常使用的全身性药物。根据阿片类药物的物理及化学特性，其能通过胎盘循环，因而可能引起新生儿的呼吸抑制，但适当使用阿片类药物能短时间内缓解分娩镇痛。

（2）吸入药物。① 氧化亚氮：氧化亚氮吸入时间过长，可致产妇意识消失，并出现躁动和兴奋，但不影响宫缩和产程，不影响血压，使用时须严格控制吸入浓度和时间，避免产妇和胎儿缺氧，镇痛效果不及硬膜外阻滞法。② 恩氟烷、异氟烷：吸入过程中随时观察血压、脉搏、呼吸及宫缩情况。如出现血压下降，立即改吸氧气，血压恢复后再间断吸入麻醉药。其缺点为镇痛的同时会抑制宫缩，并易致产妇神志消失。

3. 非药物性分娩镇痛

（1）针刺镇痛法：研究显示，针灸对产程的进展、分娩方式和新生儿的 Apgar 评分没有影响，大多研究认为该方法安全有效，并且能体会整个产程的进展过程，依从性良好。可用来治疗各种常见的疼痛，还可以显著减少阿片类药物的应用。

（2）韩氏穴位神经刺激仪（Han's acupoint nerve stimulator，HANS）：产妇宫口开大 2～3 cm 时，每小时刺激一次，每次 30min，可产生不同类型的内啡肽，降低产痛。如单独进行分娩镇痛，尚不能达到理想的效果，但可以起辅助镇痛的作用，可减少局部麻醉药用量，减少患者自控镇痛按压的次数，与硬膜外自控镇痛联合用于分娩，是一种安全、有效、可行的分娩镇痛方法。

（3）经皮电神经刺激疗法（transcutaneous electric nerve stimulation，TENS）：经皮电神经刺激是通过在脊髓背角突触前水平限制疼痛向中枢传递达到减轻疼痛的目的。TENS 还能增强内啡肽和强啡肽的中枢释放。然而，研究认为 TENS 在分娩镇痛或作为硬膜外镇痛的辅助措施时并未显现其有效性。

总之，针刺镇痛法对穴位的刺激可以通过各种机制使痛阈升高，研究显示针刺镇痛法可以减轻 30%～40% 的产痛。

4. 分娩镇痛的时机

研究表明，从潜伏期开始椎管内镇痛并不增加剖宫产率，也不延长第一产程。因此，不再以产妇宫口大小作为分娩镇痛开始的时机，产妇进入产房后只要有镇痛需求即可实施。分娩镇痛的最佳时机即是产妇要求之时。

5. 剖宫产术后再次妊娠阴道分娩和剖宫产术后再次妊娠阴道试产

剖宫产术后再次妊娠阴道试产（trial of labor after cesarean，TOLAC）是指实施了前次剖宫产的妇女，再次受孕后经阴道试产。阴道试产失败的妇女具有发生多种并发症的危险，包括子宫破裂、子宫切除术、输血需要和子宫内膜炎以及围生期并发症和死亡。

（1）研究发现，既往无子宫破裂的产妇，在子宫破裂前硬膜外镇痛药物需药量会显著增加，因此，硬膜外阻滞镇痛与普通产妇的硬膜外镇痛应有所差别，镇痛药的浓度和镇痛强度应略低于正常的分娩镇痛，在整个分娩各阶段均保留一定的宫缩痛，便于产科医生和助产士的监护与判断。恰当的硬膜外镇痛不会掩盖子宫破裂的症状和体征。

（2）对于因产程进展不良或其他非紧急因素所导致试产失败转剖宫产术时，麻醉医生可选用连续硬膜外麻醉进行剖宫产手术。如试产过程中出现如子宫破裂、胎儿宫内窘迫等急诊情况时，麻醉医生应根据病例具体情况，选择区域阻滞或气管插管全身麻醉。

（3）建议分娩镇痛前麻醉医生应对 TOLAC 产妇进行一次完整的评估，包括母体气道评估，尽早建立大口径静脉通道和进行交叉配血与备血。镇痛后应对 TOLAC 产妇进行不间断的生命体征监测和胎心监测。

6. 妊娠期高血压产妇的分娩镇痛

患者在妊娠期出现高血压、蛋白尿等临床症状，分娩结束后消失。临床上的主要治疗原则为解痉、降压、利尿，辅助对症支持，适时结束妊娠。针对妊娠期高血压的产妇，很多产科医生选择剖宫产结束妊娠，以降低产妇分娩时血压剧烈升高的风险。近年来，越来越多的研究证实，分娩镇痛不仅可以有效地降低产妇的应激反应，还可以增加子宫和胎盘的血供，降低胎儿宫内缺氧的风险。连续硬膜外分娩镇痛具有阻滞轻、血流动力学平稳、较少影响产妇的子宫收缩等优点，较腰-硬联合麻醉具有一定的优势，可安全有效地应用于合并妊娠高血压病产妇的分娩镇痛。

7. 分娩镇痛麻醉护理管理

1）镇痛前准备　①了解分娩镇痛的流程及工作范畴，准备好分娩镇痛的物品（如穿刺包、镇痛泵、抢救设备及药品等），检查设备（如麻醉机、监测仪、吸引器、气管插管物品等）的完好性；②做好麻醉医生的助手，分娩镇痛操作前，监测产妇的生命体征，协助麻醉医生摆好产妇的体位，并配合完成分娩镇痛操作工作。严格执行药品查对制度，配置镇痛泵。

2）镇痛管理

（1）麻醉医生完成硬膜外置管后，妥善固定分娩镇痛硬膜外导管，以防导管打折或脱出，指导产妇及其家属镇痛泵的使用方法、注意事项以及产妇的翻身技巧（左侧翻身时，左腿先弯曲，左手握住床栏用力，避免硬膜外导管固定侧肩部为着力点，防止肩部用力时拉出硬膜外导管）。如有硬膜外导管固定的胶布卷曲、潮湿或使导管打折、脱出，及时告知医护人员处理。

（2）协助麻醉医生对分娩镇痛期的管理，巡视观察产妇，向麻醉医生汇报产程中的麻醉平面、加药次数、剂量、效果以及硬膜外导管情况。在麻醉医生的指导下合理补液，维持产妇水、电解质和血容量的稳定，避免麻醉平面过高，影响产妇呼吸。记录生命体征，关注产妇血压变化，避免因体位导致仰卧位低血压的发生，同时及时处理低血压，保持患者循环稳定。关注产妇的体温，防止温度过高或过低。

（3）镇痛过程中及时关注手术进程，做好抢救预案，熟练掌握各种抢救技术，熟悉抢救器材的使用方法，必要时协助麻醉医生完成危急情况的处理以及即刻剖宫产手术麻醉的配合。

（4）完成分娩镇痛后遵医嘱拔除硬膜外导管，同时对产妇进行随访，完善分娩镇痛记录，记录生命体征、麻醉平面及其他相关信息等；了解产妇满意度及并发症等情况并向麻醉医生汇报。

3）硬膜外镇痛置管拔除

（1）产妇完成分娩后，麻醉医生下达停止硬膜外镇痛、拔除硬膜外置管的医嘱。

（2）麻醉护士核对医嘱，注意拔除硬膜外置管的具体时间和注意事项。查看医嘱确定产妇是否使用抗血小板和抗凝药物，如有使用，注意停药时间，并向麻醉医生汇报。硬膜外镇痛停药后，确认凝血酶原时间/活化部分凝血酶原时间和血小板检查结果正常。

（3）护士到达病房，向患者解释需要拔除导管，要获得产妇同意，如产妇要求延长镇痛时间，应向麻醉医生反馈，镇痛时间不可超过镇痛泵的使用时限。询问患者有无不适，查看导管穿刺点有无渗血、渗液、红肿、硬结、包块等异常。如有异常，联系麻醉医生，由麻醉医生进行处理；若无异常，遵医嘱拔除导管。

（4）顺利拔除导管后，查看导管的完整性。将导管放入小密封袋，标识患者姓名，带回科室内与麻醉医生复查。麻醉医生复查，确认完整后完善电子病历中《术后麻醉访视单》或《分娩镇痛记录单》中的相关记录，打印并医、护双签名后将该记录单放入产妇的病历中。

（5）拔管不畅或卡管者，立即停止一切操作，向麻醉医生汇报情况。

（6）导管拔除后，对穿刺点进行消毒及覆盖敷料贴或创口贴，并与病房责任护士进行拔管情况和穿刺点创口交接。

第三节　产科患者精确麻醉护理规范和培训

一、思维导图

1. 剖宫产麻醉护理

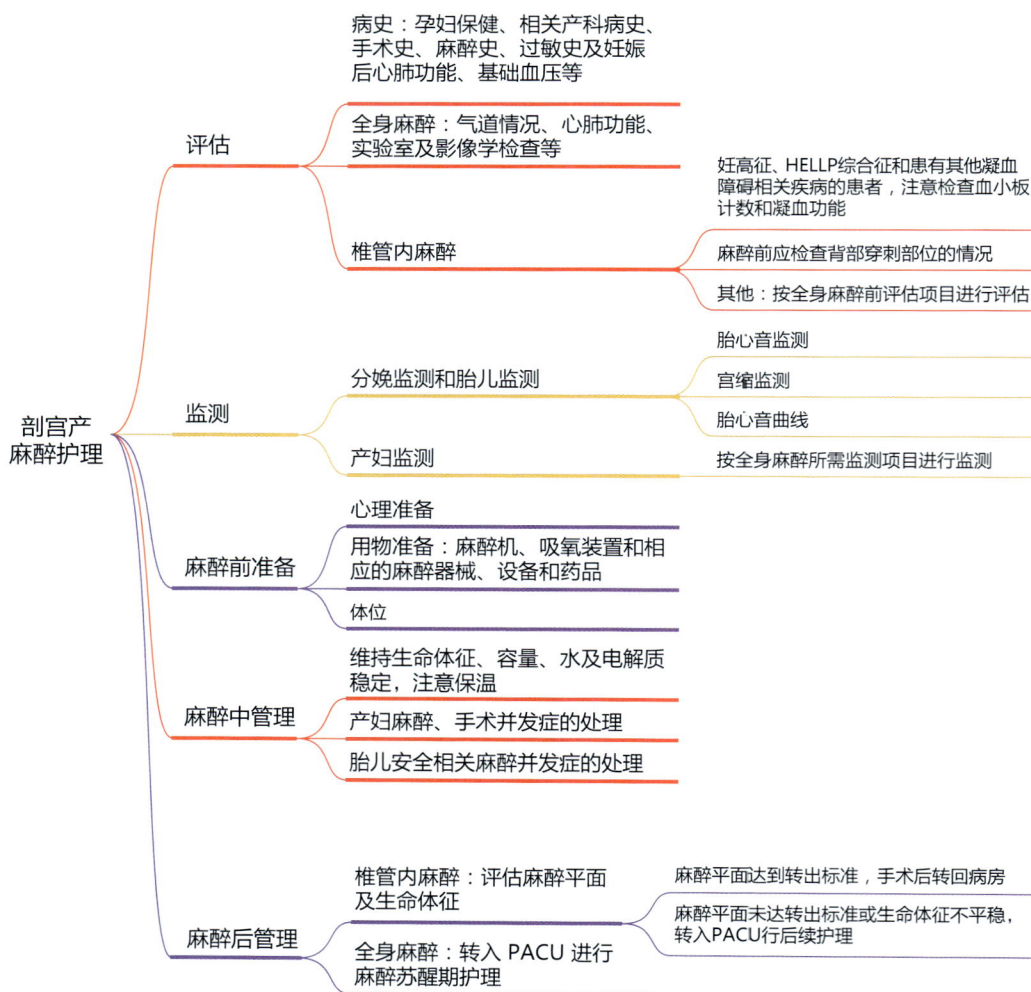

```
剖宫产          评估          病史：孕妇保健、相关产科病史、
麻醉护理                       手术史、麻醉史、过敏史及妊娠
                              后心肺功能、基础血压等

                              全身麻醉：气道情况、心肺功能、
                              实验室及影像学检查等                妊高征、HELLP综合征和患有其他凝血
                                                                障碍相关疾病的患者，注意检查血小板
                                                                计数和凝血功能

                              椎管内麻醉                          麻醉前应检查背部穿刺部位的情况

                                                                其他：按全身麻醉前评估项目进行评估

                监测          分娩监测和胎儿监测                  胎心音监测

                                                                宫缩监测

                                                                胎心音曲线

                              产妇监测                            按全身麻醉所需监测项目进行监测

                麻醉前准备    心理准备

                              用物准备：麻醉机、吸氧装置和相
                              应的麻醉器械、设备和药品

                              体位

                麻醉中管理    维持生命体征、容量、水及电解质
                              稳定，注意保温

                              产妇麻醉、手术并发症的处理

                              胎儿安全相关麻醉并发症的处理

                麻醉后管理    椎管内麻醉：评估麻醉平面            麻醉平面达到转出标准，手术后转回病房
                              及生命体征
                                                                麻醉平面未达转出标准或生命体征不平稳，
                                                                转入PACU行后续护理

                              全身麻醉：转入 PACU 进行
                              麻醉苏醒期护理
```

2. 分娩镇痛麻醉护理

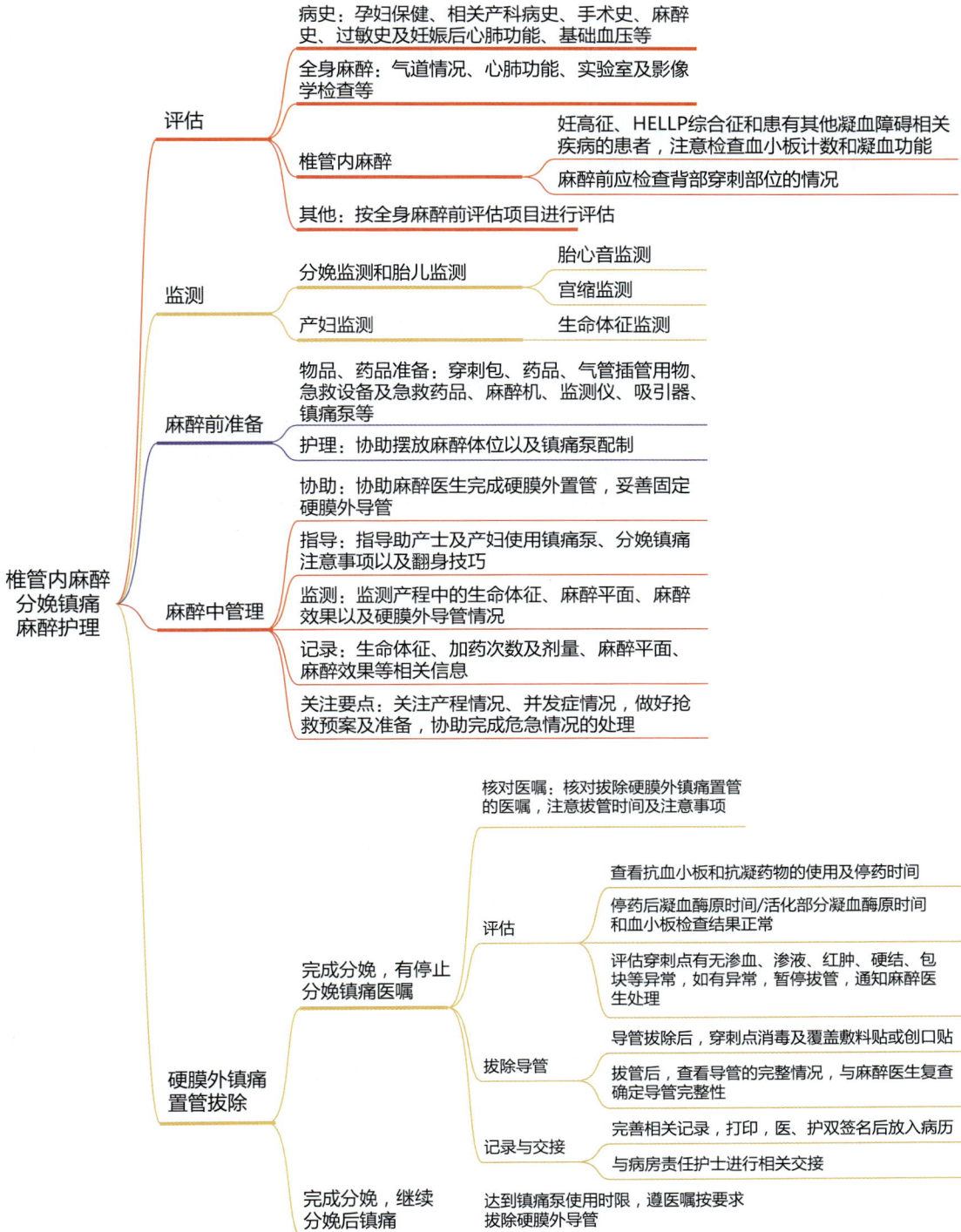

椎管内麻醉分娩镇痛麻醉护理

- **评估**
  - 病史：孕妇保健、相关产科病史、手术史、麻醉史、过敏史及妊娠后心肺功能、基础血压等
  - 全身麻醉：气道情况、心肺功能、实验室及影像学检查等
  - 椎管内麻醉
    - 妊高征、HELLP综合征和患有其他凝血障碍相关疾病的患者，注意检查血小板计数和凝血功能
    - 麻醉前应检查背部穿刺部位的情况
  - 其他：按全身麻醉前评估项目进行评估

- **监测**
  - 分娩监测和胎儿监测
    - 胎心音监测
    - 宫缩监测
  - 产妇监测
    - 生命体征监测

- **麻醉前准备**
  - 物品、药品准备：穿刺包、药品、气管插管用物、急救设备及急救药品、麻醉机、监测仪、吸引器、镇痛泵等
  - 护理：协助摆放麻醉体位以及镇痛泵配制

- **麻醉中管理**
  - 协助：协助麻醉医生完成硬膜外置管，妥善固定硬膜外导管
  - 指导：指导助产士及产妇使用镇痛泵、分娩镇痛注意事项以及翻身技巧
  - 监测：监测产程中的生命体征、麻醉平面、麻醉效果以及硬膜外导管情况
  - 记录：生命体征、加药次数及剂量、麻醉平面、麻醉效果等相关信息
  - 关注要点：关注产程情况、并发症情况，做好抢救预案及准备，协助完成危急情况的处理

- **硬膜外镇痛置管拔除**
  - **完成分娩，有停止分娩镇痛医嘱**
    - 核对医嘱：核对拔除硬膜外镇痛置管的医嘱，注意拔管时间及注意事项
    - 评估
      - 查看抗血小板和抗凝药物的使用及停药时间
      - 停药后凝血酶原时间/活化部分凝血酶原时间和血小板检查结果正常
      - 评估穿刺点有无渗血、渗液、红肿、硬结、包块等异常，如有异常，暂停拔管，通知麻醉医生处理
    - 拔除导管
      - 导管拔除后，穿刺点消毒及覆盖敷料贴或创口贴
      - 拔管后，查看导管的完整情况，与麻醉医生复查确定导管完整性
    - 记录与交接
      - 完善相关记录，打印，医、护双签名后放入病历
      - 与病房责任护士进行相关交接
  - **完成分娩，继续分娩后镇痛**
    - 达到镇痛泵使用时限，遵医嘱按要求拔除硬膜外导管

二、典型案例

某孕妇，32 岁，孕 39^{+3} 周入院行剖宫产术。产妇自怀孕以来精神可、胃纳可、睡眠佳，近期体重增加约 15 kg。否认高血压、糖尿病病史，否认有重大心、肺、脑、血管疾病史，否认哮喘及药物过敏史。体格检查、实验室和影像学检查无明显异常。产妇进入手术室时已有规律宫缩，取仰卧位，开放上肢静脉通路，常规心电监护，鼻导管吸氧。心电图正常、心率 123 次/min，血压 83/45 mmHg。

讨论：

1. 产妇为什么会低血压？

这是由于妊娠子宫压迫下腔静脉导致静脉回流降低和心排血量降低，也被称作"仰卧位低血压综合征"。

2. 当产妇发生仰卧位低血压综合征时，应如何处理？

产妇出现低血压后，遵医嘱及时给患者扩容、改变体位，必要时给予血管加压药。

（1）扩容：对剖宫产产妇在区域麻醉前可输入达 10 ml/kg 的晶体液，以增加血管内容量。

（2）改变体位：向左侧倾斜手术台 15°～30°，或者在右臀下放置楔形物，或让产妇改为左侧卧位，会缓解大多数孕妇的主动脉和下腔静脉压迫。但是这些做法不一定绝对有效，必须密切关注孕妇及胎儿的体征。

（3）使用血管加压药：当上述方式不足以改善低血压时，使用升压药可以取得较好效果，常用药物为麻黄碱或去氧肾上腺素。

精确麻醉护理

第四节 产科患者精确麻醉护理的热点和前沿

一、领域热点

1. 开展基于产科的麻醉护理质控指标

建立产科麻醉护理质量控制与管理指标，如分娩、子痫、产后出血、孕妇非产科手术等。通过建立标准流程与规范，提升护士对孕产妇麻醉护理的认识和执行力，加强精细化护理。

2. 重视产科麻醉护理知识与技能在麻醉科护士中的培养

随着医疗技术的不断创新、国家开放三孩政策的出台，高龄产妇的增加，随之产科麻醉数量、产时并发症、麻醉并发症和孕妇非产科手术也日益增加，由此可见，对麻醉学科服务的需求将大跨步升级。为保障孕妇在孕产期的安全与舒适，需要重视麻醉科护士在该专科领域的知识与技能培养，更优质地配合医疗和患者护理。

二、发展前沿

开拓对应麻醉专科和亚专科护士的发展前景，以妇儿亚专科为基础，在麻醉专科护士中发展孕产妇麻醉护理的专项技能，探索孕产妇麻醉护理的精细化护理，有效弥补医疗与护理中的不足，提供更安全、专业的优质护理服务。

参考文献

［1］ 邓小明，姚尚龙，于布为，等.现代麻醉学［M］.5版.北京：人民卫生出版社，2020.

［2］ Ronald D. Miller.米勒麻醉学［M］.8版.北京：北京大学出版社，2017.

［3］ 郭曲练，姚尚龙.临床麻醉学［M］.4版.北京：人民卫生出版社，2016.

（肖伦华 丁 红）

名词索引

精确麻醉护理

精确麻醉护理

X

Y

Z

精确麻醉护理